Coco Burckhardt

Alles aus Wildpflanzen

Coco Burckhardt

Alles aus Wildpflanzen

2., erweiterte Auflage

KOCHEN & KONSERVIEREN
HEILEN & VORBEUGEN
WASCHEN & FÄRBEN
RÄUCHERN & ZAUBERN

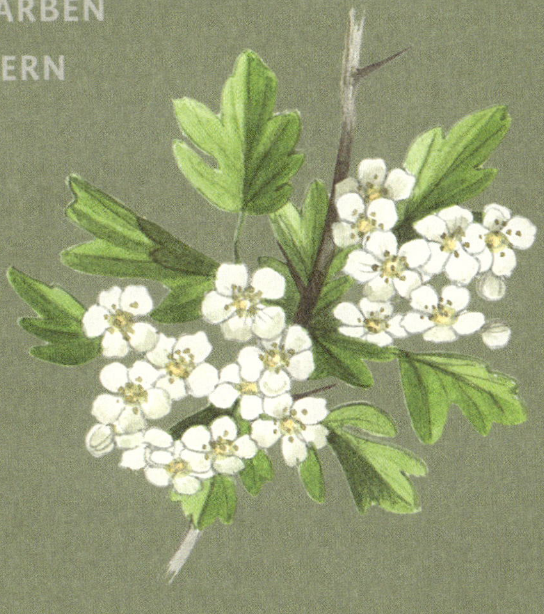

Schließen Sie neue Freundschaften ...

Der Zugang zu Pflanzen ist sehr individuell – je nach den Landschaften in der Umgebung sowie den persönlichen Neigungen und Bedürfnissen.
Die Wegwarte ist schon lange eine meiner Lieblingspflanzen, wobei mich bei ihr weniger die Anwendungsmöglichkeiten, als vielmehr ihre Ausstrahlung fasziniert. Vor vielen Jahren entdeckte ich die Wegwarte auf eine Weise, wie ich auch heute noch Pflanzen entdecke. Da steht ein mir bereits bekanntes Pflänzlein, dem ich plötzlich meine volle Aufmerksamkeit schenken muss. Ich fange an, es in unterschiedlichen Bereichen so intensiv zu nutzen wie nie zuvor, und merke dann, wie eine neue, innige Freundschaft entsteht.
Die Freundschaft zu „Flora" wird nie langweilig und ist geprägt von einer gegenseitigen Bereicherung. Sie können die Pflanzen auf vielerlei Arten verwenden und die Pflanzen ihrerseits genießen den Schutz und die Hochachtung eines Menschen.
Dieses Buch soll Ihnen wie ein Fenster den Einblick in die Welt der Wildpflanzen ermöglichen. Es soll Ihnen zeigen, wie mannigfaltig die heimische Flora in ihren Anwendungen ist, und ihnen dabei helfen, eine innige Freundschaft zu ihr aufzubauen – jedes Jahr ein Kraut oder ein Baum oder Strauch mehr. Und lassen Sie sich nicht entmutigen, wenn Sie manche Pflanzen aus diesem Buch auf Ihren Exkursionen nicht entdecken. Jeder Landstrich ist aufgrund seines Klimas und der Bodenbedingungen geprägt von einer eigenen Flora, sodass Sie manchmal über die heimatlichen Grenzen hinaus auf die „Pirsch" gehen müssen – eine schöne Gelegenheit für Urlaub innerhalb Deutschlands.
Ich habe versucht, meine Erfahrungen und die wichtigsten Informationen zu jeder Pflanze zusammenzutragen. Den mir wichtigsten Pflanzen wurde dabei besondere Aufmerksamkeit geschenkt und manche von ihnen wurden trotz teils geringer Anwendungsmöglichkeiten mit aufgenommen.
Dennoch gäbe es so viel mehr zu sagen, egal ob es sich um Koch- oder Färberezepte handelt, um grundsätzliches heilkundliches Wissen oder um noch ein paar mehr Geschichten aus dem Brauchtum. Doch dann hätten Sie nicht nur ein Buch, sondern ein vielbändiges Werk vor sich, denn unsere Pflanzenwelt ist eine unerschöpfliche Schatzkiste.

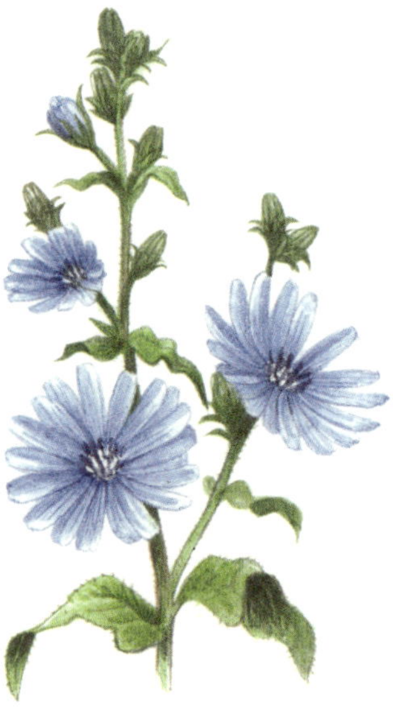

Nun wünsche ich Ihnen viel Freude beim Schmökern, Entdecken und Ausprobieren.

Coco Burckhardt

Das steckt im Buch

Basiswissen & Grundrezepte

Kaufen Sie Ihr Gemüse im Supermarkt, Ihre Kosmetik in der Drogerie und farbige Stoffe im Laden? Probieren Sie es doch einmal anders: Genießen Sie das unvergleichliche Gefühl, wenn Ihr erstes selbst gemachtes Wildkräutergericht auf dem Tisch steht, Sie Ihre erste hausgemachte Salbe benutzen oder selbst gefärbte Wolle in der Hand halten.

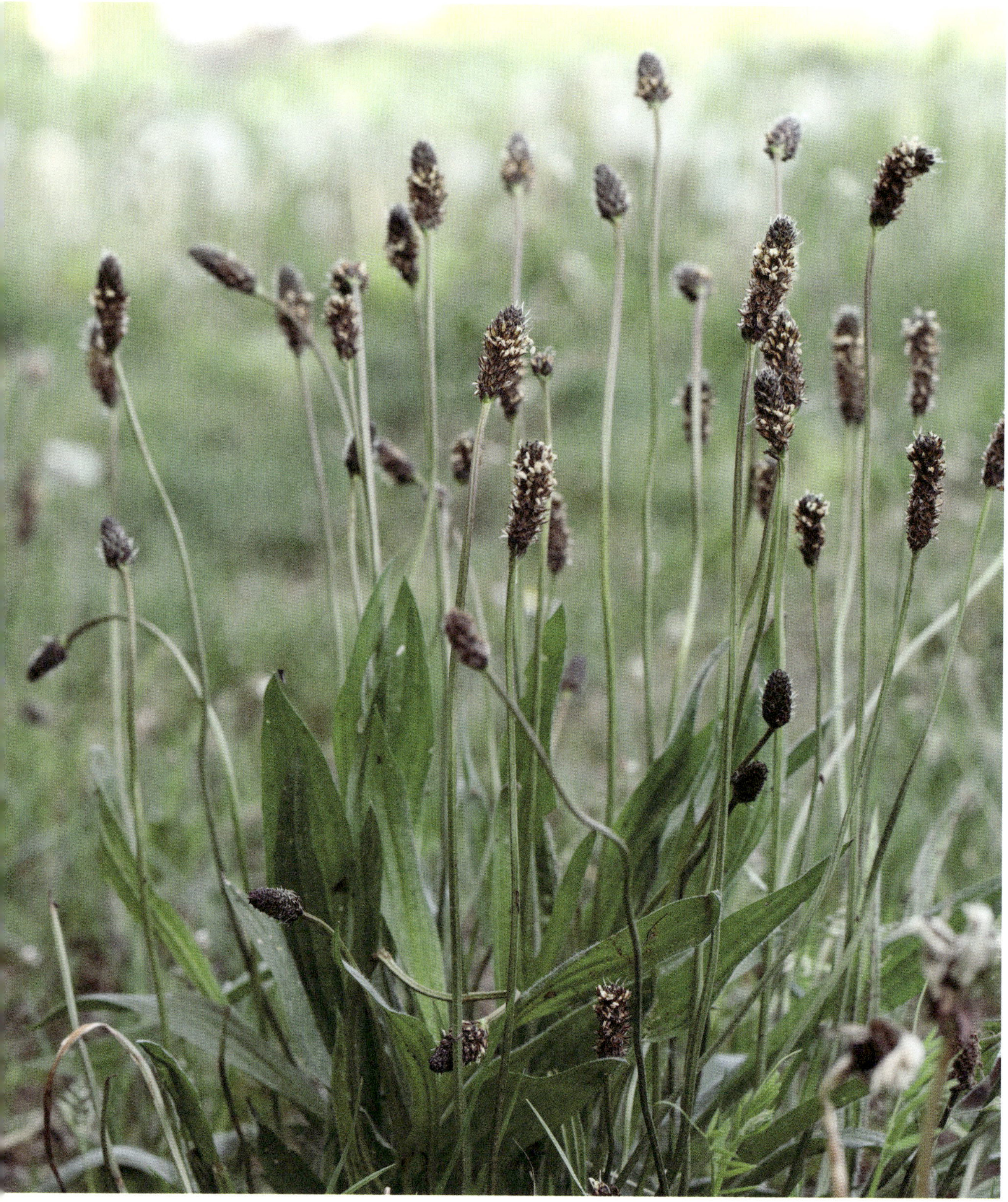

Pflücken, sammeln, graben – eine Ernteanleitung

Für das Sammeln von oberirdischen Pflanzenteilen und Wurzeln sollten Sie sich ausreichend Zeit nehmen, da es eine sehr schöne und auch besinnliche Arbeit ist. Sie sind an der frischen Luft, können die Farben und Geräusche der Natur genießen und kehren mit einem Korb voller gesunder Köstlichkeiten nach Hause zurück. Nehmen Sie auf Ihre Sammelexkursionen immer ein Bestimmungsbuch mit, um Verwechslungen zu vermeiden.

Wo?

Achten Sie bei der Auswahl Ihres Sammelgebietes darauf, dass es nicht konventionell landwirtschaftlich genutzt wird. Hier wird in aller Regel ausgiebig gedüngt und gespritzt. Dies gilt auch für Streuobstwiesen, die meist einen recht naturbelassenen Eindruck machen.

Sammeln Sie auch nicht an Straßen und Wegrändern – dort ist die Belastung durch Abgase und Hundekot zu hoch.

In den Naturschutzgebieten finden Sie zwar eine vielfältige Pflanzenwelt vor, hier ist aber das Sammeln von Pflanzen strikt verboten.

In unserer aufgeräumten Landschaft ist es leider nicht mehr so einfach, geeignete Stellen zu finden. Aber mit ein wenig Geduld und Ortskundigkeit werden Sie mit der Zeit passende Plätze aufspüren. Ein kleiner Geheimtipp sind Erdaushubdeponien: Auf ihnen können Pflanzen ungehindert und ohne menschliches Eingreifen gedeihen.

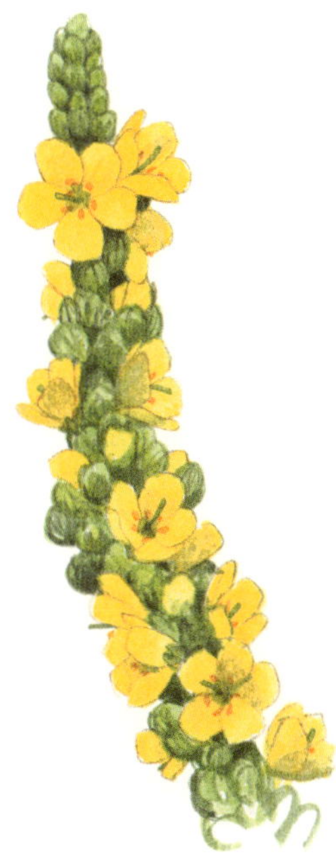

Wie?

Sammeln Sie bitte mit dem nötigen Respekt. Ernten Sie von einer Pflanze und einem Standort nicht alles ab. Denken Sie immer daran, dass der Bestand erhalten werden muss.

Ernten Sie nur so viel, wie Sie tatsächlich verarbeiten. Wenn Sie Wurzeln ausgraben, füllen Sie das Grabeloch bitte wieder mit Erde. Wenn es sich um eine Staude handelt, achten Sie darauf, dass die Pflanze auch nach dem Beernten noch weiterleben kann, und beim Sammeln von Früchten, dass Sie nicht versehentlich Äste abreißen.

FUCHSBANDWURM

Das Thema Fuchsbandwurm hält leider noch allzu oft Menschen davon ab, wilde Früchte und Kräuter zu sammeln. In ganz Deutschland werden jährlich aber höchstens 20 Neuinfektionen gemeldet. Neueste Studien haben ergeben, dass vermutlich kein Zusammenhang zwischen dem Konsum von Wildpflanzen und einer Infektion besteht. Hundebesitzer und Landwirte scheinen einem größeren Risiko ausgesetzt zu sein.

GEFÄHRDETE UND GESCHÜTZTE PFLANZEN
Von gefährdeten und gesetzlich geschützten Pflanzen dürfen keine Teile gesammelt werden. Bei den entsprechenden Porträts finden Sie diesbezüglich einen Vermerk. Pflanzen mit der Einstufung „bedroht“ sollten Sie auch nicht in der Natur sammeln, außer Sie suchen besonders große Bestände auf. Die Einstufungen in der „Roten Liste der gefährdeten Pflanzen“ können regional unterschiedlich ausfallen. Bitte informieren Sie sich über den Status in ihrer jeweiligen Region.

Verwenden Sie als Sammelbehältnis keine Plastiktüte, darin kann kein Luftaustausch stattfinden. Die durch die frischen Pflanzenteile „ausgeschwitzte“ Feuchtigkeit schlägt sich an der Tüte nieder und lässt die Pflanzen schnell welken und angammeln. Körbe oder Jutebeutel hingegen eignen sich wunderbar als Sammelbehältnis.
Das Graben von Wurzeln ist ein ganz eigenes Kapitel. In vergangenen Zeiten war es ein eigenes, heilig anmutendes Handwerk, das voll von Ritualen und speziellen Regeln war. Generell sollten die Erde und die Wurzeln nicht mit Eisen in Berührung kommen, da es unter anderem die Pflanzengeister vertrieb. Aber nicht jeder hat die Möglichkeit, an Ziegenhörner, Reh- oder Hirschgeweihe zu kommen und diese als Grabewerkzeug zu benutzen. Neben Holzstöcken, einer kleinen Schaufel oder einem Spaten können die eigenen Hände aber auch schon recht gute Dienste leisten. Wenn Sie die Wurzeln von Stauden graben, sollten Sie dies aber nur mit einem festen Stock oder ganz vorsichtig mit einer kleinen Schaufel machen, um nicht das gesamte Wurzelwerk der Staude zu beschädigen.

Was?

Sammeln Sie keine Pflanzenteile mit Pilzinfektionen, Schädlingen oder übermäßigen Fraßspuren. Alle Pflanzenteile sollten gesund sein – sie brauchen aber nicht wie aus dem Ei gepellt aussehen. Wenn ein paar kleine Fraßlöcher zu erkennen sind, macht das gar nichts.

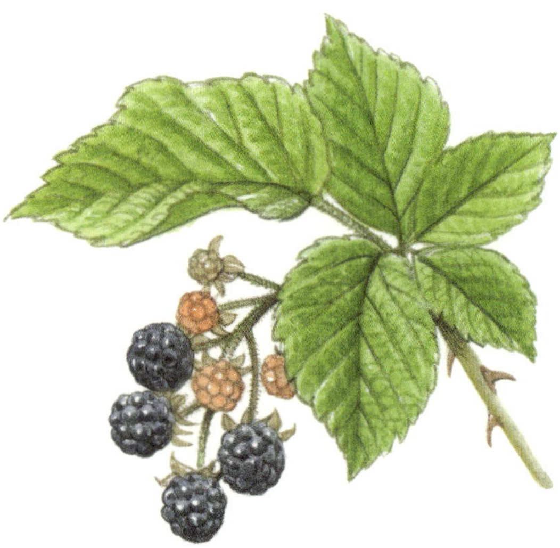

Wann?

Jahreszeit Die Sammeljahreszeit ist abhängig von den Pflanzenteilen, die Sie ernten möchten. In den Porträts finden Sie dazu genaue Angaben. Altem Brauchtum zufolge gibt es eine Zeit, in der das Sammeln tabu ist, denn in dieser Zeit gehören die Pflanzen dem Reich der Geister an. Sie beginnt mit dem Novembervollmond und endet mit dem Februarvollmond. Aus wissenschaftlicher Sicht ist dies heute noch ein sinnvolles Tabu, da sich die Pflanzen in dieser Zeit zurückziehen – mitsamt allen Inhaltsstoffen – und ihren Stoffwechsel stark verringern.

BESONDERE TAGE
Es gibt bestimmte Tage, an denen traditionell Kräuter gesammelt wurden. Dazu gehören die Sommersonnwende (21.6.), Johanni (24.6.) und der Zeitraum von Mariä Himmelfahrt (15.8.) bis Mariä Geburt (8.9.), der sogenannte Frauendreißger. Das Graben von Wurzeln verrichtete man gerne zur Herbsttagundnachtgleiche (21.9.).

ZWEIJÄHRIGE PFLANZEN
Eine zweijährige Pflanze keimt im ersten Jahr, bildet eine Blattrosette und zieht sich am Ende der Vegetationszeit in die Wurzel zurück. Im zweiten Jahr entwickelt sie dann Blüten und vergeht nach der Samenreife. Möchten Sie von zweijährigen Pflanzen eine Wurzel ernten, müssen Sie diese entweder im Herbst des ersten Jahres oder im Frühling des zweiten Jahres graben.

Wetter Oberirdische Teile sammeln Sie am besten an Sonnentagen. Die Sonne zieht die meisten Inhaltstoffe an die „Oberfläche" und verspricht somit einen guten Geschmack und eine gute Wirkung. Es ist aber durchaus möglich, auch an trüben Tagen zu sammeln. Wenn Sie die Kräuter oder Früchte allerdings weiter verarbeiten möchten (z.B. trocken für Tees, frisch für Salben, Öle, ...), dürfen sie nicht regen- oder taunass sein. Für das Graben von Wurzeln spielt das Wetter keine Rolle.
Uhrzeit Bei der Uhrzeit scheiden sich die Geister: Die meisten Kräuterkundigen empfehlen die Morgenstunden, kurz nachdem der Tau getrocknet ist, andere sammeln lieber am Abend. Eine Regel befolgen aber alle: Nicht in der Mittagshitze sammeln! Abgesehen vom Johanniskraut sind zu dieser Tageszeit die Pflanzen schlapp und welken schnell.
Mond Der Vollmond lässt die Pflanzensäfte und damit ihre Wirkstoffe steigen, bei Neumond sammeln sie sich in der Wurzel. Dementsprechend können Sie die Tage wählen, an denen Sie die ober- oder die unterirdischen Teile einer Pflanze sammeln. Diese Regel bezieht sich auf die stoffliche Ebene. Für die meisten Zauberanwendungen wählte man den Vollmond als Erntezeitpunkt.
Nach den Tierkreiszeichen, in denen der Mond sich befindet, zu sammeln und auf gewisse Planetenkonstellation zu achten, kann die Wirkung von Heilmitteln steigern. Dieses Thema ist Bestandteil der abendländischen Medizin und eine Wissenschaft für sich. Auf Seite 303 ff. finden Sie eine Buchempfehlung dazu.

Viel Spaß beim Sammeln und Verwerten!

Pflanzliche Inhaltsstoffe

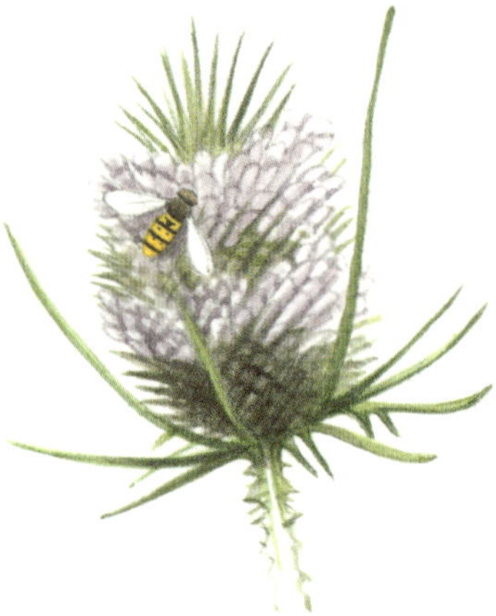

Wildpflanzen besitzen generell mehr Inhaltsstoffe als Kulturpflanzen und sind somit für uns Menschen als Nahrung und Medizin weitaus wertvoller. Das liegt zum einen daran, dass es sich um die Wildform handelt, die nicht auf Größe, Aussehen oder speziellen Geschmack gezüchtet wurde – bei Züchtungen werden die erwünschten Merkmale innerhalb einer Art selektiert und alle anderen vernachlässigt. Und zum anderen müssen die Pflanzen in „freier Wildbahn" sich sehr viel mehr vor Fraß und Umweltbedingungen schützen, dies erreichen sie mit einem höheren Gehalt an Inhaltsstoffen. Daher ist dieser Gehalt bei Wildpflanzen in Gebirgsregionen generell höher als bei solchen im Flachland, da die Standortbedingungen durch vermehrte UV-Strahlung, Temperatur- und Wetterschwankungen extremer sind.

Ätherische Öle

Ätherische Öle bestehen aus vielen unterschiedlichen Einzelstoffen, wie Säuren, Alkoholen oder Kumarinen. Die meisten sind bei Zimmertemperatur flüchtig, in Wasser nur wenig oder überhaupt nicht löslich.
Bis auf wenige Ausnahmen besitzen alle Pflanzen mehr oder weniger ätherische Öle. Vertreter der Lippen-, Korb- und Doldenblütler verfügen über eine sehr große Menge und werden deswegen häufig als Heilpflanzen eingesetzt.
Ätherische Öle haben ein sehr vielfältiges Wirkspektrum auf Körper und Seele. Dies reicht von Erkältungskrankheiten und Hautproblemen über Depressionen bis hin zu Verdauungsstörungen.
Hauptvertreter: Baldrian, Bärlauch, Beifuß, Dost, Engelwurz, Fichte, Kiefer, Quendel, Schafgarbe, Rainfarn, Rossminze, Wacholder, Wilde Möhre.

Alkaloide

Alkaloidhaltige Pflanzen sind vor allem in der Familie der Nachtschattengewächse (hierzu gehört beispielsweise die Tollkirsche) vertreten. Sie werden nur unter ärztlicher Behandlung oder in homöopathischer Dosierung eingesetzt. Alkaloide wirken in erster Linie über das Zentrale Nervensystem.

Wir werden einer Pflanze nicht gerecht, wenn wir ihre Wirkung nur auf die einzelnen Inhaltstoffe zurückführen. Zum einen entstehen Synergieeffekte, wenn unterschiedliche chemische Stoffe miteinander reagieren, und zum anderen sind Pflanzen lebende Wesen mit einem eigenen Charakter und nicht ausschließlich Träger von Inhaltsstoffen. Ein Fakt, der von der Pharmaindustrie, die einzelne Pflanzenwirkstoffe extrahiert und synthetisiert, leider missachtet wird.

Pyrrolizidinalkaloide sind spezielle Alkaloidverbindungen ohne therapeutisches Wirkspektrum. Bei längerer Einnahme können schädliche Stoffwechselprodukte gebildet werden, die in sehr hoher Dosis als krebserregend gelten. Solche Mengen können Sie aber über Wildpflanzen rein praktisch nicht aufnehmen.
Hauptvertreter: Beinwell, Huflattich, Klatschmohn, Pestwurz.

Bitterstoffe

Bitterstoffe sind in sehr vielen Pflanzen zu finden und haben keine einheitliche chemische Struktur. Es können Glykoside, Alkaloide oder Säuren sein. Ihre Gemeinsamkeit besteht im bitteren Geschmack. So beginnt auch ihre Wirkung bereits im Mund, an den Geschmacksknospen. Da Kinder noch über wesentlich mehr Geschmacksknospen für Bittergeschmack verfügen, reagieren sie weitaus empfindlicher auf Bitterstoffe als Erwachsene.
Bitterstoffe steigern die Produktion der Verdauungssäfte, sind appetitanregend, magenstärkend, blutreinigend und regen den Stoffwechsel an. Das Herz wird gestärkt und die Durchblutung gefördert. Bitterstoffe erhöhen die Aufnahmefähigkeit von Eisen und Vitamin B_{12}, die ihrerseits wiederum die Blutbildung anregen. Sie unterstützen das Immunsystem, sind allgemein belebend und wirken sich positiv auf die Stimmung, Lebensenergie und Antriebskraft aus.
Bei Übersäuerung des Magens sollten Sie allerdings auf Bitterstoffe verzichten.
Hauptvertreter: Beifuß, Eiche, Engelwurz, Hopfen, Karde, Löwenzahn, Odermennig, Schafgarbe, Silberdistel, Wegwarte.

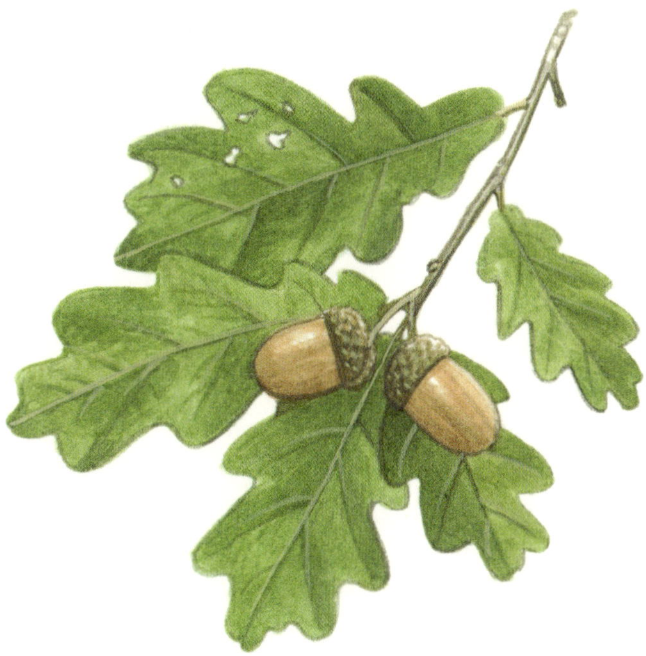

Gerbstoffe

Gerbstoffe dienen den Pflanzen vor allem als Schutz vor Bakterien, Pilzen und tierischen Schädlingen.
Sie wirken zusammenziehend, blutstillend, entzündungswidrig und hemmen auch beim Menschen unerwünschte Bakterien, Viren und Pilze. Lokal können sie leicht betäuben, Juck- und Schmerzreize lindern.
Durch ihre zusammenziehenden Eigenschaften haben sie unter anderem eine stopfende Wirkung. Ihre Hauptanwendungsgebiete sind nässende Ekzeme, Allergien, Entzündungen im Mund- und Rachenraum und Hämorrhoiden. In hohen Dosen führen sie allerdings zu Brechreiz, trockener Schleimhaut und Magenschleimhautreizung.
Gerbstoffe werden auch als Gegenmittel bei Alkaloid- und Schwermetallvergiftungen benutzt.
Hauptvertreter: alle Rosengewächse (wie Fingerkräuter, Frauenmantel, usw.), Baumrinden (wie Eiche, Esche, Haselnuss, usw.), Wildfrüchte (Eberesche, Schlehe, Weißdorn, usw.).

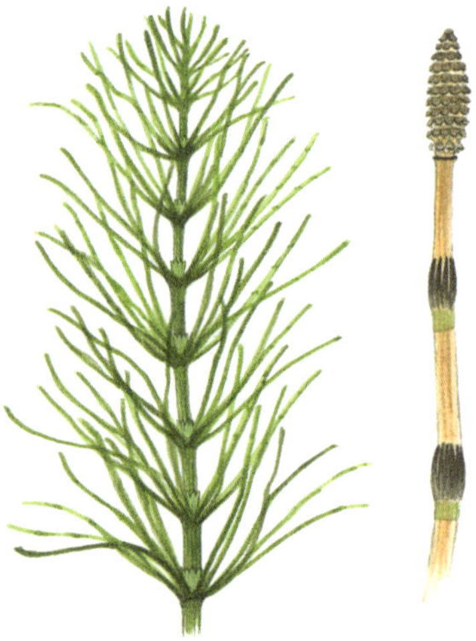

Kieselsäure

Kieselsäure ist ein Mineral, das von Pflanzen aus dem Boden aufgenommen wird. Es sind vor allem Schachtelhalme, Raublattgewächse und Gräser, die in der Pflanzenheilkunde als Kieselsäurelieferanten genutzt werden.
Die Kieselsäure ist für den menschlichen Organismus ein unentbehrlicher Bestandteil und findet sich vor allem als ein Baustein in Bindegewebe, Nägeln und Haaren wieder. Sie stärkt das Gewebe und fördert die Wundheilung.
Hauptvertreter: Beinwell, Brennnessel, Heide, Labkraut, Schachtelhalm, Odermennig, Schafgarbe, Schlüsselblume, Vogelknöterich.

Glykoside

Der Begriff „Glykoside" sagt in Bezug auf das Wirkspektrum nicht besonders viel aus. Ihnen ist bei Wasseraufnahme die Aufspaltung in einen Zucker und einen Nicht-Zucker gemein. Die wichtigsten Glykoside werden nun im Einzelnen besprochen:
Senfglykoside schmecken scharf und beißen in der Nase. Äußerlich fördern sie die lokale Durchblutung und helfen bei rheumatischen Beschwerden und Gelenkschmerzen. Innerlich wirken sie mobilisierend auf den Stoffwechsel, sind keimhemmend und regen das Immunsystem an.
Hauptvertreter: Bärlauch, Brunnenkresse, Knoblauchsrauke, Wiesenschaumkraut.
Flavonoide sind gelb-orange Farbstoffe und haben ein sehr weites Anwendungsfeld. Sie schützen Zellen und Kapillargefäße, reduzieren deren Durchlässigkeit und verhindern dadurch die Bildung von Ödemen. Sie stärken das Herz-Kreislauf-System, sind entzündungshemmend, verbessern die Durchblutung und wirken stimmungsaufhellend. Viele Flavonoide sind harntreibend und stoffwechselanregend, daher finden sie vielfach Anwendung bei Allergien, Infektionskrankheiten und bei Durchblutungsstörungen.
Hauptvertreter: Birke, Brennnessel, Frauenmantel, Goldrute, Haselblüten, Hauhechel, Holunder, Johanniskraut, Mädesüß, Malve, Schlüsselblume, Spitzwegerich, Steinklee, Weidenröschen.

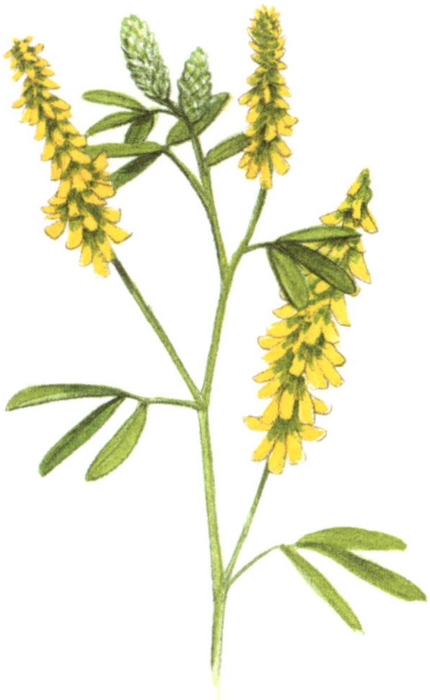

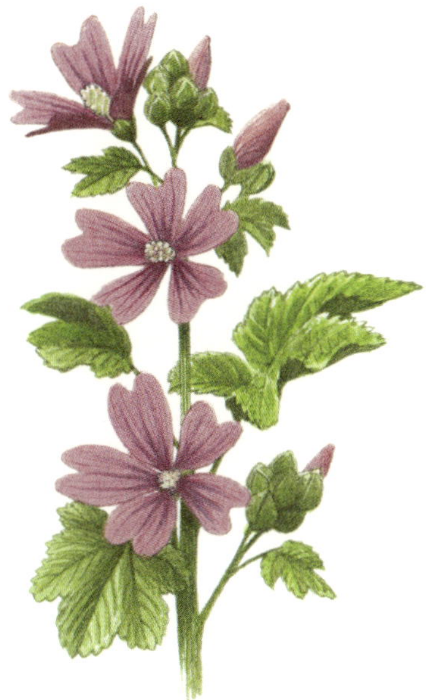

Anthozyane sind natürliche rot-blauviolette Farbstoffe. Sie wirken zellschützend und können Krebs vorbeugen. Sie sind eine wichtige Begleittherapie bei Netzhauterkrankungen und in der Wundheilung.
Hauptvertreter: Eberesche, Heidelbeere, Kornblume, Malve, Preiselbeere, Weißdorn.
Kumarine sind für den feinen Heugeruch oder den typischen Waldmeisterduft verantwortlich. Sie fördern den Lymphfluss, sind entzündungshemmend und beruhigend. Sie helfen bei nächtlichen Wadenkrämpfen, fördern die Durchblutung und wirken entspannend.
Die sogenannten Furanokumarine, spezielle Kumarinverbindungen, wirken phototoxisch. In Kontakt mit der Haut können sie zu Reizungen führen, insbesondere wenn diese der Sonne ausgesetzt wird.
Kumarine vermindern die Blutgerinnung, daher sollten Thrombosepatienten, die Medikamente zur Reduzierung der Blutgerinnung einnehmen, auf kumarinhaltige Pflanzen verzichten.
Hauptvertreter: Frauenmantel, Gänsefingerkraut, Labkraut, Schlehenblüten, Steinklee; Furanokumarine: Bärenklau, Engelwurz.

Salizin

Salizin ist der natürliche Ausgangsstoff der Acetylsalicylsäure, des allseits bekannten Medikamentes Aspirin. Im Vergleich zum synthetisch hergestellten Präparat ist Salizin magenverträglicher und hat keinen Einfluss auf die Gerinnungsfähigkeit des Blutes. Generell wirkt es fiebersenkend, entzündungshemmend, schmerzlindernd und antirheumatisch.
Da Salizin erst in der Leber zur wirksamen Salizylsäure umgewandelt wird, dauert es zwei bis drei Stunden, bis die Wirkung eintritt, sie hält dann aber für zwölf Stunden an.
Hauptvertreter: Mädesüß, Pappel, Weide.

Saponine

Saponine werden auch Seifenstoffe genannt und können sehr vielfältig wirken. Sie sind schmerzstillend, sekretionsanregend, schleimlösend und -verflüssigend. Des Weiteren wirken sie harn- und schweißtreibend, sind allgemein stärkend und keimwidrig. Der Stoffwechsel wird durch Saponine stimuliert, eine Ödembildung gehemmt, die Venen gestärkt und die Resorptionsfähigkeit von Nahrungs- und Heilmitteln gefördert.
Achtung: Bei einer Überdosierung kann es zu Übelkeit, Erbrechen und Schleimhautreizung kommen.
Hauptvertreter: Braunwurz, Efeu, Frauenmantel, Gänseblümchen, Goldrute, Gundermann, Königskerze, Linde, Scharbockskraut, Schlüsselblume, Seifenkraut, Veilchen.

Schleimstoffe

Schleimstoffe bestehen aus zusammengesetzten Zuckern, sogenannten Polysacchariden. Sie bilden einen mechanischen und chemischen Schutzfilm auf der Schleimhaut. Auf der Magenschleimhaut verhindert dieser schützende Film eine optimale Resorption der Nahrung. Daher sollten in bestimmten Fällen entsprechende Pflanzen nur eine Woche am Stück eingenommen werden. Nach einer Woche Pause kann die Kur erneut beginnen.
In kleineren Mengen können die Schleimstoffe stopfend wirken, in großen leicht abführend. Sie sind giftbindend, reiz- und schmerzlindernd. Sie können überschüssige Magensäure abpuffern und zähen Schleim verflüssigen. Hauptanwendungsgebiete sind die Behandlung von Magen-Darmschleimhaut-Erkrankungen, Erkältungen, inneren und äußeren Wunden.
Hauptvertreter: Beinwell, Gänseblümchen, Huflattich, Klette, Königskerze, Linde, Lungenkraut, Malve, Schlüsselblume, Spitzwegerich, Taubnessel.

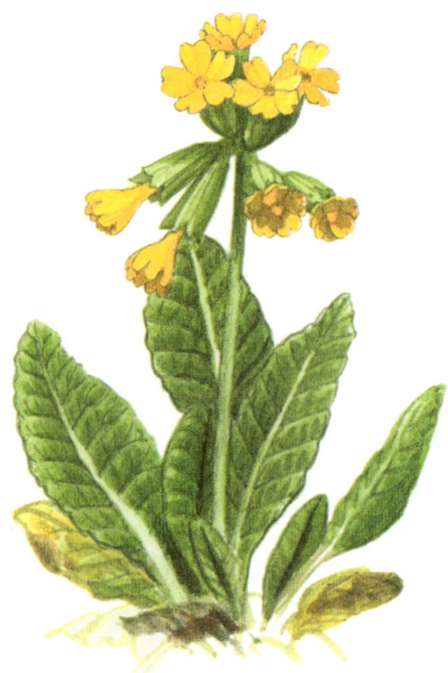

Wildkräuter in der Küche

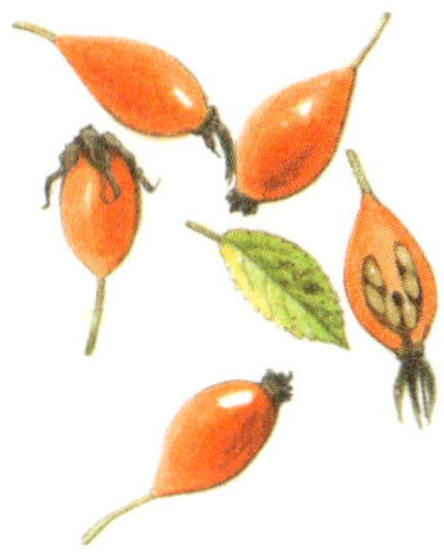

Die Wildkräuterküche ist ein wunderbares Kapitel in der Kräuterkunde: Sie ist ein ganz nahes Erleben des Vegetationszyklus, eine Bereicherung für die Gesundheit und die Kochkunst.
Es gibt viel mehr essbare Pflanzen bei uns, als die meisten Menschen glauben. Viele von ihnen sind eher nahrhaft als schmackhaft, aber die Zahl der Gaumenschmäuse ist nicht zu unterschätzen, wenn auch einige davon gewöhnungsbedürftig sind.

Sammeln für den Teller ...

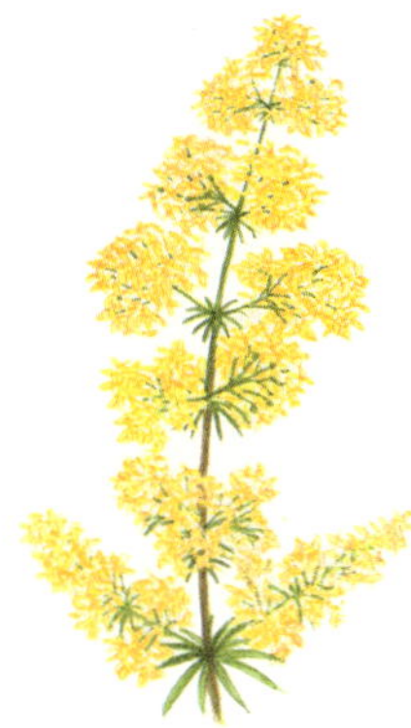

In den einzelnen Pflanzenporträts finden Sie Angaben zu den Sammelzeiten der Pflanzenteile. Diese Zeiträume können sich verschieben oder ausdehnen, je nach

» Frühlingsbeginn in Ihrer Region,
» Wetterverlauf während des Jahres,
» Sonneneinstrahlung und Bodenbeschaffenheit am Standort,
» menschlichen Eingriffen, wie Mähen.

Bei wild gewachsener Nahrung wirken sich Tageszeit und Wetter besonders auf den Geschmack aus. Blüten oder Blätter mit ätherischen Ölen, wie Bärlauch, Quendel, Knoblauchsrauke oder Dost, sind zur Mittagszeit am intensivsten. Sind die Tage aber besonders heiß, sollten Sie möglichst am Morgen oder am Abend sammeln, sonst werden die Pflanzen schnell welk und verlieren an Qualität.
Auch die Geschwindigkeit, mit der im Frühling die Temperaturen ansteigen, wirkt sich auf den Geschmack aus; bei einem Blitzstart leidet er bei vielen Wildkräutern.
Generell gilt die Regel, junge Pflanzenteile zu sammeln, die älteren schmecken oft herber und sind zäher. Weitere Hinweise zum Sammeln finden Sie ab Seite 9.

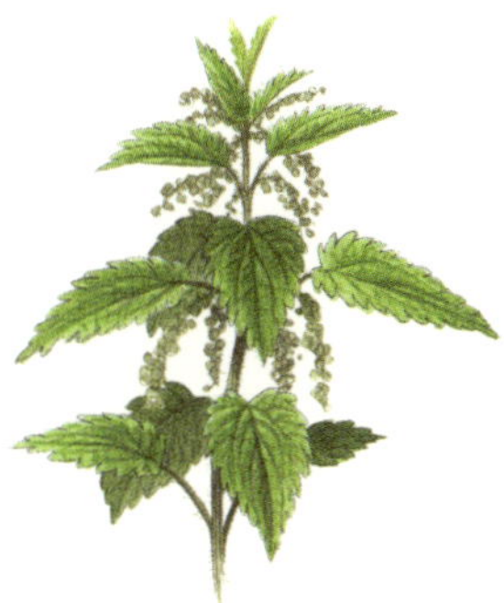

... und für die Gesundheit

Allein das Essen von Wildkräutern hat eine extrem positive Auswirkung auf den Organismus. Kulturgemüse kann sich in Bezug auf Vitamine und Mineralstoffe nicht mit Wildgemüse messen. Wildgemüse belegt in Nährwerttabellen die Spitzenpositionen. Aber abgesehen von den Nährstoffen bilden sie auch die Grundlage für eine Entgiftungstherapie, auf Seite 66 finden Sie eine ausführliche Erläuterung zur Entgiftungstherapie.
Und das Schöne dabei ist, die Wildgemüse müssen einfach nur gegessen werden, zubereitet nach den Rezepten in diesem Buch.

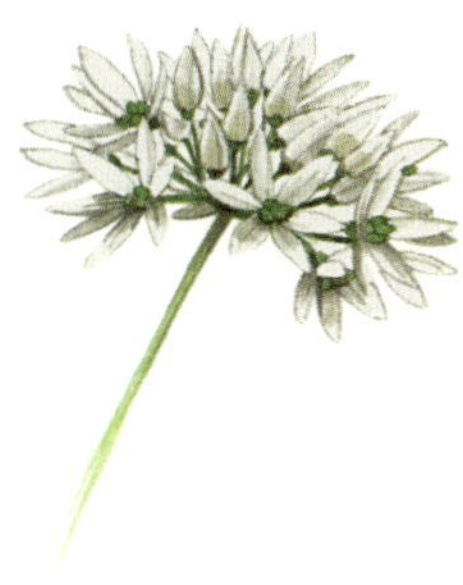

Der Giersch treibt wieder aus, wenn Sie ihn vor der Blüte abschneiden. Gleiches gilt auch für Brennnessel, Dost, Hirtentäschel oder Sauerampfer.

NÄHRWERTVERGLEICHE DER „SPITZENREITER"
Eisen: Mangold 2,2 mg/100 g – Vogelmiere 8,4 mg/100 g
Kalzium: Grünkohl 212 mg/100 g – Brennnessel 630 mg/100 g
Magnesium: Spinat 58 mg/100 g – Weißer Gänsefuß 93 mg/100 g
Kalium: Spinat 633 mg/100 g – Weißer Gänsefuß 920 mg/100 g
Vitamin C: Rosenkohl 114 mg/100 g – Gänsefingerkraut 402 mg/100 g
Vitamin A: Karotten 2000 mg/100 g – Rotklee 1156 mg/100 g (bei Kulturgemüse fällt der Anteil an Vitamin A sehr viel geringer aus, außer bei der Karotte)
Reineiweiß: Grünkohl 3 g/100 g – Wegmalve 7,2 g/100 g

ABKÜRZUNGEN
g = Gramm
ml = Milliliter
l = Liter
TL = Teelöffel
EL = Esslöffel

Tipps für die Rezepte

WASCHEN?

Für den Geschmack und die Inhaltsstoffe ist es am besten, die Kräuter nur trocken abzureiben und nicht zu waschen. Bei den meisten Rezepten spielt es allerdings keine Rolle, ob die Pflanzenteile nun feucht oder trocken sind. Bei den Ausnahmen wird explizit darauf hingewiesen.

ROH ODER GEKOCHT

Durch Erhitzen verändern Blätter häufig ihren Geschmack. Gerade Kräuter mit einem hohen Anteil an ätherischen Ölen oder Scharfstoffen werden dadurch milder und fader als im Rohzustand.

Wenn Sie etwas Erfahrung gesammelt haben, sollten Sie sich nicht mehr allein auf die Rezepte beschränken. Probieren Sie neue Variationen und Kombinationen aus. Wildkräuter und ihre Früchte können, genau wie jedes andere Gemüse oder Obst, auf vielerlei Art verwendet werden.

Orientieren Sie sich an folgender Faustregel, wenn Sie mit dem Experimentieren eigener Wildkräuterkreationen beginnen:
Bei Gerichten für 2 Personen mit Wildkräutern als Hauptanteil, wie ein Risotto, eine Quiche oder ein Gemüsestrudel, müssen Sie mit 150–200 g Kräutern rechnen. Wenn Sie die Kräuter als Bestandteil eines Teigs wie bei Gnocchi oder Kräuterfladenbroten verwenden, rechnen Sie mit 40–60 g.

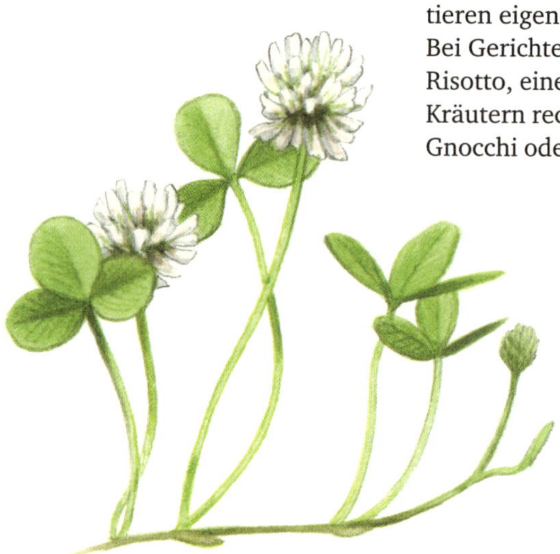

Herzhaftes aus Blättern

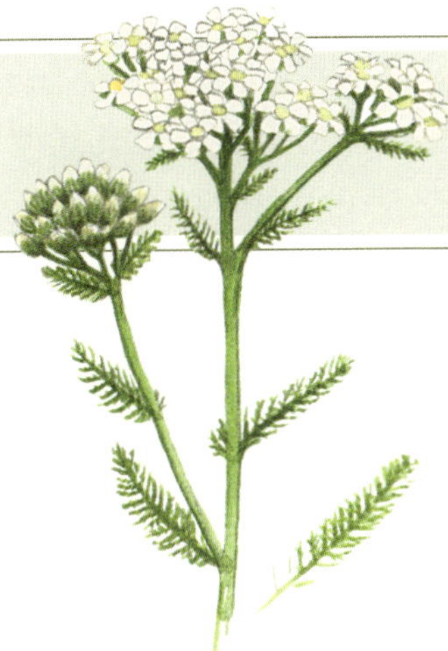

BESONDERS WÜRZIG

Aufgeblasenes Leimkraut
Bärlauch
Brennnesssel
Brunnenkresse
Dost
Feldsalat
Giersch
Gundermann
Guter Heinrich
Knoblauchsrauke
Quendel
Rossminze
Scharbockskraut
Taubnessel
Weißer Gänsefuß
Wiesensalbei
Wiesenschaumkraut

IN GROSSEN MENGEN

Bärenklau
Beinwell
Birke
Bocksbart
Frauenmantel
Gänseblümchen
Hopfen
Huflattich
Knöterich
Löwenzahn
Lungenkraut
Sauerampfer
Sauerklee
Schafgarbe
Schlüsselblume
Spitzwegerich
Vogelmiere
Wiesenkerbel
Wiesenknopf
Wilde Malve
Wilde Möhre

IN KLEINEREN MENGEN

Brombeere
Engelwurz
Esche
Fichte
Gänsefingerkraut
Günsel
Haselnuss
Hirtentäschel
Linde
Mädesüß
Nelkenwurz

Omelett *für 2 Personen*

ZUTATEN
3 Eier
150 ml Milch
½–1 TL Salz
40 g Wildkräuter
etwa 80 g geriebenen Käse

ZUBEREITUNG

- Eier mit Milch und Salz aufrühren, anschließend die fein gehackten Wildkräuter und den Käse hinzufügen.
- Reichlich Öl in eine Pfanne geben und die Masse bei mittlerer Hitze von beiden Seiten ausbraten.

SAUCEN FÜR 2–3 PERSONEN
Sie können eine Vielzahl von Wildkräutersaucen herstellen. Die einfachsten sind eine Buttersauce oder eine Bechamel mit Wildkräutern.
Für eine Buttersauce geben Sie auf 150 g zerlassene Butter 60–80 g klein geschnittene Wildkräuter mit einem gestrichenen TL Salz und lassen sie für ein paar Minuten anbraten.
Für eine Bechamelsauce mit ¼ l Milch benötigen Sie ebenfalls 60–80 g klein geschnittene Wildkräuter.

Kräutersuppe *für 2 Personen*

ZUTATEN

200 g Wildkräuter
Wasser
etwa 100 ml Sahne
Salz

ZUBEREITUNG

- Wildkräuter in einen Topf geben, mit Wasser bedecken und kurz weich kochen lassen.
- Die Kräuter nun pürieren, Sahne hinzugeben und mit Salz abschmecken.

Um eine reine Wildkräutersuppe zu bereiten, also ohne den Zusatz einer Gemüsebrühe, sollten Sie möglichst die folgenden Kräuter verwenden: Brennnessel, Giersch, Gundermann, Bärlauch oder Knoblauchsrauke, Wiesenschaumkraut oder Brunnenkresse. Des Weiteren passen auch Beinwell, Sauerampfer, Spitzwegerich, Taubnessel und Wilde Möhre gut dazu. Aber auch hier gilt: Einfach viel probieren.

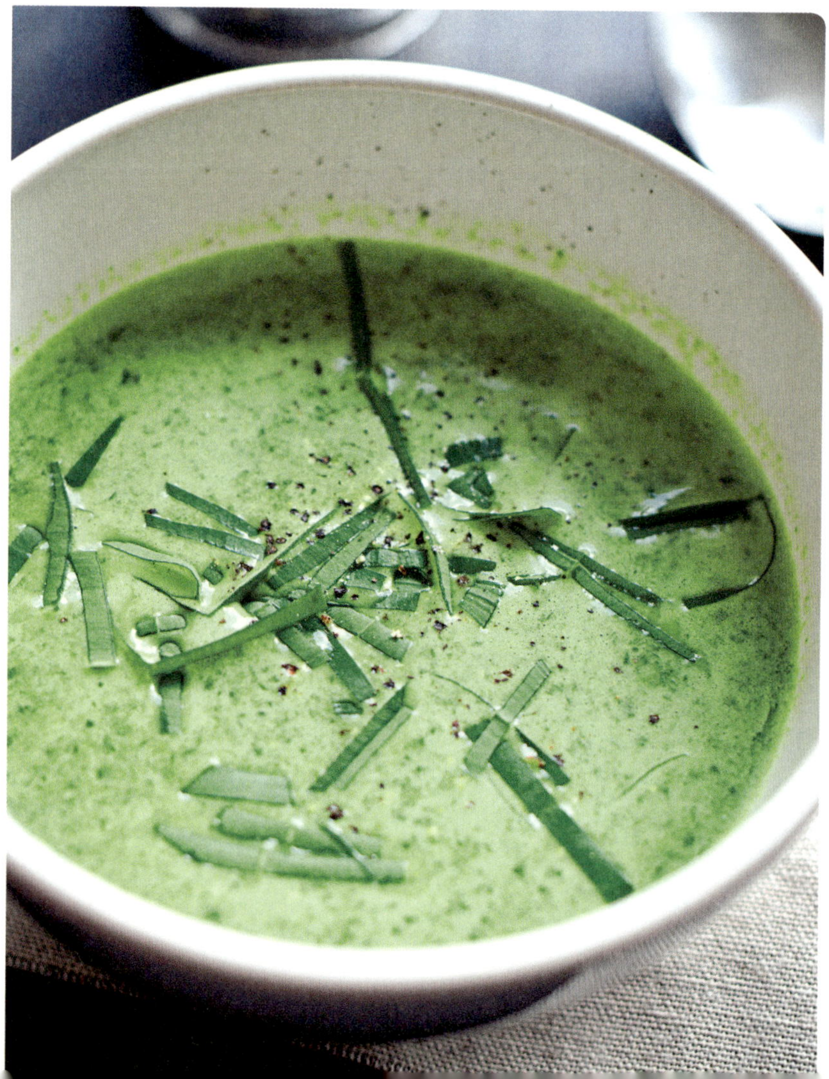

Nockerl *10 Stück*

ZUTATEN

- 1/8 l Milch
- 20 g Butter
- 50 g Gries
- 2 g Salz
- 1 Ei
- 40 g Wildkräuter

ZUBEREITUNG

- Kochen Sie die Milch mit der Butter auf und fügen Sie den Gries und das Salz hinzu.
- Nachdem der Gries die Flüssigkeit aufgenommen hat, Temperatur verringern, die Masse kurz anrösten und danach das Ei hineinrühren.
- Den Nockerlteig noch eine Minute gut umrühren, von der Platte nehmen und die klein gehackten Wildkräuter untermischen.
- Gut gesalzenes Wasser knapp unter den Siedepunkt bringen. Mit Hilfe von zwei Esslöffeln Nockerl formen und in das Wasser geben.
- Nach 10–15 Minuten im heißen Wasser sind die Nockerl fertig und können serviert werden.

Wenn Sie eine Nockerlsuppe kochen wollen, nehmen Sie statt heißem Wasser einfach eine Brühe, schneiden noch Karotten, Zwiebeln oder Pastinaken hinein und lassen die Nockerl darin garen.

Bratlinge *Beilage für 3–4 Personen*

ZUTATEN

- etwa 100 g Wildkräuter
- 2–3 Eier
- 200–250 g Semmelbrösel
- 1/8 l Milch
- 1/2–1 TL Salz
- Käse nach Belieben

ZUBEREITUNG

- Wildkräuter klein schneiden und mit den restlichen Zutaten gut mischen.
- Falls der Teig noch zu bröselig ist, können Sie noch etwas Milch hinzufügen.
- Kleine Kugeln aus dem Teig formen und zu esslöffelgroßen Talern plattdrücken.
- Reichlich Öl in eine Pfanne geben und Taler bei mittlerer Hitze von beiden Seiten ausbacken.

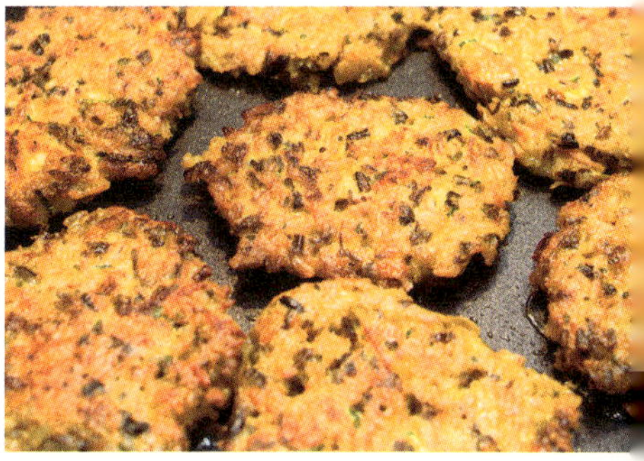

ROULADENBLÄTTER
Wildkräuterrouladen entsprechen im Prinzip den Kohlrouladen. Statt des Weißkohls verwenden Sie als Mantel einfach große Wildkräuterblätter. Am besten eignet sich der Beinwell dazu. Aus Blättern von Huflattich, Wiesensalbei, Bärlauch oder Frauenmantel haben die Rouladen auch noch eine ganz gute Größe. Wenn Sie Spitzwegerich, Sauerampfer, Taubnessel oder Knoblauchsrauke verwenden, werden die Rouladen zwar recht klein, aber das Einrollen ist trotz allem noch gut möglich.

Piroggen *Vorspeise für 4 Personen*

ZUTATEN

Teig:
- 250 g Mehl
- 250 g Quark
- 180 g Butter
- 1 TL Salz
- 1 TL Backpulver

Füllung:
- 150 g geriebener Käse
- 3–4 Handvoll gehackte Wildkräuter

ZUBEREITUNG

- Verkneten Sie die Teigzutaten gut miteinander und stellen Sie den Teig für etwa eine Stunde kalt. Anschließend ausrollen und in etwa 10 × 10 cm große Quadrate ausrädeln.
- In die Mitte der Quadrate geben Sie nun jeweils etwa 1 EL geriebenen Käse und gehackte Wildkräuter.
- Die Quadrate zu Dreiecken zusammenfalten, den Rand mit etwas Wasser zusammendrücken und umfalten, sodass beim Backen keine Füllung austreten kann.
- Die fertigen Piroggen bei 200 °C etwa 20 Minuten backen.

Um den Piroggen einen hübschen Glanz zu verleihen, können Sie nach 10 Minuten das Gebäck noch mit einer Glasur aus 1 Ei und 1 TL Sahne bepinseln.

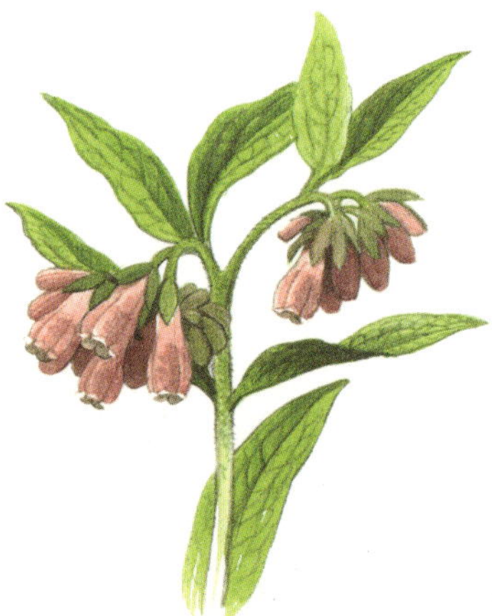

Wildkräuterquiche *Rezept für 4–5 Personen*

ZUTATEN

Teig:
- Gleiche Zutaten wie Piroggenteig

Füllung:
- 3 EL Öl
- 4 EL Mehl
- 600 ml Milch
- 150–200 g klein geschnittene Wildkräuter
- 150 ml Buttermilch
- 4 Eier
- reichlich Salz und Pfeffer

ZUBEREITUNG

- Verkneten Sie die Teigzutaten gut miteinander und stellen den Teig für etwa 1 Stunde kalt. Dann stellen Sie aus dem Öl und Mehl eine Mehlschwitze her und rühren bei geringer Hitze die Milch langsam ein, bis eine dicke Masse entstanden ist.
- Geben Sie nun die klein geschnittenen Kräuter, die Buttermilch, die Eier und Gewürze hinzu, rühren alles kräftig durch und nehmen dann den Topf von der Flamme. In der Zwischenzeit den Teig in einer eingefetteten Springform (mit 26 cm Durchmesser) auslegen.
- Wenn die Masse leicht abgekühlt ist, in die Kuchenform geben und bei 180–200 °C für etwa 30 Minuten backen.

Soufflechen *10 Stück*

ZUTATEN
3 Eiweiß
90 g Käse
60–80 g Wildkräuter

ZUBEREITUNG

- Die Eiweiße steif schlagen, den fein geriebenen Käse und die klein gehackten Wildkräuter dazugeben und das Ganze mit Salz abschmecken.
- Die Masse nun esslöffelweise auf ein gefettetes Blech geben und bei 150 °C für 10–15 Minuten backen.

Terrine *Beilage für 4 Personen*

ZUTATEN
100 ml Weißwein
100 ml Wasser
1 EL Gemüsebrühe
1 TL Agar Agar
200 ml Sahne
150 g Wildkräuter

ZUBEREITUNG

- Geben Sie alle Zutaten bis auf die Wildkräuter in einen Topf und bringen Sie sie unter ständigem Rühren zum Kochen, lassen Sie alles für 4 Minuten sanft köcheln.
- Die Wildkräuter in einem zweiten Topf kurz dünsten und anschließend zu den anderen Zutaten geben.
- Das Ganze nun pürieren und danach in eine Backform oder kleine Schälchen geben.
- Die Masse zum vollständigen Aushärten in den Kühlschrank stellen und dort für längere Zeit nicht bewegen. Wenn sie fest geworden ist, kann sie in Scheiben geschnitten werden oder ist in den Schälchen direkt servierfertig.

> Machen Sie die Gelierprobe als Test, um zu sehen, ob die Masse auch gut aushärtet. Ist das Ergebnis nicht zufriedenstellend, geben Sie noch etwas Agar Agar hinzu und köcheln die Masse noch einmal für 4 Minuten.

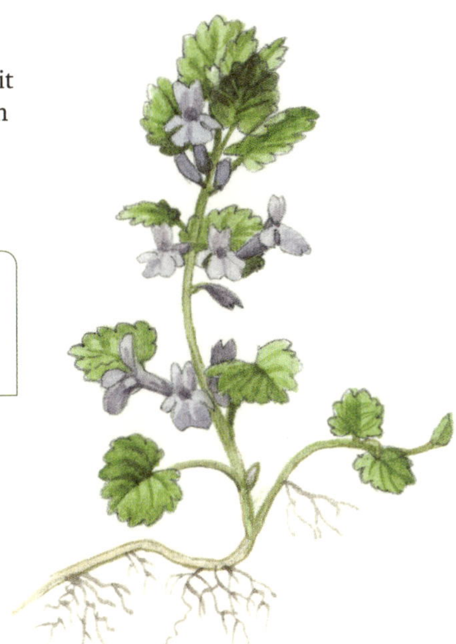

FRITTIERTE STRÄUSSCHEN

Eine wunderschöne Idee von der Wildkräuterköchin Lestrieux ist das gesellige Frittieren von Sträußchen. Sie können gemeinsam mit Freunden tagsüber ein paar essbare Wildblumen sammeln, sie zu kleinen Sträußen binden und am Abend ähnlich einem Fondue gemeinsam zubereiten. In der Mitte des Tischs stehen der Topf mit heißem Fett und eine Schale mit Tempurateig oder dem Ausbackteig für Hollerküchle. Nun kann jeder Gast seinen kleinen Strauß in den Teig tunken und anschließend ins Fett geben. Für dieses Essen eignen sich alle essbaren Blüten, die auf Seite 29 oder Seite 31 aufgelistet sind.

Tempura *Vorspeise für 8–10 Personen*

ZUTATEN

- 250 g Mehl
- 1 TL Backpulver
- 1 Eigelb
- 800 ml sehr kaltes Wasser
- Blätter von Wildkräutern (die Kräuter vorher nicht waschen)

ZUBEREITUNG

- Alle Zutaten gut miteinander mischen und darauf achten, dass der Teig kalt bleibt.
- Tauchen Sie ihr Sammelgut in den Teig, lassen Sie es kurz abtropfen und geben Sie es für ½–1 Minute in heißes Fett.

Tempura ist ein japanischer Teigmantel, der sich sehr gut in der Wildkräuterküche verwenden lässt. Sie können mit ihm große und kleine Blätter, Stängel, Blüten oder ganze Blumensträuße frittieren. Tempurablätter, -stängel oder -blüten sind sehr lecker mit Sojasauce oder einem Quarkdip.

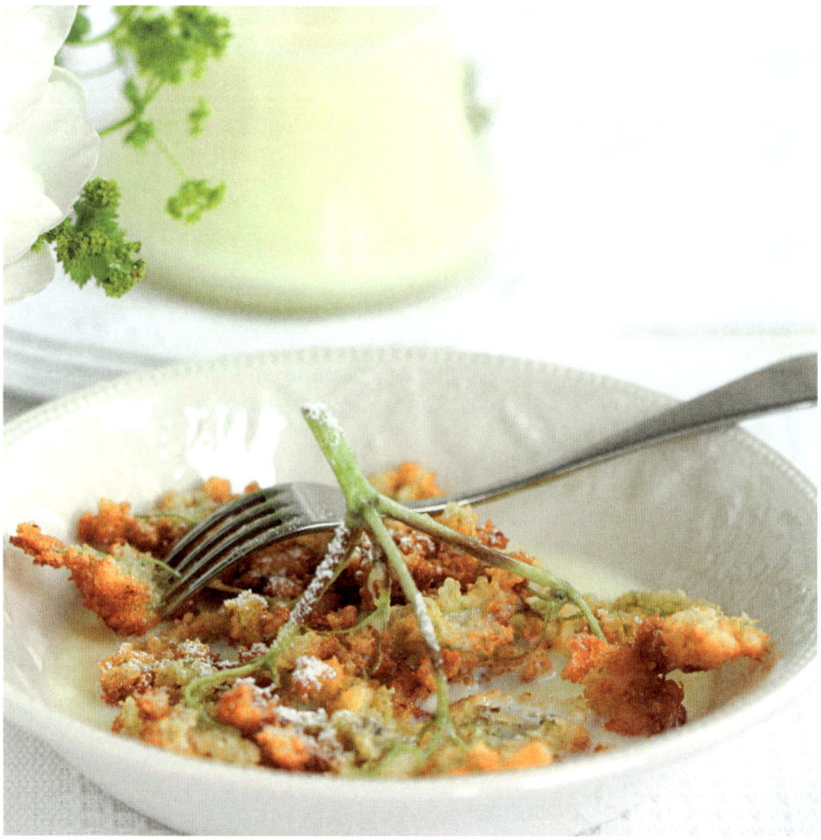

Schmecken himmlisch – frittierte Hollersträußchen.

Quark *für 4 Personen*

ZUTATEN

- 500 g Quark
- 3–4 Handvoll klein geschnittene Wildkräuter
- Salz nach Geschmack

ZUBEREITUNG

- Vermischen Sie alle Zutaten miteinander und lassen Sie den Quark eine Weile durchziehen.

Pesto *250-ml-Glas*

ZUTATEN

- 5–6 Handvoll Wildkräuter
- Olivenöl
- Salz

ZUBEREITUNG

- Bei diesem Rezept dürfen Sie die Kräuter nicht waschen, sonst beginnt das Pesto zu gären.
- Kräuter mit einem Wiegemesser klein schneiden, bis zur Sättigung mit Öl aufgießen und nach Belieben salzen.

Blätter von Knoblauchsrauke, Bärlauch, Wiesenschaumkraut oder Brunnenkresse geben dem Quark und dem Pesto ein angenehm scharfwürziges Aroma.

PESTO HALTBAR MACHEN

Wenn Sie das Pesto konservieren möchten, müssen Sie die Paste dem Geschmack nach übersalzen und in ein sterilisiertes, trockenes Glas füllen. Dabei dürfen sich zwischen der Kräutermasse keine Luftzwischenräume mehr befinden. Anschließend noch mit etwa 3 mm Öl bedecken und an einem kühlen Ort lagern.

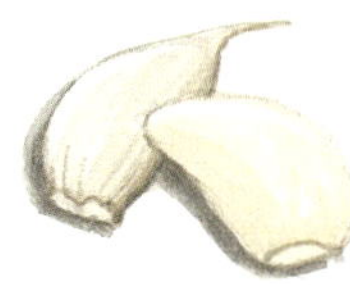

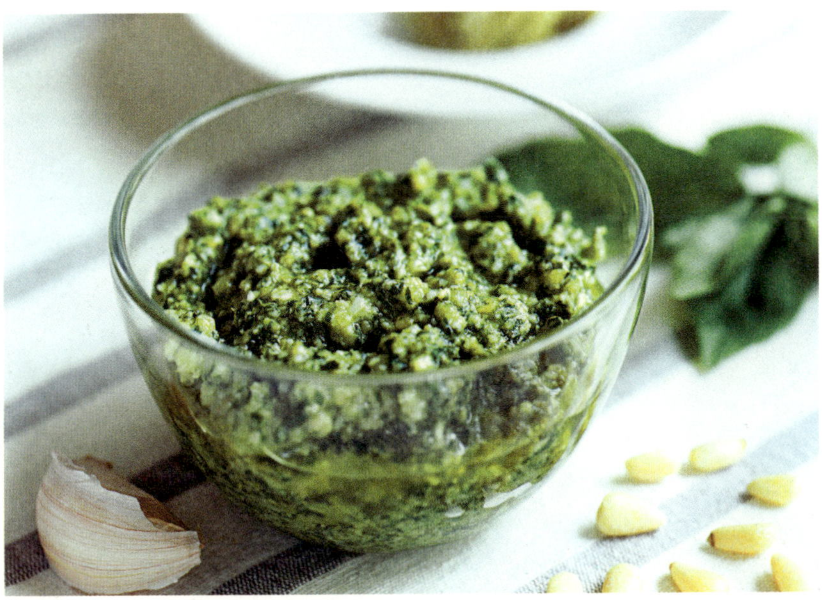

Ganz einfach – ganz lecker: frisches Pesto mit frischer Pasta.

Öl oder Essig *für 0,5 Liter*

ZUTATEN

- 2–3 Handvoll Wildkräuter
- 2–3 Ästchen Dost oder Quendel
- ½ l Olivenöl oder ½ l Essig

ZUBEREITUNG

- Schneiden Sie die Wildkräuter klein, geben diese mit den Ästchen in ein sauberes, trockenes Gefäß und gießen das Öl bzw. den Essig dazu.
- Nach 3 Wochen können Sie das aromatisierte Öl oder den Essig verwenden. Wenn es noch ein bisschen länger steht, intensiviert sich das Aroma.

ESSIG UND ÖL EINMAL ANDERS

Dekorative Pflanzenteile sind zum Beispiel Bärlauchblüten, Gundermanntriebe, Huflattichblüten, Wiesensalbeiblüten oder Dolden der Wilden Möhre. Unter den Wildpflanzen gibt es einige ausgesprochen intensive Blütenfarben. Mit ihnen können Sie Essig und Öl nicht nur aromatisieren, sondern auch färben. Für solche Öle verwenden Sie am besten das relativ neutrale und helle Traubenkernöl oder ein Sonnenblumenöl. Beim Essig empfiehlt sich ein Weißweinessig. Sehr schön färbende Blüten sind Veilchen, Wiesensalbei, Heckenrose und Blutweiderich.

Für ein „farbiges" Öl füllen Sie ein Marmeladenglas mit Blüten und bedecken diese vollständig mit Öl. Die Marmeladengläser werden nun im Wasserbad für 30 Minuten auf 70 °C gehalten. Gläser gut verschließen und für 14 Tage an einen sonnigen Platz stellen. Nach dieser Zeit die Blüten abseihen und das Öl an einem dunklen, kühlen Ort aufbewahren.

Der Essig geht etwas einfacher: Die Blüten gut mit Essig bedecken und das Ganze für 1–2 Wochen an einen warmen, aber dunklen Ort stellen.

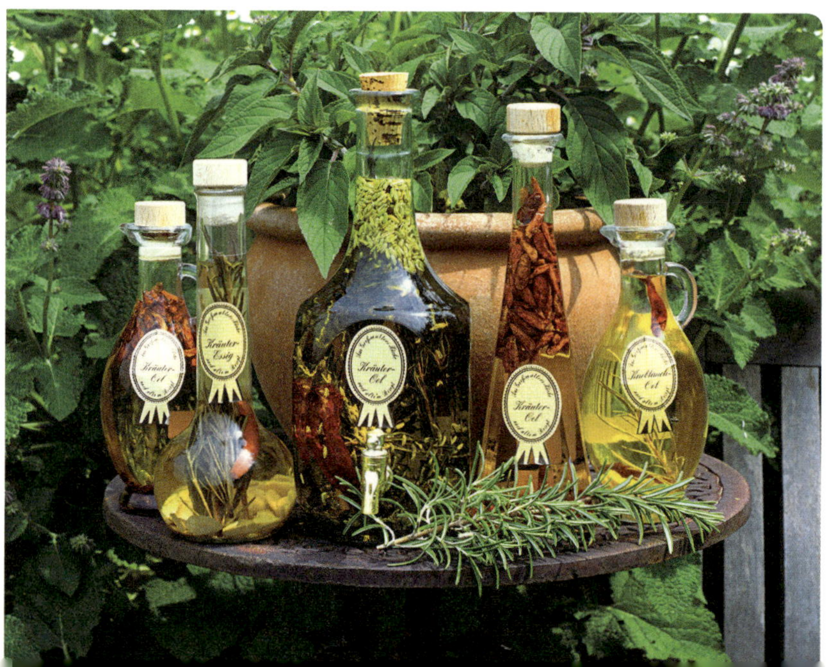

Herzhaftes aus Wurzel, Spross und Stängel

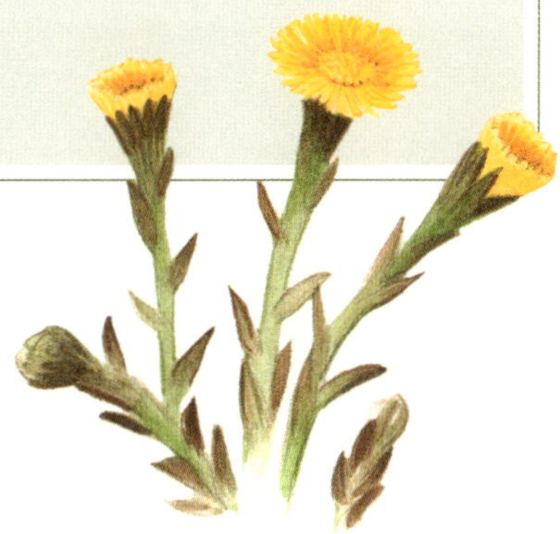

WURZELN

Ährige Teufelskralle
Beinwell
Bocksbart
Gänsefingerkraut
Klette
Knoblauchsrauke
Taubnessel
Wilde Möhre
Wolfstrapp

SPROSS

Ährige Teufelskralle
Bärlauch
Bocksbart
Beinwell
Goldrute
Guter Heinrich
Hauhechel
Hopfen
Hirtentäschel
Klette
Klettenlabkraut
Margerite
Rotklee
Sauerampfer
Schachtelhalm
Wiesenknopf

STÄNGEL

Bärenklau (geschält)
Giersch
Huflattich
Klette (geschält)
Kohlkratzdistel (geschält)

GUTE ERGÄNZUNG …
Wurzeln, Sprosse und Stängel können Sie auch wunderbar den Blattrezepten hinzufügen.

Dünsten

Pflanzenteile gut säubern, Stängel und Wurzeln eventuell schälen. Pflanzenteile knapp mit Wasser bedecken, salzen und mit einem Schuss Olivenöl garen (Spargelgemüse).
Wurzeln brauchen länger als Sprosse und Stängel, die oft nach 5 Minuten fertig sind.
Gießen Sie das Wasser nun ab und servieren Sie die „Wildlinge“ mit etwas zerlassener Butter, Schnittlauch oder anderen Würzkräutern. Passend ist auch saure Sahne mit etwas Salz und Kräutern.

Braten

Beinwell und Klettenwurzeln sollten vor der Zubereitung klein geschnitten werden, alles andere kann komplett in die Pfanne.
Mit einen Schuss Olivenöl können Sie bei mittlerer Hitze Wurzeln, Sprosse oder Stängel von beiden Seiten anbraten, salzen und nach Belieben ein paar Semmelbrösel darüber streuen. Die frischen und klein geschnittenen Würzkräuter erst zum Schluss mit dazugeben. Die Bratzeit beträgt 2–8 Minuten, je nach Dicke der Zutaten.

WÜRZKRÄUTER ZUM DÜNSTEN, BRATEN UND PANIEREN
Bärlauch, Brunnenkresse, Dost, Knoblauchsrauke, Quendel, Wiesensalbei, Wiesenschaumkraut ...

Panieren

Zum Panieren eignen sich nur die größeren Vertreter von Wurzel, Spross und Stängel.
Sie brauchen ein Ei, Paniermehl, eine Prise Salz, Pflanzenteile – damit die Panade gut hält, sollten Sie die Pflanzenteile nur sauber reiben oder nach dem Waschen trocken tupfen.
Verrühren Sie das Ei mit einer Prise Salz. Tunken Sie die Pflanzenteile hinein und wälzen sie anschließend im Paniermehl. Pfanne mit ordentlich Öl oder Panierfett auf mittlere Hitze bringen und ausbacken.

Wurzelauflauf *für 1–2 Personen*

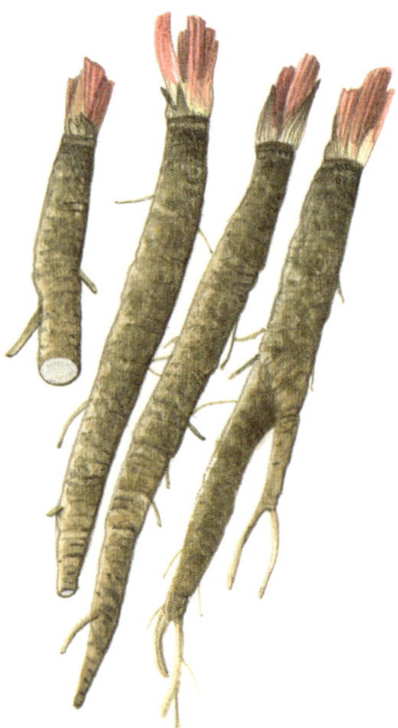

ZUTATEN
1 Zwiebel
2 große Kartoffeln
2 Karotten
etwa 3 Handvoll Wurzeln, Sprosse oder Stängel
250 g saure Sahne
1 Ei
1 TL Salz
80 g geriebenen Käse

ZUBEREITUNG

- Zwiebeln würfeln, Kartoffeln und Karotten in dünne Scheiben schneiden und schichtweise im Wechsel mit den Wildpflanzen in eine Backform geben.
- Die saure Sahne mit dem Ei, dem Salz und nach Belieben ein paar klein geschnittenen Würzkräutern verrühren und über das Gemüse geben.
- Über alles noch den Käse streuen und ab damit in den auf 180 °C vorgeheizten Ofen. Backdauer: etwa 30 Minuten.

EINLEGEN VON WURZELN, SPROSSEN UND STÄNGELN
Stellen Sie ein Essigwasser im Mengenverhältnis 1/4 Weinessig und 3/4 Wasser her. Dieses wird je 1/4 Liter mit 1 TL Salz vermischt. Pflanzenteile kurz dünsten, abtropfen und in ein sterilisiertes Glas schichten. Fügen Sie nach Belieben Bärlauchzwiebeln und Würzkräuter dazu und übergießen Sie alles mit dem Essigsud.

WÜRZKRÄUTER FÜR „FALSCHE KAPERN" UND EINGELEGTE WURZELN & CO.
Beinwellblätter, Karottensamen, Knoblauchsrauke, Kleiner Wiesenknopf ...

Herzhafte Blüten und Knospen

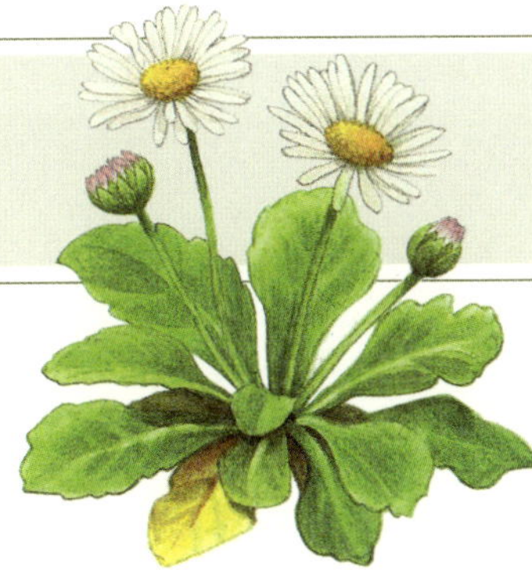

BLÜTEN

Bärenklau
Bärlauch
Bocksbart
Dost
Gänseblümchen
Gänsefuß
Hopfen
Huflattich
Klee
Knöterich
Löwenzahn
Margerite
Quendel
Wiesenkerbel
Wilde Möhre

KNOSPEN ALS „FALSCHE KAPERN“

Gänseblümchen
Löwenzahn
Margerite
Spitzwegerich
Scharbockskraut
Weißdorn
Wilde Malve

Falsche Kapern *250-ml-Glas*

ZUTATEN

- 30 ml Apfel-oder Weinessig
- 120 ml Wasser
- 1 Msp Salz
- 2–3 Handvoll Blütenknospen
- Gewürze nach Belieben
- 1–2 TL Zucker

ZUBEREITUNG

- Kochen Sie Essig, Wasser und die übrigen Zutaten (auch die Knospen) gemeinsam kurz auf.
- Füllen Sie alles in ein sterilisiertes Glas.
- Nach rund einem Monat sind die „Kapern“ durchgezogen und können gegessen werden.

Herzhafte Blüten und Knospen können Sie für alle bisher aufgeführten herzhaften Rezepte verwenden.

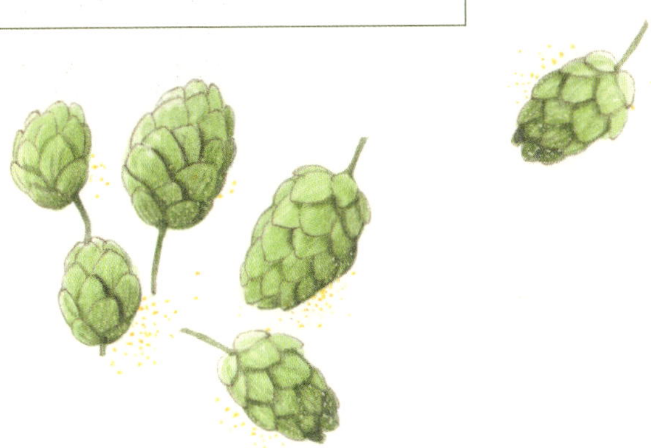

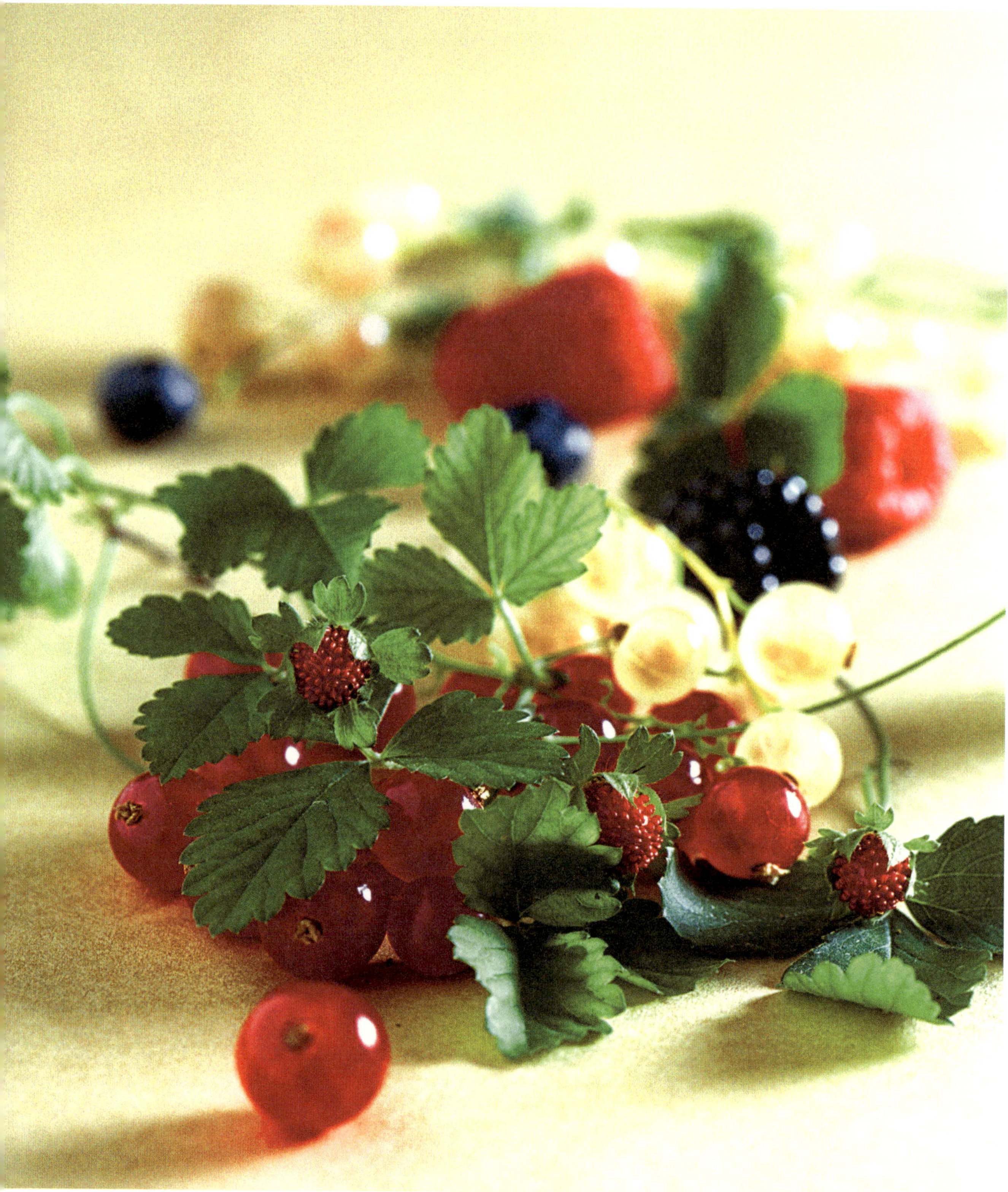

Süßkram und Getränke

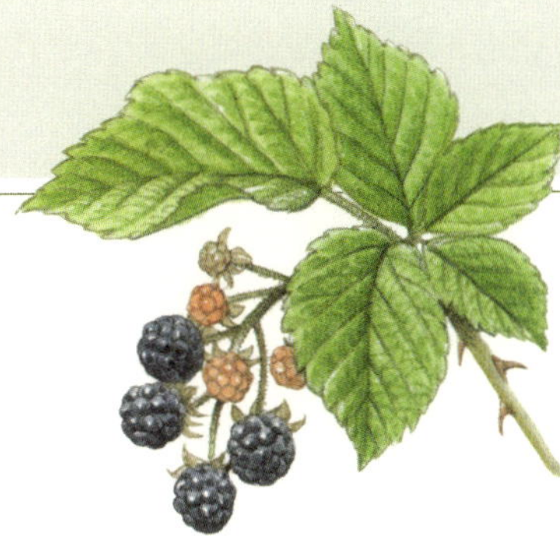

KANDIERTE BLÜTEN

Ährige Teufelskralle
Bocksbart
Engelwurz
Fichte
Gänseblümchen
Günsel
Weißdorn
Hauhechel
Heckenrose
Holzapfel
Huflattich
Kiefer
Klatschmohn
Königskerze
Margerite
Rotklee
Rossminze
Schlehe
Schlüsselblume
Veilchen
Weide
Wilde Malve

BLÜTEN ZUM AROMATISIEREN …

… VON ZUCKER UND GETRÄNKEN

Baldrian
Heckenrose
Holunder
Mädesüß
Steinklee
Veilchen
Wiesenlabkraut

… VON QUARK-SPEISEN

Brombeere
Heckenrose
Himbeere
Holunder
Holzapfel
Mädesüß
Linde
Steinklee
Taubnessel
Veilchen
Wiesenlabkraut

BLÄTTER ZUM AROMATISIEREN VON QUARKSPEISEN

Rossminze
Sauerampfer
Sauerklee

FRÜCHTE

Berberitze
Brombeere
Heckenrose
Heidelbeere
Himbeere
Holunder
Holzapfel
Preiselbeere
Sanddorn
Schlehe
Vogelbeere
Walderdbeere
Weißdorn

Blütenzucker sanft

- Blütenblätter abzupfen, in ein Tuch einschlagen und 2 Tage an einem kühlen Ort welken lassen.
- Danach eventuell klein schneiden und in einem Keramikmörser zerstoßen.
- Die Blüten nun in einem Verhältnis von 1:2 mit Zucker gut mischen und für 1–2 Monate an einen sonnigen Ort stellen. Während dieser Zeit möglichst einmal am Tag schütteln oder umrühren.

Blütenzucker schnell

- Nehmen Sie 1 Teil Zucker und 2 Teile Blüten und mixen Sie alles zu einer feinkörnigen Substanz.
- Sieben Sie diese anschließend durch und breiten Sie sie auf einem Backblech mit Alufolie oder Backpapier dünn aus.
- Heizen Sie nun den Ofen auf 50 °C vor und schieben Sie das Blech hinein. Bei leicht geöffneter Ofentür den Zucker trocknen und anschließend in Gläser abfüllen, damit der Zucker keine Feuchtigkeit mehr zieht.

Kandierte Blüten

ZUTATEN

1 Eiweiß

1–2 Handvoll Blüten

2–3 EL feinen Zucker (keinen Puderzucker!)

ZUBEREITUNG

- Schlagen Sie das Eiweiß gut schaumig und bepinseln Sie vorsichtig die Blüten damit.
- Streuen Sie nun behutsam den Zucker über die Blüten und legen Sie diese anschließend auf ein Backpapier.
- Geben Sie das Blech in einen auf 50 °C vorgeheizten Ofen, schalten Sie nach Möglichkeit auf Umluft und lassen Sie die Ofentür einen Spaltbreit offen. Im Durchschnitt sind die Blüten nach 20 Minuten fertig.

Blätter können übrigens auf die gleiche Art kandiert werden, hierfür benötigen Sie auch nicht ganz so viel Fingerspitzengefühl.

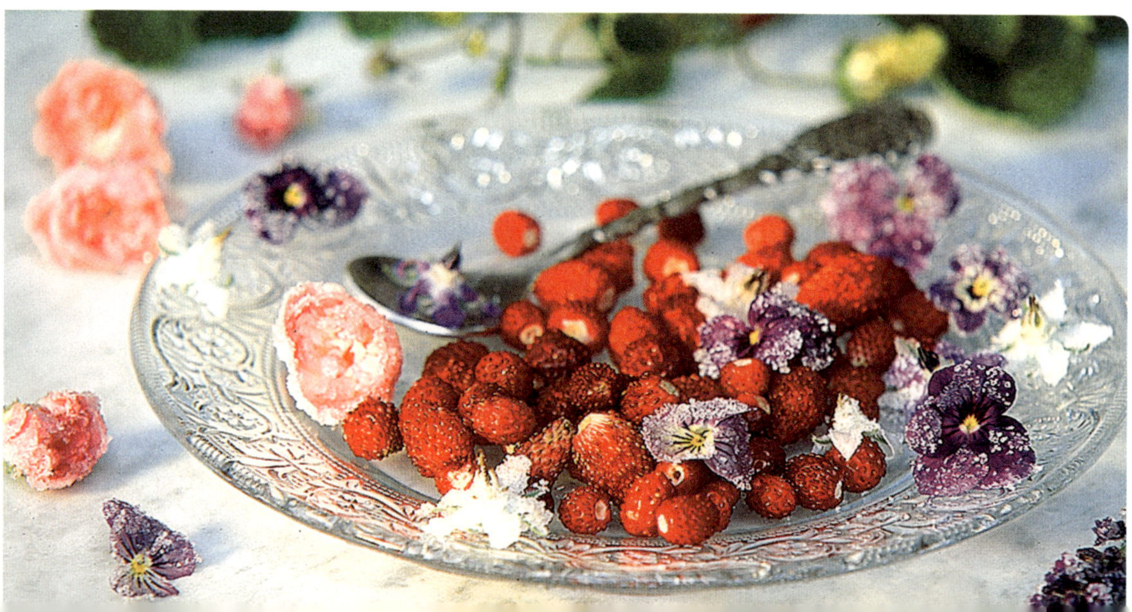

„AFTER EIGHTS“
Besonders zu empfehlen sind: Dost, Gundermann, Rossminze, Sauerampfer, Spitzwegerich, Taubnessel, Wiesensalbei.
Verflüssigen Sie im Wasserbad Schokolade oder eine Schokofettglasur und pinseln Sie eine Seite der Kräuter damit ein. Auf einem Pergamentpapier trocknen lassen und dann die zweite Seite in Angriff nehmen. Die Blätter nicht in die Schokolade tunken, da sie dabei unansehnlich zusammenfallen.

Kräuterbonbons *30 Stück*

ZUTATEN

- 4 EL Honig
- 2 EL Butter
- 200 ml Flüssigkeit aus einem starken Kräutertee und eventuell einem Schuss Zitronensaft

ZUBEREITUNG

- Erhitzen Sie alle Zutaten miteinander bei mittlerer Flamme, bis eine zähe Masse entsteht.
- Geben Sie diese dann auf einen Teller. Wenn sie handwarm ist, in mundgerechte Stücke schneiden.
- Damit die Bonbons keine Feuchtigkeit ziehen, müssen sie luftdicht in einer Dose oder einem Glas aufbewahrt werden.

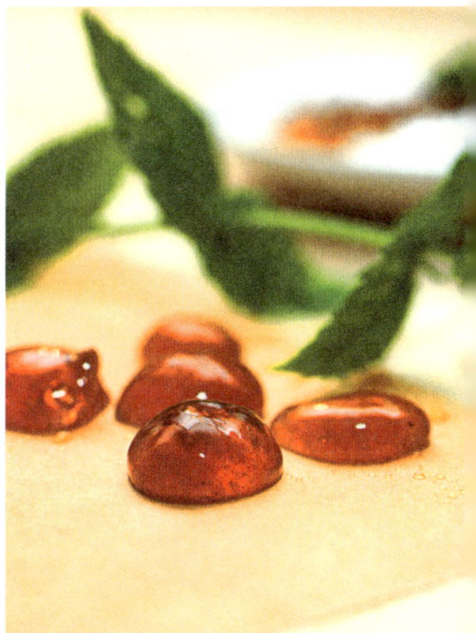

BONBONKRÄUTER UND -BLÜTEN
Für Bonbons eignen sich vor allem Blätter von Minze, Spitzwegerich, Thymian sowie gezupfte Blüten von Heckenrose, Holunder, Linde und Steinklee. Ihrer Experimentierfreude sind aber keine Grenzen gesetzt.

KRÄUTERKARAMELLEN
Für die Karamellen eignen sich die gleichen Kräuter wie für die Bonbons. Zutaten: jeweils eine Tasse Sahne, Zucker, starker Teeauszug. Gehen Sie wie bei den Kräuterbonbons vor.

Blütenwackelpuddig *für 5 Personen*

ZUTATEN

- 2–3 Handvoll Blüten oder gezupfte Blütenblätter
- 1 l Apfelsaft
- eventuell ein Schuss Blütensirup
- Zucker nach Belieben
- 4 TL Agar Agar

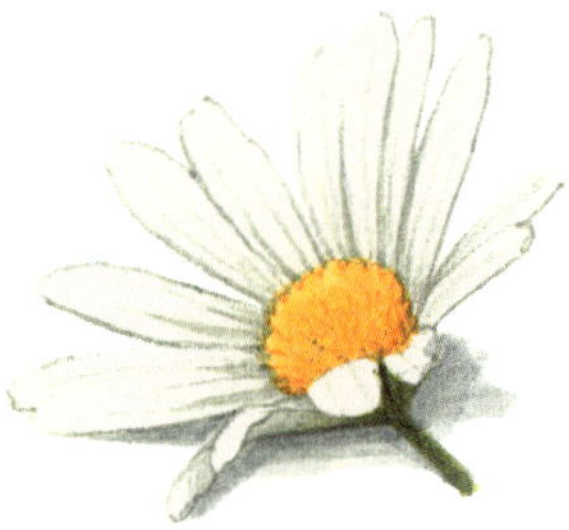

ZUBEREITUNG

- Geben Sie die Blüten in den Saft und lassen Sie ihn für mehrere Stunden an einem kühlen Ort ziehen.
- Die Blüten abseihen und im kalten Saft das Agar Agar auflösen.
- Unter Rühren kurz aufkochen lassen, von der Platte nehmen.
- Wenn der Pudding etwas abgekühlt ist, können Sie die abgeseihten Blüten zu Dekorationszwecken wieder hinzufügen und das Ganze in eine Schale geben.
- Die Blüten sollten nicht mit aufgekocht werden, viele verfärben sich dabei dunkel.

Süße Quarkspeise *für 4 Personen*

ZUTATEN

- 500 g Quark
- 1 Schuss Sahne
- 2 EL Honig oder 2–3 EL Blütensirup
- etwa 2 Handvoll gezupfte, eventuell klein geschnittene Blüten

ZUBEREITUNG

- Alles gut miteinander vermengen und vor dem Essen etwa 2 Stunden ziehen lassen.

BEERENSTERNE

Sie benötigen ½ l Beerensaft, Zucker nach Belieben, 2 TL Agar Agar.
Agar Agar im kalten Saft auflösen und unter Rühren kurz aufkochen lassen. Auf ein Blech geben, sodass der Saft 1 cm hoch steht. Wenn die Flüssigkeit erkaltet ist, kann sie mit Plätzchenformen ausgestochen werden.

Süße Brotaufstriche

FRÜCHTEHONIG

500 g Honig in einem Wasserbad auf etwa 60 °C erhitzen und langsam 100–200 ml Saft aus Wildfrüchten einrühren. Die Menge des Saftes variiert, je nachdem, wie flüssig der Honig ist.

BLÜTENGELEE

Verdünnen Sie 1 Teil Blütensirup mit 2 Teilen Apfelsaft, kochen alles mit einem Geliermittel (Menge je nach Produkt) auf und füllen es in sterilisierte Gläser.

FRUCHTGELEE

Beeren mit einer Passiermühle entsaften. Wenn sie vorher kurz erhitzt werden, spritzt es beim Passieren weniger. Nun wird der Saft mit der gleichen Menge an Zucker aufgekocht, Geliermittel (Menge je nach Produkt) hinzugegeben und in sterile Gläser abgefüllt. Bei Bedarf können Sie dem Gelee vor dem Abfüllen noch etwas Zitronensaft hinzufügen. Aus ½ l Beerensaft erhalten Sie 1 kg Gelee. Wie viele Beeren Sie für einen ½ l Saft benötigen, hängt ganz von der Frucht ab.

FRUCHTMARMELADE

Früchte gegebenenfalls entkernen, mit der gleichen Menge Zucker aufkochen. Geliermittel (Menge je nach Produkt) hinzugeben und in sterile Gläser abfüllen.

BASISWISSEN ZUM EINMACHEN VON MARMELADEN UND GELEES

Beim Zuckergehalt von Gelee, Marmelade und Fruchtsirup handelt es sich um einen Richtwert, der getrost auch etwas reduziert werden kann.

Bei einer Gelierprobe geben Sie einen Esslöffel Marmelade oder Gelee auf einen Teller und stellen ihn für 5–10 Minuten in den Kühlschrank. Ist das Eingemachte noch nicht fest genug, fügen Sie dem Ganzen noch etwas Geliermittel hinzu und kochen alles noch einmal auf.

Um Gläser zu sterilisieren bringen Sie Wasser zum Kochen und geben die gespülten Gläser vorsichtig hinein. Nach ein paar Minuten können sie herausgenommen werden. Die Deckel sollten nicht abgekocht werden, da die Gummierung am Deckel sonst brüchig wird. Es reicht, die Deckel in heißes Wasser zu geben. Wenn Sie besonders sorgfältig arbeiten wollen, können Sie die Innenseite und den Rand noch mit 70%igem Alkohol abreiben.

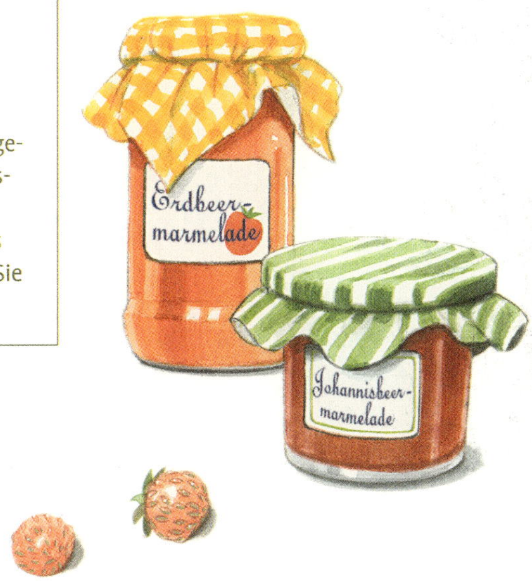

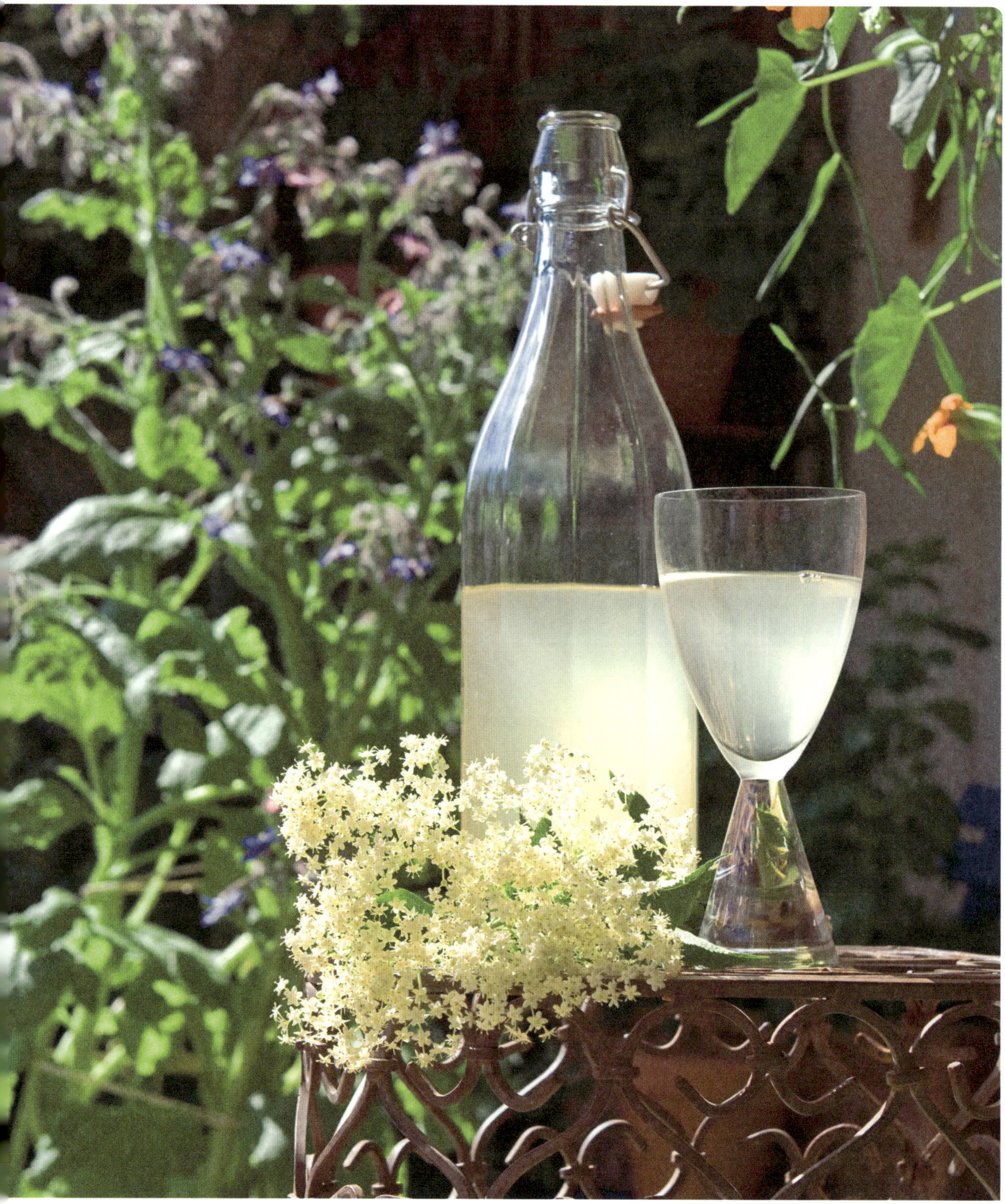

Früchtesirup

Der Sirup wird bis auf das Geliermittel wie ein Fruchtgelee (Seite 35) hergestellt.

SIRUP ALS MEDIZIN

Blütensirup ist nicht nur ein Genussmittel, sondern auch eine süße Medizin. Durch das Trocknen von Pflanzenteilen werden die Wirkstoffe reduziert. Die Lindenblüte verliert durch das Trocknen zum Beispiel 80 % ihrer Wirkstoffe. Wenn man die Pflanzenteile gleich nach der Ernte zu einem Tee kocht und diesen konserviert, erhält man den größtmöglichen Ertrag an Wirkstoffen. Ein Blütensirup ist im Prinzip nichts anderes als ein konservierter Tee. Sein einziger Nachteil ist der hohe Zuckergehalt.

Blütensirup *für 5 Liter*

ZUTATEN

- 3 l Wasser
- 2 kg Zucker
- 6–8 Zitronen ungespritzt
- 15 Handvoll Blüten
  Beim Holunder entspricht diese Menge ungefähr 15 großen Dolden, bei Rosenblättern können Sie die Menge auf 6–8 Handvoll reduzieren.

ZUBEREITUNG

- Wasser und Zucker miteinander aufkochen.
- Geviertelte Zitronen und Blüten in einen Topf geben und das frisch aufgekochte Zuckerwasser darübergießen.
- Das Ganze nun für 5 Tage an einem kühlen Ort aufbewahren.
- Danach abseihen und den Sirup zur längeren Haltbarkeit noch einmal kurz aufkochen. Anschließend in sterilisierte Flaschen füllen.

BLÄTTERSIRUP

Minzblätter oder junge Birkentriebe ergeben einen sehr erfrischenden Sirup. Bei 5 l Sirup benötigen Sie 7–8 Handvoll Blätter oder Triebe.

RESTEVERWERTUNG

Beim Sirupkochen fallen jede Menge Zitronen an. Sie sind nach dem Abseihen gut durchgezuckert und von den Blüten leicht aromatisiert. Im Grunde genommen eine echte Delikatesse. Es macht zwar etwas Sauerei, die Viertel klein zu schneiden, aber es lohnt sich. Kochen Sie die klein geschnittenen Zitronenstücke mit ein wenig Sirup auf und füllen Sie sie in sterilisierte Gläser. Sie können dann als Zutat für Zitronenkuchen oder als Grundlage einer englischen Zitronenmarmelade verwendet werden.

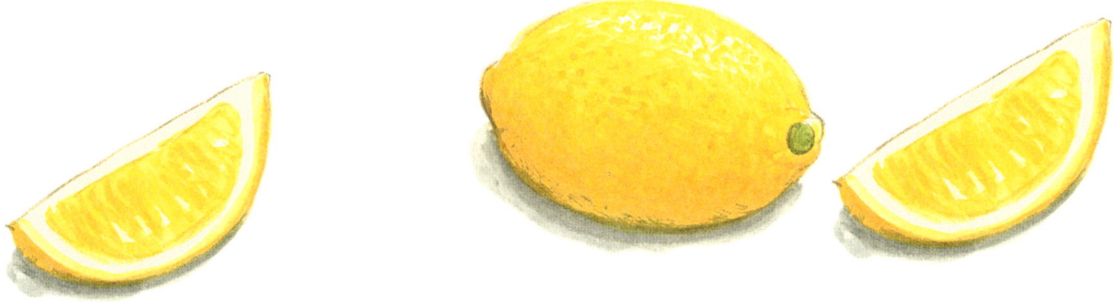

Blütensäfte *für 1 Liter*

ZUTATEN

- 1 l Saft (am besten Apfelsaft)
- 2–3 Handvoll Blüten oder gezupfte Blütenblätter

ZUBEREITUNG

- Lassen Sie die Blüten mehrere Stunden im Saft ziehen und seihen Sie sie anschließend ab.

Blütenmilch *für 4–5 Personen*

ZUTATEN

- 1 l Milch
- 2–3 Handvoll Blüten oder gezupfte Blütenblätter
- Zucker und evtl. etwas Vanille nach Belieben

ZUBEREITUNG

- Lassen Sie die Blüten 1–2 Stunden in der kalten Milch ziehen, anschließend alles zusammen aufkochen, die Blüten abseihen und die Blütenmilch genießen.

Lassi *für 3–4 Personen*

ZUTATEN

- 500 g Naturjogurt
- ½ l Milch
- ½ l kaltes Wasser
- etwa 0,2 l Sirup

ZUBEREITUNG

- Alle Zutaten gut miteinander verrühren oder mixen und an einem heißen Sommertag kalt servieren.

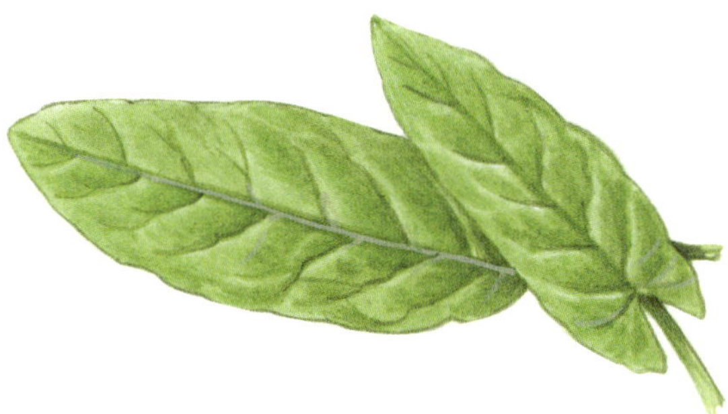

Buttermilch und Kefir

Mixen Sie je nachdem, ob Sie einen süßen oder salzigen Geschmack wollen, die Kräuter Ihrer Wahl und rühren Sie dann diese Paste in die Buttermilch oder den Kefir ein – salzen oder süßen, fertig.

Smoothie

Bei der Herstellung von Wildkräutersmoothies sind ihrer Fantasie und Experimentierfreudigkeit keine Grenzen gesetzt. Sammeln Sie, was da ist, und mixen Sie es mit dem Obst der Saison.
Bei der Herstellung gibt es folgende grobe Volumengrundregel zu beachten: 60% pürierte Früchte, 40% pürierte Wildpflanzen und so viel Wasser, bis das Getränk eine sämige Konsistenz bekommt. Je nach Früchten können Sie manchmal auch auf das Wasser verzichten.
Zur Inspiration ein Beispiel:
2 Äpfel, 2 Karotten, 1 Banane, jeweils 1 Handvoll Giersch, Löwenzahn, Brennnessel, Taubnessel.

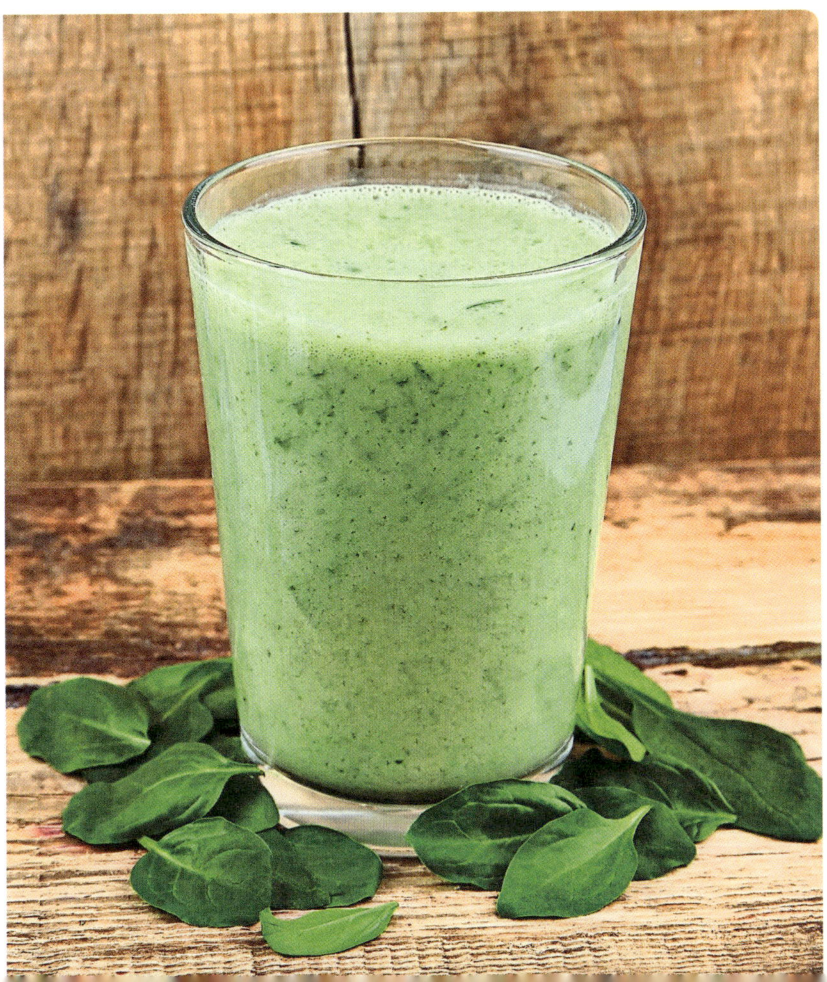

Auch Kinder mögen gern leckere Smoothies – und kommen so zu einer Extraportion Vitamine.

Gut zu wissen

Als pflanzliche Verdickungsmittel können Sie auch Malve oder Veilchen verwenden.

Und auch einige besondere Geschmackskuriositäten hält das Pflanzenreich parat: z.B. gibt Spitzwegerich eine leichte Pilznote; Rainfarn erinnert an Zimt; Nelkenwurz an Nelke; Huflattich an Meeresfrüchte.

WEITERE REZEPTE IN DEN PFLANZENPORTRÄTS:

(Seitenangaben verweisen auf das Rezept)

Bärlauchsuppe: Bärlauch, Seite 112
Blätterchips: Brennnessel, Seite 126
Blütenbällchen: Klee, Seite 169
Färbender Sirup: Wiesensalbei, Seite 201
Gebleichter Salat (auch im Winter): Löwenzahn, Wegwarte, Seite 228
Gedünstete Blütenböden: Kohlkratzdistel, Silberdistel, Seite 212
Grütze aus Samen: Guter Heinrich, Seite 147
Hagebuttenaufstrich: Heckenrose, Seite 263
Kaffeeersatz: Eiche, Seite 249, Klettenlabkraut, Wegwarte, Seite 229
Keimen von Samen: Sauerampfer, Klee, Seite 170
Löwenzahnaufstrich, -sirup: Löwenzahn, Seite 182
Salzersatz: Huflattich, Seite 159, Pestwurz
Samen rösten: Brennnessel, Hirtentäschel, Seite 155, Klee
Schwarztee-Ersatz: Brombeere, Himbeere, Seite 245, Walderdbeere, Weidenröschen
Süß frittierte Blüten: Holunder, Seite 268, Mädesüß
Süßer Nadelaufstrich: Wacholder, Seite 288

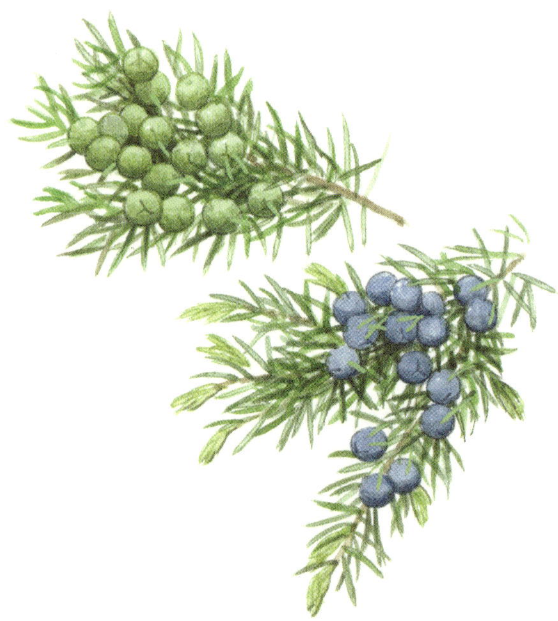

Wildkräutermenüs im Jahreslauf

FRÜHLINGS-MENÜ

- Wildkräutersuppe
- Spargelgemüse aus Schachtelhalmsporenträgern, Hopfentrieben, Bocksbart, Ährigen Teufelskrallenblütensprossen, mit Kräuteromelett, Kartoffeln und Kräuterbutter mit gehacktem Bärlauch
- Wildkräutersalat
- Blütenwackelpudding aus Veilchen, Obstbaumblüten, Taubnessel, Fichtentrieben, dazu kandierte Frühlingsblüten

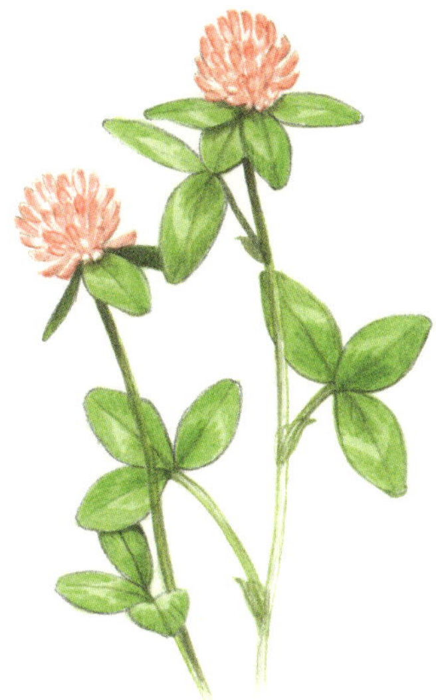

SOMMER-MENÜ

- Frittierte Sträuße
- Beinwellroulade mit Terrine und in Kräuterbutter geschwenktem Reis
- Wildkräutersalat
- „After eights"

HERBST-MENÜ

- Piroggen mit Brennnesselspitzen, Gundermann, Goldnessel und Gutem Heinrich
- Wurzelauflauf
- Salat aus Sauerampfer- und Rotkleesprossen, geriebener Möhre, Bocksbartwurzel und den letzten Wildkräutern
- Beerenkompott mit kandierten Engelwurzstängeln

WINTER-MENÜ

- Bruschetta mit Wildkräuterpesto
- Risotto mit Wirsing, Karotten, Zwiebeln, (Dosentomaten), getrockneten Brennnesseln, Huflattich, Dost und Quendel, eventuell noch frischer Goldnessel und Gundermann, dazu eingelegtes Wildgemüse
- Wegwarten-Chicoreesalat mit Sauerampfer- und Rotkleesprossen
- Beerensterne mit heißer Vanillesoße

WINTERSALAT

Graben Sie im Herbst die Wegwarten-Wurzel aus und lassen sie für 2 Monate in einem mit Erde gefüllten Blumentopf im Kalten ruhen. Nach dieser Zeit hat sich die Wurzel vom letzten Vegetationsjahr erholt und kann zum Treiben ins Warme geholt werden. Um den bitteren Geschmack zu verhindern, muss sie im Dunkeln treiben. Das erreichen Sie, indem Sie einen abgedunkelten Topf umgekehrt über den Spross stülpen. Nach etwa zwei Wochen beginnt die Wegwarte zu wachsen und nach weiteren ein bis zwei Wochen können die kleinen Chicorees geerntet werden. Halten Sie die Wurzeln nicht zu feucht, aber achten Sie auch darauf, dass sie nicht austrocknen.

Haus- und Heilmittel

Die gemeinsame Geschichte von Menschen und Heilpflanzen ist alt und faszinierend. Sie führt uns bis in die Steinzeit zurück, verlief aber nicht immer homogen. Wenn man die Heilkundebücher der letzten 1000 Jahre vergleicht, findet man die einzelnen Pflanzen in ihrer Wirkung unterschiedlich gelobt und verwendet. Diese Beurteilungen können aber nicht nur auf Erfahrungen zurückgeführt werden, da manche Kräuter im Laufe der Jahrhunderte mal gelobt, mal verpönt und dann wieder gelobt wurden …

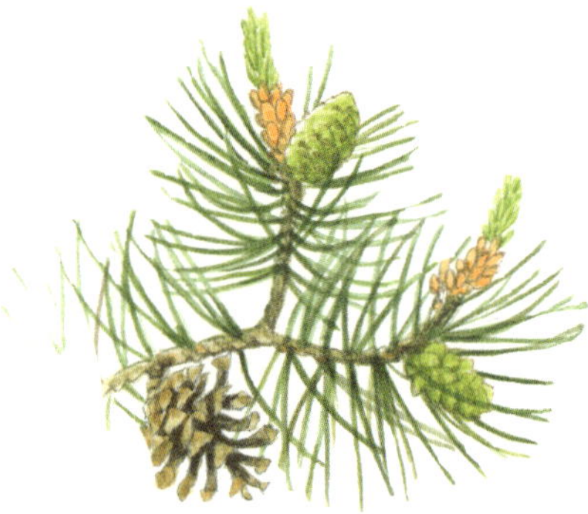

Auf welche Art und Weise das umfangreiche Wissen über Heilpflanzen entstand, können wir nicht mehr rekonstruieren, eine Mischung aus den drei folgenden Theorien kommt der Wahrheit gewiss am nächsten:

- Man vermutet, dass unsere Vorfahren durch das Beobachten von Wildtieren auf bestimmte Pflanzen aufmerksam wurden, wie beim Wasserdost. Selbst das Verhalten unserer Haustiere kann noch aufschlussreich sein. Ziegen zum Beispiel stürzen sich nach einer langen Winterstallzeit zuerst auf Brennnesseln, die sie sonst das Jahr über verschmähen.
- Tiere haben eine unmittelbarere Beziehung zur Natur. Doch auch bei uns Menschen ist diese Fähigkeit noch latent erhalten und war in der Vergangenheit gewiss stärker ausgeprägt. Ethnobotaniker erheben daher die Theorie, dass gewisse Menschen durch eine spirituelle Schau auf manche heilsame Pflanzengeister aufmerksam wurden und dieses Wissen mit der Gemeinschaft geteilt haben.
- Die dritte Theorie geht von einem Trial-and-Error-Prinzip aus: ausprobieren und abwarten, was passiert.

Regeln und Grenzen

Mit gewissen medizinischen Grundkenntnissen und einem entsprechenden Gefühl für den eigenen Körper können Sie sich in vielen Fällen pflanzenheilkundlich selbst behandeln. Das heißt aber nicht, dass Sie grundsätzlich auf Arztbesuche verzichten dürfen. Es gibt viele Krankheiten, die durch einen Arzt abgeklärt und behandelt werden müssen!

In diesem Buch werden auch Rezepte für schwere Krankheiten und Symp-

SCHRIFTLICHES WISSEN

Wir kennen das Alter der ersten schriftlichen Aufzeichnungen zur Pflanzenheilkunde. Zum Zeitpunkt der Niederschrift war das Wissen im Volk schon weit fortgeschritten, und dementsprechend umfangreich fallen manche Werke aus. Das erste noch erhaltene schriftliche Dokument stammt aus China und geht auf das 3. Jahrtausend vor Christus zurück. Danach folgten babylonische und ägyptische Schriften. Das 1000 Jahre alte „Macer floridus" und die Werke der Hildegard von Bingen gelten im deutschen Sprachraum als die ältesten.

tome wie Venenentzündung oder Darmbluten vorgestellt. In diesen Fällen ist eine pflanzenheilkundliche Begleittherapie zwar immer möglich, sie muss aber dennoch mit dem betreuenden Arzt abgesprochen werden!
Die Anwendungen mit einer Pflanze oder einer Pflanzenmischung sollten aufgrund von Gewöhnungseffekten nicht länger als 6 Wochen am Stück dauern. Einzelne Ausnahmen werden in den Porträts explizit erwähnt. Wenn Sie eine Behandlung fortführen möchten, wechseln Sie einfach zu einer anderen Pflanze mit dem gleichen Wirkspektrum. Diese Regel gilt vor allem für die inneren Anwendungen. Allerdings kann auch bei einer äußeren Behandlung ein Gewöhnungseffekt eintreten.

Manche der beschriebenen Rezepte wirken aus heutiger Sicht etwas kurios. Dennoch sollten wir die alten Traditionen und Erfahrungen in unserer fortschrittsgläubigen Welt nicht missachten, sondern vielmehr versuchen, das alte Wissen wiederzubeleben.

PFLANZEN FINDEN DEN MENSCHEN
Es gibt eine Vielzahl an Pflanzen, die Ihnen bei ein und demselben körperlichen Leiden helfen können. Oft weiß man nicht, zu welcher man greifen soll. Hören Sie dann am besten auf Ihre innere Stimme. Sie werden feststellen, dass Sie sich – aus welchen Gründen auch immer – manchmal zu einer bestimmten Pflanze hingezogen fühlen. Nehmen Sie dieses Gefühl ernst, denn oft leitet es Sie in die richtige Richtung. Ein ähnliches Phänomen sind die Pflanzenfolger. Plötzlich tauchen Pflanzen an Stellen auf, an denen sie im Jahr zuvor noch nicht wuchsen. Und nicht selten sind es gerade diese Pflanzen, die Sie für Ihre Gesundheit gut gebrauchen können.

Erste Wahl – die heimischen Kardinalskräuter

In der Pflanzenheilkunde spricht man bei Kräutern, die eine besonders heilkräftige Wirkung auf bestimmte Organsysteme haben, von den sogenannten Kardinalskräutern.
Oft sind bei Erkrankungen mehrere Organe beteiligt. Achten Sie bei der Wahl Ihrer Kräuter darauf, die vielen zusammenhängenden Facetten Ihres Körpers mit einzubeziehen. Der Einfachheit halber wurden in der Liste Organsysteme zusammengefasst und teilweise nach Symptomen gegliedert.

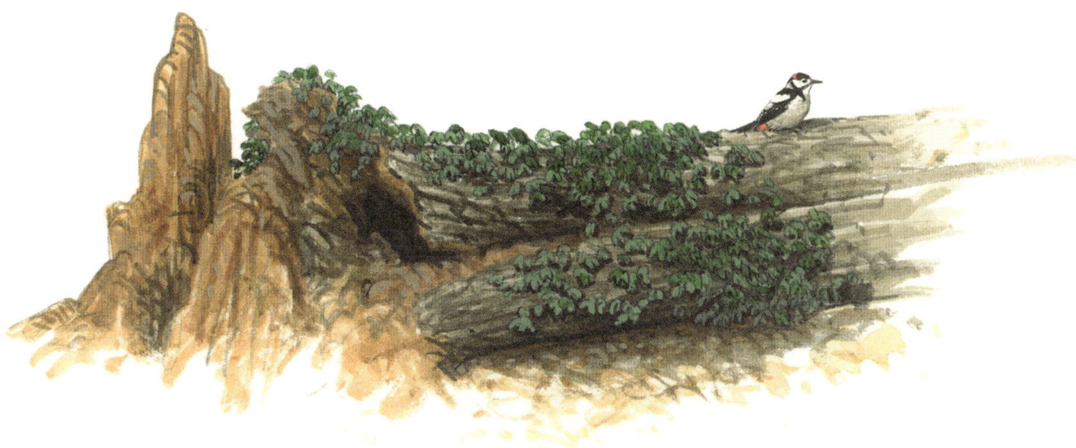

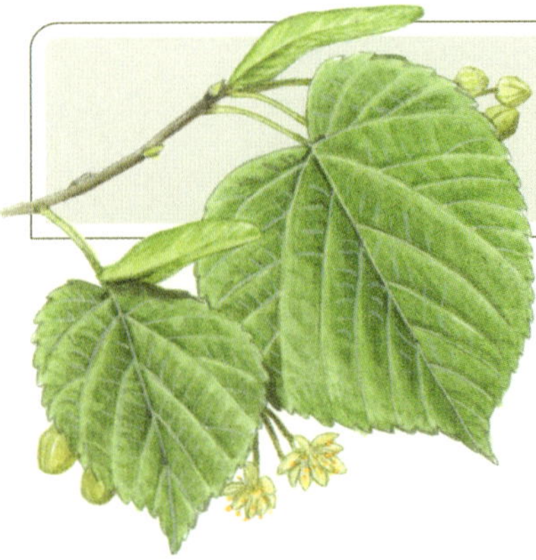

Kardinalskräuter für Haus- und Heilmittel

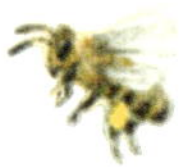

BEWEGUNGSAPPARAT (BRUCH, VERSTAUCHUNG, ZERRUNG)

Beinwell
Esche
Johanniskraut
Schachtelhalm
Schwarzpappel

STOFFWECHSEL (RHEUMA, GICHT, BINDEGEWEBE, ABGESCHLAGENHEIT)

Bärlauch
Brennnessel
Giersch
Goldrute
Karde
Löwenzahn
Mädesüß
Schachtelhalm
Wacholder
Wegwarte
Weide

VERDAUUNG, LEBER, MAGEN, DARM

Beifuß
Blutwurz
Dost
Engelwurz
Holzapfel
Löwenzahn
Odermennig
Rossminze
Ruprechtskraut
Schafgarbe
Weiße Taubnessel
Wegwarte

NIERE, BLASE, HARNLEITSYSTEM (AUSLEITUNG)

Birke
Brennnessel
Goldrute
Hauhechel
Löwenzahn
Schachtelhalm
Wacholder

FRAUENLEIDEN, HORMONSYSTEM, GEBURTSBEGLEITUNG

Beifuß
Dost
Frauenmantel
Gänsefingerkraut
Hirtentäschel
Hopfen
Schafgarbe
Weiße Taubnessel
Wolfstrapp

HERZ-KREISLAUF-SYSTEM, GEFÄSSE (KRAMPFADERN, DURCHBLUTUNGSSTÖRUNGEN)

Bärlauch
Beifuß
Haselnuss
Heidelbeere (Gefäße)
Schachtelhalm (Gefäße)
Steinklee (Gefäße)
Weißdorn

HAUTREAKTIONEN, ALLERGIEN (EKZEME, SCHUPPENFLECHTE, HEUSCHNUPFEN, INSEKTENSTICHE)

Birke
Eiche
Frauenmantel
Gänseblümchen
Heckenrose
Klette
Sanddorn
Schachtelhalm
Spitzwegerich

NERVENSYSTEM, SCHMERZTHERAPIEN (SCHLAFSTÖRUNGEN, DEPRESSION, OHRENSCHMERZEN, GICHT- UND RHEUMASCHMERZEN)

Baldrian
Engelwurz
Fichte
Hopfen
Johanniskraut
Kiefer
Linde
Mädesüß
Ruprechtskraut
Schlüsselblume
Pappel
Weide
Weißdorn

ATEMWEGE, ERKÄLTUNGSKRANKHEITEN, FIEBER

Efeu
Engelwurz
Fichte
Gundermann
Holunder
Huflattich
Königskerze
Linde
Quendel
Schlüsselblume
Spitzwegerich

WUNDEN, ÄUSSERLICHE ENTZÜNDUNGEN (HÄMORRHOIDEN, ZAHNFLEISCHENTZÜNDUNG)

Beinwell
Blutwurz
Eiche
Gundermann
Holzapfel
Johanniskraut
Kleiner Wiesenknopf
Pappel
Schafgarbe
Spitzwegerich

LYMPH- UND IMMUNSYSTEM, REKONVALESZENZ

Berberitze
Blutweiderich
Braunwurz
Eberesche
Engelwurz
Fichte
Holzapfel
Labkraut
Sanddorn
Schlehe
Steinklee

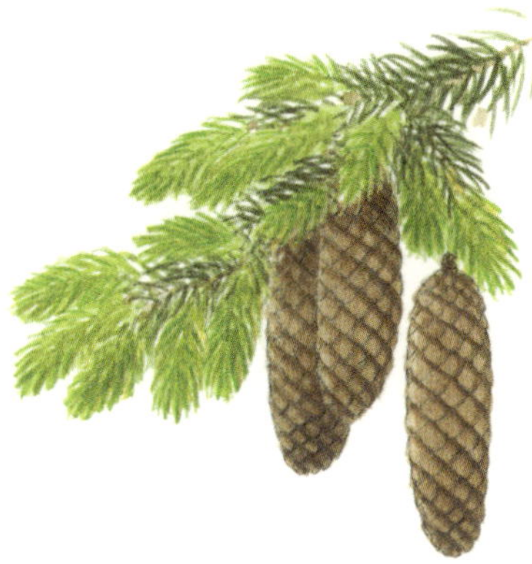

KRÄUTERSCHÄTZE BESCHRIFTEN
Egal ob Tee, Salbe oder Öl, beschriften Sie Ihre Kräuterschätze gut. Notieren Sie nicht nur das Kraut, sondern auch, an welchem Tag und in welchem Jahr Sie es gesammelt, eingelegt, abgefüllt oder hergestellt haben. So behalten Sie immer den Überblick über Ihre Vorräte und die Haltbarkeit. Außerdem können Sie auf diese Weise Erfahrungen sammeln, wann bestimmte Kräuter in ihrer Region besonders heilkräftig sind und an welchen Terminen diverse Verarbeitungen besonders haltbar bleiben.

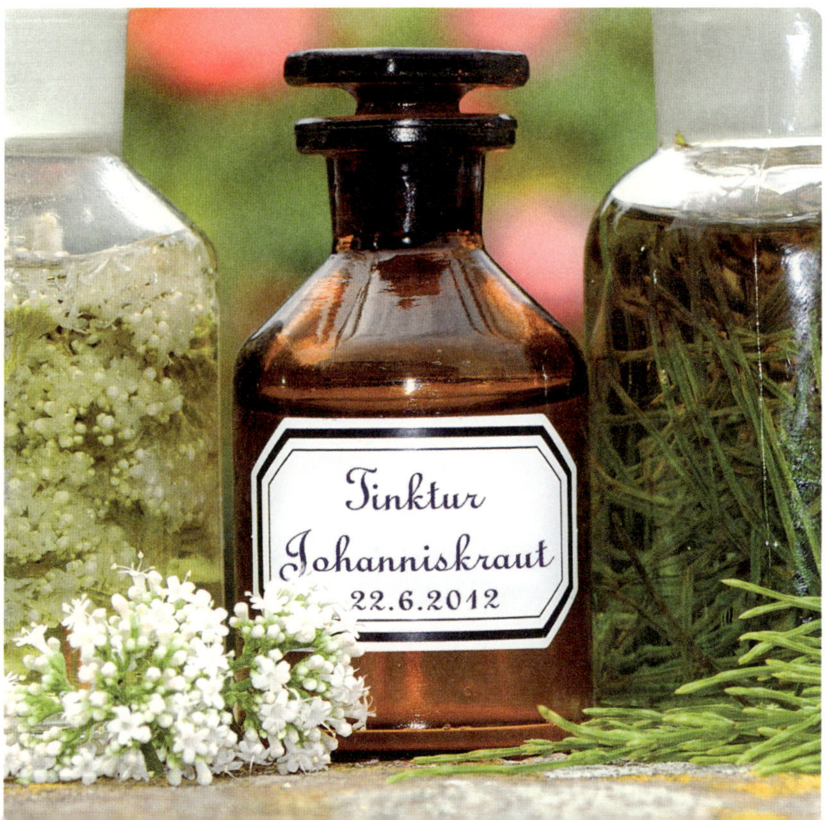

Wenn Sie Ihre Kräuterschätze immer gleich beschriften, kann es nicht zu Verwechslungen kommen.

GETROCKNET ODER FRISCH?
In den Porträts beziehen sich die Mengen für einen Teeaufguss immer auf die getrockneten Pflanzenteile. Wenn Sie frische Pflanzenteile benutzen möchten, verwenden Sie bei Blättern und Blüten ungefähr die doppelte Menge und bei den Wurzeln nur ein wenig mehr. Eine Ausnahme stellen die Lindenblüten dar, diese verlieren beim Trocknen kaum an Volumen.

Teezubereitung

Infus Einen Infus stellt man generell aus den „leichten" Pflanzenteilen wie Blüte, Blatt und Stängel her. Die Pflanzeninhaltsstoffe, die man ausziehen möchte, sind leicht löslich und zum Teil auch recht flüchtig. Überbrühen Sie die Pflanzenteile mit kochendem Wasser, lassen Sie diese für 3–5 Minuten ziehen und seihen Sie sie durch ein Sieb ab. Teefilter oder Teestrümpfe können auch benutzt werden. Es ist allerdings grundsätzlich besser, wenn die Heilkräuter von allen Seiten frei im Wasser schwimmen können. Über die Dauer des Auszugs ist man unter den Kräuterkundigen geteilter Meinung. Manche empfehlen in ihren Rezepten nur eine kurze Dauer, andere lassen sie für 10 Minuten im Wasser. Die hier angegebene Dauer ist ein Richtwert, mit der Zeit werden Sie ein Gefühl dafür bekommen, wie lange es für Sie am besten ist.

Dekokt Ein Dekokt ist die Teezubereitung aus Wurzeln, Hölzern und Rindenstücken. Zum Teil benötigen auch bestimmte Pflanzeninhaltsstoffe wie Kieselsäure eine längere Auszugsphase, um gelöst zu werden. Setzen Sie die Pflanzenteile für einige Stunden oder über Nacht in kaltem Wasser an. Nach dieser Zeit wird das Ganze erhitzt, für 5–10 Minuten gekocht und anschließend abgeseiht.

Mischungen Wenn Sie sich Teemischungen machen möchten, bei denen es beider Verfahren bedarf, kochen Sie erst den Dekokt und überbrühen damit die anderen Pflanzenteile. In den Porträts finden Sie nur Teerezepte für die einzelnen Pflanzen. Das soll aber nicht heißen, dass man sie nicht mischen darf. Stellen Sie sich ganz nach Anwendungsbedarf ihre eigenen Mischungen her. In der folgenden Liste finden Sie einige Inspirationen. Bereiten Sie die Tees, falls nicht anders angegeben, mit 1–2 EL Kräutern auf ½ l Wasser zu.

PFLANZEN WERDEN ZU TEE
Haben Sie die entsprechenden Pflanzenteile gesammelt, trocknen Sie sie an einem luftigen und schattigen Ort. Dazu können Sie sie auf einem Gitter ausbreiten oder in lockeren Bündeln kopfüber aufhängen. Reiben Sie Wurzeln möglichst trocken sauber. Bei starker Verschmutzung können sie auch gewaschen werden. Besonders saftige Wurzeln können Sie zum Trocknen gelegentlich auch der Länge nach aufschneiden. Werden Pflanzen liegend getrocknet, sollten Sie sie gelegentlich wenden.
Die Trocknungsdauer hängt vom jeweiligen Pflanzengut ab. Sind die Pflanzenteile völlig trocken, kommen sie in luftdichte Gläser und werden an einem dunklen, nicht allzu warmen Ort aufbewahrt.

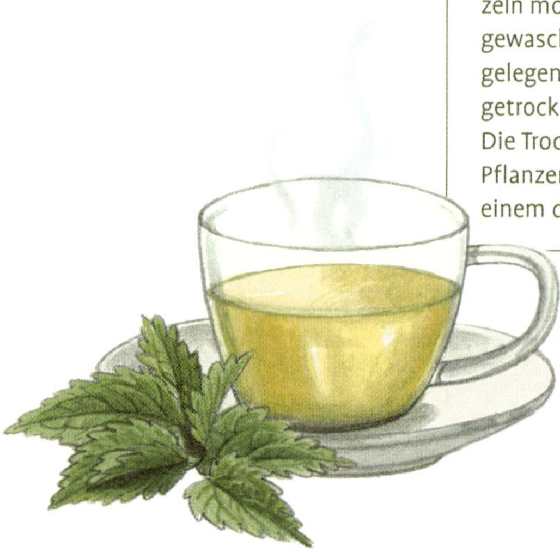

SCHLAFTEE
Johanniskraut, Weißdorn, Lindenblüten, Schlüsselblumenwurzel, Klatschmohn.
Mischen Sie die Kräuter zu ungefähr gleichen Teilen und trinken Sie eine Tasse jeweils am späten Nachmittag und am Abend.

FRAUENTEE BEI UNREGELMÄSSIGER UND SCHMERZHAFTER REGEL
3 Teile Frauenmantel, 2 Teile Beifuß, Gänsefingerkraut, 1 Teil Schafgarbe, Dost.
Mischen Sie die Kräuter und beginnen Sie 1 Woche vor Ihrer Periode mit 2–3 Tassen täglich.

ERKÄLTUNGS- UND GRIPPETEE
3 Teile Steinklee, Holunderblüten, Lindenblüten, 2 Teile Beifuß, Spitzwegerich, Quendel, Königskerze, 1 Teil Weiße Taubnessel, Weißdorn, Johanniskraut.
Mischen Sie die Kräuter und trinken im Akutfall ca. 1 l über den Tag verteilt, nach Bedarf auch mit etwas Honig süßen. Bei abklingender Krankheit können Sie auf 2–3 Tassen täglich reduzieren.

HUSTENTEE
2 Teile Spitzwegerich, Huflattich, Gundermann, 1 Teil Quendel, Efeu.
Kräuter mischen und im Akutfall mindestens 3 Tassen täglich trinken, nach Bedarf auch mit etwas Honig süßen.

HUSTENTEE FÜR KINDER
Spitzwegerich, Schlüsselblumenblüte, Gänseblümchen, Königskerze.
Alle Kräuter zu gleichen Teilen mischen und 3 Tassen täglich mit etwas Honig servieren.

BLASENTEE
3 Teile Goldrute, 2 Teile Birkenblätter, Brennnessel, Schachtelhalm, 1 Teil Frauenmantel, Hauhechel.
Mischen Sie die Kräuter und trinken Sie über den Tag verteilt 1–1,5 l Tee.

DURCHFALLTEE
3 Teile Blutwurzwurzel, 2 Teile Nelkenwurzwurzel, Storchschnabel, 1 Teil Schafgarbe, Odermennig.
Blutwurz- und Nelkenwurzwurzeln zusammen nach dem Teerezept der Blutwurz auf Seite 97 kochen und damit die restlichen Kräuter überbrühen. Im Akutfall 3–4 Tassen über den Tag verteilt trinken. Wenn der Stuhl fester wird, die Anzahl an Tassen reduzieren.

MAGENWEH
2 Teile Schafgarbe, Gänsefingerkraut, Beifuß, 1 Teil Weiße Taubnessel, Wilde Möhre (Samen), Rossminze.
Alle Kräuter gut mischen und 3–4, nach Bedarf auch mehr Tassen über den Tag verteilt trinken.

RHEUMATEE
Löwenzahn, Hauhechel, Brennnessel, Mädesüß, Berberitzenblätter; bei Schmerzen zusätzlich Johanniskraut.
Die Zutaten zu gleichen Teilen miteinander mischen und je nach Zustand 2–5 Tassen täglich trinken.

KREISLAUFTEE
3 Teile Weißdorn, Haselnusskätzchen, 2 Teile Beifuß, Schafgarbe, 1 Teil Johanniskraut.
Kräuter mischen und 2–3 Tassen täglich trinken.

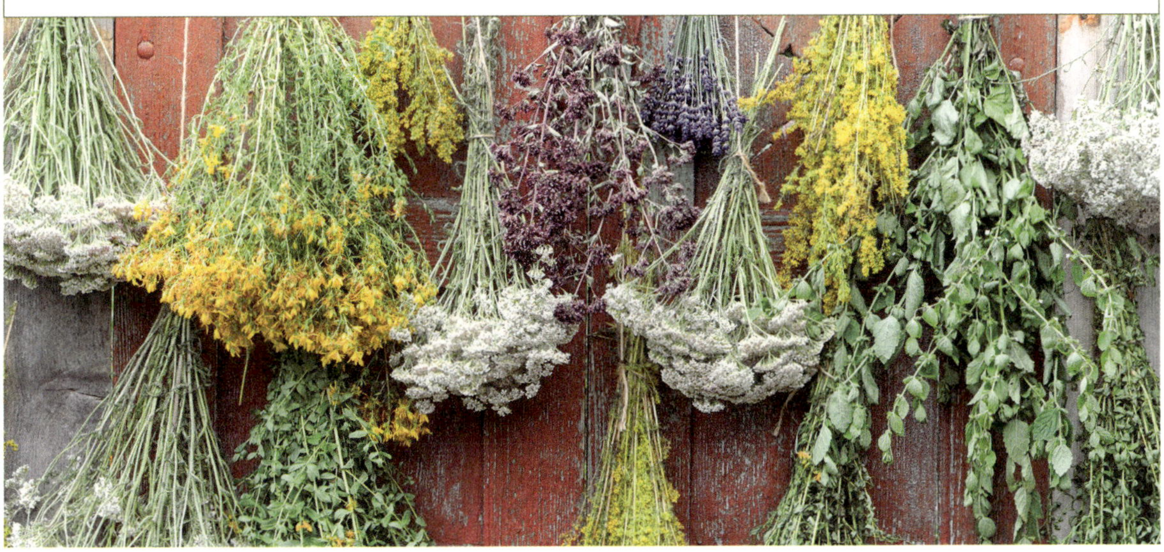

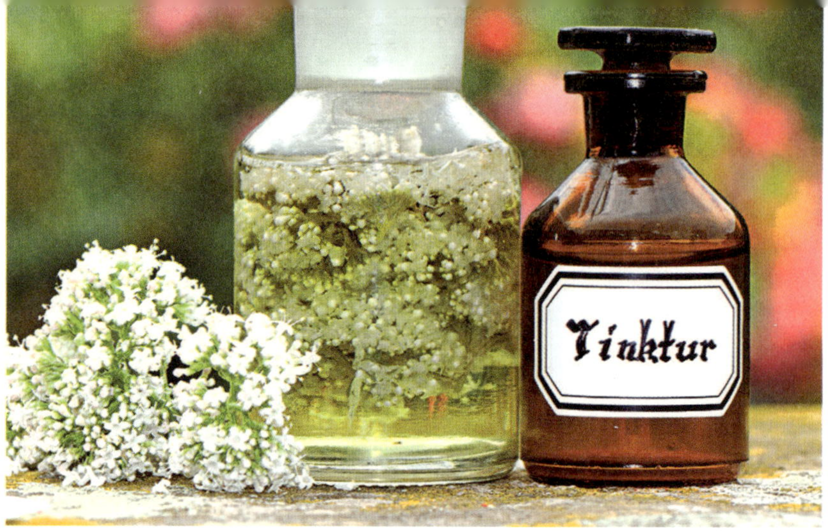

Tinktur

Eine Tinktur ist ein Auszug mittels Alkohol. Ihre Wirkung ist zwar meistens intensiver als die eines Tees, jedoch nicht in allen Fällen angebracht.
Je nach Pflanzenteilen benötigen Sie unterschiedliche Alkoholgehalte. Eine Faustregel besagt, dass es für Rinde und Wurzeln 60–70% und für Blätter und Blüten 30–40% sein müssen. Harze sind erst ab 70% löslich.
Die Grenze der Haltbarkeit liegt bei ungefähr 18%. Diese Tatsache spielt bei der Verarbeitung mancher Pflanzen eine wichtige Rolle. Blätter oder Wurzeln mit einem hohen Wasseranteil können einen Ansatz mit 30%igem Alkohol zu stark verdünnen.
Zur Herstellung einer Tinktur schneiden oder rupfen Sie die Pflanzenteile klein. Anschließend füllen Sie zwei Drittel eines Schraubglases damit auf und geben den Alkohol bis zum oberen Rand des Glases dazu. Schütteln Sie das Glas gut, damit sich die Flüssigkeit gleichmäßig verteilt und die Luftbläschen aufsteigen können. Nun stellen Sie das Glas für mindestens 40 Tage an einen kühlen, dunklen Ort. Johanniskraut und Blutwurz bilden hier eine Ausnahme. Ihre Tinkturen müssen an der Sonne ausgezogen werden. Nach dieser Zeit können Sie die Pflanzenteile abseihen und die Tinktur möglichst in Braunglasflaschen abfüllen. Sie können aber auch einfach helle Glasflaschen dunkel lagern.
Wenn Sie möchten, können Sie die Pflanzenteile einfach in dem Auszug liegen lassen. Damit ermöglichen Sie nicht nur den Inhaltstoffen, sondern auch dem Geist der Pflanze, in den Alkohol überzugehen. Die Tinktur wird deshalb nicht schlecht. Mit oder ohne Pflanzenteile hält sie sich bei entsprechendem Alkoholgehalt und richtiger Lagerung fast ewig.

GLYZERINAUSZUG – „TINKTUR“ OHNE ALKOHOL
Überbrühen Sie 50 g Kräuter mit 150 ml kochendem Wasser und geben Sie 250 g Glyzerin hinzu. Die Mischung an einem dunklen Ort für 4 Wochen ziehen lassen und dabei regelmäßig schütteln.

Essig- und Weinauszug

Diese Vorgehensweise war vor allem in der Vergangenheit sehr beliebt. Bei manchen Kräutern verstärkt sich die Wirkung oder es entsteht ein zusätzlicher Wirkbereich. In den meisten Fällen wird das Kraut für einige Zeit in Wein oder Essig gekocht und vor der Verwendung abgeseiht. Oft wird dieser Auszug auch als Grundlage einer Kompresse verwendet. Falls es in den Pflanzenporträts nicht anders angegeben ist, verwenden Sie für die Auszüge die gleichen Mengenverhältnisse wie für einen Tee.

Sirup

Es gibt unterschiedliche Möglichkeiten, einen Sirup herzustellen. Die schöne, aber recht aufwendige Methode des Erdkellersirups finden Sie beim Spitzwegerich auf Seite 216.
Am einfachsten stellen Sie einen Sirup auf der Grundlage einer Tinktur her. Bringen Sie die Tinktur zum Köcheln, sodass der Alkohol verdampfen kann, und geben Sie gleichzeitig Zucker hinzu. Auf ⅛ l Tinktur kommen 125 g Zucker. Nun darf das Ganze sachte weiter köcheln, bis ein zähflüssiger Sirup entsteht. Diesen können Sie dann in sterilisierte Gläser abfüllen und bis zu seiner Verwendung aufbewahren. Bei sauberem Arbeiten und kühler, dunkler Lagerung beträgt seine Haltbarkeit bis zu 5 Jahre.

Frischpresssaft

Es gibt aufwendige Mühlen, die auf sanfte Weise die Kräuter entsaften. Sie können dazu aber auch einen Pürierstab oder Mixer benutzen. Mixen Sie die Kräuter klein und pressen Sie sie anschließend durch ein Mulltuch. Der Ertrag variiert mit den verwendeten Kräutern, ist allerdings generell nicht besonders groß.

Rohköstlich

Manche Beeren und Kräuter entfalten ihre Wirkung am besten, wenn sie einfach roh gegessen werden. Natürlich können die Pflanzenteile auch als Vorrat verarbeitet und gelagert werden. Aber wenn sie gerade frisch verfügbar sind, dann denken Sie daran, Sie auch roh zu essen.

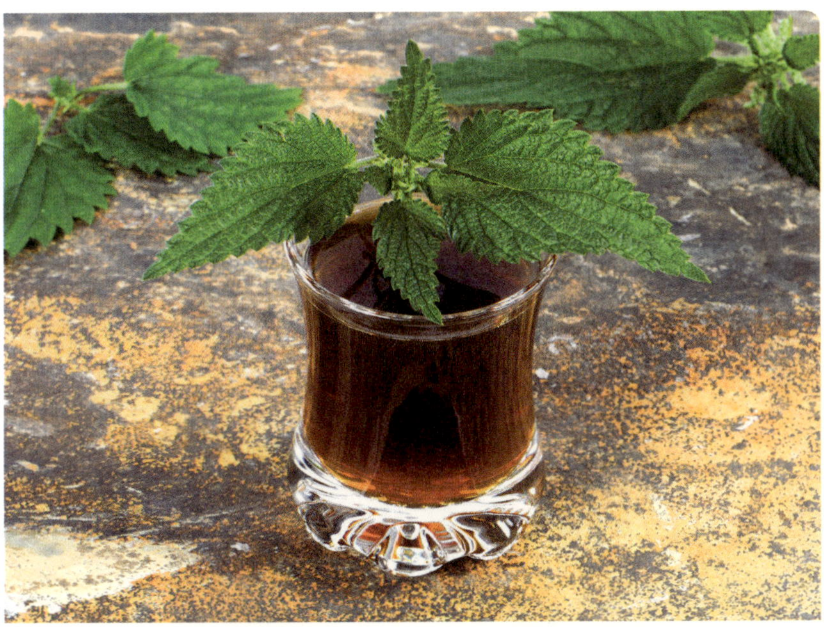

Brennnessel-Frischpresssaft: Eine echte Vitaminbombe und ganz schnell gemacht.

Ölauszug

Für einen Ölauszug können Sie verschiedene Öle verwenden. Füllen Sie ein Glas zu zwei Dritteln voll mit leicht zerkleinerten Pflanzenteilen und geben das Öl bis zum oberen Rand des Glases dazu. Die Pflanzenteile dürfen nicht feucht sein, sonst beginnt das Öl in kürzester Zeit zu gären. Wie bei der Tinktur müssen auch beim Öl durch Rühren oder leichtes Schütteln die verbleibenden kleinen Luftbläschen an die Oberfläche gebracht werden.
Es ist wichtig, dass sich die Pflanzenteile unter der Ölschicht befinden, da sie sonst schimmeln können. Nun stellen Sie das Glas für mindestens 6 Wochen, aber höchstens 4 Monate an einen sonnigen Platz.
Jetzt wird abgefiltert – das ist oft eine ziemliche Schmiererei. Nehmen Sie ein Mulltuch oder einen Teefilter, kippen Sie den Ölauszug in ein anderes Glas und drücken Sie die Pflanzenreste noch etwas aus.
Die Haltbarkeit hängt maßgeblich vom Ausgangsöl ab. Olivenölauszüge können bei kühler, dunkler Lagerung gut 2–3 Jahre halten, ohne ranzig zu werden.

KLEINER ÖLALMANACH

Olivenöl: lange haltbares Universalöl
Mandelöl: zieht tief in die Haut ein, gut bei Gelenk- und Muskelerkrankungen
Sesamöl: zieht langsam in die Haut ein, gut bei Husten- und Bronchialleiden
Jojobaöl: hält ewig, sehr gut für fast alle Hauttypen verträglich
Kühlende Öle: Kokos-, Traubenkern-, Distelöl
Wärmende Öle: Sesam-, Erdnuss-, Oliven-, Avocadoöl
Ausgleichende Öle: Mandel-, Sonnenblumen-, Jojoba-, Soja-, Maiskeimöl

Johanniskrautöl hat sich bewährt bei Wunden aller Art – auch Sonnenbrand.

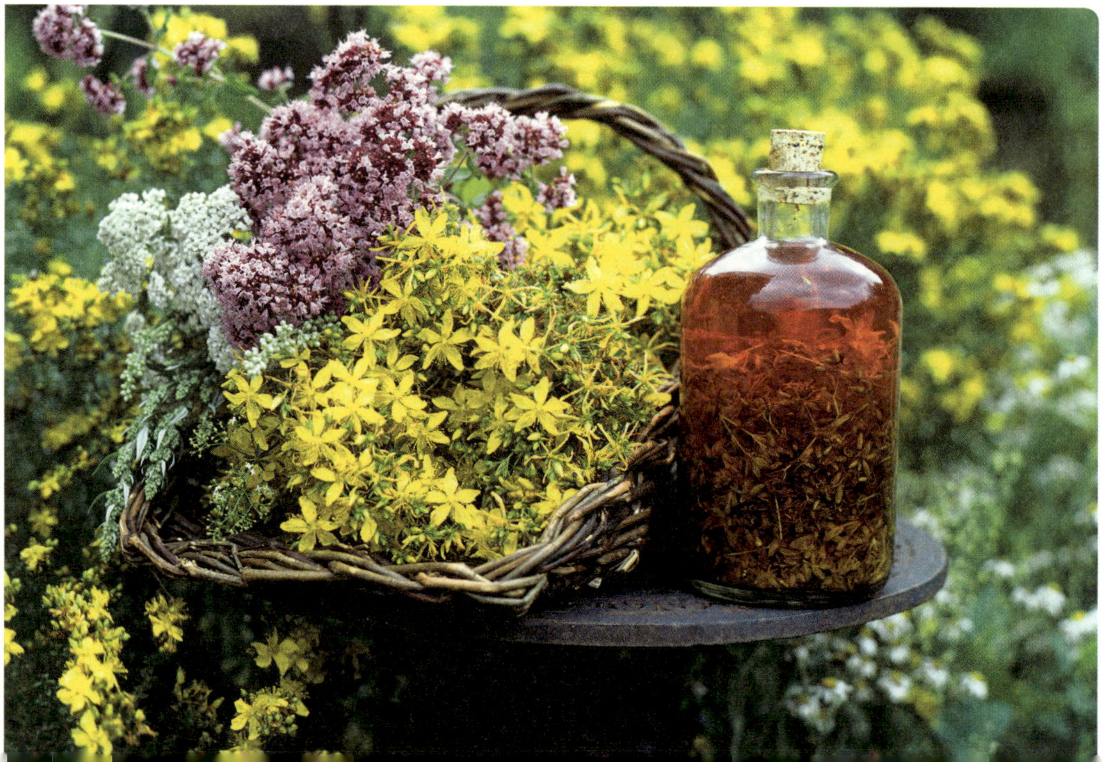

Salben

Eine selbst gemachte Salbe mit heilenden oder beruhigenden Kräutern ist eine Wohltat für die trockene und raue Haut im Winter. Je nach Bedarf können Sie Ihre eigene Salbe herstellen und sogar recht lange aufbewahren.

Grundrezept *60 ml Salbe*

ZUTATEN

- 30 ml Öl oder Ölauszug
- 8 g Adeps lanae
- 4 g Bienenwachs

Salbe mit frischen Pflanzenteilen

Erhitzen Sie die jeweiligen Pflanzenteile für mindestens 30 Minuten in einem Öl. Das Öl darf dabei nicht kochen, sobald Bläschen aufsteigen, muss die Hitze reduziert werden. Um eine gute Temperaturregulierung zu erreichen, erhitzen Sie das Gefäß mit Öl am besten in einem Wasserbad.
Der Auszug der Pflanzenteile ist das Schönste am Salbekochen. Lassen Sie sich Zeit, rühren Sie in Ruhe und denken Sie an die Pflanze, die Sie beerntet haben, wo sie stand, welche Wohltat Sie sich von ihr erwarten. Diese Zeit hat etwas Heiliges und Zauberhaftes. Wenn die 30 Minuten vorbei sind, gießen Sie das Öl durch einen Teefilter oder eine Mullbinde ab und wringen die Pflanzenteile vorsichtig aus. Das Öl wird nun mit dem Bienenwachs und dem Adeps lanae (siehe Seite 52) vermischt und noch einmal so lange erhitzt, bis sich eine homogene Flüssigkeit gebildet hat. Die noch flüssige Salbe wird dann gleich in Döschen abgefüllt.

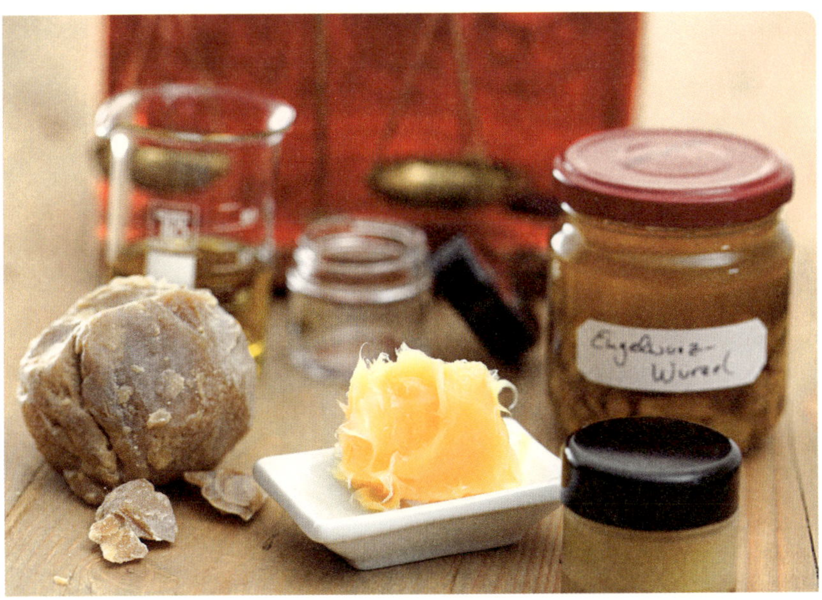

Gute Gedanken und Geduld sind wichtige Zutaten beim Salbekochen.

KLEINE SALBENWARENKUNDE

Adeps lanae (pestizidfrei) Das Fett aus der Wolle der Schafe wird auch Wollwachs oder Lanolin anhydrid genannt. Es ähnelt in seiner Struktur dem menschlichen Hautfett und lässt dadurch eine Salbe gut einziehen. Sie können auch pflanzliche Alternativen verwenden. Dazu gehören Sheabutter, Kakaobutter (zwei Nussfette) oder Lamewachs. Apotheken bieten oft nur Lanolin hydrid an, ein Erdölrestprodukt. Von dessen Verwendung ist aber abzuraten, es verklebt die Hautoberfläche und bringt unerwünschte Nebenprodukte in unseren Organismus.

Bienenwachs Das Bienenwachs gibt der Salbe ihre Konsistenz. Achten Sie darauf, möglichst ökologisches Bienenwachs zu verwenden. Im Wachs der Bienen können sich Restprodukte von Antibiotika und anderen Medikamenten sowie Pestizide sammeln.

Öl Entweder Sie verwenden für eine Salbe einen fertigen Ölauszug (Mischungen möglich) oder ziehen die Pflanzenteile während des Salbekochens in einem fetten Öl aus.

Pflanzliche Zusätze Nach Belieben können Sie die Wirkung der Salbe noch durch ein ätherisches Öl erweitern oder verstärken. Zum Wirkspektrum ätherischer Öle gibt es sehr gute Literatur, Buchempfehlungen finden Sie auf Seite 303 ff. Bis zu einer gewissen Menge können Sie einer Salbe auch etwas Tinktur hinzufügen. Wie bei den ätherischen Ölen kann dadurch das Wirkspektrum erweitert werden.

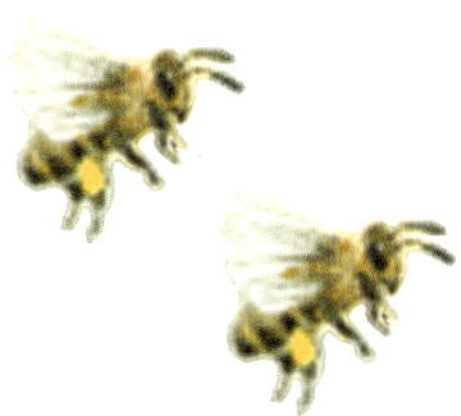

Salbe aus einem Ölauszug
Geben Sie Bienenwachs und Adeps lanae in ein feuerfestes Behältnis und erhitzen Sie es in einem Wasserbad. Wenn das Wachs geschmolzen ist, gießen Sie den Ölauszug dazu und rühren so lange, bis sich eine homogene Masse gebildet hat. Dann ist wieder Zeit zum Abgießen in die Salbendöschen. Auch bei dieser Methode können gute Gedanken während der Herstellung das Resultat nur verbessern ...
Sie können auch alle Zutaten gleichzeitig erhitzen, dann dauert es nur ein wenig länger, bis das Bienenwachs geschmolzen ist.

Salbenzusätze
Wenn Sie der Salbe ein ätherisches Öl hinzufügen möchten, dann tun Sie dies erst kurz vor dem Abfüllen. Die Öle sind leicht flüchtig und würden anderenfalls gleich verdampfen. Auf die im Rezept genannte Menge Salbe gibt man durchschnittlich 10–15 Tropfen ätherisches Öl. Aber auch hier bestätigen Ausnahmen die Regel.
Tinkturen werden ebenfalls erst zum Ende hinzugefügt. Bezogen auf die Gesamtmenge an Salbe darf man höchstens ⅛ Tinktur hinzufügen. Ansonsten verbindet sich die Fettphase (Salbe) nicht mehr mit der wässrigen Phase (Tinktur), es sei denn, Sie geben einen Emulgator hinzu oder wenden das komplizierte Verfahren der Cremeherstellung an.

SALBE ALS SCHUHCREME?
Falls eine Salbe doch einmal ranzig wird, können Sie sie immer noch als wunderbare Schuhcreme verwenden, die Leder ohne irgendwelche chemischen Zusätze pflegt und imprägniert.

Salben sind in der Regel gekühlt ein Jahr haltbar. Ausnahmen bestätigen auch hier die Regel – es gibt Salben, die fast 10 Jahre lang nicht ranzig wurden.
Wie auch beim Einkochen von Obst und Gemüse spielt der Mondstand bezüglich der Haltbarkeit eine große Rolle. Wahrscheinlich wurde die langlebige Salbe an einem extrem günstigen Tag hergestellt.
Ranzige Salben (und Öle) sollten Sie nicht mehr auf der Haut verwenden, da sie dort durch einen Oxidationsprozess zu Irritationen und Allergien führen können.

Salbekochen unter freiem Himmel
Möchten Sie einmal eine Salbe beim Sammeln in freier Natur kochen, können Sie als Wärmequelle ein „Öfchenstövchen" benutzen. Das ist eine umgedrehte leere Blechdose mit einigen Löchern darin. Stellen Sie die Dose mit der geschlossenen Fläche nach oben über ein Teelicht. Die Löcher sorgen für genügend Sauerstoff, damit die Flamme nicht erlischt. Die Fläche wird so heiß, dass alle Zutaten in einem Glastigel problemlos schmelzen und am Ende eine Salbe entsteht.

Bewahren Sie Ihre Salben möglichst in Gläschen auf. Die Weichmacher von Plastikdosen sind oft fettlöslich, das heißt, Ihre selbst gemachten Naturprodukte nehmen mit der Zeit gesundheitsschädliche Nebenprodukte auf.

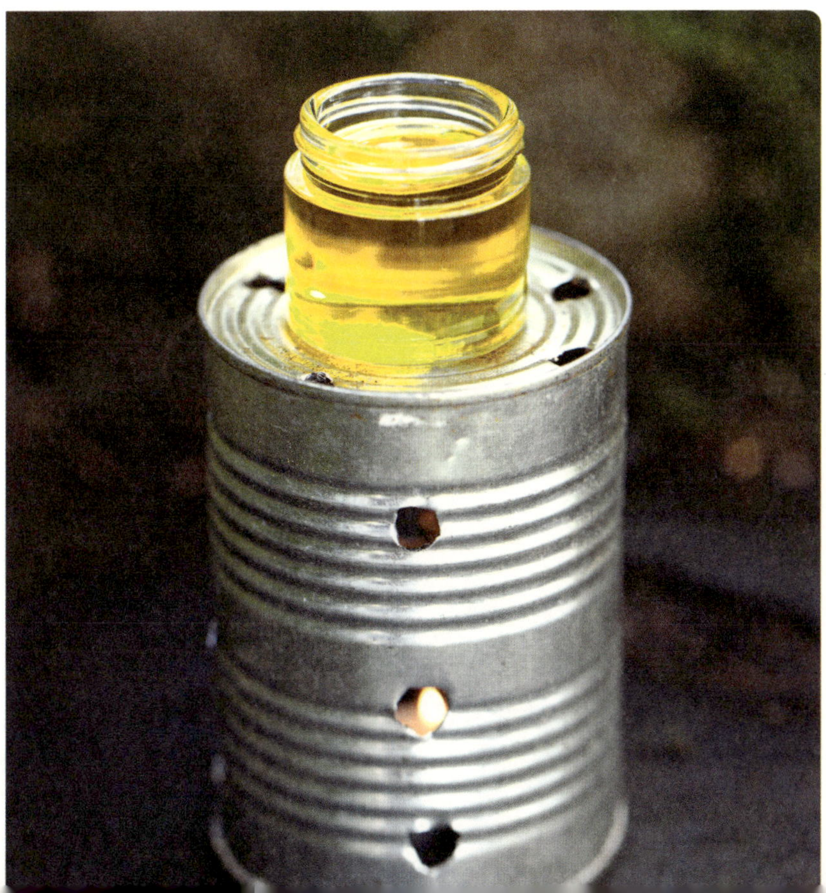

Das Ofchenstövchen ist eine clevere Möglichkeit, draußen Salbe zu kochen.

Balsam

Ein Balsam ist eine Salbe auf Harzbasis, die generell gute Zugeigenschaften besitzt, erwärmend wirkt und bei Erkältungen hilft. Je nach Verfügbarkeit und Bedarf können Sie Fichtenharz, Kiefernharz oder das Harz eines anderen Nadelbaums verwenden. Da Kiefer und Fichte sehr häufig zu finden sind, ist deren Harzgewinnung am einfachsten.

Grundrezept *40 ml Balsam*

ZUTATEN
20 g Harz
2 g Bienenwachs
16 ml Öl

Harze sind häufig voller Rindenstückchen und sollten zu Beginn erst einmal gereinigt werden. Dazu erhitzen Sie ein Gefäß mit dem Harz in einem Wasserbad. Wenn es flüssig geworden ist, können Sie es durch einen Teefilter oder eine Mullbinde abgießen. Nun geben Sie die restlichen Zutaten dazu und erhitzen alles erneut in einem Wasserbad, bis die Flüssigkeit ganz homogen ist. Jetzt können Sie den Balsam abfüllen. Ein Balsam hat auch bei einer „nicht ordnungsgemäßen“ Lagerung eine sehr lange Haltbarkeit von bis zu 8 Jahren.
Das Rezept können Sie problemlos modifizieren, wenn Sie zum Beispiel nicht genügend Harz zur Verfügung haben. Variieren Sie einfach die Zutatenmengen oder geben Sie etwas Adeps lanae dazu. Wenn der Balsam nicht die richtige Konsistenz hat, können Sie es wieder erhitzen und „korrigieren“. Verwenden Sie zum Balsamkochen ein ausgemustertes Gefäß, denn Sie werden Schwierigkeiten haben, es ordentlich zu reinigen.

ZU FEST ODER ZU FLÜSSIG?
Falls Ihnen eine Salbe oder ein Balsam zu flüssig oder zu fest erscheint, können Sie sie einfach noch einmal erhitzen und mit etwas Wachs- oder Ölzugabe korrigieren. Schnelltest wie Gelierprobe Seite 35.

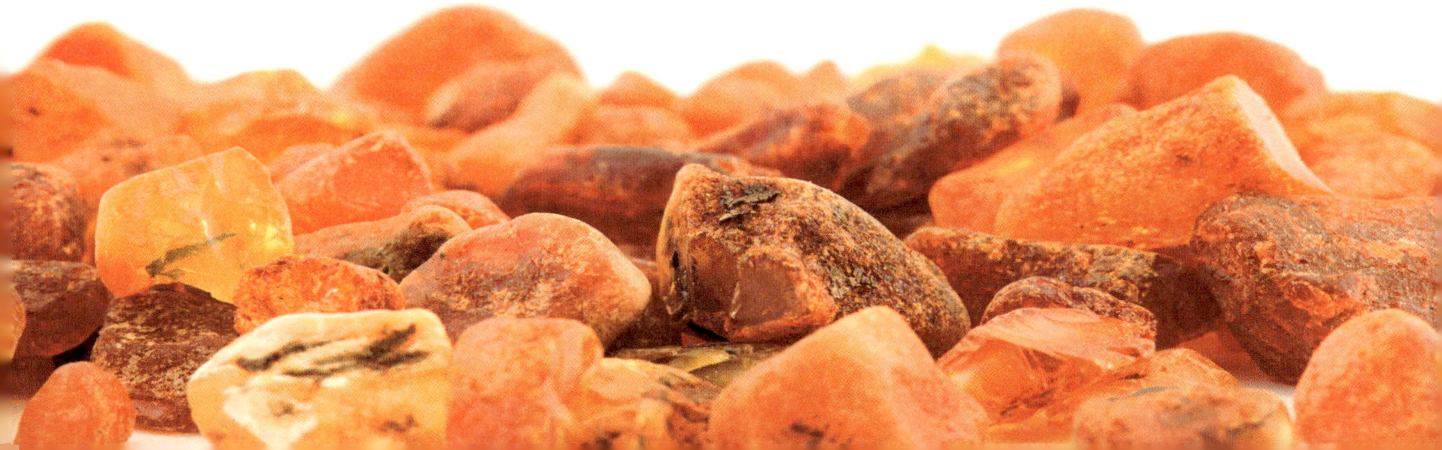

Gel

Ein Gel hat eine stark kühlende Eigenschaft und zieht augenblicklich ein. Es eignet sich besonders bei frischen Sportverletzungen, Verbrennungen oder bei Insektenstichen.
Mit Quittensamen lässt sich ganz einfach ein Gel herstellen. Die Samen enthalten so viel Pektin, dass Flüssigkeiten sehr schnell gelieren. Bedecken Sie die Samen etwa 1 cm hoch mit dem gewünschten wässrigen Pflanzenauszug, wie zum Beispiel Schachtelhalmtee, und lassen Sie sie für 10 Minuten quellen. Anschließend die Samen herausfischen und das Gel im Kühlschrank lagern. Leider ist es nicht besonders lange haltbar, nach ungefähr 2–3 Tagen sollten Sie ein neues herstellen.
Wenn Sie keine Quittensamen zur Verfügung haben, können Sie als Geliermittel auch Agar Agar, ein Geliermittel auf Algenbasis, verwenden. Diese Methode ist aber aufwendiger. Folgen Sie der Packungsanweisung und verwenden Sie als Flüssigkeit wieder einen wässrigen Pflanzenauszug.

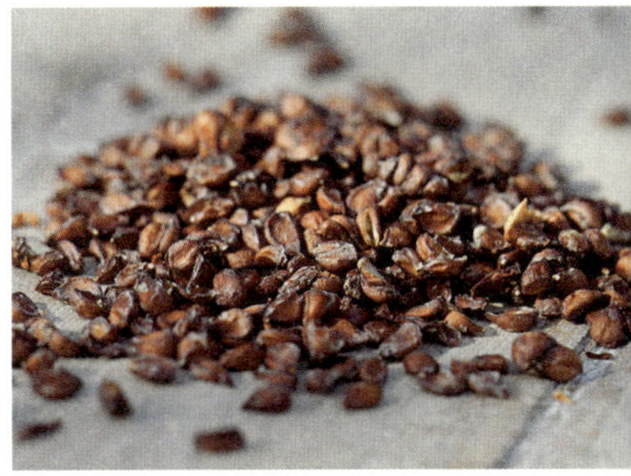

Quittensamen für Gele sind eine mühsame, aber lohnende Resteverwertung beim Einkochen von Quitten.

Frischkrautauflage

Eine Frischpflanzenauflage kann man auch als Wald- und Wiesenpflaster bezeichnen. Bei einer kleinen Verletzung können Sie sich mit ihrem Pflanzenwissen schnell selber helfen. Zerreiben oder zerkauen Sie die entsprechenden Pflanzenteile und legen Sie sie auf die Verletzung. Haben Sie kein Tuch oder keine Mullbinde zur Hand, fixieren Sie den Pflanzenbrei einfach mit einem großen Blatt und binden ihn mit einem stabilen Grashalm fest. Einige Kräuter können auch als Schuheinlage dienen. Da heißt es natürlich erst Socken aus, sodass die Blätter an der Fußsohle wirken können …

Kräuterkompresse

Tauchen Sie ein Stofftuch in heißen Tee und wringen Sie es gut aus. Dann legen Sie es auf die betroffene Körperstelle und packen ein Handtuch darum. So bleibt die Kompresse schön warm und die Feuchtigkeit dringt nicht nach außen. Ist die Kompresse ausgekühlt, wird sie entfernt.

Heilpflanzenumschlag

Ein Umschlag funktioniert ähnlich wie eine Kompresse. Statt des Tees verwenden Sie allerdings einen Brei aus Blättern, Wurzeln oder Früchten. In den meisten Fällen wird dieser Brei kalt oder lauwarm aufgetragen. Dann fixieren Sie ihn mit einer Mullbinde oder Ähnlichem an der betroffenen Körperstelle. Die Dauer der Anwendung ergibt sich von selbst – ist das Pflanzengut trocken, wird der Umschlag entfernt. Ausnahmen von dieser Regel sind in den Porträts beschrieben.

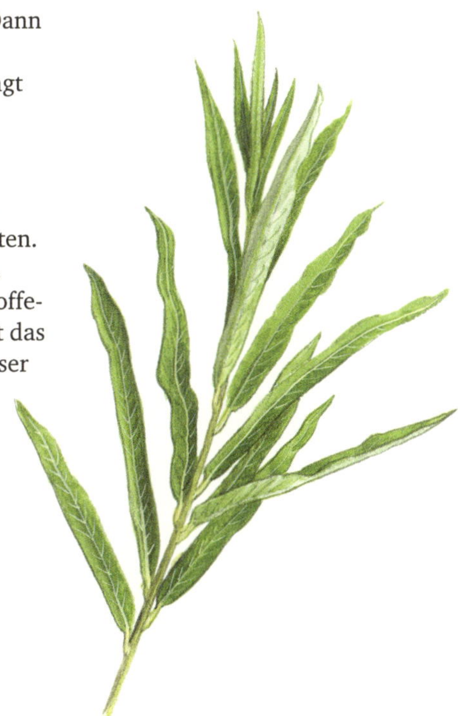

Kräuterkissen

Kräuterkissen sind eine gemütliche und wohlige Art, Heilpflanzen zu verwenden. Sie eignen sich besonders gut für Anwendungen bei Kindern. Das Säckchen muss erst erwärmt werden, dann wird es auf die betroffene Körperstelle aufgelegt.
Wenn Sie es mit Wasserdampf erwärmen, können Sie es 2- bis 3-mal verwenden, nach jeder Behandlung muss es aber gut getrocknet werden. Sie können es auch trocken erhitzen, indem Sie es zwischen zwei heiße Wärmflaschen packen. In diesem Fall können Sie es bis zu 10-mal verwenden.
Für ein Kräuterkissen benötigen Sie ein kleines Säckchen aus Baumwolle, Seide oder Leinen, das etwa 15 × 15 cm groß ist. Füllen Sie es mit 50–150 g Kräutern und geben eventuell noch etwas Dinkelspelz oder Rohwolle hinzu. Sie können das Säckchen zunähen, zubinden oder mit einem Klettverschluss versehen.

> Ausgediente Kräuterkissen können vor einer Neubefüllung noch einmal als Bademassageschwämmchen benutzt werden.

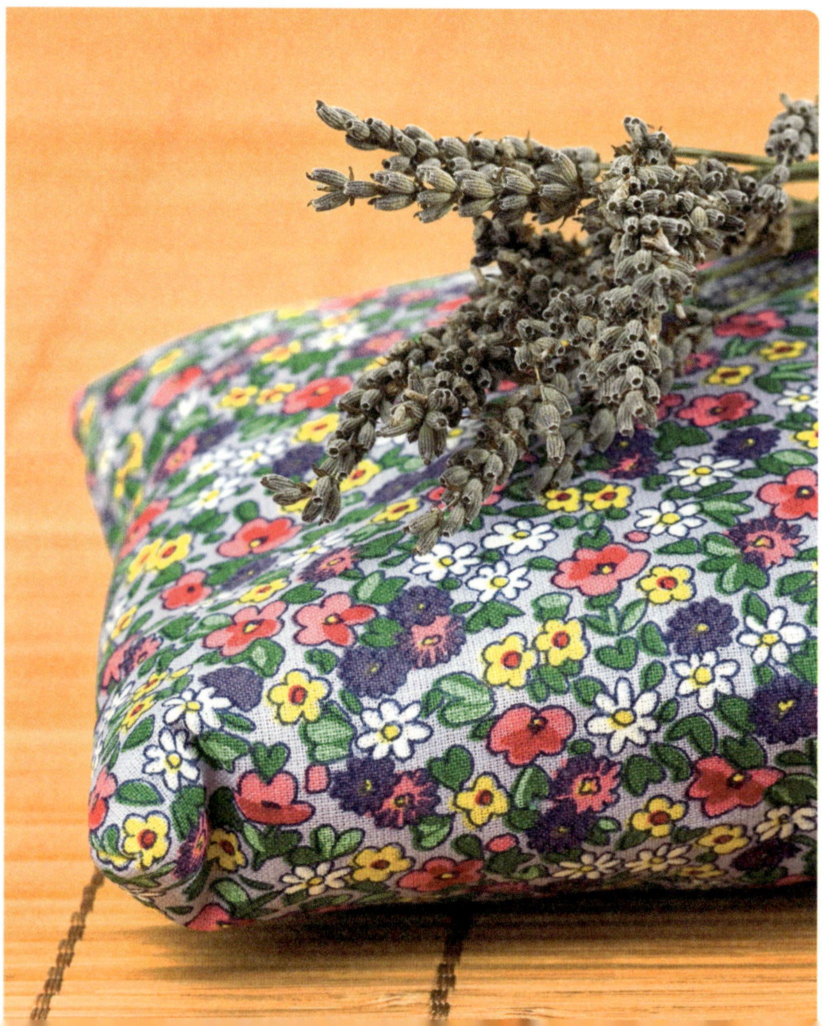

Für ein Kräuterkissen eignen sich die unterschiedlichsten Kräuter – je nachdem, wofür Sie es einsetzen möchten.

Badefreuden

Vollbad Der Teeaufguss vieler Kräuter eignet sich wunderbar als Badezusatz. In den Porträts finden Sie dazu genauere Angaben. Grundsätzlich ist zu beachten, dass Menschen mit Herz-Kreislauf-Beschwerden oder Bluthochdruck auf ein Vollbad verzichten oder zumindest vorher mit ihrem Arzt sprechen sollten.
Teilbad Mit einer handelsüblichen Plastikwanne lassen sich wunderbar Fuß- und andere Teilbäder durchführen. Bei Krampfadern oder Lymphödemen sollten Sie keine heißen Fußbäder nehmen, lassen Sie das Badewasser abkühlen, bis es lauwarm ist. Sitzbäder können gut in einer Dusch- oder Badewanne genommen werden.

SITZBAD IN DER TÜTE ...
Eine sehr einfallsreiche Methode für ein improvisiertes Sitzbad ist die Plastiktüte über der Klobrille. Binden Sie eine große Plastiktüte fest über die Toilette, sodass eine größere Mulde in der Mitte entsteht und geben Sie das Badewasser hinein. Nach der Anwendung können Sie ein Loch in die Tüte schneiden und das Wasser läuft in die Toilette ab.

Ölbad In den Porträts werden nur wässrige Badezusätze beschrieben. Mit Hilfe eines Ölauszugs können Sie sich auch einen Badezusatz herstellen, der über die Haut für längere Zeit nachwirken kann. Dieses sogenannte Ölbad eignet sich vor allem bei Erkältungen, Verspannungen oder diversen Hautproblemen. Mischen Sie dazu 10 ml Ölauszug mit etwas Gummi arabicum zu einer Paste oder vermengen Sie das Öl mit etwa 4–5 EL Honig. Geben Sie ihren Badezusatz am besten schon hinzu, wenn noch Wasser in die Wanne läuft – so kann sich alles gut miteinander vermischen.

Waschung

Bei einer Waschung halten Sie die betroffene Stelle über eine kleine Wanne und gießen den lauwarmen Teeaufguss mit einer Tasse oder Schöpfkelle langsam darüber. Den Aufguss können Sie während der Waschung mehrfach verwenden.

Heilender Kräuterdampf

Dämpfe aus Aufgüssen werden vor allem bei Hautproblemen und Erkältungskrankheiten angewendet. Brühen Sie einen Tee nach den jeweiligen Rezepten in den Porträts auf, ohne die Kräuter abzuseihen. Schütten Sie den Tee in einen passenden Topf und halten Sie dann Ihren Kopf oder die betroffene Körperstelle über den Dampf. Legen Sie noch ein Handtuch zeltartig darüber, sodass der Dampf nicht so schnell entweichen kann. Nach ungefähr 10 Minuten hat es sich ausgedampft. Der Aufguss kann 2- bis 3-mal für weitere Anwendungen erhitzt werden, büßt dabei allerdings etwas von seiner Heilkraft ein.

Kräuterschatztruhe

JAHRESHUSTENSIRUP

Der Jahreshustensirup ist weniger ein spezielles Rezept, als vielmehr ein besonderes Erleben der Natur und ihrer Pflanzen. Im Laufe eines Vegetationsjahres tauchen ganz unterschiedliche Pflanzen auf mit ihren jeweilig wirksamen Teilen. Sammeln Sie innerhalb eines Jahres alles, was dem Husten im Winter Linderung verschafft. Geben Sie diese Pflanzenteile nach und nach in ein ausreichend großes Glas mit 38%igem Alkohol. So entsteht im Laufe der Zeit eine Hustentinktur, aus der Sie im Winter einen Sirup kochen können.

Sie könnten im zeitigen Frühjahr Huflattichblüten sammeln, dann Schlüsselblumenblüten, etwas später folgen Spitzwegerich, Gundermann, Holunderblüten und so weiter, bis Sie dann im Herbst mit Engelwurzwurzeln abschließen.

Solche Heilmittel lassen sich natürlich auch für andere Bereiche herstellen. Ein schöner Nebeneffekt ist, dass man die Natur mit wachen Augen beobachtet und das Wachstum der Natur erlebt.

REISEAPOTHEKE

- Blutwurztinktur: Durchfall, blutstillend
- Beinwell-Spitzwegerich-Salbe: Verletzungen von Gelenken, Sehnen, Wundheilsalbe, leichter Sonnenbrand, Insektenstiche
- Johanniskrauttinktur: Schmerzen generell, Schlafstörungen
- Engelwurzwurzel getrocknet: stabilisiert und regeneriert das Immunsystem, Seelenbalsam, Verdauungsstörungen

HAUSAPOTHEKE

- Engelwurztinktur: bei Magendrücken, innerer Kälte, Kummer (einfach den Duft einatmen)
- Spitzwegerichtinktur: Insektenstiche, Wunddesinfektion
- Beinwellsalbe: Verletzungen von Sehnen, Bändern und Gelenken
- Pappelknospensalbe: Wunden und Entzündungen, Rheuma
- Balsam aus Kiefern- oder Fichtenharz: Erkältungsbrustsalbe, Schlafförderung, bei Rheuma
- Johanniskrautöl: Nervenschmerzen
- Erkältungstee
- Bauchwehtee
- Durchfalltee

KRÄUTERBUSCHEN

Kräuterbuschen sind eine alte Tradition, die genauer bei den Bräuchen beschrieben wird. Aber unabhängig von den traditionellen Kräutern, können Sie sich auch einen Buschen ganz nach ihren Bedürfnissen herstellen.

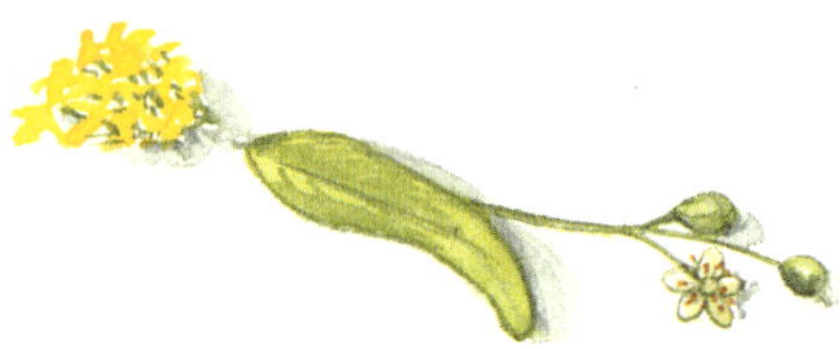

Deo für frischen Duft

Manche Blütentinkturen duften auch ohne zusätzliches ätherisches Öl recht gut. Mischen Sie 30 ml einer solchen Tinktur mit 70 ml Wasser, nach Bedarf können Sie noch 10–20 Tropfen ätherisches Öl hinzufügen, und füllen Sie alles in eine kleine Sprühflasche. Diese sollten Sie vor Gebrauch immer erst gut durchschütteln, um die beiden Phasen zu vermischen. Ein spezielles Deorezept finden Sie beim Huflattich auf Seite 160.

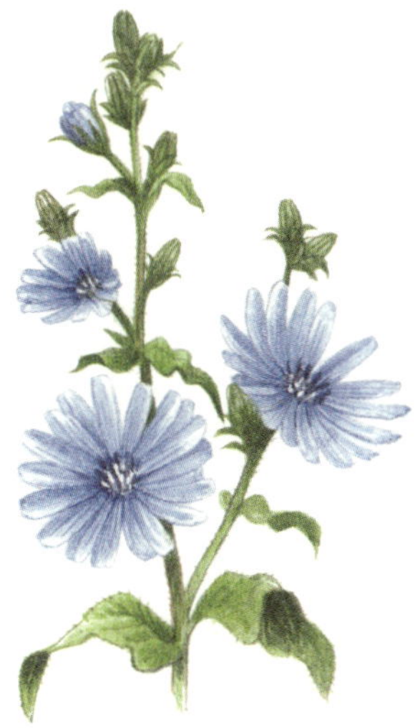

Zuckerverreibung

Ähnlich dem Sirup ist auch eine Zuckerverreibung eine recht süße Form, die Heilkräfte der Pflanzen zu nutzen. Zerkleinern Sie dazu die entsprechenden Kräuter zu einem Brei und geben Sie die gleiche Volumenmenge an Milchzucker dazu. Beides nun gut miteinander verrühren, dann messerdick auf ein Backblech streichen und an einer gut durchlüfteten, schattigen Stelle trocknen lassen. Nach ungefähr drei Tagen können Sie die Paste zu Pulver zerstoßen und in einem dunklen Schraubglas aufbewahren. Die Haltbarkeit beträgt mindestens ein Jahr.

Kleiner Exkurs: Bachblüten

Edward Bach war ein englischer Arzt, der von 1886 bis 1936 gelebt hat. Nach ihm ist die Bachblütentherapie benannt. Er definierte 38 Negativgefühle wie Angst, Machtgier oder Eifersucht, die unser inneres Gleichgewicht aus der Balance bringen. Daraus können sich neben seelischen Krisen auch körperliche Krankheiten entwickeln.

Edward Bach entdeckte für jedes dieser Negativgefühle eine Pflanze, die das innere Gleichgewicht wieder stabilisiert und in Harmonie bringt. Ein von Sonne und Pflanzen energetisiertes Quellwasser dient als „Urtinktur“ der Blütenkonzentrate. Dabei war es ihm besonders wichtig, die Pflanzen an ganz bestimmten Stellen zu sammeln und sie dort auch zu verarbeiten. Die Bachblütentherapie ist heute eine anerkannte naturheilkundliche Therapie für Mensch und Tier. Sie ist sehr sanft und subtil, aber in ihrer Wirkung nicht zu unterschätzen. Es gibt eine Menge Literatur hierzu, Buchempfehlungen finden Sie auf Seite 303 ff.

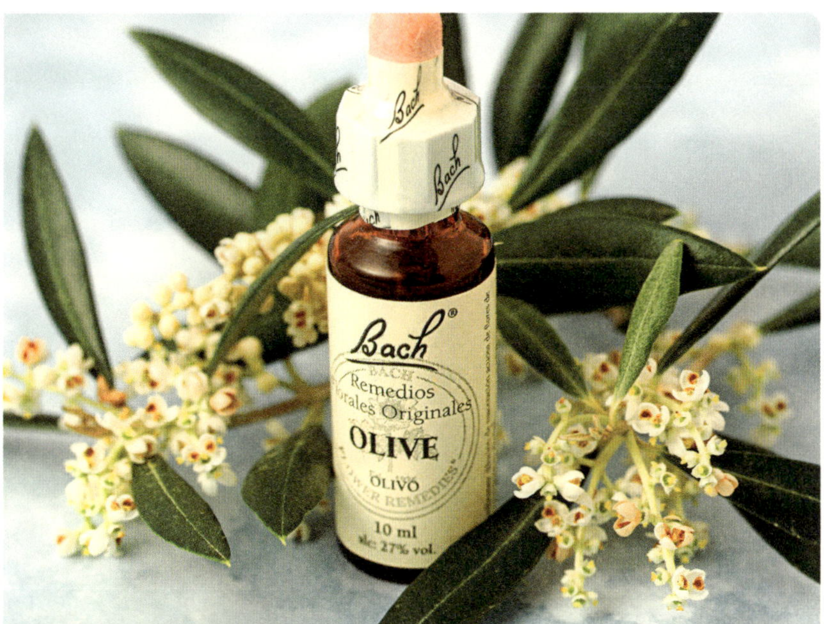

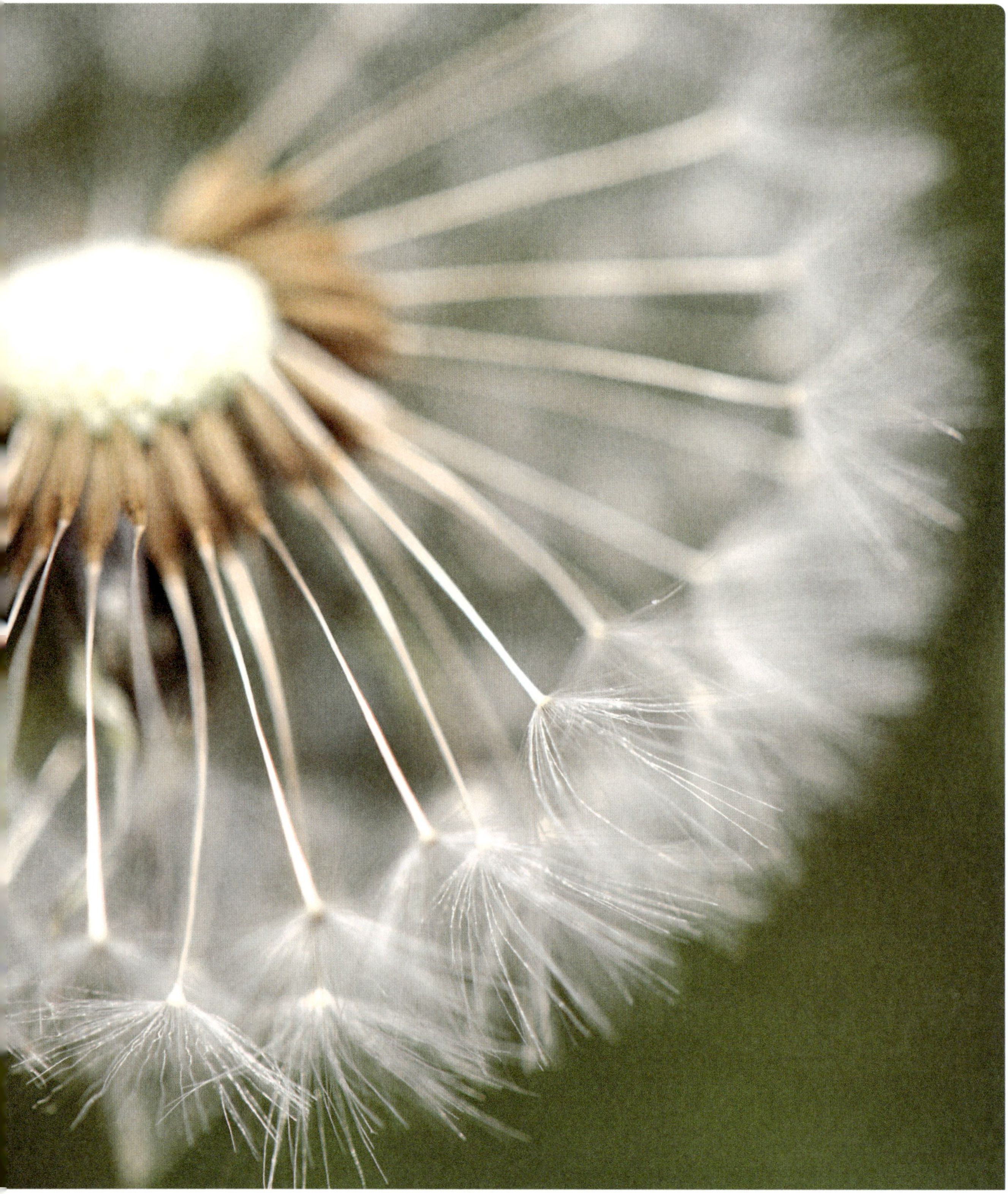

Gesamttherapien

Mit Hilfe von Kräutern können Sie nicht nur Einzelsymptome und deren Ursachen heilen, sondern auch komplexere Zusammenhänge behandeln.

Heilkunde nicht nur für Frauen

In den unterschiedlichen Lebensabschnitten einer Frau kommt es leider häufiger zu geschlechtsspezifischen Leiden. Oft sind diese Leiden auf ein hormonelles Ungleichgewicht zurückzuführen. Dieses Ungleichgewicht ist in den meisten Fällen ein Mangel an Östrogen. Es tritt zwar gehäuft während der Pubertät und den Wechseljahren auf, aber auch in den vielen Jahren, die dazwischenliegen. Die Gründe hierfür sind mannigfaltig, von Stress und ungesunder Lebensführung über Veranlagung bis hin zu organischen Ursachen.
Das Thema der Frauenheilkunde ist sehr komplex und füllt unzählige Bücher. Damit auch Sie hier ein paar Hilfestellungen aus der Welt der Wildpflanzen zur Hand haben, finden Sie im Folgenden einige einfache Rezepte zu den „häufigsten Leiden im Frauenleben".

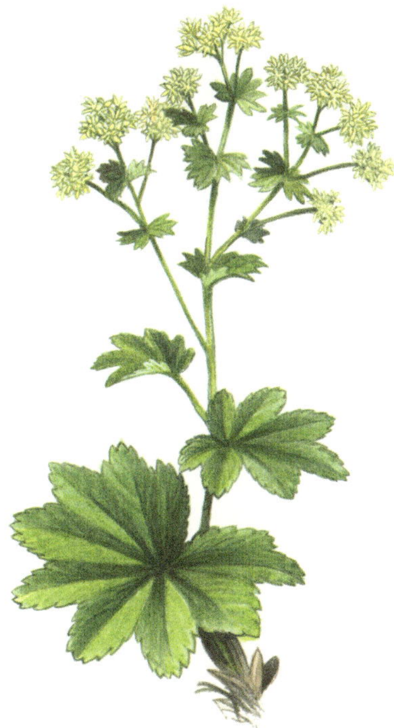

Wenn die Hormone erwachen ...

Die Pubertät ist eine Phase, in der die Geschlechtshormone „erwachen" und oft noch nicht recht im Gleichgewicht sind. Der Tee fördert einen konstanten Hormonhaushalt und schwächt verschiedene mögliche Nebenwirkungen wie trockene Vaginalschleimhaut, Akne, Magenprobleme und nervliche Reizzustände.

Pubertätstee

3 Teile Beifuß, Frauenmantel, 2 Teile Stiefmütterchen, Birke, 1 Teil Spitzwegerich, Weiße Taubnessel, Schafgarbe, Weißdorn, Johanniskraut.
Infus aus 2–3 EL auf 1 l Wasser, nach Bedarf und Dringlichkeit trinken, bis zu 3 Tassen täglich.

Aknebehandlung

Zunächst eine Beinwellgesichtspackung wie auf Seite 118 beschrieben, anschließend mit einem Tee aus gleichen Teilen Frauenmantel, Gundelrebe, Quendel und Stiefmütterchen waschen. Infus aus 2 EL auf ½ l Wasser.

Zu jeder Zeit anstrengend ...

Pilz- oder Bakterieninfektionen der Vaginalschleimhäute können zu jeder Zeit auftreten. Mögliche Ursachen sind die Einnahme von Antibiotika sowie Blasenentzündung, aber auch zu extreme Intimwäsche, die den natürlichen pH-Wert der Haut zerstört. Innerliche und äußerliche Behandlung ist immer der Weg der Wahl.

Vaginalinfektionen

Tee: gleiche Teile Dost, Gundermann, Goldrute, Schachtelhalm. Infus aus 2–3 EL auf 1 l Wasser.
Sitzbad: 2 Teile Weiße Taubnessel, Dost, Frauenmantel, 1 Teil Schachtelhalm, Goldrute.
Von dem Tee 2–3 Tassen täglich trinken, das Bad 1–2 Mal am Tag anwenden, bis die Leiden abgeklungen sind.

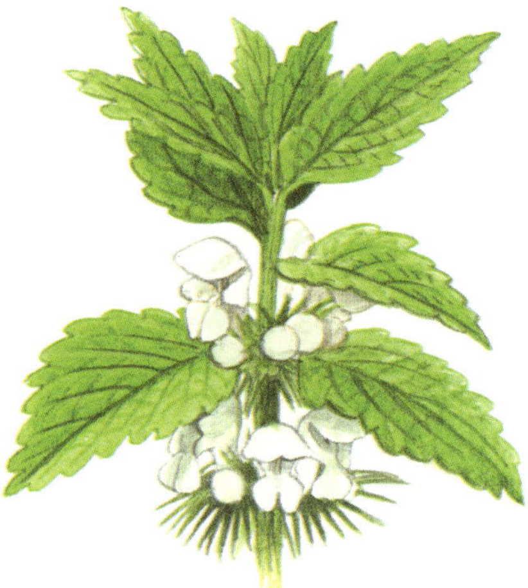

Das Prämenstruelle Syndrom bezeichnet eine Vielzahl von Leiden, die im Vorfeld der Periode auftreten können. Sie reichen von Übelkeit, Rückenschmerzen, Wassereinlagerungen im Gewebe und Bauchschmerzen bis hin zu Kopfweh und depressiven Stimmungen. Zu den Ursachen zählt man einen Mangel an Gelbkörperhormon oder auch an Östrogen.

Tee bei Prämenstruellem Syndrom

3 Teile Frauenmantel, 2 Teile Schafgarbe, Wolfstrapp, Beifuß, 1 Teil Brennnessel, Johanniskraut. Infus aus 2–3 EL auf 1 l Wasser, 1–2 Wochen vor Beginn der Periode 3 Tassen täglich.

Bindegewebsschwäche

Tee: 3 Teile Schachtelhalm, 2 Teile Frauenmantel, 1 Teil Birke, Mädesüß. Dekokt aus 1 EL Schachtelhalm auf 1 l Wasser, diesen Dekokt über 2 EL der restlichen Kräuter geben und 5 Minuten ziehen lassen. Kurmäßig etwa 1 l täglich.
Äußere Anwendung: Schachtelhalmbad.

Wenn die Östrogene einschlafen ...

Während der Wechseljahre kann ein zu plötzlicher Abfall der Hormone durch verschiedene Kräuter abgefangen werden. Der Tee regt nicht die Produktion der Hormone an, sondern ersetzt sie im Körper durch sogenannte Phytoöstrogene. Er hilft die Schilddrüsenüberfunktion, eine häufige Begleiterscheinung des Klimakteriums, abzudämpfen. Darüber hinaus stärkt er Nerven und Herztätigkeit und hat eine ausgleichende Wirkung auf die Vaginalschleimhäute, die während der Wechseljahre oft trocken sind.

Wechseljahrestee

Zu gleichen Teilen Rotklee, Hopfen, Frauenmantel, Johanniskraut, Weißdorn, Engelwurz, Weiße Taubnessel, Birke, Wolfstrapp. Infus aus 2–3 EL auf 1 l Wasser.
Bei Bedarf trinken, bei „Schüben“ auch kurmäßig 3 Tassen täglich.

Kreislauftee

Während der Wechseljahre kann es aufgrund der hormonellen Umstellung auch zu Kreislaufschwäche kommen. Dagegen hilft dieser Kreislauftee: 3 Teile Weißdorn, Haselnusskätzchen, 2 Teile Beifuß, Schafgarbe, 1Teil Johanniskraut. Infus aus 2–3 EL auf 1 l Wasser, morgens und mittags je 1 Tasse.

Und jetzt noch etwas für die Männer ...

Prostatabeschwerden sind ein Problem, mit dem sich Männer ab 50 häufiger herumschlagen müssen. Auch diese Beschwerden beruhen auf einem Nachlassen der Hormonproduktion, das ein vermehrtes Prostatawachstum zur Folge hat. Brennnesselwurzeln, Weidenröschen und sogar der Frauenmantel enthalten testosteronähnliche Stoffe, sogenannte Phytosterine, die dem Nachlassen der Hormone entgegenwirken und damit das vermehrte Wachstum der Prostata bremsen. Die Taubnessel unterstützt die Schutzfunktion der Schleimhäute, der Schachtelhalm stärkt das Bindegewebe

und die Schlehenblüten als altes Heilmittel bei Prostataleiden wirken leicht harntreibend und harnwegsdesifizierend.
Neben dem Tee ist das Knabbern von Kürbiskernen bei dieser Art von Beschwerden ebenfalls eine hervorragende Medizin.

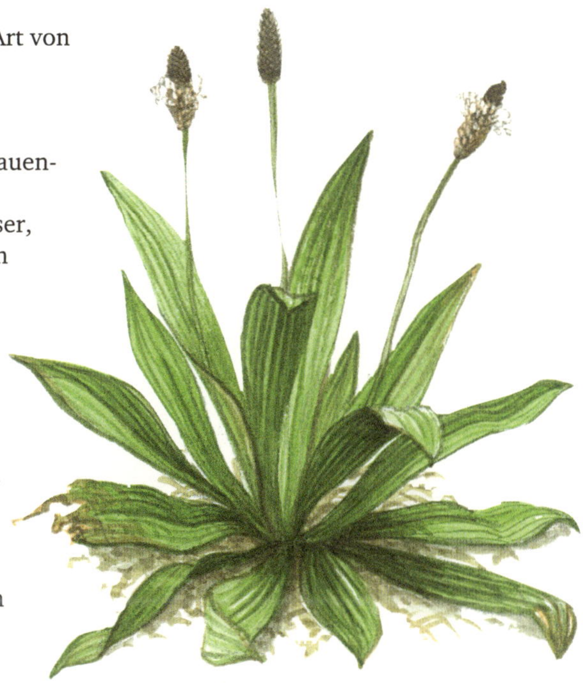

PROSTATATEE
3 Teile Brennnesselwurzel, 2 Teile Weidenröschen, je 1 Teil Frauenmantel, Weiße Taubnessel, Schlehenblüten, Schachtelhalm.
Dekokt aus Schachtelhalm und Brennnesselwurzel auf 1 l Wasser, diesen Dekokt über die restlichen Kräuter geben und 5 Minuten ziehen lassen. Kurmäßig (etwa 4 Wochen) 2–3 Tassen täglich einnehmen.

ERKÄLTUNGSZEIT

Prophylaxe Wenn Ihre Mitmenschen schon mit Taschentüchern und heiseren Stimmen unterwegs sind oder Sie selber schon ein Kratzen spüren, ist manchmal noch Zeit, das Blatt zu wenden.
Zur schnellen Genesung Die Erkältung hat Sie doch erwischt und soll so schnell wie möglich wieder verschwinden? Wenn Sie alle Register ziehen wollen, um möglichst rasch zu genesen, sollten Sie das volle Anti-Erkältungsprogramm durchmachen:

» Tee: je nach Symptomen Husten- oder/und Erkältungstee
» Bad: Fichtennadeln, Lindenblüten, Quendel
» Schleimlösehustensirup: Bärlauch, Efeu, Fichtennadeln
» Brustsalbe: Fichte, Kiefer
» Nasennebenhöhlensalbe: Engelwurz
» Lymphsalbe: Braunwurz, Steinklee
» Ohrenschmerzen: Kräuterkissen mit Dost, Holunder oder Ölauszug mit Dost
» Inhalieren: Dost, Holunder, Quendel, Schafgarbe, Wacholder
» Geschwollene Mandeln: Gurgelwasser mit Dost, Eiche, Holunder, Weide
» Zusätzliche Vitaminportion und Stärkung des Immunsystems wie bei der Prophylaxe

PROPHYLAXE- ERKÄLTUNG OHNE CHANCE

ZUSÄTZLICHE VITAMINPORTION
Hagebuttentee, Holunderbeeren und Sanddornsaft.

STÄRKUNG DES IMMUNSYSTEMS
Brombeerblättertee, Engelwurzwurzeln, Fichtenharzkugeln, Holunderblütentee und Wacholderbeeren.

SCHUTZ FÜR IHRE SCHLEIMHÄUTE
Tee aus Huflattich, Schachtelhalm, Schafgarbe, Schlüsselblume und Spitzwegerich.

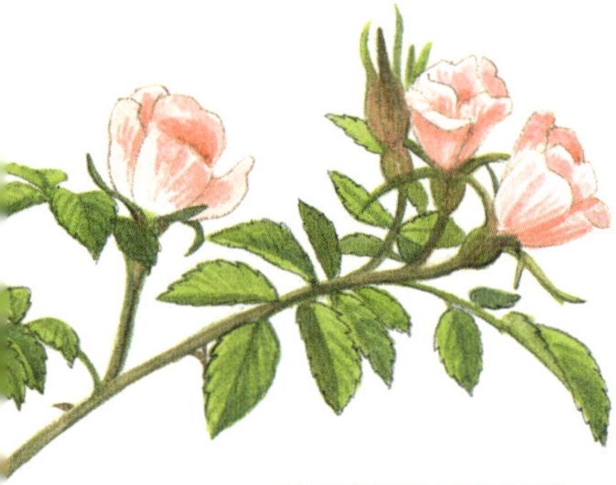

TEEMISCHUNGEN IN SEELISCHEN KRISEN
Morgens: Kreislauftee. Nachmittags und abends: Schlaftee. Tagsüber: „Trunk der Seele“ mit ein paar Engelwurzsamen, Rezept Seite 264.

KRÄUTERKISSEN FÜR DIE SEELE
Beifuß, Fichtennadeln, Hopfen, Kiefernnadeln, Echtes Labkraut, Steinklee.

ENTSPANNUNGSBAD
Engelwurzsamen, Fichten-, Kiefernnadeln, Lindenblüten, Rosenblüten.

FEINE ÖLE
Beifuß, Engelwurz, Holunder, Holzapfel, Rose, Wiesenlabkraut.

WOHLIGE RÄUCHERUNGEN
Als Buschen: Beifuß, Engelwurzwurzel, Kienspan, Pupurweide, Wacholderholz
Als Mischung: Engelwurzsamen, Fichtenharz, Kiefernharz, Pappelknospen, Wacholdernadeln.

SEELISCHE KRISEN

Tee Oft sind morgendliche Kreislaufschwäche und daraus resultierende Trägheit ein Symptom einer seelischen Krise, abends fällt das Einschlafen schwer.

Trinken Sie morgens eine Tasse Kreislauftee und am Abend oder Nachmittag den Schlaftee. Tagsüber hält der Kräuterpfarrer Weidinger den „Trunk der Seele“ bereit. Das Rezept dazu finden Sie bei der Heide auf Seite 264. Außerdem sollten Sie überlegen, eine intensive Johanniskrauttherapie durchzuführen.

Kräuterkissen Manche Kräuterkissen haben neben ihren in den Porträts besprochenen Anwendungen noch eine aromatherapeutische Wirkung. Man muss die Gerüche natürlich auch mögen, damit sie der Seele eine Wohltat sind. Schnuppern Sie also erst mal an den Kräutern und entscheiden Sie dann, mit welchem Kraut Sie ein kleines Kissen stopfen wollen. Für die Anwendung müssen Sie das Kissen nicht erst erhitzen, die Kräuter verströmen auch so ihren Geruch.

Wenn Ihnen bei einer Wanderung der Duft einer Pflanze in die Nase kommt, der Ihnen besonders zusagt, sammeln Sie etwas von ihr und probieren Sie damit ein Kräuterkissen aus. Allerdings verändern viele Kräuter beim Trocknen ihren Geruch, aber einen Versuch sollte es wert sein.

Abendliches Bad Ein beruhigendes und entspannendes Bad am Abend kann manchmal Wunder wirken.

Feines Öl Ähnlich wie bei den Kräuterkissen kann auch der Duft eines Ölauszugs eine Wohltat für die Seele sein. Er unterliegt den gleichen Gesetzen und bietet ähnliche Möglichkeiten für Sie, etwas auszuprobieren. Sie sollten bei eigenen Entdeckungen allerdings vorher abklären, inwieweit die Pflanze, aus der Sie einen Ölauszug herstellen möchten, hautverträglich ist.

Räucherungen Eine sehr meditative Therapie in seelischen Krisen ist das Räuchern. Der Effekt kann schön, aber relativ oberflächlich sein und Ihnen einfach ein Gefühl von Geborgenheit und Zuversicht geben. Es können aber genauso gut schlafende Hunde geweckt werden und vergrabene Ängste und Zweifel an die Oberfläche kommen.

Räuchern ist eine spirituelle und sanfte Therapieform, dennoch kann es manchmal schwerfallen, mit den ins Bewusstsein getretenen Ebenen der Seele zurechtzukommen.

Auf Seite 100 finden Sie die Anleitung zum Binden eines Räucherbuschens und zur Herstellung einer Räuchermischung.

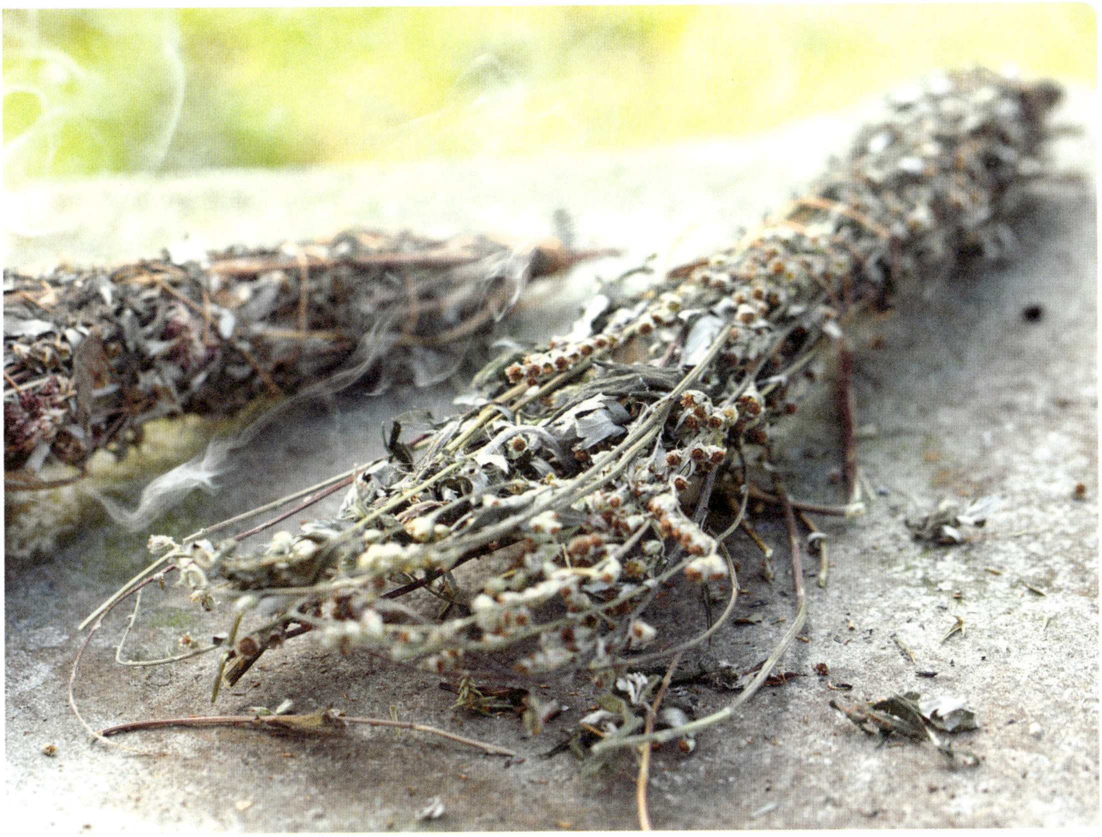

Ein Räucherbuschen in Arbeit. Er ist als Therapeutikum trotz seiner besonderen Wirkung leider nur noch selten in Verwendung.

SPEZIELLE REZEPTE FÜR SPEZIELLE THERAPIEN

Unterleibsdampf: Frauenmantel, Seite 141, Beifuß
Krautgel: Taubnessel, Seite 220
Erdkellersirup: Spitzwegerich, Seite 216
Blütensaft: Heckenrose, Seite 263
Lindenkohle: Linde, Seite 277
Blattzigarre: Huflattich, Seite 159
„Guttationswasser“: Gundermann, Seite 151, Königskerze, Seite 178
Triebspitzensirup: Fichte, Seite 259

Entgiften mit Wildpflanzen

Eine Entgiftungstherapie kann die natürlichen Kräfte des Körpers unterstützen und fördern. Denn Leber und Niere, das Lymphsystem und die Haut sind neben verschiedenen anderen Aufgaben ständig damit beschäftigt, Stoffwechselprodukte und Toxine auszuscheiden.

Zehn gute Gründe für eine Entgiftungstherapie:
Stimulation der Lebenskraft
Verbesserung des Allgemeinbefindens
Intensivierung der Geistesfunktionen
prophylaktische Wirkung
Linderung akuter Krankheiten
Entlastung und Regeneration erkrankter Organe
Arzneien wirken schneller und effektiver
Vorbeugung vor Chronifizierung und allergischen Prozessen
Vorbeugung vor Krankheitsrückfällen durch Ausleiten von Resttoxinen
verbesserte Genesung nach Krankheit

Warum überhaupt entgiften?

Wenn nun der Körper sich doch selbst entgiften kann, warum soll man dann noch extra eine Therapie machen?
Die „Vergiftung“ unseres Körpers kann man auch als Zivilisationskrankheit verstehen. Wir leben im Überfluss, konsumieren meist viel zu viel Fleisch und Zucker und kaufen Lebensmittel von zweifelhafter Qualität. Häufig achten wir auch nicht mehr auf saisonales Obst und Gemüse. Doch gerade Saisongemüse hält Vitamine und Mineralstoffe für uns bereit, die wir zu der jeweiligen Jahreszeit am meisten brauchen. Das gilt zum Beispiel für das typische Wintergemüse Kohl und Karotten. Diese enthalten viel Vitamin C beziehungsweise Vitamin A, die wir gerade im Winter gut gebrauchen können. Daneben beugen sie auch einer Fehlbesiedelung des Darms vor.
Außerdem sind wir heute einer Vielzahl an Umweltgiften ausgesetzt, darunter Autoabgasen, Schwermetallrückständen, Spritzmitteln aus der konventionellen Landwirtschaft, Holzschutzmitteln und Lacken, aber auch Dingen, die wir bewusst konsumieren und gebrauchen, wie etwa Amalgam in den Zähnen, konventionell erzeugte Lebensmittel, verschiedenste Kosmetikprodukte, Medikamente, Nikotin und Alkohol.
Zu all diesen exogenen (von außen kommenden) Toxinen gesellen sich noch die endogenen (von innen kommenden) Toxine hinzu. Meist werden sie hervorgerufen durch Stress und fehlende Bewegung. Wir setzen uns einer massiven Reizüberflutung aus und leiden häufig unter gesellschaftli-

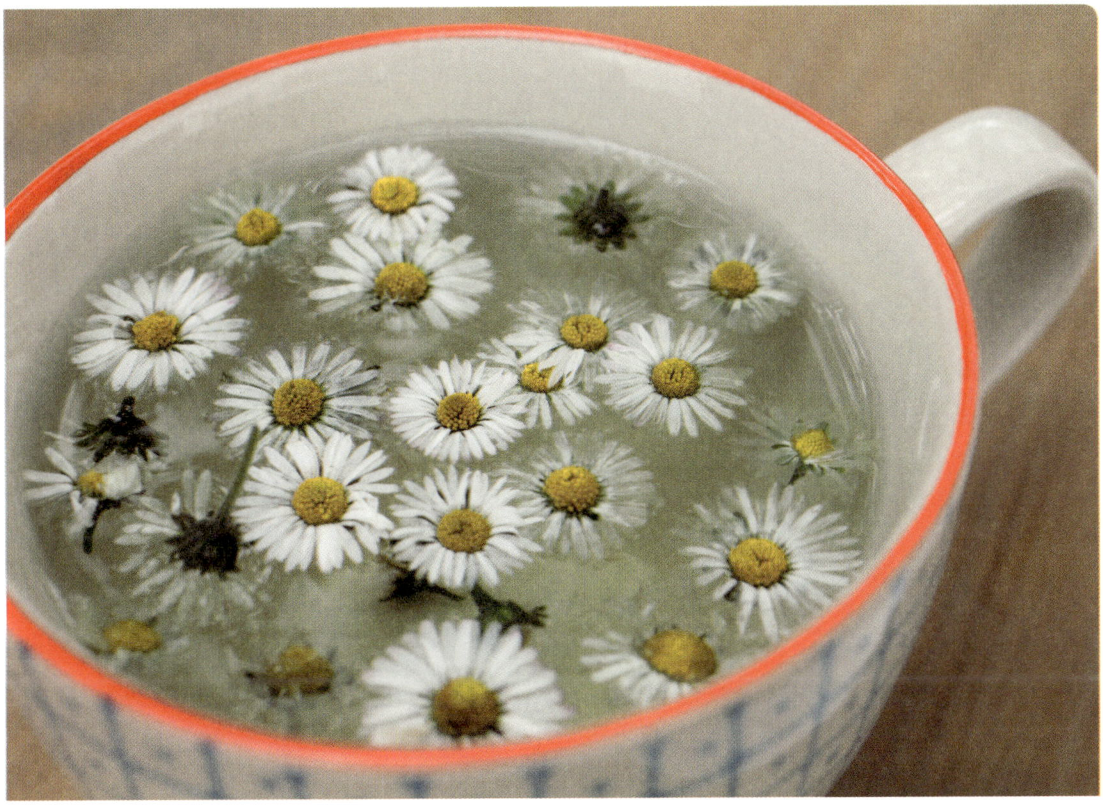

Gänseblümchentee wirkt ausleitend.

Ist der Körper eine „Giftmülldeponie"?

Es gibt auf Seiten mancher Schulmediziner einige Skepsis darüber, ob sich Toxine überhaupt im Körper ansammeln oder einen negativen Einfluss auf den Organismus ausüben. Doch diverse Laboruntersuchungen sprechen eine deutliche Sprache: Harn kann Spuren von Schwermetallen enthalten, Speichel Spuren von Zahngiften, Haare weisen ebenfalls Belastungen durch Schwermetalle und Insektizide auf, und im Blut geben Rheumafaktor, Harnsäure, Cholesterin, Leberwerte und dergleichen Hinweise auf angesammelte Toxine.

chem Druck. Dies wirkt sich auf unsere Psyche aus und belastet den Körper von innen.
Auch der leichtfertige Umgang mit Erkältungen und ähnlichen Krankheiten ist unserer allgemeinen Gesundheit nicht gerade förderlich. Sie kennen die Situation bestimmt: Trotz Krankheit muss man so schnell wie möglich wieder „funktionieren", und anstatt die Beschwerden völlig auszukurieren und zu überwinden, nimmt man lieber schnell etwas ein, das die schlimmsten Symptome lindert. Doch genau dieses Verhalten kann zu Chronifizierungen, Allergien oder Autoimmunerkrankungen führen.

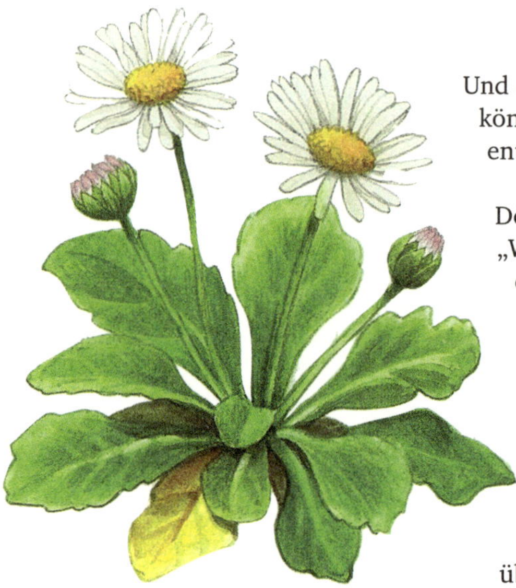

Und als Folge von zu leichtfertig verschriebenen Antibiotika können sich zudem verheerende Resistenzen bei Keimen entwickeln.

Der große abendländische Mediziner Paracelsus sagte: „Wenn die Natur irgendwo im Körper einen Schmerz erzeugt, so will sie dort schädliche Stoffe anhäufen und ausleeren.“ Leider wird in der heutigen Schulmedizin eine Krankheit oft nur oberflächlich behandelt und nicht wirklich ausgeheilt. In der abendländischen Medizin ist es üblich, vor jeder gezielten Therapie den Körper erst einmal zu entgiften, ganz gleich, um welches Leiden es sich handelt. Wenn sich der Körper erst einmal von einer Toxinbelastung befreit hat, wird so manche vorgesehene Therapie überflüssig, besonders im Bereich der Haut- und der Magen-Darm-Krankheiten.

Mögliche Folgen einer Toxinbelastung

Wir haben nun erfahren, wie eine Toxinbelastung zustande kommen kann, doch welche Auswirkungen hat sie letztendlich im Körper?
Die möglichen Folgen haben nur selten eine einzige Ursache, darum ist man auch bei einer gesunden Lebensweise nicht vor Erkrankungen gefeit. Folgende mögliche Auswirkungen hat eine Toxinbelastung auf die verschiedenen entgiftenden Organe:

» Leber-Galle: Verdauungsstörungen, Wassereinlagerungen, Müdigkeit, Depression
» Niere: Gicht, Steinbildung, Müdigkeit, Allergien
» Lymphsystem: chronische Krankheitsherde an den Lymphknoten (zum Beispiel chronische Mandelentzündungen), Entartungen von Lymphknoten, Wassereinlagerungen
» Haut: Allergien, Neurodermitis

Und dies sind mögliche Folgen einer Toxinbelastung auf unsere Organsysteme:

» Magen/Darm: mangelnde Nährstoffaufnahme, Immunschwäche, Entzündungen, chronische Durchfallerkrankungen, Pilzinfektionen
» Unterleib/Hormone: Fruchtbarkeitsverlust, Entartungen der Unterleibsorgane, Depression
» Atmungsorgane: chronische Lungen/Bronchienerkrankungen, Senkung des körperlichen Energiestatus
» Herz/Kreislauf: funktionelle Herzbeschwerden, Durchblutungsstörungen als Folge von erhöhten Harnsäure- und Cholesterinwerten sowie von Übergewicht
» Zentrales Nervensystem (ZNS): Schwindel, Kopfschmerzen, Sensibilitätsstörung

Entgiftungswege und Entgiftungsorgane

Auf welchen Wegen kommen Toxine in unseren Körper und wie versucht der Körper, die angesammelten Giftstoffe wieder auszuleiten?
Konventionell erzeugte Lebensmittel enthalten neben Resten von Spritzmitteln zur Schädlingsbekämpfung oft auch Konservierungs- und Farbstoffe sowie Geschmacksverstärker. Diese unnötigen „Beigaben" sammeln sich im Körper an und belasten unseren Organismus. Hinzu kommen Zellgifte wie Alkohol und Koffein. Wir nehmen somit eine Menge an Toxinen über unsere Nahrung auf. Über die Verdauung gelangen sie ins Blut und von dort in die Leber. Die leicht wasserlöslichen Toxine gelangen von der Leber zurück ins Blut und weiter in die Nieren, die sie endgültig herausfiltern und über den Urin wieder ausscheiden. Die weniger gut wasserlöslichen Stoffe werden über den Darm im Stuhl ausgeschieden.
Eine Aufnahme von Giftstoffen, die nicht über den Verdauungsweg verläuft, findet über Atmung und Haut statt, zum Beispiel im Fall von Autoabgasen, Lösungsmitteln, Zigarettenrauch oder Konservierungsstoffen aus Kosmetikprodukten. Über die Schleimhäute geraten auch diese Stoffe ins Blut und gehen dann denselben Weg wie durch die Nahrung aufgenommene Toxine.
Neben Stuhl und Urin nutzt der Körper auch Haut und Schleimhäute, um vorhandene Giftstoffe auszuscheiden. Bei der Haut geschieht dies durch Schweißabsonderung, bei den Schleimhäuten mithilfe von Ohrenschmalz, Tränenflüssigkeit, Monatsblutungen, Nasen- und Lungensekret.
Es sind also vor allem Leber, Niere und Haut, aber auch das Lymphsystem für die Entgiftung des Körpers verantwortlich. Neben diesen Aufgaben übernehmen sie im Organismus aber auch noch weitere wichtige Funktionen. Die folgende kurze Zusammenfassung soll Ihnen einen Überblick darüber verschaffen und somit unterstreichen, wie wichtig es ist, diese Organe von Zeit zu Zeit in ihrer Arbeit zu unterstützen.

Leber und Galle

Die Leber stellt Blutgerinnungsfaktoren her und produziert die Gallensäure, die eine Fettverdauung erst möglich macht und die herausgefilterten Giftstoffe über den Verdauungsweg aus dem Körper befördert.
Die Leber ist für viele Stoffwechselfunktionen im Eiweiß-, Kohlehydrat- und Fetthaushalt des Körpers verantwortlich. So kann sie beispielsweise überschüssigen Blutzucker in eine Speicherform überführen oder aber Eiweiße und Fettsäuren in Zucker umwandeln und umgekehrt. Sie speichert Eisen, Fett (als Energiereserve), Vitamin B_{12} (wichtig zur Blutbildung und für das Nervensystem) und Vitamin K (ein wichtiger Bestandteil bei der Blutgerinnung). Durch die Aktivierung des Vitamins D nimmt sie darüber hinaus Einfluss auf die Regulierung des Kalzium- und Phosphatstoffwechsels. Pro Minute fließen durchschnittlich 1,5 Liter Blut durch die Leber, das dort ununterbrochen gefiltert wird. Körperfremde wie körpereigene Stoffe werden abgebaut oder umgewandelt. Toxine, wie Alkohol, Medikamente, exogene oder endogene Hormone sowie verbrauchte Erythrozythen (rote

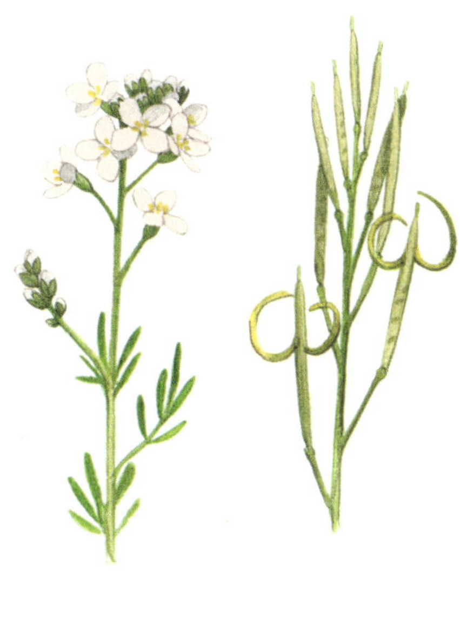

Blutkörperchen) werden abgebaut und über Stuhl, Urin oder Schweiß ausgeschieden.

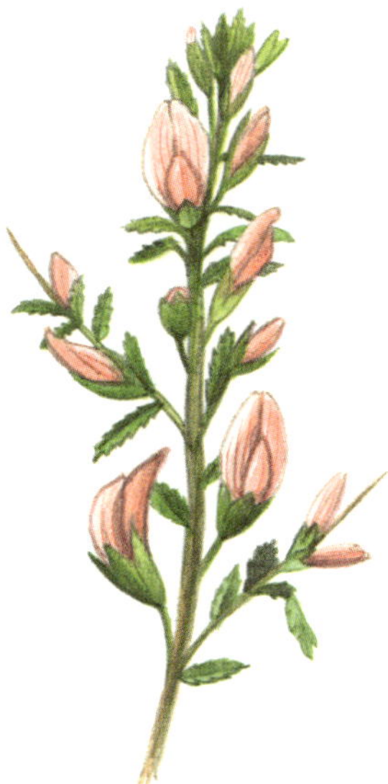

Niere

Die Niere hält unseren Elektrolyt- und Wasserhaushalt aufrecht und sorgt für ein ausgeglichenes Säure-Basen-Gleichgewicht. Sie produziert das Hormon Renin, das unter anderem den Blutdruck reguliert und aktiviert, wie auch die Leber das Vitamin D.
Durch die Nieren fließt zwar nicht ganz so viel Blut wie durch die Leber, ein Liter pro Minute ist es aber immerhin. Die Niere filtert das Blut, und die leicht wasserlöslichen Toxine und diverse Stoffwechselendprodukte gelangen in den Urin, der ebenfalls von der Niere produziert wird. Über die harnableitenden Organe (Harnleiter, Harnblase und Harnröhre) wird der Urin schließlich ausgeschieden.

Lymphsystem

Das Lymphsystem besteht aus Lymphbahnen, Lymphknoten, der Milz, der Thymusdrüse, dem lymphatischen Rachenring (besser bekannt als Mandeln) und aus den sogenannten Peyerschen Plaques, dem lymphatischen Gewebe in unserem Darm. Aufgrund seiner reichen Besiedelung mit Lymphozyten liegt eine der wichtigsten Aufgaben des Lymphsystems in der Immunabwehr. Hinzu kommt der Abtransport von Nahrungsfetten aus dem Darm und das Drainieren von Flüssigkeit (der Lymphe) aus dem Körpergewebe. In der Milz werden zudem Eisen und Blut gespeichert sowie kleinere Thromben und „überalterte“ Blutkörperchen abgebaut.
Seine Funktion als Entgiftungsorgan erfüllt das Lymphsystem auf folgende Weise: Die Lymphe nimmt aus dem Gewebe unter anderem Stoffwechselprodukte, Toxine, Hormone, Krankheitserreger sowie große Eiweiß- und Fettmoleküle auf. Diese gelangen über die Lymphbahnen zu den Lymphknoten, die den größten Teil davon herausfiltern. Die restliche Lymphe fließt zurück in das venöse System und gelangt über das Blut weiter zu Leber und Niere.

Haut

Die Haut ist unser flächenmäßig größtes Organ. Sie kann Fett, Wasser, Blut, Mineralstoffe und Vitamine speichern. Der von ihr produzierte Schweiß dient als Wärmeregulator und als Säureschutzmantel. Vor allem bei einer Belastung von Leber und Niere werden Toxine verstärkt über die Talg- und Schweißdrüsen ausgeschieden.
Aber auch die Schleimhäute leisten ihren Beitrag zur Entgiftung des Körpers. Wenn Sie zum Beispiel eine Entgiftung mit Wildpflanzen durchführen, werden Sie merken, wie in dieser Zeit die Menge an Ohrschmalz und Nasensekret deutlich zunimmt. Durch die Entgiftungsprozesse kann es allerdings auch zu vermehrter Reizung an verschiedenen Schleimhäuten kommen.

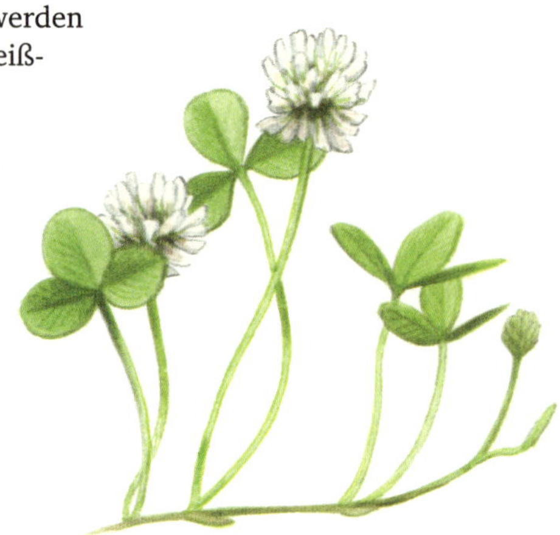

Grundlagen der Entgiftung

Bislang haben wir die wichtigsten Wege und Organe zum Ausscheiden von Toxinen aus dem Körper kennengelernt. Nun geht es darum, wie Sie den Körper bei diesen Vorgängen unterstützen können. Dazu ist es wichtig, dass Sie zum einen die tatsächlichen Ausscheidungsprozesse unterstützen und zum anderen die entgiftenden Organe stärken.

ACHTUNG!

Falls Sie unter einer Organschädigung wie etwa einer Leberzirrhose oder einer Niereninsuffizienz leiden, müssen Sie eine geplante Entgiftung zuvor mit ihrem Arzt besprechen. Auf keinen Fall darf der „Entgiftungsweg" über das betroffene Organ führen. Im Fall einer Niereninsuffizienz muss die Ausleitung der Schadstoffe demnach über Leber und Haut geschehen. Das erreicht man mit Pflanzen, die zum Beispiel die Gallenproduktion fördern und schweißtreibend wirken.

UNTERSTÜTZUNG DER AUSSCHEIDUNGSPROZESSE

Um die Ausscheidungsprozesse zu fördern, sollten Sie zunächst die angesammelten Toxine aus den Fettdepots im Bindegewebe lösen. Man spricht dabei vom **Mobilisieren**.
Der nächste Schritt ist das **Binden** der Giftstoffe, die in ihrer mobilisierten Form zum Teil nicht aus dem Körper geschwemmt werden können. Ein Beispiel dafür ist das Amalgam aus Zahnfüllungen. Es geht aber auch darum, zu verhindert, dass Toxine zurück in die Fettdepots gelangen. Indem man sie bindet, hält man sie im Blutkreislauf, sodass sie im nächsten Schritt ausgeleitet werden können.
Ausgeleitet werden die Toxine schließlich durch Urin, Stuhl, Schweiß und Schleimhautabsonderungen.
Für jeden der drei genannten Schritte eignen sich bestimmte Pflanzeninhaltsstoffe:

» Mobilisiert wird mit Scharfstoffen aus Scharf- und Bitterpflanzen (*Amara acria*) wie etwa Ingwer sowie mit Senfglykosiden oder Saponinen (die meist ebenfalls einen scharfen Geschmack haben).
» Zum Binden verwendet man Bitter- und Gerbstoffe.
» Das Ausleiten wird durch Flavonoide und Saponine gefördert.

Genauere Angaben zu den Pflanzeninhaltsstoffen finden Sie ab Seite 12.

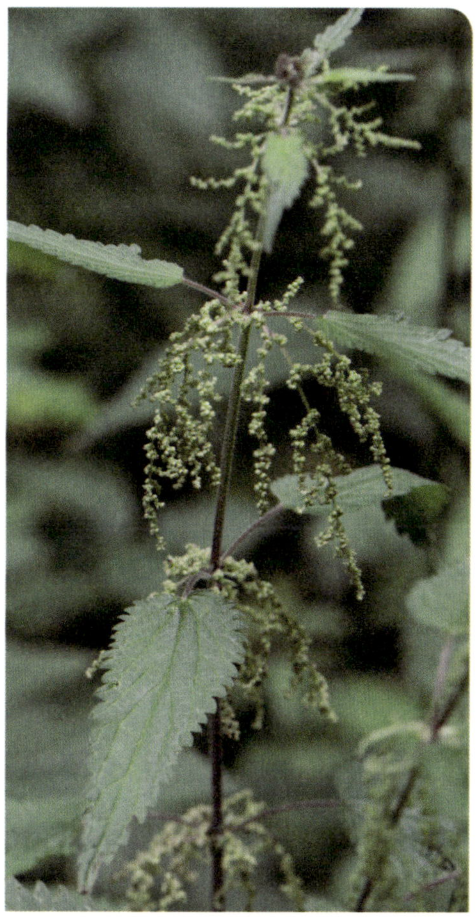

Die Brennnessel hat eine ausleitende Funktion.

EINE KLEINE PFLANZENAUSWAHL

Mobilisierende Pflanzen:
Bärlauch, Brunnenkresse, Knoblauchsrauke, Scharbockskraut, Wiesenschaumkraut oder Gemüsepflanzen wie Ingwer, Knoblauch, Meerrettich oder Zwiebeln

Bindende Pflanzen:
Beifuß, Engelwurz, Frauenmantel, Gänsefingerkraut, Gundermann, Odermennig, Wegwarte

Ausleitende Pflanzen:
Birke, Brennnessel, Gänseblümchen, Goldrute, Hauhechel, Holunder, Linde, Schachtelhalm

Stärkung der ausleitenden Organe

Die ausleitenden Organe können Sie stärken, indem Sie sie durch bestimmte Anwendungen bei ihrer Arbeit unterstützen. Neben der oralen Einnahme von Tees und bestimmten Speisen können Sie dazu auch äußerliche Anwendungen in Form von Wickeln oder Bädern durchführen.
Die nachfolgende Auswahl an Pflanzen gibt Ihnen einen Überblick über die verschiedenen Einsatzgebiete. Die Pflanzen sind nach Organen geordnet, Sie sollten aber immer daran denken, dass jede einzelne von ihnen viele weitere wohltuende Eigenschaften besitzt, wie Sie in den jeweiligen Porträts in diesem Buch nachlesen können.

Leberpflanzen:

» Beifuß: regt die Gallenproduktion an, wirkt steinauflösend
» Berberitze: leberstärkend, löst und schwemmt Gallensteine aus
» Dost: regt die Gallenproduktion an
» Engelwurz: regt die Gallenproduktion an, leberstärkend, darmreinigend
» Gundermann: regt die Gallenproduktion an, leitet Schwermetalle aus
» Karde: regt die Gallenproduktion an
» Klee: leberstärkend
» Löwenzahn: regt die Gallenproduktion an, leberstärkend
» Nelkenwurz: leitet Schwermetalle aus, leberstärkend, regt die Gallenproduktion an

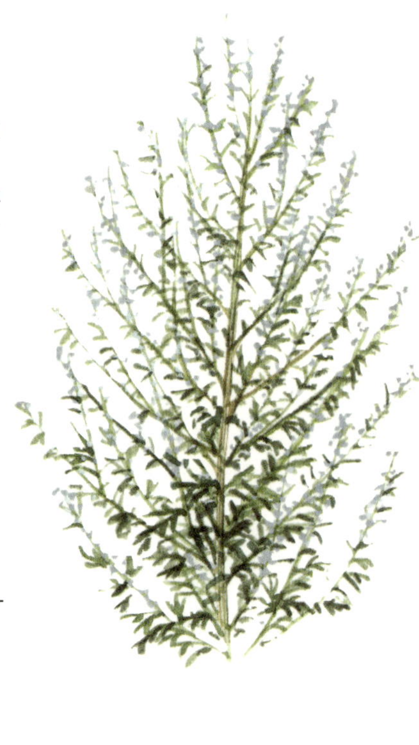

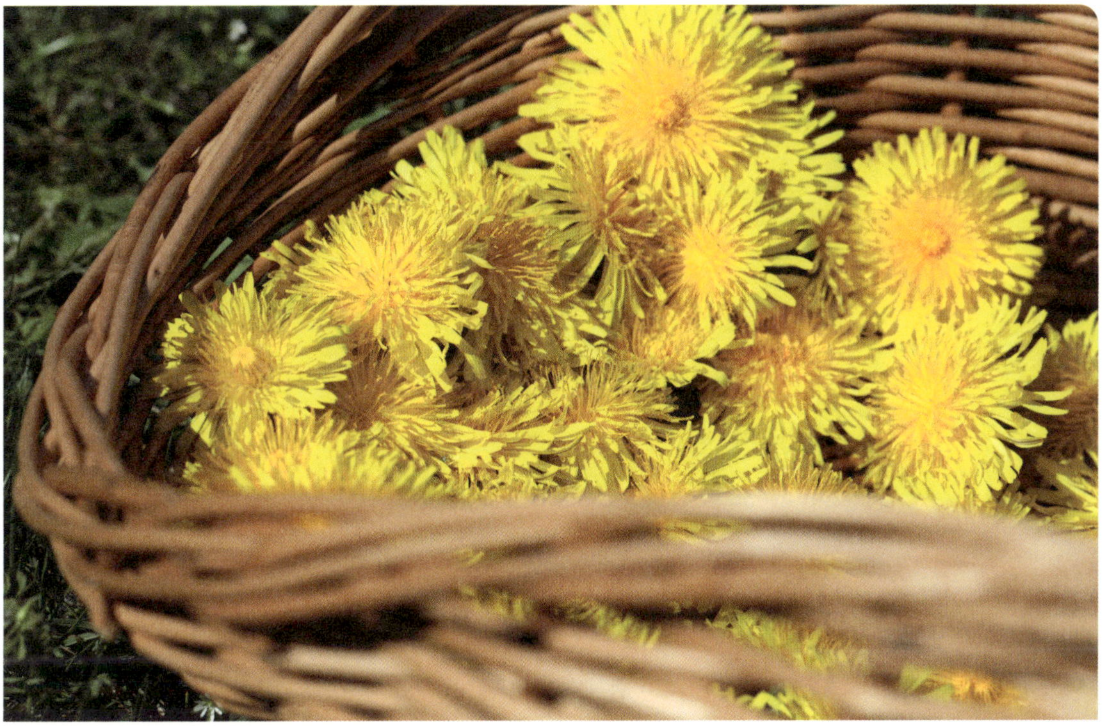

Löwenzahn stärkt die Leber und regt die Galle an.

- Odermennig: regt die Leber an, hilft bei Gallenkolik
- Schachtelhalm: hilft bei Leberkolik (äußerliche Anwendung)
- Schafgarbe: regt die Gallenproduktion an, hält die Magensäure im Gleichgewicht
- Vogelmiere: Leberschmerz (äußere Anwendung)
- Wegwarte: regt die Gallenproduktion an, leitet Schwermetalle aus

Nierenpflanzen:
- Birke: harntreibend, hilft bei Steinleiden, sehr schonend
- Brennnessel: harntreibend
- Giersch: steigert die Ausleitung der Harnsäure
- Goldrute: vermehrte Ausscheidung von Harnstoffen, Harnsäure, Schwermetallen
- Hauhechel: schwemmt Harngrieße aus, wirkt diuretisch auf das Bindegewebe
- Heidekraut: wirkt desinfizierend auf die Harnwege, hilft bei Nierensteinen
- Klette: nierenstärkend, harntreibend
- Löwenzahn: stark harntreibend
- Preiselbeere: wirkt desinfizierend und antibakteriell auf Harnwege
- Ruprechtskraut: nierenstärkend, schwemmt Steine aus
- Schachtelhalm: nierenstärkend, hilft bei Harnwegsentzündungen und Steinleiden
- Schlehe: regt Niere und Blase an
- Wacholder: regt die Niere an, wirkt harntreibend

Lymphpflanzen:

» Bärlauch: steigert die Lymph-/Blutzirkulation
» Labkraut: fördert den Lymphfluss
» Klee: hilft bei Lymphdrüsenschwellungen (als Salbe)
» Steinklee: fördert den Lymphfluss

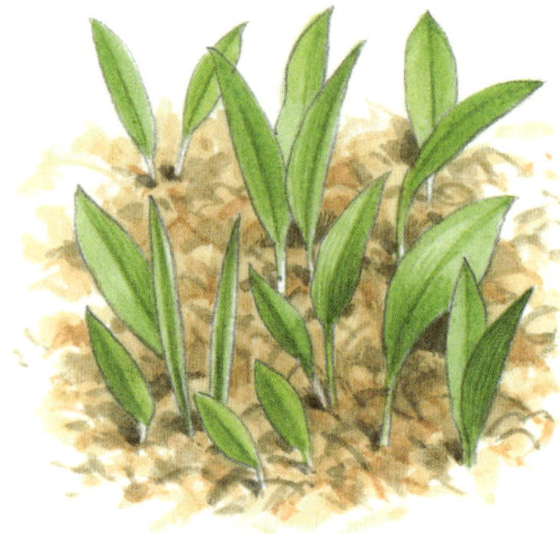

Haut/Schleimhäute:

» Dost: keimtötend, schleimlösend
» Gänseblümchen: hilft bei Hautirritationen und chronischen Hauterkrankungen, wirkt schleimlösend
» Holunder: schweißtreibend, hilft bei Hautirritationen
» Hopfen: hilft bei innerer Spannung und bei Hautirritationen
» Klee: hilft bei Juckreiz der Vaginalschleimhaut
» Königskerze: schweißtreibend, schleimlösend
» Linde: schweißtreibend, beruhigend
» Mädesüß: schweißtreibend
» Malve: stärkt die Magenschleimhaut, schleimlösend
» Quendel: keimtötend, schleimlösend
» Spitzwegerich: schleimlösend, generell entzündungshemmend
» Taubnessel: regeneriert die Schleimhäute
» Veilchen (Stiefmütterchen): hilft bei Hautirritationen
» Wilde Möhre: reinigt und tonisiert die Darmschleimhaut

Lebensgewohnheiten

Damit man mit seiner Entgiftungstherapie den größtmöglichen Erfolg erzielt, ist es ratsam, ein wenig auf die eigenen Lebensgewohnheiten zu achten. Gehen Sie viel an die frische Luft, kommen Sie zur Ruhe und vermeiden Sie Stress. Das trägt dazu bei, das Ihr Körper weniger körpereigene Toxine produziert. Außerdem können Sie langsamer und bewusster essen, also nicht nebenher am Computer arbeiten oder vor dem Fernseher sitzen. Durch die Nahrung führen wir unserem Körper Energie zu. Damit die enthaltenen Nährstoffe bestmöglich aufgenommen werden und auch der Magen nicht durch zu schnelles „Schlingen" unnötig belastet wird, ist sorgfältiges Kauen sinnvoll. Natürlich unterstützen Sie Ihre Entgiftungstherapie auch dadurch, dass Sie auf Genussmittel wie Alkohol oder Nikotin verzichten und Ihre Nahrung aus ökologischer Landwirtschaft beziehen.

Wann ist der richtige Zeitpunkt?

Eine Entgiftung können Sie prinzipiell zu jeder Zeit durchführen. Im Allgemeinen eignen sich aber der Herbst und vor allem das Frühjahr am besten dazu. Dies sind die Jahreszeiten der Veränderung. Im Frühjahr steigen in den Pflanzen die Lebenssäfte auf, die Bäume beginnen zu treiben, die ersten Blumen blühen und auch in unseren Körper kehrt eine neue Lebenskraft zurück. Dieses machtvolle Fließen können Sie nutzen, um sich der Schlacken, die unser Körper angesammelt hat, zu entledigen. Außerdem sorgt all das viele Wildgemüse für einen reich gedeckten „Tisch der Entschlackungskost".

Da sich der Fluss der Lebenskraft im Herbst umkehrt und die Säfte zurück ins Erdreich fließen, ist auch diese Jahreszeit für die Entgiftung günstig. So wie im Frühling können Sie den Fluss nutzen, um die angesammelten Schlacken auszuschwemmen, und mit der Wurzelkost bietet auch in dieser Zeit die Wildkräuterküche Unterstützung.

Der günstigste Mondstand für den Beginn einer Entgiftung ist der Vollmond. Das Säfteprinzip der Jahreszeiten findet auch im Kleinen jeden Monat während eines Mondzyklus statt. Solange der Mond zunimmt, steigen auch die Säfte. Ist der Vollmond erreicht, sinken sie wieder zurück, um an Neumond erneut aufzusteigen.

Die besten Zeiten für eine Entgiftung wären somit der Vollmond von März bis April oder von September bis Oktober.

Grundregeln einer Entgiftungstherapie

Bei einer Entgiftungstherapie ist es wichtig, viel Wasser zu trinken. Wenn der Körper durch Tees oder Nahrung zur Entgiftung angeregt wird, braucht er genügend Flüssigkeit, um die Schlacken auszuleiten.

Während einer Kur sollten Sie täglich über den Tag verteilt etwa 1,5 l Tee trinken und mindestens 2–2,5 l Wasser. Für die Teezubereitung gilt, falls nicht anders angegeben, ein Infus aus 2–3 EL auf 1 l Wasser.

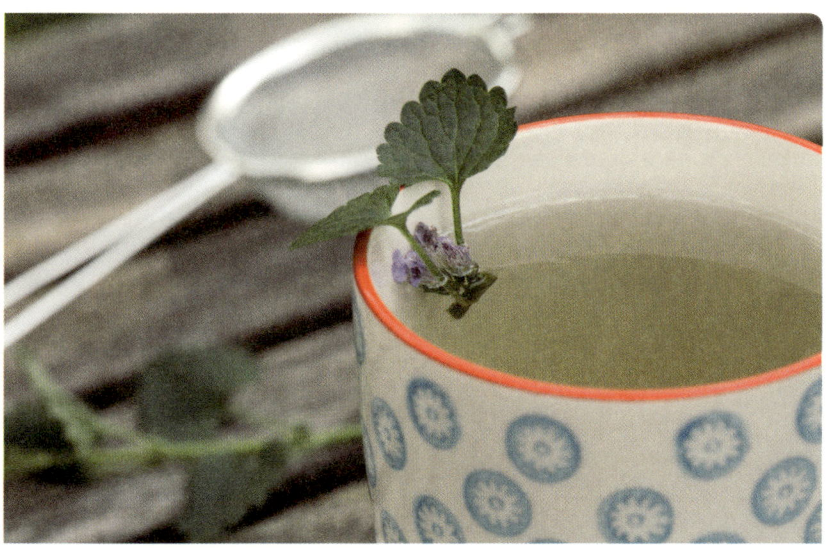

Rund 1,5 Liter Tee täglich können Sie als Kur einsetzen.

Wenn ein Entgiftungsorgan während der Therapie leicht schmerzt, ist dies meist ein Zeichen für eine Überbelastung und ein Hinweis für Sie, das Organ zu entlasten. Wenn Ihnen zum Beispiel die Nieren etwas wehtun, sollten Sie von nun an vermehrt über Haut (Schwitzen) oder Magen-Darm-Trakt (Stuhl) ausleiten. Auf diese Weise können Sie der Niere Arbeit abnehmen. Sollte der Nierenschmerz jedoch anhalten, ist ärztliche Abklärung dringend angeraten!
Kopfschmerzen während einer Entgiftungstherapie weisen auf mangelnde Bindung der Giftstoffe hin. Dann müssen Sie die mobilisierenden Heilmittel in ihrer Dosierung verringern und die Dosis der bindenden oder ausleitenden erhöhen.
Bei Frühjahrskuren wird zusammen mit dem toxischen häufig auch seelischer Ballast aus dem Körper geschwemmt, daher ist es ratsam, mit Ihren Teemischungen auch der Seele Streicheleinheiten zu gönnen, etwa durch die Zugabe von Johanniskraut oder Melisse. Auf jeden Fall sollten Sie sich auf Gemütsschwankungen gefasst machen.
Da eine Entgiftung für den Organismus generell eine Anstrengung bedeutet, sollten Sie auch herzstärkende Kräuter wie etwa Weißdorn beimischen.

BEGLEITPFLANZEN FÜR DIE ENTGIFTUNG
Seelenbalsam: Johanniskraut, Baldrian, Hopfen, Schafgarbe
Stärkung von Herz und Kreislauf: Weißdorn, Hasel

Bei einer Entgiftung müssen Sie leider auch immer damit rechnen, dass sowohl Urin als auch Stuhl und Schweiß deutlich und auch unangenehm zu riechen beginnen. Auch Mundgeruch kann in dieser Zeit verstärkt auftreten. Versuchen Sie diese Gerüche positiv zu sehen, sie sind ein Zeichen, dass die Entgiftung voranschreitet und die daran beteiligten Organe gut funktionieren.

„NEBENWIRKUNGEN“
Wenn die Niere angeregt wird, treibt dies häufig auch die Periode an, die dann früher beginnen oder auch stärker ausfallen kann. Medikamente werden vom Körper als Fremdstoffe oder Toxine angesehen und während einer Entgiftung ebenfalls vermehrt ausgeschwemmt. Dies kann zu einer Reduktion ihrer Wirkung führen.

Rezepte für die Entgiftung

Die im Folgenden beschriebenen Rezepte sollen Ihnen als Anregung dienen. Sie können sie variieren, indem Sie zum Beispiel gleich mehrere Zutaten in einen Badezusatz geben. Je mehr unterschiedliche Anwendungen Sie nutzen, je mehr Tees Sie also trinken, Speisen essen oder Wickel und Bäder anwenden, umso besser. Dabei sollten Sie jedoch auch immer gut auf ihren Körper achten, denn manchmal neigt man dazu, die Dinge zu übertreiben, und überfordert die Organe. In dem Fall können Ihnen die Tipps im Kapitel „Grundregeln“ weiterhelfen.

Allerlei Tees

Tees sind eine willkommene Art, die Ausscheidung zu unterstützen. Sie wärmen wohltuend von innen und können je nach Zusammensetzung sowohl die Ausleitungsprozesse als auch die daran beteiligten Organe stärken.

Tees zum Unterstützen der Ausleitungsprozesse

Die Ausscheidungsprozesse lassen sich gezielt unterstützen, auf die sanfte oder auf die schnelle Art – und ganz nebenbei tut man dabei auch noch etwas fürs Erholen nach einer Grippe oder zur Linderung von Regelschmerzen oder ähnlichem. Beim Erfinden eigener Rezepte brauchen Sie nur darauf zu achten, dass die Prinzipien der Mobilisierung, des Bindens und des Ausleitens erfüllt sind. Was eine Pflanze sonst noch alles kann, ist dann ein willkommener Nebeneffekt. Hier ein paar Anregungen:

Der Ausgleichende
Ingwer (je 1,5 l) 1 TL, 3 Teile Schafgarbe, Birkenblätter, Brennnessel, 2 Teile Weißdorn, Hopfen, 1 Teil Rosenblüten.

Fix und heftig
Pfeffer (je 1,5 l) 0,5 TL, 3 Teile Goldrute, Schachtelhalm, 2 Teile Wegwartenwurzel, Odermennig, 1 Teil Weißdorn, Johanniskraut.

Der Sonnig-Erwärmende
3 Teile Goldrute, 2 Teile Beifuß, Gänseblümchen, Odermennig, Johanniskraut, 1 Teil Dost, Wacholderbeeren (möglichst vorher anstoßen).

Der Mondig-Kühlende
2 Teile Gänsefingerkraut, Birkenblätter, Weiße Taubnessel, 1 Teil Hopfen, Steinklee.

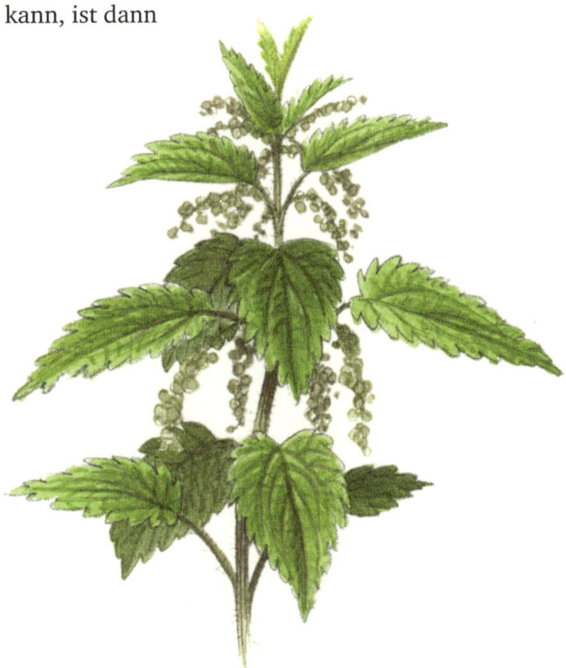

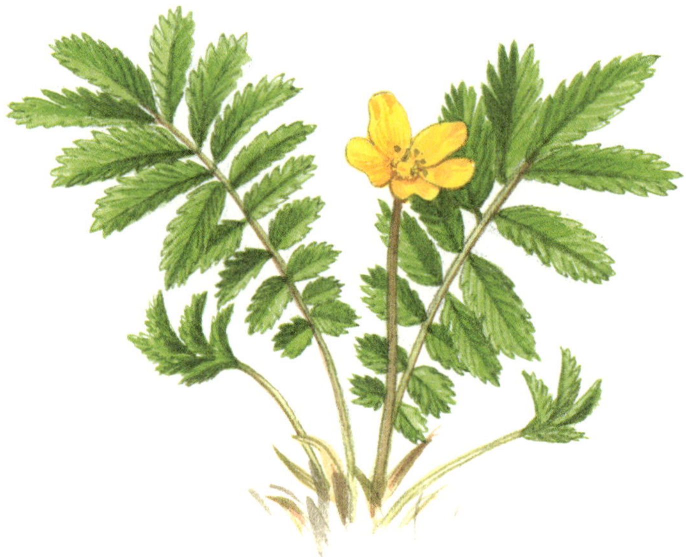

Während und nach Grippe und Erkältung
Ingwer 1 TL (je 1,5 l), Zitronensaft von ½ Zitrone (je 1,5 l), 2 Teile Beifuß, Schafgarbe, Holunder, Schachtelhalm, 1 Teil Steinklee, Spitzwegerich; Johanniskraut.

Der Magenfreundliche
2 Teile Gänsefingerkraut, Schafgarbe, Taubnessel, Brennnessel, 1 Teil Karottensamen (möglichst zerstoßen), Gundermann, Beifuß.

Wenn die Periode schmerzt
3 Teile Frauenmantel, 2 Teile Beifuß, Gänsefingerkraut, Brennnessel, Birkenblätter, 1 Teil Schafgarbe, Taubnessel.

FRUCHTSÄFTE

Wenn Sie zwischen den vielen Kräutertees zur Abwechslung auch mal einen Saft trinken wollen, dann wählen Sie im Bioladen am besten folgende Sorten aus:
Schwarze Johannisbeere: schweißtreibend (vor allem, wenn heiß getrunken)
Weißer Traubensaft: harntreibend

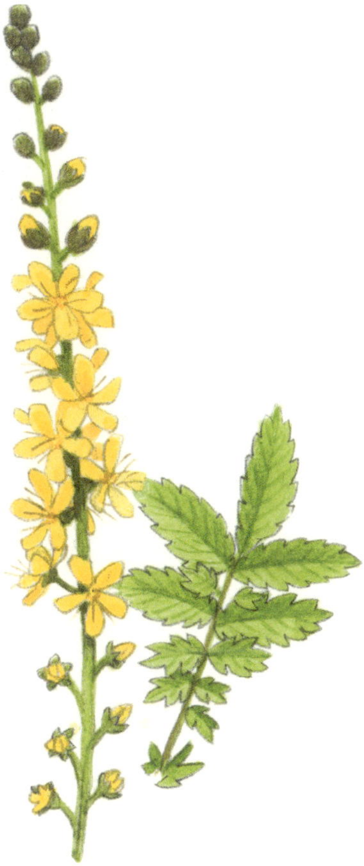

Tees zum Unterstützen der ausleitenden Organe

Der Schwerpunkt der obigen Teerezepte lag bei Pflanzen, die den Ausscheidungsprozess fördern und zugleich die beteiligten Organe stärken. Wenn Sie ganz gezielt ein bestimmtes Organ unterstützen wollen, können Sie die folgenden Rezepte nutzen:

Leber-Galle-Tee
3 Teile Odermennig, 2 Teile Gundermann, Löwenzahnkraut, Nelkenwurzwurzel, 1 Teil Schafgarbe, Engelwurzwurzel, Wegwartenwurzel.
Die Wurzeldrogen sollten Sie gemeinsam mit dem Wasser aufkochen und 10 Minuten ziehen lassen, anschließend die restlichen Kräuter hinzugeben und erst nach weiteren 5–10 Minuten abseihen.

Nierentrunk
3 Teile Goldrute, 2 Teile Brennnessel, Schachtelhalm, 1 Teil Birke, Hauhechel, Klettenwurzel.
Auch hier sollten Sie wie beim Leber-Galle-Tee verfahren und die Klettenwurzel zunächst aufkochen lassen.

Für den Lymphfluss
3 Teile Steinklee, 2 Teile Braunwurz, Labkraut, 1 Teil Holunder, Klee.

Schmeicheleien für die Haut
3 Teile Taubnessel, 2 Teile Gänseblümchen, Malve, 1 Teil Spitzwegerich, Holunder.

Schleimfördertee
3 Teile Spitzwegerich, 2 Teile Dost, Quendel, 1 Teil Taubnessel, Königskerze.

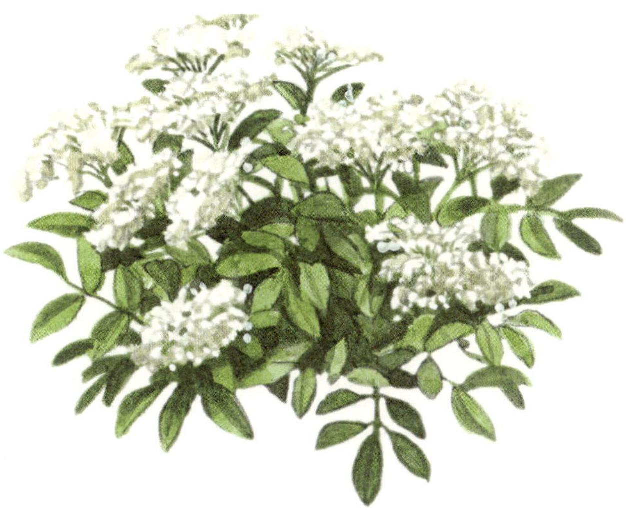

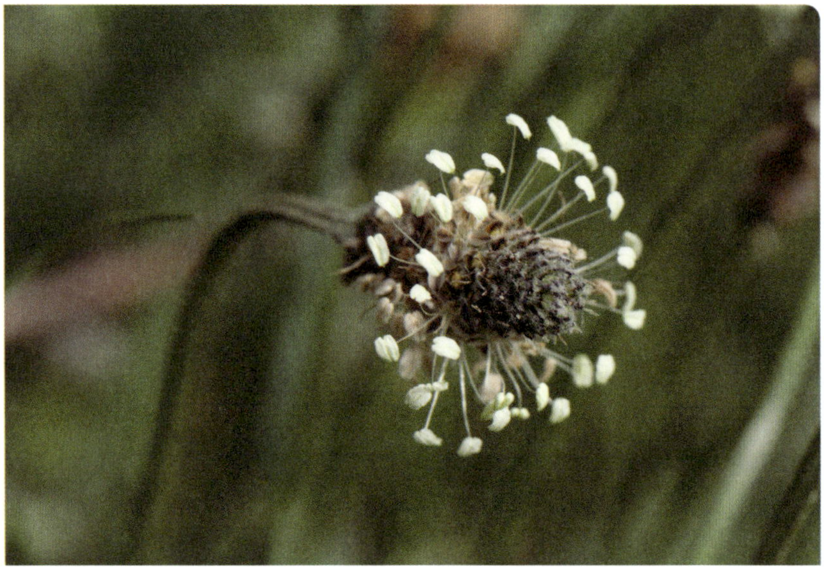

Spitzwegerich für den Hautschmeicheltee.

Wickel

Als Wickel kann eine Kräuterkompresse oder ein Heilpflanzenumschlag dienen, die Grundrezepte dazu finden Sie auf Seite 55, genauere Angaben bei den einzelnen Pflanzenporträts. Die Wirkung auf die ausleitenden Organe entfaltet sich durch den Wärmereiz und den Wirkstoffeffekt der jeweiligen Pflanzen.

> Ähnlich wie bei einem Kräuterkissen (siehe Seite 56) können Sie die Umschläge auch zwischen zwei Wärmflaschen erwärmen.

Nierenwickel:
» Umschlag mit Ruprechtskraut

Leberwickel:
» Kompresse aus Schafgarbe
» Umschlag mit gequetschter frischer Vogelmiere
» Umschlag mit Schachtelhalm

Lymphwickel (auch Salben):
» Umschlag, Kompresse oder Salbe mit Steinklee
» Kompresse mit Labkraut
» Salbe aus Klee

Hautwickel:
» Kompresse mit Gänseblümchen
» Kompresse mit Stiefmütterchen

Bäder

Bäder üben ebenso wie Wickel eine Wärmewirkung auf die Organe aus. Zudem regen sie das Ausschwitzen von Toxinen an. Ein solches Bad sollte zwischen 35 und 40 °C heiß sein, die Badedauer ungefähr 15–20 Minuten betragen. Menschen mit Bluthochdruck oder Herz-Kreislaufbeschwerden sollten auf solche Bäder verzichten oder höchstens bis zur Brust (Herzhöhe) eintauchen.

> Wenn Sie ein Entgiftungsbad nehmen, ist es ratsam, zusätzlich 0,75–1 l Wasser zu trinken.

Genauso wie bei Tees oder Wickeln kann man mit einem Bad je nach zugesetzten Kräutern unterschiedliche Organe stärken. Wie Sie aus den jeweiligen Kräutern einen „Badezusatz" herstellen, können Sie den einzelnen Pflanzenporträts entnehmen.

Schweißtreibende Badezusätze
Holunder, Linde, Wacholder, Schachtelhalm.

Regt zur Entgiftung an
Minze (wirkt gleichzeitig erfrischend), Wacholder (regt die Niere bereits durch Fußbäder an).

> Um den Ausscheidungsprozess zu unterstützen, können Sie auch in die Sauna gehen. Ähnlich wie beim Baden regt die Hitzeeinwirkung den Körper zu einer vermehrten Schweißabsonderung an.

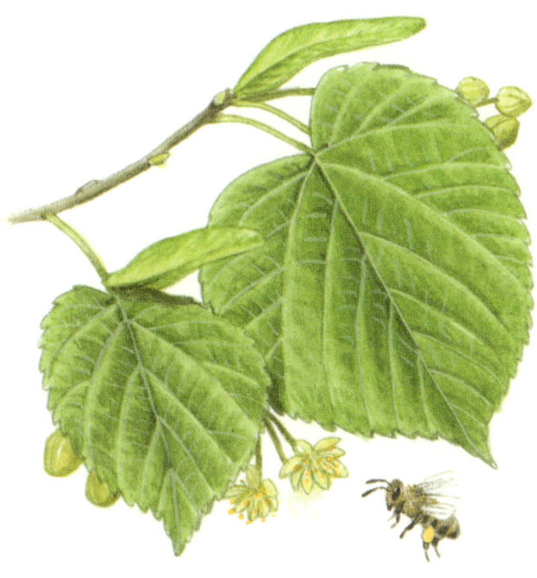

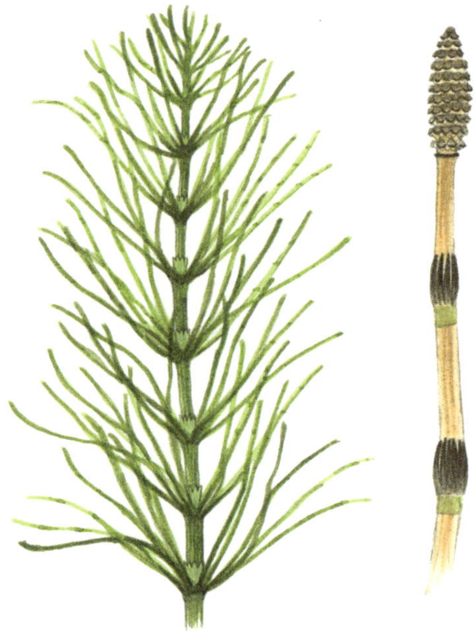

Gut für Haut, Schleimhäute und Bindegewebe
Veilchen (Stiefmütterchen), Schachtelhalm, Kiefer, Quendel, Dost und Frauenmantel (die letzten beiden vor allem für ein Sitzbad bei gereizter Vaginalschleimhaut).

Ruhemomente für die Seele
Hopfen, Kiefer.

Zum Abschluss noch zwei sehr wirksame einfache Badezusätze, mit denen Sie die Ausleitung über die Haut fördern können:
Ein Bad mit etwa 2 Tassen Apfelessig regt die Entgiftung an und hilft bei nervöser Unruhe, Rheuma und Erschöpfung.
1 Tasse bis 1,5 kg Meersalz, im Badewasser aufgelöst, zieht die Toxine regelrecht aus dem Körper. Die Badedauer sollten sie allerdings auf maximal 15 Minuten beschränken, vor allem bei größerer Salzmenge.

Veilchenbadezusatz: Infus aus 4–5 Handvoll Kraut mit Blüten
Holunderbadezusatz: Infus aus 4–5 Handvoll Blüten
Schachtelhalmbadezusatz: Dekokt aus 7–8 Handvoll Kraut

Speisen

Wie die Einnahme von Kräutertees ist auch der Verzehr von Wildpflanzen ein Weg, um die eigenen Organe zur Entgiftung anzuregen und sie dabei zu stärken. Diese orale Form der Heilmittelanwendung kann ein echter Genuss sein, fernab von der Vorstellung einer nötigen, aber bitteren Medizin.
Vor allem die Wildkräuterküche vereint kulinarische Genüsse mit Gesundheitskost. Viele der oben schon erwähnten Pflanzen machen sich auch prächtig in der Wildkräuterküche. Umgekehrt können auch die im Kapitel „Wildkräuter in der Küche" aufgeführten Pflanzen als organstärkende oder ausleitungsfördernde Heilmittel gute Dienste leisten.
Beim Auswählen des Wildgemüses für Ihre Entgiftungstherapie können Sie ähnlich wie bei selbst zusammengestellten Teerezepten vorgehen und sich eine Mahlzeit zusammenstellen, bei der mobilisierend, bindend und ausleitend wirkende Pflanzen kombiniert sind. Die Angaben zu den Wirkungen der Pflanzen und ihren Inhaltsstoffen finden Sie in den verschiedenen Pflanzenporträts.
Bevor Sie die Wildpflanzen verzehren können, müssen Sie sie natürlich erst mal sammeln. Und genau darin liegt eine weitere Bereicherung für die Entgiftungstherapie. Denn wie bereits erwähnt, unterstützt Bewegung die Prozesse, die zur Entgiftung führen. Beim Sammeln gehen Sie spazieren, sind an der frischen Luft und können währenddessen die Gerüche, Farben und leisen Geräusche, aber auch die Stille um Sie herum genießen. Das kann bestes Balsam für die Seele sein, noch ein nicht zu unterschätzendes Plus in einer Zeit, in der man sich eben nicht nur von toxischem, sondern auch von seelischem Ballast befreien will.

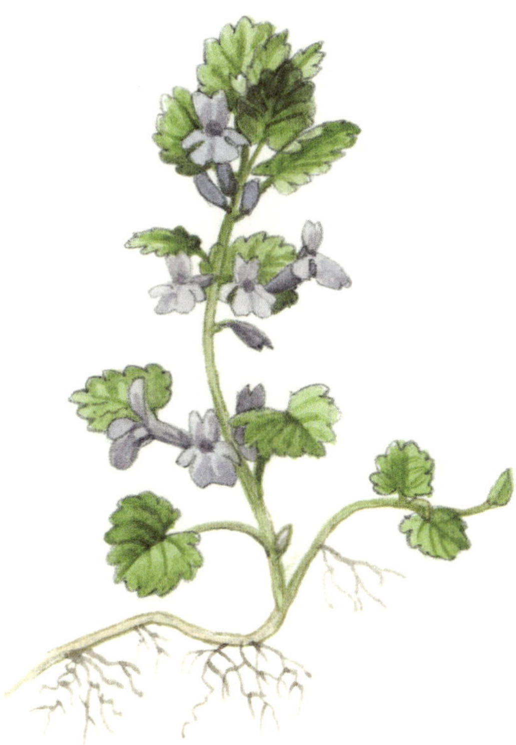

Neben den Wildkräutern gibt es aber auch unter Kulturgemüse und Gewürzpflanzen gute Entgiftungshelfer. Und wie bei den Rezepten für Kräutertees und äußerliche Anwendungen können Sie beim Kochen mit den genannten Zutaten Ihrer Fantasie freien Lauf lassen. Sie sollten nur darauf achten, dass die Gerichte nicht allzu fettig sind, denn Fette können die Ausscheidungsprozesse stören. Zunächst ein paar Rezepte mit Wildpflanzen.

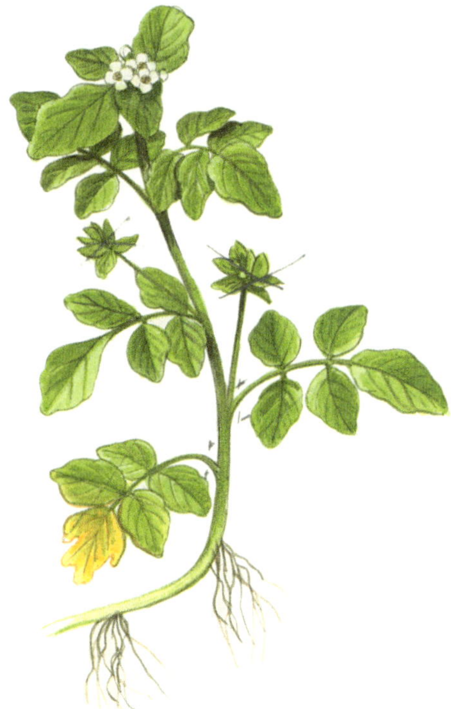

Wildpflanzen

Die hier aufgeführten Rezepte sind eine Ergänzung zu den im Kapitel „Wildkräuter in der Küche" beschriebenen Rezepten. Diese sind ebenfalls alle zur Unterstützung einer Entgiftungstherapie geeignet. Je mehr Wildpflanzen Sie für ein Gericht verwenden, umso besser. Am stärksten wirkt beim „therapeutischen" Essen die Rohkost, daher hier als erstes Rezept ein Salat.

Wildpflanzen-Wurzel-Salat

ZUTATEN

4-5 Handvoll Wildkräuter (wenn Sie etwas Bärlauch oder Knoblauchrauke haben, können Sie sich beim Dressing Zwiebeln oder Knoblauch sparen)

2 Karotten oder Rote Bete

ZUBEREITUNG

- Wildgemüse klein schneiden und Karotten oder Rote Beeten klein reiben.
- Alles miteinander vermengen und etwas Essig, Öl, Knoblauch und Salz hinzufügen.

Smoothies

Ein Smoothie (siehe auch Seite 39) ist nicht nur ein Genussgetränk, sondern auch eine schnelle und äußerst effektive Medizin. Das Wirkspektrum des Smoothies fällt je nach Wahl der Kräuter aus.
Für eine Entgiftung können Sie die oben bei den Teerezepten angegebenen Kräuter frisch verwenden. Als Obstzusatz sind vor allem Äpfel, Karotten und Rote Bete ratsam. Das Wasser zum Verdünnen sollten Sie bei einem „Entgiftungssmoothie" am besten warm hinzufügen. Wenn Sie den Smoothie recht langsam trinken und die gemixten Kräuter noch weiter mit den Zähnen zerkleinern, werden die einzelnen Wirkstoffe für den Körper leichter verfügbar.

Löwenzahnstängelsnack

Wenn Sie den Tag über immer mal wieder ein paar Löwenzahnstängel naschen (etwa 8 Stück) werden Sie eine deutliche Erfrischung spüren, und nebenbei unterstützen Sie Ihre Leber.

Bärlauchbrot

So einfach, lecker und gesund: Butterbrot schmieren und etwa 4 klein geschnittene Bärlauchblätter sowie etwas Salz daraufgeben.

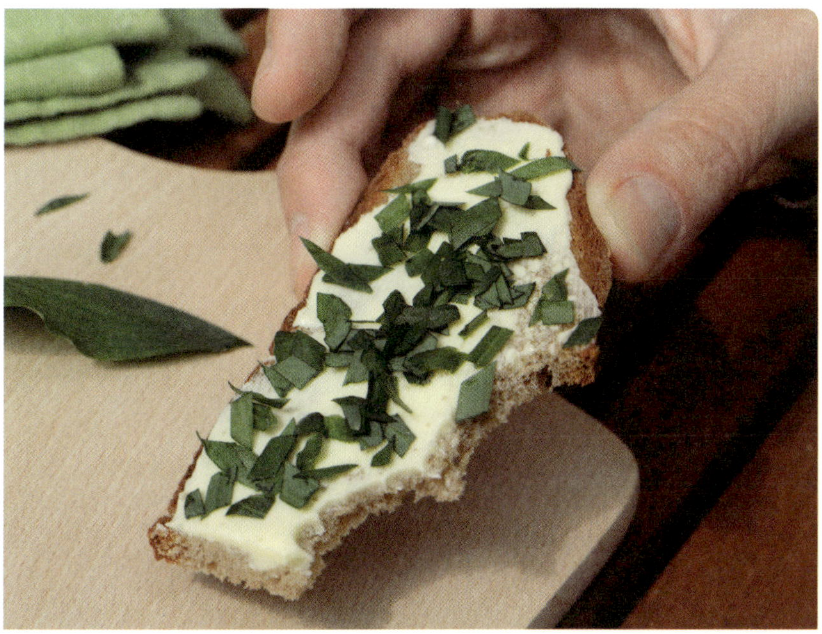

Bärlauchbrot ist nicht nur gesund, sondern schmeckt auch lecker.

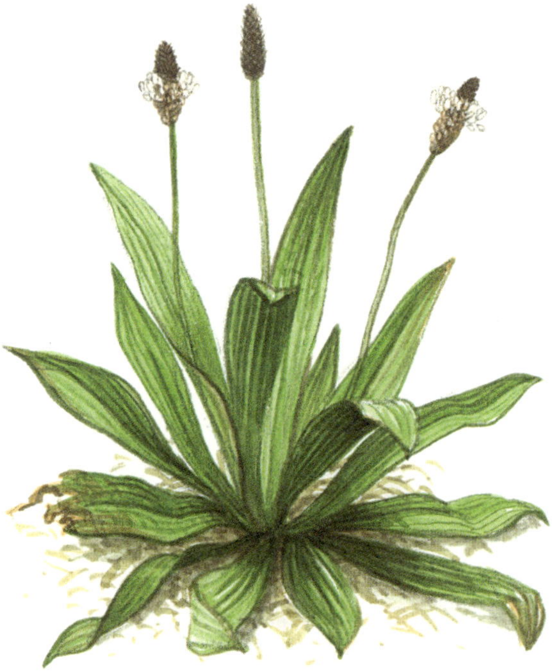

Spitzwegerichsamenbrei zum Müsli

für 1 Schale Müsli

Zutaten
200 g Joghurt
1–2 TL Spitzwegerichsamen

Zubereitung

- Alle Zutaten zusammengeben und mit etwas Wasser vermischen.

Spitzwegerichsamen sind sehr schleimhaltig, damit überziehen sie die Darmschleimhaut mit einem Schutzfilm und wirken auf diese beruhigend. Der Joghurt fördert durch seine Mikroorganismen ein gutes Darmmilieu. Bei diesem Morgenmüsli sollten Sie aufgrund der quellenden Eigenschaften der Spitzwegerichsamen immer noch 1–2 Gläser Wasser zusätzlich trinken.

Belag für Flammkuchen *für 2 Personen*

ZUTATEN
200 g Quark
80 g geriebener Käse
3–4 Handvoll gehackte Wildkräuter

ZUBEREITUNG

- Zutaten miteinander vermischen und auf fladenförmig ausgerollte Hefeteigstücke verteilen.
- Für etwa 30 Minuten bei 170 °C backen.

Wildkräutergnocci *für 2 Personen*

ZUTATEN
300 g weichkochende Kartoffeln
100 g Mehl
60-80 g Wildkräuter für die Gnocci
30 g Wildkräuter für die Buttersauce
40 g Butter

ZUBEREITUNG

- Kartoffeln weich kochen und zu Brei stampfen. Wildkräuter klein wiegen, dann Kartoffelbrei, Mehl und Kräuter mit etwa 1 TL Salz zu einem Teig verkneten, eventuell noch etwas Wasser hinzufügen.
- Aus dem Teig walnussgroße Kugeln formen und diese in fast kochendes Wasser geben. Nach etwa 15 Minuten, wenn die Gnocci aufschwimmen, abgießen. Verbleibende Kräuter klein wiegen und mit der Butter und etwas Salz kurz anbraten. Die Gnocci darin schwenken und nach Wunsch noch etwas Käse darüberstreuen.

Kulturgemüse

Wie erwähnt, kann auch Kulturgemüse seinen Beitrag zu Entgiftungsprozessen leisten. Beim Einkauf sollten Sie aber unbedingt auf Bioqualität achten. Denn was nutzt es Ihnen, wenn Sie zum Entgiften Gemüse essen, das noch Spuren von Insektiziden, Fungiziden und Kunstdünger enthält? Hier ein paar Kulturgemüsesorten, die Ihre Wildkräuterküche ergänzen können und zugleich die Ausleitung fördern:

» Bohnen: harntreibend, cholesterinsenkend, reguliert die Dickdarmfunktion
» Chicoree: (siehe „Wegwarte"): unterstützt die Leber, harntreibend, entgiftet den Darm
» Karotten: darmreinigend, wirkt gegen Pilzbefall
» Kohl: leberstärkend, entgiftend
» Meerrettich: mobilisierend, antibakteriell (gerieben im Salat sehr lecker)
» Pastinake: harntreibend, unterstützt die Leber
» Radieschen: mobilisierend, blutreinigend
» Rote Bete: regt Leberstoffwechsel an, säureregulierend

» Ruccola: mobilisierend, harntreibend
» Schwarzwurzel: harntreibend, immunstärkend
» Weizenkleihe: giftbindend im Darm
» Zwiebel: mobilisierend, antibiotisch, appetitanregend, harntreibend, wundheilend
» Spargel: harntreibend, ausleitend
» Artischocke: leberstärkend

GEWÜRZPFLANZEN

Wenn Sie mit den hier aufgelisteten Gewürzen ihre Speisen verfeinern, profitiert nicht nur Ihr Gaumen, sondern Ihr gesamter Organismus.

Kapuzinerkresse: mobilisierend, antibiotisch, harntreibend
Senf: mobilisierend
Basilikum: regt die Bauchspeicheldrüse an, pilzwidrig, nervenstärkend
Kümmel: regt die Bauchspeicheldrüse an, pilzwidrig, darmsanierend
Kurkuma: fördert den Gallenfluss
Liebstöckel: harntreibend, Ausschwemmung von Ödemen
Petersilie: harntreibend

Rübentopf *für 2 bis 3 Personen*

ZUTATEN

1 Zwiebel
300 g Karotten
1 mittelgroße Pastinake
1 Rote Bete
4–5 Wacholderbeeren
1 TL Dost
1 TL Quendel
3 EL gehackter Liebstöckel
1 EL gehackte Petersilie
2–3 EL frisch geriebener Meerrettich
Pfeffer & Salz

ZUBEREITUNG

- Alle Zutaten zusammengeben und zu einem Eintopf kochen, bei Bedarf (aber eigentlich nicht nötig) noch etwas Brühe hinzufügen.

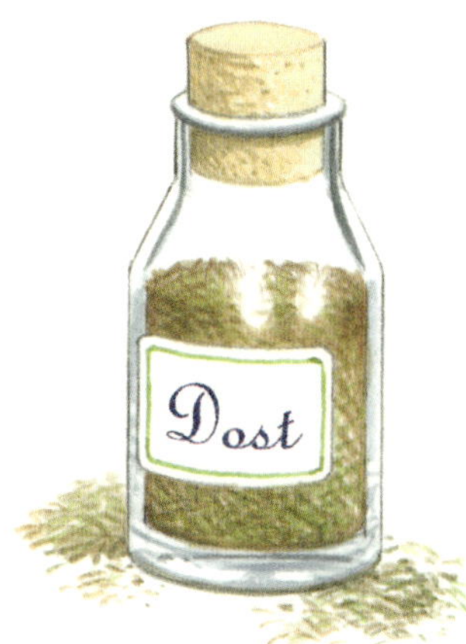

Sauerkrautsuppe *für 2 bis 3 Personen*

ZUTATEN

- 250 g Sauerkraut
- 1 l Brühe
- 1 Zwiebel
- 5–6 Wacholderbeeren
- Pfeffer
- Bechamelsoße
  4–5 EL Olivenöl, ca. 3 EL Mehl, 300 ml Milch

ZUBEREITUNG

- Zunächst die Bechamelsoße herstellen. Dazu Zwiebel fein hacken und in der Butter glasig braten. Das Mehl hinzugeben, mit dem Schneebesen verrühren und kurz anschwitzen, dann unter Rühren portionsweise die Milch hinzugeben und alles zu einer cremigen Soße verquirlen.
  Brühe unter die Bechamel rühren.
- Das Sauerkraut und die Gewürze hinzugeben und mit Brühe ablöschen. Kurz aufkócheln lassen und servieren.

Karotten-Ingwersuppe *für 2 bis 3 Personen*

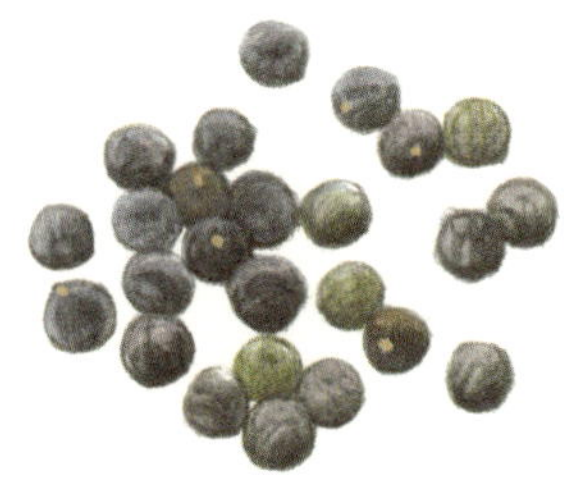

ZUTATEN

- 500 g Karotten
- 1 EL Ingwer (je nach gewünschter Schärfe)
- 200 ml Buttermilch
- 1 Schuss Sahne (beim Verhältnis Buttermilch zu Sahne kann man variieren)

ZUBEREITUNG

- Karotten und Ingwer in einen Topf geben, mit Wasser bedecken, salzen und kochen, bis die Karotten weich sind.
- Alles mit dem Zauberstab pürieren, anschließend Buttermilch und Sahne hinzugeben und mit etwas Pfeffer abschmecken.

Beim Lesen dieses Buches sind Sie vermutlich immer wieder auf stoffwechselanregende (und damit auch entgiftungsfördernde), nieren- und leberstärkende oder schleimlösende Pflanzen gestoßen, die im vorliegenden Kapitel nicht besprochen wurden. Diese Pflanzen können Sie natürlich auch für die Entgiftung nutzen. Die hier aufgelisteten Arten beschreiben nur eine kleine Auswahl dessen, was uns die Flora zur Entgiftung unseres Körpers bietet.

Handwerkliches

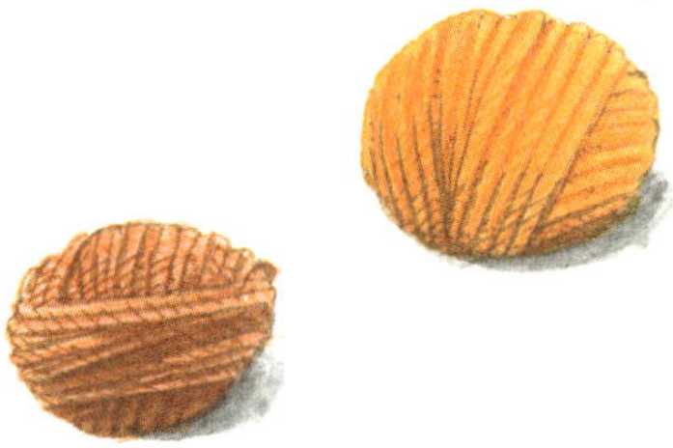

Wie in allen Bereichen unseres alltäglichen Lebens, können Sie Artikel für den Haushalt, den Garten oder den Kleiderschrank in Geschäften erwerben. Aber neben dem Reiz, die Dinge selbst herzustellen, begeben Sie sich unweigerlich auf eine Zeitreise in die Vergangenheit, in der es keine Baumärkte und keine synthetischen Textilien gab. Eine Zeit ohne unsinnigen Konsum, dafür aber mit Muse und Verbundenheit zur Natur. Hier finden Sie Beispiele, welche Pflanzen Sie verwenden können.

HAUSHALT

Kerzendocht:
- Königskerze,
- Wacholder

Feuerhilfe:
- Birke, Esche

Papier:
- Birke

Tinte:
- Eiche

Lagerung:
- Adlerfarn,
- Holzapfel,
- Königskerze

Reinigen:
- Efeu,
- Schachtelhalm,
- Seifenkraut

Insektenschutz:
- Adlerfarn,
- Baldrian,
- Beifuß,
- Efeu,
- Quendel,
- Rainfarn,
- Ruprechtskraut,
- Steinklee,
- Wiesenkerbel

GARTEN

Zäune:
- Weide

Schädlingsbekämpfung:
- Adlerfarn,
- Efeu

Dünger:
- Brennnessel

TEXTIL

Faser:
- Brennnessel,
- Kiefer,
- Linde,
- Weide

Verarbeitung:
- Karde

HOLZ

Drechseln:
- Berberitze,
- Eberesche,
- Weißdorn

Wassertröge:
- Erle

Intarsien:
- Berberitze

Haus-Geigenbau:
- Fichte

FÄRBEN

Gelb:
- Ampfer,
- Bärenklau,
- Frauenmantel,
- Goldrute,
- Heide,
- Himbeere,
- Johanniskraut,
- Odermennig,
- Schafgarbe,
- Wiesenflockenblume,
- Wiesenkerbel

Grün-gelb:
- Birke,
- Frauenmantel,
- Knöterich,
- Mädesüß,
- Pappel,
- Rainfarn,
- Schachtelhalm

Rot-gelb:
- Birke,
- Holzapfel,
- Johanniskraut

Rot:
- Labkraut

Schwarz:
- Mädesüß

Rot-braun:
- Birke,
- Eberesche,
- Schlehe

Gelb-braun:
- Berberitze,
- Löwenzahn

Kaki-braun:
- Eiche

NACH EINEM ENTWICKLERBAD MIT EISENSULFAT:

Graugrün:
- Brombeere,
- Frauenmantel,
- Wiesenkerbel

Moosgrün:
- Frauenmantel,
- Goldrute,
- Heide,
- Schafgarbe

Olivgrün:
- Knöterich

Farbenküche

Das Färben mit Pflanzen ist ein sehr altes Kulturerbe. Durch die zunehmende Synthetisierung von Textilien und Färbestoffen ist sehr viel Wissen seit den letzten 200 Jahren verloren gegangen. In manchen Büchern findet man nur noch Angaben, dass eine Pflanze zum Färben verwendet wurde, doch das Rezept ist verschollen.
Lassen Sie sich zu eigenen Versuchen ermutigen – vielleicht finden Sie dabei ein paar vergessene Farbtöne wieder ...

FARBVARIATIONEN ... Ihnen muss bewusst sein, dass Sie bei ein und demselben Rezept oft abweichende Ergebnisse erzielen werden. Sie arbeiten mit Pflanzen, deren Inhaltsstoffe durch Standort, Erntezeitpunkt und Jahresverlauf variieren können. Wenn Sie Ihre Ernte und den genauen Färbeverlauf dokumentieren, werden Sie mit der Zeit die Faktoren kennenlernen, die für die Farbvariationen verantwortlich sind.

WAS SIE BENÖTIGEN

Zum Färben mit Pflanzen brauchen Sie ein paar Werkzeuge. Diese müssen nicht neu sein und können nach einem ordentlichen Putzgang immer wieder verwendet werden. Achten Sie nur darauf, dass Sie zum Anrühren der Metallsalze immer wieder dasselbe Behältnis verwenden und die Töpfe nicht versehentlich einmal zur Lebensmittelherstellung verwenden.
Die Größe der Behältnisse hängt von der Menge des Färbeguts ab. Diese Liste geht, wie die Färberezepte in den Porträts, von 500 g Wolle aus.

ZUM FÄRBEN OHNE NACHBEHANDLUNG:

» Waage
» Emailletopf 15–20 l zum Herstellen der Farbflotte
» Stoffwindeltücher (Mullbindentuch) zum Abseihen der Flotte
» Thermometer bis 120 °C (am besten von einem Einwecktopf)
» Gummihandschuhe
» Kleiner Emailletopf oder Glasbehälter (1–2 l) zum Anrühren der Beize
» Rührutensilien
» Großer Eimer aus Emaille oder Plastik (20 l) zum Abseihen der Farbflotte

ZUSÄTZLICHE WERKZEUGE ZUM FÄRBEN MIT NACHBEHANDLUNG:

» Briefwaage (Grammwaage)
» Kleiner Emailletopf oder Glasbehälter (1–2 l) zum Anrühren des Entwicklers

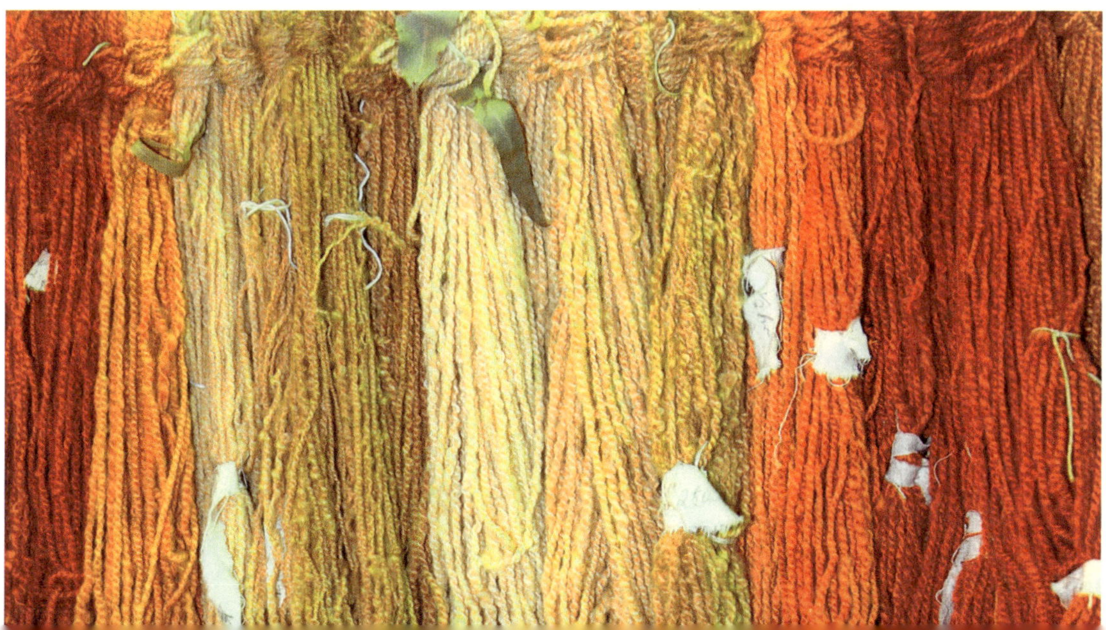

KLEINE WARENKUNDE

Beizmittel Das Beizmittel schließt vor dem Färben die Wollfasern so auf, dass sie die Pflanzenfarben haltbar annehmen können. Zum Beizen verwendet man diverse Metallsalze. Es gibt aber auch fortgeschrittene Pflanzenfärber, die mit Bärlapp oder Sauerampfer beizen. Die in diesem Buch aufgeführten Rezepte basieren alle auf einer Alaunbeize, dem meist genutzten Beizmittel. Alaun ist der gebräuchliche Name für Kaliumaluminiumsulfat $KAl(SO_4)_2$, einem weißen Salz.

Färbekräuter Färben können Sie mit Wurzeln, Blättern und Rinde. Diese können frisch oder getrocknet verarbeitet werden. Die in den Rezepten angegebenen Mengen beziehen sich immer auf Trockenware. Wenn Sie frische Pflanzenteile verwenden möchten, müssen Sie in den meisten Fällen einfach nur die doppelte Menge benutzen. Weicht ein Rezept von dieser **Grundregel** ab, finden Sie dort die Gewichtsangabe für das Frischkraut extra aufgeführt.

Entwickler Die meisten Wildpflanzen färben mit einer einfachen Vorbeize in variierenden Gelbtönen. Mit Hilfe eines Entwicklers können Sie das Farbspektrum erweitern. In der Regel werden dazu diverse Metallsalze wie Kupfersulfat, Kaliumdichromat, Zinnchlorid, Eisensulfat und gelegentlich auch Natriumcarbonat verwendet. Bis auf Natriumcarbonat und in kleinen Mengen Eisensulfat sind die anderen Entwickler sehr giftig. Daher werden in diesem Buch nur Rezepte besprochen, bei denen ein Entwicklerbad mit Eisensulfat ($FeSO_4$) möglich ist.

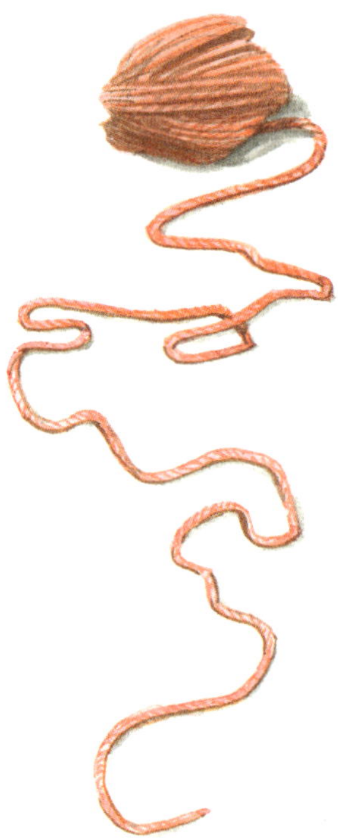

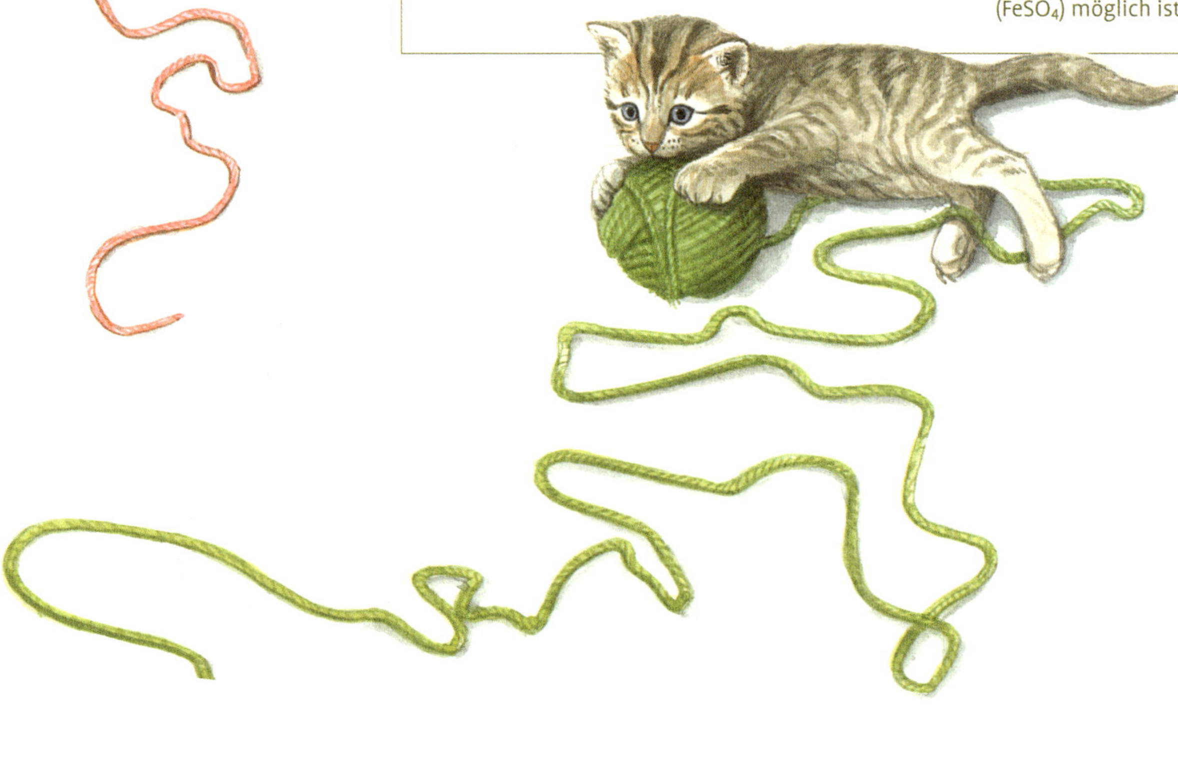

SCHRITT FÜR SCHRITT VON WEISS ZU BUNT

Man kann alle Naturfasern mit Pflanzenfarben färben. Es bietet sich allerdings an, mit gesponnener Wolle zu beginnen. Wollvlies neigt zum Verfilzen und Baumwolle bedarf oft einer speziellen Beize. Seide kann auf die gleiche Weise, wie Wolle gefärbt werden, darf aber innerhalb der einzelnen Schritte 70 °C nie überschreiten.
Der beschriebene Vorgang bezieht sich auf eine Wollmenge von 500 g. Bei geringeren Wollmengen können Sie die Angaben mit dem gleichen Faktor umrechnen.

1. SCHRITT:

Flotte (Farbbad) Angaben zur Menge der Färbepflanzen, Dauer des Einlegens und Dauer des Auskochens finden Sie bei den diversen Pflanzenporträts. Durch das Kochen der Pflanzenteile verdunstet Wasser. Füllen Sie gegebenenfalls die Flotte wieder auf 12–15 l auf. Farbbäder können in der Regel zweimal verwendet werden. Der zweite Farbgang fällt dann allerdings etwas heller aus.

2. SCHRITT:

Wolle vorbereiten Versponnene Wolle färbt man in Strängen von 50–100 g. Damit sich die Fäden nicht verheddern, sollten die Stränge an zwei Stellen sehr locker einfach zusammengebunden werden. Wenn Sie industriell versponnene Wolle verwenden, achten Sie bitte darauf, dass die Abbindungen nicht zu fest und zu häufig sind, damit die Farbe gleichmäßig einwirken kann.

3. SCHRITT:

Vorbeizen

» Erhitzen Sie 15 l Wasser auf 40 °C.
» Gleichzeitig 75 g Alaun in lauwarmem Wasser komplett auflösen.
» Wenn das Wasser die Temperatur erreicht hat, das aufgelöste Alaun hinzufügen und gut verrühren.
» Die Wolle gut vorfeuchten und in das 40 °C heiße Beizbad geben.
» Nun das Ganze langsam auf 100 °C erhitzen. Bei 500 g Wolle dauert das etwa eine Stunde.
» Die Wolle im Bad eine Stunde sanft köcheln lassen. Sie muss dabei gelegentlich untergetaucht und gewendet werden, damit die Beize alle Fasern erreicht. Sie dürfen sie aber nicht rühren, sonst laufen Sie Gefahr, als Ergebnis ein Filzvlies zu erhalten.
» Sie können die Wolle über Nacht im Beizbad auskühlen lassen und erst am nächsten Tag herausnehmen, danach gut abtropfen lassen.

Im Gegensatz zu Farbflotten können Sie das Beizbad leider nicht wieder verwenden.
Wenn Sie nicht so oft vorbeizen möchten, können Sie die Wolle auch auf Vorrat präparieren. Dazu die gebeizte Wolle gut abtropfen lassen, trocknen und an einem dunklen Ort aufbewahren. Wenn Sie auf Vorrat gebeizte Wolle färben, muss diese vor dem Färbegang gut angefeuchtet werden.

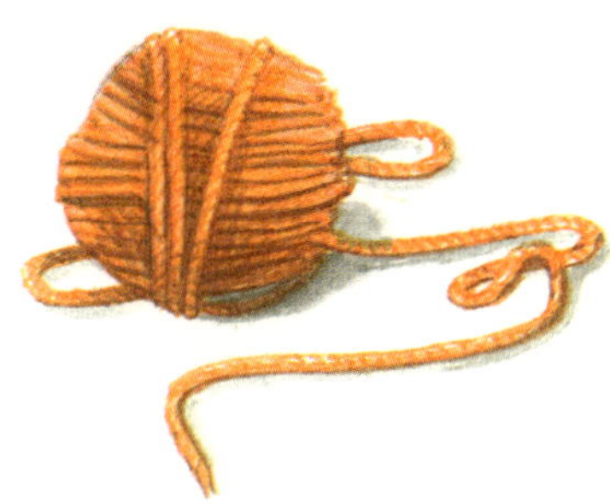

4. SCHRITT

Färben Die Farbflotte auf 40 °C erhitzen und mit der gebeizten Wolle in gleicher Weise wie bei den Punkten 4 bis 7 des Vorbeizvorgangs verfahren. Möchten Sie die Wolle mit einem Entwickler nachbehandeln, können Sie die Wolle nicht in der Farbflotte auskühlen lassen. Nehmen Sie das Färbgut aus der Flotte heraus, lassen es gut abtropfen und lagern es bis zum Entwicklerbad in einem Eimer oder sonstigen Gefäß.

5. SCHRITT

Entwicklerbad Die nötige Menge an Entwickler können Sie den Rezepten in den jeweiligen Porträts entnehmen. Lösen Sie das Metallsalz in einem kleinen Emailletopf oder Glasbehältnis mit etwas Wasser oder Färbeflüssigkeit auf und geben es in die Flotte. Diese sollte gegebenenfalls mit Wasser wieder auf 12–15 l aufgefüllt werden. Bevor Sie nun die Wolle in das Entwicklerbad geben, muss die Flüssigkeit auf 40 °C heruntergekühlt sein. Nun wird das Ganze langsam wieder zum Kochen gebracht und für 20 Minuten bei 100 °C gehalten. Anschließend müssen Sie die Wolle sofort aus dem Entwicklerbad nehmen, gut ausdrücken (nicht wringen!) und ausspülen.

6. SCHRITT

Spülen Die Wolle muss beim Spülen ebenso sanft heruntergekühlt werden wie beim Beiz- oder Färbevorgang. Bei einem zu schnellen Temperaturwechsel wird sie verfilzen.
Wenn Sie mit der Flotte keinen weiteren Farbgang planen, kann die Wolle im Farbbad auskühlen und anschließend kalt bis lauwarm mit einem Wollwaschmittel ausgewaschen werden. Sie muss so lange gespült werden, bis das Spülwasser klar ist. Nicht ausgespülte Farbreste werden sonst im Laufe der Zeit Haut und andere Kleidung einfärben. Sie dürfen die Wolle nicht auswringen, dies begünstigt wieder einmal das Verfilzen. Nehmen Sie die einzelnen Stränge aus dem Wasser und drücken Sie sie zwischen Daumen und Zeigefinger aus.
Die noch heiße Wolle muss aber sofort gewaschen werden, wenn Sie ein weiteres Farbbad mit der Flotte planen, oder nach einem Entwicklerbad. Dazu geben Sie das Färbgut zunächst in 90 °C heißes, klares Wasser. Nach 5 Minuten können Sie die Wolle herausnehmen, gut abtropfen lassen und ins nächste Waschbad mit etwas Wollwaschmittel geben. Dieses sollte jetzt 70 °C heiß sein. Wieder nach ungefähr 5 Minuten kommt die Wolle in ein weiteres Bad mit 60 °C heißem Wasser. Senken Sie auf diese Art und Weise die Temperatur der Waschbäder. Nach 3–4 Bädern sollte das Wasser klar und damit der Waschvorgang abgeschlossen sein.

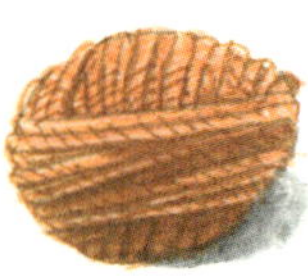

7. SCHRITT

Trocknen Zum Trocknen sollte die Wolle an einen schattigen und luftigen Ort gehängt werden.

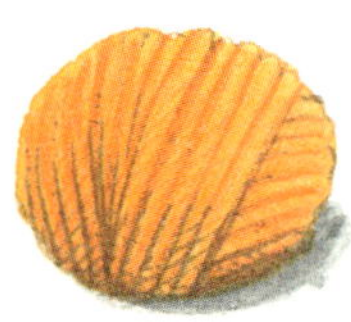

Bräuche, Zauber, Zeiger

Wir leben heute in einer Welt ohne Mystik. Früher bewegte man sich dagegen anders in der belebten Natur und der Umgang mit Pflanzen funktionierte nach besonderen Regeln. Man hielt sich an bestimmte Tage zum Sammeln, erkannte in den Pflanzen mehr als nur eine Ansammlung von Inhaltsstoffen und war von ihrer Einflussnahme auf einer nicht-sichtbaren Ebene überzeugt.

In der Lebenswelt der Menschen damals gab es kaum einen anderen Bereich, der von mehr sogenanntem Aberglauben durchwirkt war, wie der Umgang mit Pflanzen. Leider ist dieses Wissen heute so gut wie vergessen, genauso wie die Fähigkeit, die Natur zu beobachten und Schlüsse daraus zu ziehen – um beispielsweise das Wetter vorherzusagen.

Bei allem, was wir über dieses Thema heute noch wissen, kann man sagen, dass es nach Region und Epochen wandelbar gehandhabt wurde und die Bedeutungen einzelner Pflanzen und Gebräuche fließend ineinander übergingen.

Anhand der Namen können Sie oft erfahren, in welcher Form eine Pflanze schon seit langer Zeit in Gebrauch ist.

Mystisches und Mythologisches ...

Tiere In den Mythologien aller Völker spielen Tiere eine wichtige Rolle. Sie sind Symbole für Aspekte im spirituellen und im weltlichen Leben und werden gerne von Göttern und Helden als weltliche Erscheinungsform genutzt. In unseren Breiten sind es Eber, Bär und vor allem die Gans, die eine besondere Rolle spielen.

Der Eber ist wehrhaft, kann in Raserei verfallen und vor allem ist er fruchtbar. Der Bär symbolisiert Stärke. Er weckt den Frühling und verleiht allem Wachsenden und Werdenden Kraft.

Die Gans steht ebenfalls in einem engen Zusammenhang mit der Vegetation und ihrer Göttin (Seite 115f.). Viele Pflanzen, die mit den mitteleuropäischen Vegetationsgöttinnen in Verbindung standen, wurden auf den christlichen Marienkult übertragen. Sie werden heute noch bei Frauenleiden, Fruchtbarkeitsstörungen und Ähnlichem verwendet.

Heilige und Hirten Häufig sind auch christliche Heilige Namenspatrone für einzelne Pflanzen. Sie wurden und werden bei bestimmten Krankheiten angerufen, bei der auch die jeweilige Pflanze angewendet wird. Oft entwickelten sich die Heiligen aus den heidnischen Göttern und übernahmen deren Beziehung zur bestimmten Pflanze.

Der Bezug des Pflanzennamens auf den Beruf des Hirten lässt ebenfalls eine lange Tradition als Heilpflanze erkennen. Diese waren lange Zeit allein in der Natur unterwegs und mussten sich selbst helfen können. Außerdem wurden sie, den Geschichten nach, von den Naturgeistern in viele Geheimnisse eingeweiht.

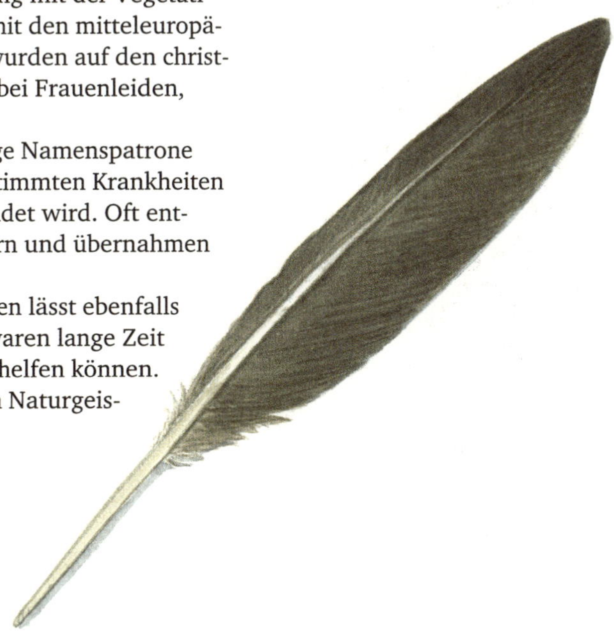

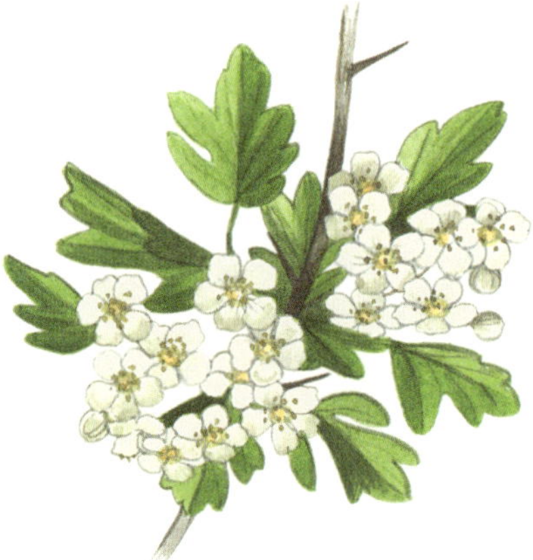

TIERISCHE NAMENSPATRONE
Bärlauch, Bärenklau, Eberwurz (Silberdistel), Klette („Arctium", der große Bär), Gänseblümchen, Gänsefingerkraut, Gänsekraut (Beifuß), Weißer Gänsefuß.

HEILIGE UND HIRTEN
Hirtentäschel, Johanniskraut, Kunigundenkraut (Wasserdost), Margerite, Ruprechtskraut.

PFLANZEN DER MYTHOLOGIE
Apfel, Beifuß, Birke, Eberesche, Haselnuss, Holunder, Kiefer, Linde, Schafgarbe, Spitzwegerich, Wegwarte, Weide, Weißdorn.

HECKEN UND HEXEN
Die alten Leute, vornehmlich alte Frauen, die die täglichen Arbeiten nicht mehr verrichten konnten, verbrachten einen großen Teil ihrer Zeit an der Hecke. Dort erfuhren sie von den Naturwesen auf der anderen Seite allerlei Brauchbares über Pflanzen. Sie waren die Hagezussen, die Hexen, und versorgten die Gemeinschaft mit ihrem heilkundlichen Wissen. Im englischen Begriff für alte Hexe „old hag" ist dieser Zusammenhang noch heute gut erkennbar.

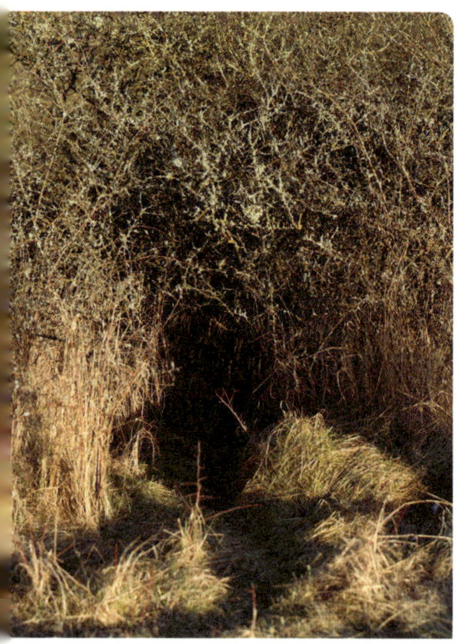

Mythologie In den Mythologien der Germanen, Kelten, Griechen und Römer spielen Pflanzen immer wieder eine besondere Rolle: entweder als Beistand, als Speise der Götter, als ihre Verkörperung auf der Erde oder als Heilkraut der Helden.
Geruch Der starke Geruch einer Pflanze konnte im Volksglauben Hexenflüche und Verzauberungen abwehren oder rückgängig machen. Dabei spielte es meist keine Rolle, ob der Geruch unangenehm wie bei Silberdistel und Baldrianwurzel oder wohlriechend wie bei Dost, Quendel und Wacholder war.
Gestalt In den stacheligen Pflanzenteilen etwa bei Disteln oder Wacholder verfingen sich die Geister und konnten abgewehrt werden. Auch manche Farbe sagte etwas über übernatürliche Kräfte aus. Rote Pflanzen galten zum Beispiel als guter Schutz gegen Blitze.
Standort Oft wurde die Ausstrahlung eines Ortes auf die Pflanzen übertragen, so wie bei Erle oder Weide. In der Nähe von Wasser gab es häufig Nebel, der auf die Menschen mystisch und manchmal unheimlich wirkte. Gleichzeitig war Wasser auch eine Pforte in die Anderswelt und Leben spendende Kraft.
Bei manchen Stellen, wie beispielsweise in den Astgabeln großer Bäume oder auf Felsen, war man überzeugt, dass die Pflanze nur durch Zauberhand dort gedeihen könne. Die bekanntesten Vertreter hierfür sind Eberesche, Farne und die im Buch nicht aufgeführte Mistel.
Hecken dienten frühen menschlichen Siedlungen als Schutz vor wilden Tieren und Naturgeistern. Dadurch wurden sie zu einer Pforte zwischen den Welten und ein Eingang zum Wissen.

Heckenpflanzen nicht im herkömmlichen, sondern im Sinne eines „Pfortenhüters" sind Berberitze, Eberesche, Erle, Gundermann, Haselnuss, Heckenrose, Holunder, Wacholder, Weide, Weißdorn.

Zauber und Orakel

Sympathiemagie ist ein relativ moderner Begriff. Er beschreibt die Übertragung einer Krankheit vom Mensch auf eine Pflanze. Dazu musste man meistens einen bestimmten Spruch aufsagen und eine Folge von Handlungen durchführen. Bei Leiden der inneren Organe wurde beispielsweise oft auf die betreffende Pflanze uriniert oder man musste ein Beutelchen mit ein paar Pflanzenteilen rückwärts in ein fließendes Gewässer werfen.

Amulette Pflanzenamulette dienten meistens als Schutz gegen Dämonen, Hexen oder Krankheiten. Wobei die Ursache einer Erkrankung allerdings bis weit in die Neuzeit oft als ein Hexenfluch angesehen wurde. Es gab aber auch Pflanzenamulette, die ihrem Träger ein bestimmtes Attribut verleihen sollten. Dazu gehörten besondere Ausstrahlung, Selbstbewusstsein, Aufmerksamkeit des Angebeteten, Glück, Überzeugungskraft bis hin zur Unverwundbarkeit. Manchmal sagte man auch dem Verspeisen spezieller Pflanzen an bestimmten Tagen eine ähnliche Wirkung nach.
Der moderne Mensch kennt auch heute noch seine Talismane und Glücksbringer. Ein besonders großer Unterschied zu Kräuteramuletten besteht da eigentlich nicht.

Haus und Hof Das Prinzip der Amulette wurde auch auf Hof und Haus übertragen. Die hier benutzten Pflanzen dienten ebenfalls als Schutz gegen Krankheit und Verhexungen, meistens sollten sie allerdings Blitz, Feuer und Unwetter fernhalten. Zu diesem Zweck brachte man sie an den Eingangstüren oder auf dem Giebel an.

Räuchern Auch dem Räuchern wurde allerlei Zauberwirkung zugeschrieben. Dieses Thema wird ab Seite 100 ausführlich behandelt.

Waschen Dem Waschen mit Tau sagte man nach, dass es Schönheit oder besondere Kräfte verlieh. Natürlich durfte es nicht irgendein Tau sein, sondern derjenige, der an bestimmten Pflanzen zu finden ist.

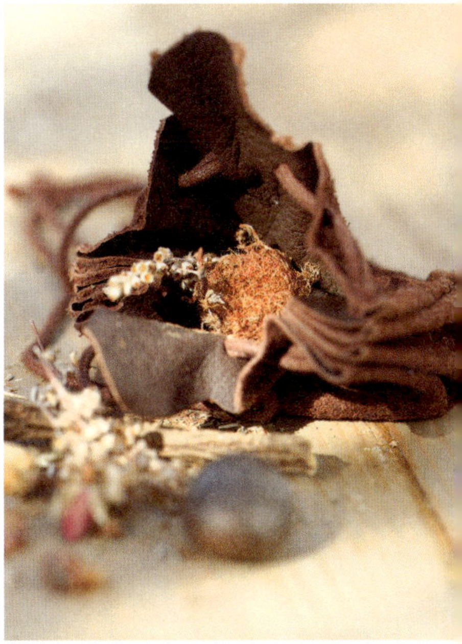

Ein Medizinbeutelchen, gefüllt mit Zauberpflanzen und anderen „Kraftobjekten".

PFLANZEN DER SYMPATHIEMAGIE
Berberitze, Braunwurz, Gänsefingerkraut, Hirtentäschel, Klatschmohn, Nelkenwurz, Rossminze, Ruprechtskraut, Spitzwegerich, Weidenröschen.

„ZAUBERSPEISEN"
Bärenklau, Bärlauch, Erdbeere, Gänseblümchen, Klette, Rainfarn, Schlehe, Wiesenschaumkraut, Wilde Möhre, Veilchen.

AMULETTPFLANZEN
Adlerfarn, Beifuß, Blutwurz, Eberesche, Gänsefingerkraut, Gundermann, Guter Heinrich, Heckenrose, Holzapfel, Klee, Löwenzahn, Silberdistel, Spitzwegerich, Taubnessel, Wegwarte.

AMULETT HERSTELLEN
Sammeln Sie die Pflanzenteile Ihrer Wahl und füllen sie in ein kleines Leinensäckchen, das Sie sich um den Hals hängen oder bei sich tragen können. Getrocknete Wurzelscheiben können Sie bei einer Stärke von 1 cm auch als Anhänger an einer Kette tragen.

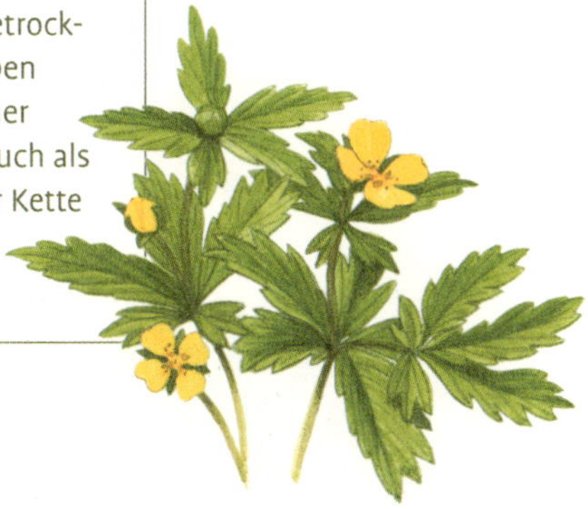

SCHUTZPFLANZEN
37 der vorgestellten Pflanzen dienten im Volksbrauchtum zum Schutz vor Unwettern, Hexen, Zauber und Krankheiten. Die wichtigsten davon sind Engelwurz, Silberdistel, Johanniskraut, Wacholder, Dost, Königskerze und Baldrian. Weitere Schutzfunktionen erfüllen Wilde Möhre (Schlangen), Linde (Diebe) und Haselnuss, die den Reisenden schützt.

SCHÖNHEITSTAU
Frauenmantel, Karde, Klee.

ORAKELPFLANZEN
Ampfer, Beifuß, Erdbeere, Haselnuss, Heidelbeere, Holzapfel, Klatschmohn, Löwenzahn, Malve, Margerite, Rotklee, Schafgarbe, Spitzwegerich.

PFLANZEN ZUR HELLSICHTIGKEIT
Beifuß, Blutweiderich, Gundermann, Wegwarte.

Weissagungen Jeder kennt wahrscheinlich noch das Gänseblümchenorakel „Er liebt mich, er liebt mich nicht" ... Derlei gab es viel und meistens drehte es sich auch um die Liebe oder die zukünftige Kinderzahl oder die Lebensdauer. Man zupfte wie beim Gänseblümchen die Blütenblätter ab und beobachtete, wie sich Früchte im Feuer verhielten, wie weit Samen sprangen oder Adern beim Abreißen eines Blattes herausstanden. Aber auch die Art und Weise, wie eine Pflanze gewachsen war, konnte dem Kundigen die „Nebel der Zukunft lüften".
Hellsichtigkeit im Traum Man bediente sich bestimmter Pflanzen, legte sie zum Beispiel unter das Kopfkissen, trank einen Tee oder verräucherte sie vor dem Zubettgehen. Auf diese Weise schenkten sie dem Schlaf die Kraft der Vorhersagen. Dazu musste ein Kraut aber keine psychoaktive Wirkung haben.

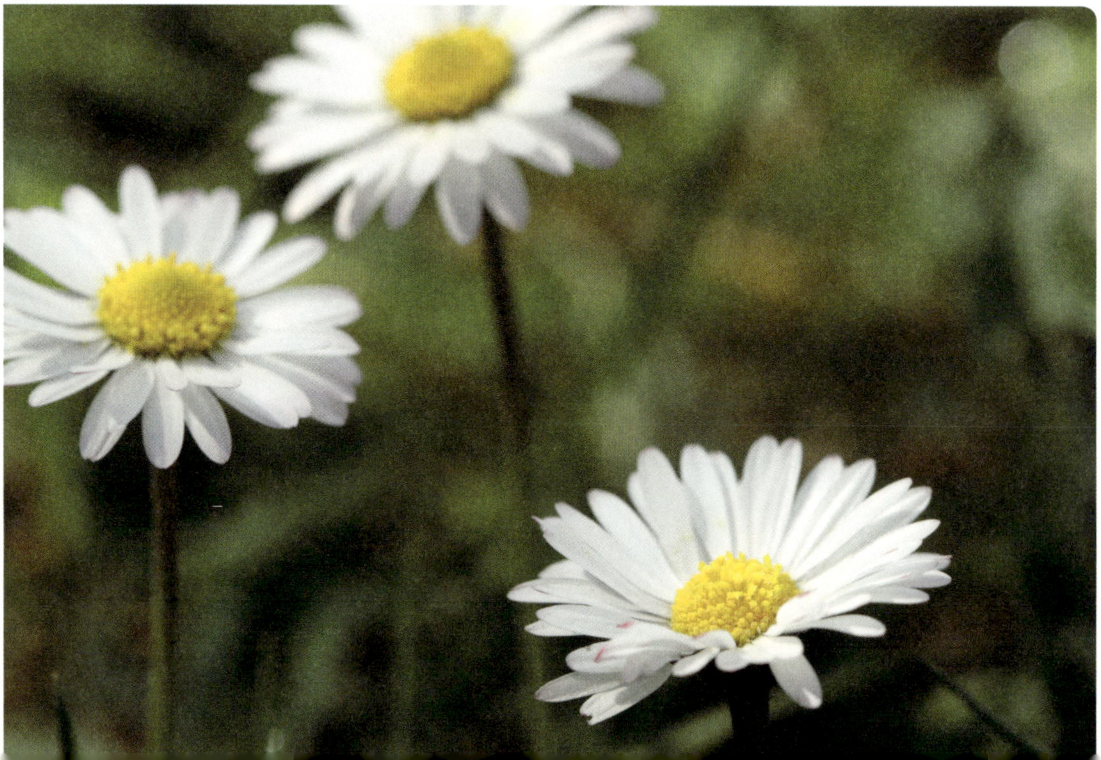

Zeigerpflanzen

Wetter Einige Pflanzen können durch ihre unmittelbaren Reaktionen auf Luftdruck und Luftfeuchtigkeit einen akuten Wetterwechsel anzeigen. Dies äußert sich meistens durch das Schließen der Blüte, das Einfalten der Blätter oder durch einen bestimmten Geruch, den die Pflanze dann verströmt.
Ernte Durch die Art und Weise, wie eine Pflanze gedeiht, konnten die Bauern den Jahreszeitenverlauf vorhersagen und eine Aussage über die kommende Ernte treffen.
Eine der häufigsten Aussagen „Viele Früchte – harter Winter“ könnte aber auch einfach darauf zurückgehen, dass man bei vielen Früchten auf einen harten Winter gut vorbereitet war und keinen Hunger zu befürchten hatte. Leider verlieren im Zuge des derzeitigen Klimawandels viele Bauernregeln an Zuverlässigkeit, da sie auf jahrhundertelangen Beobachtungen basieren, in denen das Klima relativ stabil war.
Bodeneigenschaften Jede Pflanze hat bestimmte Ansprüche an ihren Standort. Daher zeigt sie auch immer die Bodeneigenschaften dieses Standortes an (wie lehmig, humos) oder das Vorkommen bestimmter Metalle sowie unterirdischer Wasserläufe.
Störzonen Wasseradern und punktuelle Anomalien im Magnetfeld sind Beispiele für Störzonen. Es gibt eine Anzahl an Pflanzen, die an solchen Plätzen entweder gut oder schlecht gedeihen.

WETTERPFLANZEN
Frauenmantel, Gänseblümchen, Kiefer, Klatschmohn, Königskerze, Labkraut, Sauerklee, Silberdistel, Steinklee.

BODENANZEIGER
Birke, Brennnessel, Brunnenkresse, Heide, Hirtentäschel, Huflattich, Karde, Löwenzahn, Schlehe, Wasserdost, Weide.

STÖRZONENANZEIGER
Brennnessel, Efeu, Eiche, Hirtentäschel, Pestwurz.

ERNTEANZEIGER
Berberitze, Brombeere, Efeu, Erdbeere, Esche, Haselnuss, Heide, Hopfen, Odermennig, Schlehe, Schlüsselblume, Weißdorn, Wiesenschaumkraut.

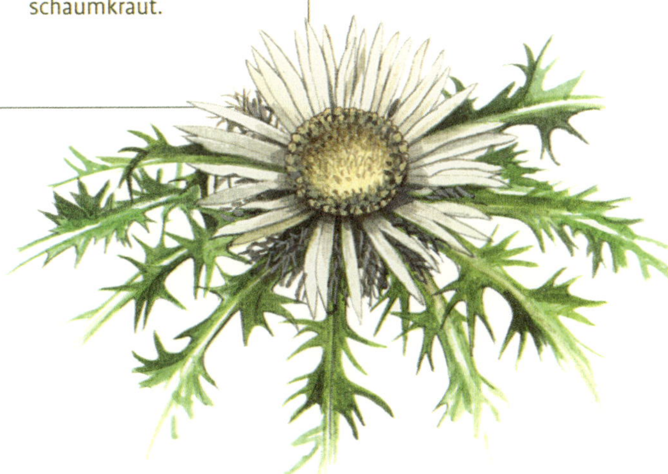

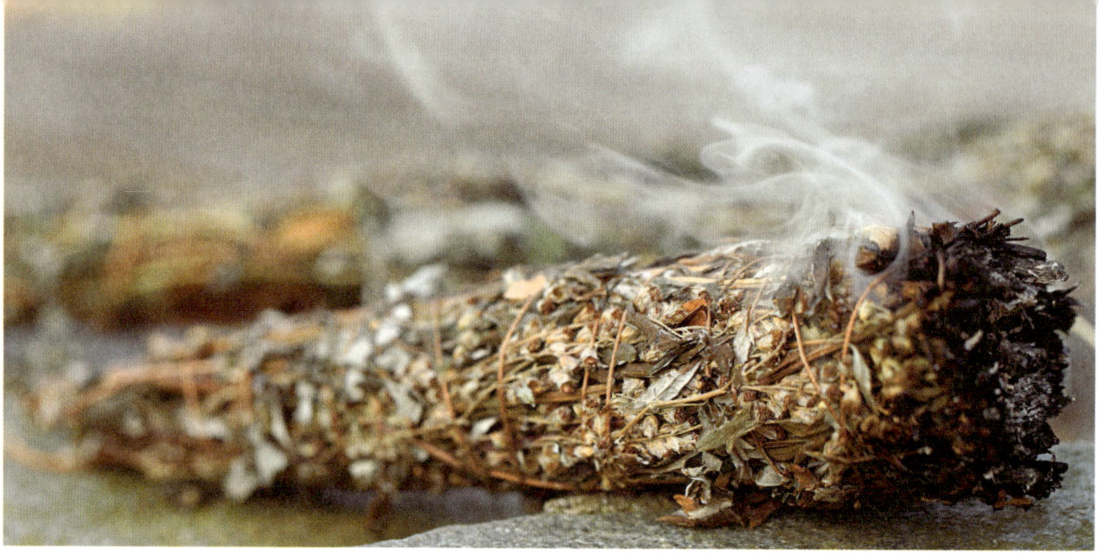

Räuchern

In der Glut löst sich die materielle Form der Pflanze auf, ihr Geist wird frei und kann auf einer spirituellen und körperlichen Ebene heilen, schützen oder Botschaften übermitteln. In diesem Bewusstsein wurde in der Vergangenheit zu vielen Gelegenheiten und an speziellen Tagen geräuchert. Es wurden damit Rituale eingeleitet und diverse Übergänge begleitet. Solche Übergänge waren zum Beispiel Geburt, Tod oder das Heranreifen eines Kindes zum Erwachsenen.

Ob Harz, Holz oder Kraut: Räucherstoffe müssen immer gut abgetrocknet sein.

Das Räuchern ist eine Tradition, die seit einiger Zeit an Popularität gewinnt. Neben dem traditionellen Gebrauch räuchert man heute auch, um sich in bestimmte Stimmungen zu versetzen, die Konzentration zu fördern oder einfach aus Freude am guten Geruch. Häufig dient es auch als Einstimmung auf ein Seminar.

RÄUCHERBUSCHEN BINDEN

Material

reißfestes, nicht synthetisches Garn
getrocknete Kräuter (als „Grundstock" eignet sich Beifuß sehr gut)

So geht's

» Breiten Sie den Beifuß oder ein anderes Kraut aus und legen Sie die anderen Pflanzenteile darauf,
» legen Sie das Ganze nun zu einem Bündel zusammen,
» knoten Sie den Anfang des Bündels fest zusammen, wickeln das Garn in 2-cm-Abständen fest darum und machen alle 5–8 cm einen Zwischenknoten.
» Beim Binden kommt es darauf an, dass die Pflanzen sehr fest aneinanderliegen, damit sie beim Anzünden gut durchglühen. Die Zwischenknoten verhindern ein Auflösen des Buschens beim Abbrennen.

ABBRENNEN EINES RÄUCHERBUSCHENS

Zünden Sie Ihren Buschen an und lassen Sie ihn kurz brennen. Am Anfang werden Sie durch etwas Pusten der Glut noch nachhelfen müssen. Wenn Sie in geschlossenen Räumen räuchern, sollten Sie immer einen Teller parat haben, der gelegentlich herabfallende Glutstückchen auffängt. Beim Ausmachen eines Buschen achten Sie bitte darauf, dass die Glut auch wirklich erloschen ist. Am besten stecken Sie ihn kopfüber in eine Schale mit Sand.

RÄUCHERMISCHUNG MÖRSERN

Material

Mörser (am besten nur zu diesem Zweck verwenden)
Harze, eventuell Kräuter

So geht‘s

» Die getrockneten Kräuter zunächst zerkleinern,
» dann mit den Harzen in einem Möser zu einem Pulver verarbeiten.
» Je feiner das Pulver, desto besser brennt die Mischung ab.
» Zur Lagerung sollten Sie die Mischung in einem luftdichten Gefäß aufbewahren.

RÄUCHERMISCHUNG ABBRENNEN

Räucherkohle erhalten Sie im Fachhandel. Diese zünden Sie in einem Schälchen mit Sand an und warten, bis sie durchgeglüht ist. Damit die Mischung richtig verbrennt, geben Sie immer nur wenig davon auf die Kohle. Nicht verglühte Bestandteile sollten Sie zwischendurch von der Kohle entfernt, da sie sonst anfangen zu schwelen und zu stinken.

HARZ ERNTEN UND RÄUCHERN

Harz dient dem Baum als Wundverschluss. Daher sollten Sie genauestens darauf achten, dass Sie beim Entfernen eines Harzstückes die Wunde an der Rinde nicht erneut aufreißen. Um ein Harz räuchern zu können, sollte es vollkommen abgetrocknet sein, was sehr lange dauern kann.

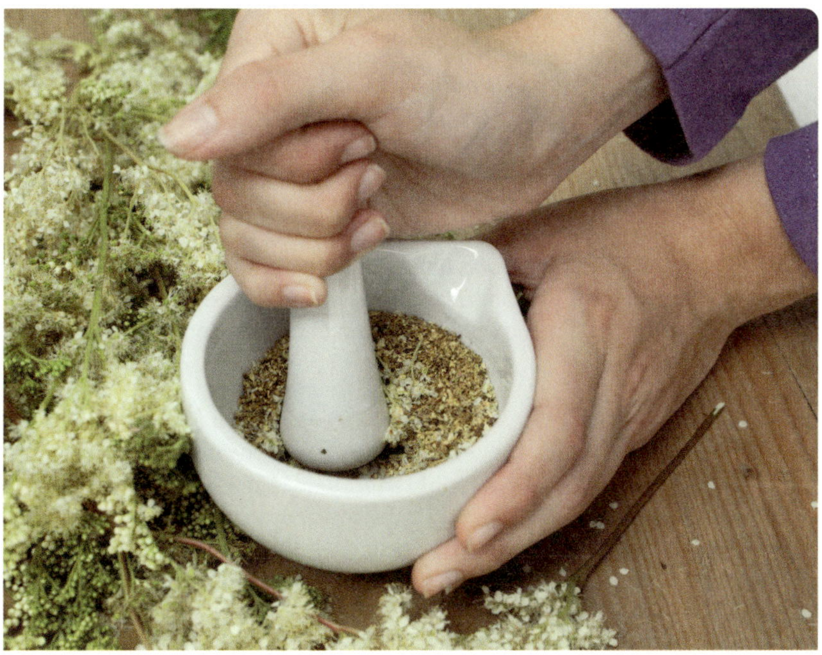

WAS EIGNET SICH ZUM RÄUCHERN?

HARZE & HÖLZER

Efeu, Eberesche, Fichte, Kiefer, Wacholder, Weide.

KRAUT, BLÜTEN & KNOSPEN

Baldrian, Beifuß, Brennnessel, Dost Engelwurz, Esche, Heckenrose, Holunder, Hopfen, Johanniskraut, Königskerze, Labkraut, Mädesüß, Minze, Pappel, Rainfarn, Quendel, Steinklee, Wasserdost.

Traditioneller Gebrauch von Pflanzen an Festtagen

Alle christlichen Festtage haben heidnische Wurzeln, die sich am Vegetationszyklus der Natur orientierten. Dementsprechend wurden auch spezielle Pflanzen, stellvertretend für die Phasen der Vegetation, den einzelnen Festtagen zugeordnet.

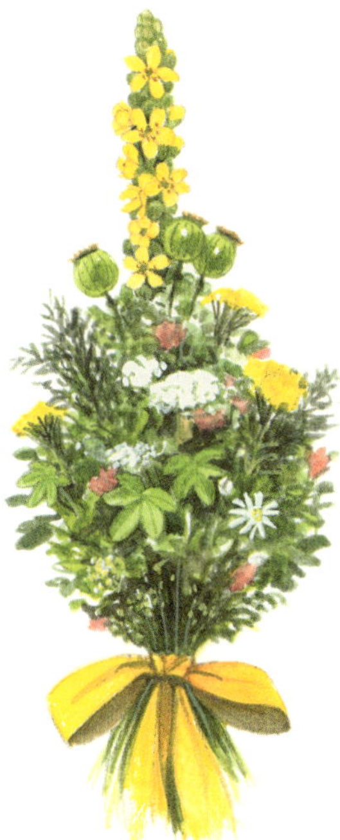

BUSCHEN

Kräuterbuschen wurden an besonderen Tagen gefertigt und meistens in der Kirche gesegnet. Sie dienten als Jahresapotheke mit besonderer, teils zauberkräftiger Wirkung. Der gesamte Buschen oder einzelne Kräuter wurden zu Heilmitteln verarbeitet, geräuchert oder an bestimmten Stellen im Haus aufgehängt.
Heute kennt man vor allem noch den Palm- und den Mariä-Himmelfahrts-Buschen. Die Zusammensetzung der Kräuter ist und war dabei regional abhängig.
Palmbuschen Der Palmbuschen diente in erster Linie der Sympathiemagie, um Spuk auszutreiben und die Felder vor Unwettern zu schützen.
Mariä-Himmelfahrts-Buschen Hier vereinen sich vor allem Kräuter der Frauenheilkunde mit Fruchtbarkeit spendenden und schutzmagischen Pflanzen.

PALMBUSCHEN
Fast immer dabei:
Weide, Haselnuss, Wacholder, Birke, (Buchs) und Fichte.

MARIÄ-HIMMELFAHRTS-BUSCHEN
Fast immer dabei:
Königskerze, Frauenmantel, Schafgarbe, Beifuß, Labkraut, Johanniskraut, Dost, Rainfarn, Klee, Baldrian.

GRÜNDONNERSTAGSSUPPE
Die folgenden Kräuter waren mit sehr großer Wahrscheinlichkeit überregionale Bestandteile: Bärlauch, Brennnessel, Gänseblümchen, Giersch, Gundermann, Löwenzahn, Sauerampfer, Spitzwegerich, Vogelmiere.

GRÜNDONNERSTAGSSUPPE

Die Gründonnerstagsuppe ist bis heute zumindest im süddeutschen Raum eine beliebte Kultspeise. Ursprünglich war es ein Dankesmahl an die wiederkehrende Kraft der Vegetation und eine Möglichkeit, eben diese Kraft zu verinnerlichen. Je nach Region bestand sie aus unterschiedlichen Wildkräutern. Die Anzahl der Pflanzen schwankte zwischen 9, 77 und 99.

RAUNÄCHTE

Die Raunächte beginnen an Weihnachten und enden mit den Heiligen Drei Königen. Sie sind eine Zeit voller Brauchtum, mittlerweile gibt es ganze Bücher darüber. Ein paar der wichtigsten Rituale und eine grundsätzliche Erläuterung werden in den folgenden Abschnitten beschrieben.
Ein Sonnenjahr ist 11 Tage und 12 Nächte länger als 12 Mondzyklen. Diese Beobachtung bewegte unsere Vorfahren dazu, Mythen zu spinnen und Bräuche zu etablieren. Die „fehlenden Nächte“ wurden der dunkelsten und damit mystischsten Zeit im Jahr zugeschrieben. Man glaubte, dass die

wilden Naturkräfte in den Raunächten ihr Unwesen trieben. Daher war es unerlässlich, sich vor diesen zu schützen und sich an bestimmte Regeln zu halten, um sie nicht zu erzürnen.

Neunerleihölzer 3 × 3 Hölzer wurden in den Nächten auf diverse Festtage, wie den Karfreitag, den Johannistag oder auf den 1. Mai, verbrannt. Am längsten hat sich dieses Brauchtum während der Raunächte erhalten.

Die Feuer dienten zum Schutz vor Krankheiten oder Flüchen und für die Fruchtbarkeit von Vieh und Feld. Wie vieles im Brauchtum war auch die Auswahl der Hölzer regional unterschiedlich, konkrete Angaben sucht man in der Literatur vergeblich.

Aufgrund ihrer Stellung im Volksbrauchtum wäre die Zusammensetzung der Neunerleihölzer während der Raunächte aus den folgenden Bäumen durchaus denkbar:

» Apfel: Nahrungsquelle, Fruchtbarkeit
» Birke: verkörpert den kommenden Frühling
» Eiche: Stärke
» Esche: Lichtbaum
» Fichte, Tanne und Kiefer: immergrüne Nadelbäume hielten die Vegetationskraft den Winter über lebendig
» Haselnuss: Symbol für Fruchtbarkeit
» Wacholder: Schutz
» Weißdorn: rote Beeren als ein Zeichen für das Leben, Heckenpflanze

Julblock Der Julblock ist ein fester Bestandteil alter Raunachtsbräuche und wird bei der Eiche auf Seite 251 näher erläutert.

Räuchern In den Raunächten wurden Haus und Stall fleißig geräuchert. Man wollte das vergangene Jahr gut abschließen und das neue mit Wohlwollen begrüßen. Außerdem musste man sich vor den Geistern schützen, die in diesen zwölf Nächten ihr Unwesen trieben.

Die Zeit zwischen den Jahren mit Räuchern zu begleiten, ist gerade in unserer schnelllebigen Welt eine schöne Möglichkeit zur Einkehr und Besinnung.

DIE LOSNÄCHTE
Jede Nacht während der Raunächte steht für einen Monat. Die Träume der ersten Nacht erfüllen sich im Januar, die der zweiten Nacht im Februar und so weiter.

DIE ZAHL 3
Es spielt fast keine Rolle, auf welche Kultur man blickt: Fast allen ist die Zahl 3 heilig. Jeder kennt die Dreifaltigkeit der christlichen Kirche. Bei den heidnischen Völkern Mitteleuropas existierte die Dreigesichtige Göttin. Sie symbolisierte Jugend, Reife und Alter. Die Germanen hatten ihre 3 Nornen, die an den Fäden der Vergangenheit, der Gegenwart und der Zukunft sponnen. Und die Griechen hatten ihre Hekate mit ihren 2 Schwestern.

REZEPT FÜR EINE RAUNACHTSRÄUCHERUNG
Beifuß: Reinigung, Orakel; Wacholder: Reinigung, Schutz; Engelwurz: Reinigung, Segnung; Schafgarbe: Orakel; Dost: Schutz; Kiefer: Licht; Eschensamen: Reinigung, Licht
Zusätzlich für die 2. Hälfte:
Minze: Reinigung; Baldrian, Hopfen: Orakel; Johanniskraut, Mädesüß: Neubeginn, Licht; Rose: Segnung

BESONDERE TAGE

Die Termine für besondere Erntetage wurzeln im Brauchtum. Sie können sie in der Ernteanleitung auf Seite 11 finden.

Wildkräuter im Porträt

„Wieso in die Ferne schweifen, wenn das Gute liegt so nah". Ein Spruch, der sich auch auf unsere heimische Flora bezieht. Lassen Sie sich von den folgenden Pflanzenporträts inspirieren, entdecken Sie die Schönheit unserer Kräuterwelt und begeistern Sie sich für ihre reichhaltigen Anwendungen.

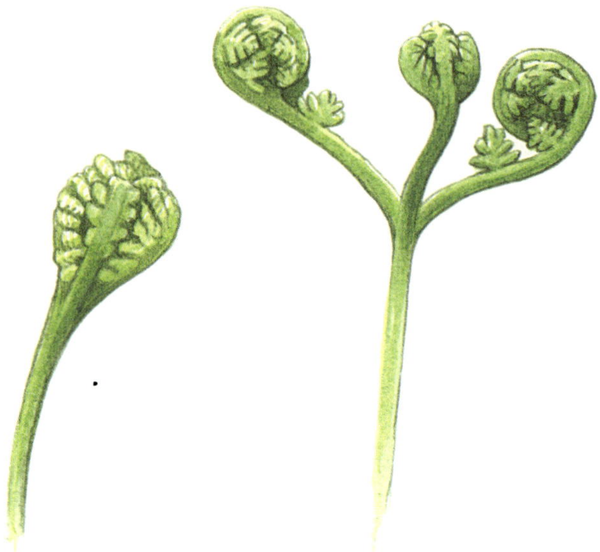

Adlerfarn Pteridium aquilinum

Farne sind, ähnlich wie Schachtelhalme, erdgeschichtlich gesehen Dinosaurier unserer Flora. Einst wurde die Erde von Wäldern aus riesigen Baumfarnen bedeckt. Relikte dieser Wälder mit etwas kleineren Exemplaren (bis zu 20 m hoch), können Sie heute nur noch in tropischem und subtropischem Klima finden.

Adlerfarne können ein unglaubliches Alter erreichen. Forscher entdeckten Exemplare mit einem über 60 m langen Wurzelwerk und schätzten das Alter der Pflanze auf 1 500 Jahre.

Küche

Wenn Sie den Farn als Wildgemüse einmal ausprobieren wollen, müssen Sie bedenken, dass er im jungen Zustand ein Blausäureglykosid enthält. Später reihen sich noch ein paar weitere Giftstoffe dazu. Daher wird er in der modernen Kräuterheilkunde auch kaum mehr verwendet. Wenn man über ihn als Wildgemüse urteilt, muss man aber wissen, dass eine heilkundliche Therapie einen intensiveren Genuss als den Küchengebrauch voraussetzt.

Blätter Die noch eingeringelten Blätter können von April bis Mai gekocht werden. Sie sollten ihnen allerdings dazu vorher den „Pelz" schälen.

Wurzel Die Wurzel kann von März bis April und von September bis November in geschältem Zustand gekocht oder getrocknet werden. Sie enthält getrocknet bis zu 60% Stärke und wurde daher in Notzeiten gerne als Streckmehl verwendet.

Haus- und Heilmittel

Die Blätter können Sie für Heilzwecke von April bis September sammeln und die Wurzel von März bis April oder im Oktober/November.

Salbe Die Salbe aus der Wurzel nach dem Grundrezept auf Seite 51 hilft bei Schnittwunden und Schrammen.

Ein Farnkräuterkissen muss vor seiner Verwendung nicht erwärmt werden.

Kräuterkissen Das getrocknete Farnkraut in ein Kissen gepackt hilft bei Gliederschmerzen, Rheuma, Zahn- und Kopfschmerzen und bei Krämpfen. Auch bei Schwerhörigkeit, als Folge einer Erkältung oder eines Zugs, hilft das Farnkrautkissen, besser noch wäre allerdings ein kleines Säckchen mit den Sporen.

Familie:	Adlerfarngewächse
Standort:	Wälder, Kahlschläge, Weiden
Aussehen:	60–200 cm hohe, ausdauernde Pflanze; Blätter: 2- bis 4-fach gefiederte Wedel mit gelblichen Stielen (im Querschnitt adlerähnliche Figur)
Verwechslungsgefahr:	andere Farne, gefährlich
Blütezeit:	Juli – Oktober (Sporenbildung)
Erntezeit:	März – November
Inhaltsstoffe:	Wurzel: Pteroside, ätherische Öle, Gerbstoffe, Zucker, Stärke (im Winter bis zu 45%)

Fußbad Das Bad aus der Wurzel heilt schwere, krampfartige Gichtleiden. Nehmen Sie für 8 – 14 Tage täglich ein Bad.
Kompresse Wenn Sie aufgrund mangelnder Durchblutung „offene Füße" haben, können Sie die Wurzeln in Essig auskochen und mit dem Sud nach dem Grundrezept auf Seite 48 eine Kompresse anlegen. Bei einem Kropf und bei rheumatischer Steifheit soll eine Kompresse mit einer Weinauskochung der Wurzel helfen.
Frischkrautauflage Ein frisches Blatt Adlerfarn erwärmt die Füße und nimmt ihnen die Müdigkeit. Pfarrer Künzle schreibt ihm auch eine sofortige Wirkung bei Fuß- und Wadenkrämpfen zu.

Handwerk

Haushalt Der Farn vertreibt so allerlei Kleingetier. Aus den Betten die Flöhe, aus dem Stall das Ungeziefer, aus dem Haus die Wanzen und aus dem Garten unliebsame Insekten. Dazu können Sie ihn nach dem Trocknen verräuchern, mit ins Kissen oder die Matratze stecken, ausstreuen oder in Bündeln aufhängen.
Speisen, die in seine Blätter gewickelt werden, halten länger.

Bräuche, Zauber, Zeiger

Zauber Der Teufel flieht vorm Farn, der Blitz wird ferngehalten und der Farn bietet vor Hexen und Unholden Schutz. Vor allem mit den Farnsporen betrieb man sehr viel Zauberei, insbesondere im Bereich der Liebe. Sie machten unsichtbar, ließen ihren Träger Schätze entdecken, man konnte mit ihnen Tiere verstehen und unedles Metall zu Gold verwandeln oder das vorhandene Gold vermehren.
Zeiger Der Adlerfarn meidet kalkhaltige Böden.

Viele Kräuterkenner meiden den Farn generell als Heilmittel. Von seiner inneren Anwendung ist tatsächlich auch abzuraten. Alle Farne wurden gerne, erfolgreich, als Wurmmittel verwendet. Die Nebenwirkung dieser Therapie ist aber nicht unbedenklich. So wurde der Adlerfarn bis ins 19. Jahrhundert ebenfalls als Abtreibungsmittel verwendet.
Der Kräuterpfarrer Künzle mied den Adlerfarn zwar auch bezüglich der innerlichen Anwendung, lobte aber seine äußerliche Wirkung in höchsten Tönen.

ADLERFARNFUSSBAD
Dekokt aus 1–2 Handvoll Wurzeln dem Fußbad hinzufügen.

Noch heute sagt man dem Farn eine Schutzwirkung gegen Erdstrahlen zu.

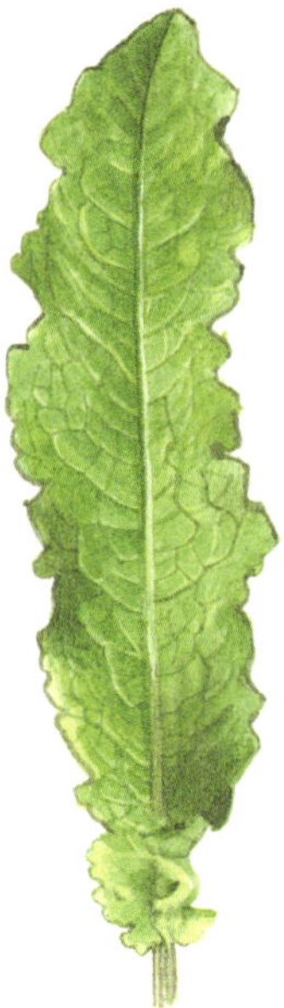

Familie: Knöterichgewächse
Standort: Wegränder, Äcker, Wiesen
Aussehen: 50–100 cm hohe Staude; Blätter lanzettlich, am Rand wellig kraus; Blüte 3–5 mm, rötlich, in rispigen Blütenständen
Verwechslungsgefahr: mit anderen Ampferarten, ungefährlich
Blütezeit: Juni – Oktober
Erntezeit: Mai – Oktober
Inhaltsstoffe: bisher nicht untersucht

Ampfer Rumex crispus, R.obtusifolius

Der Krause und stumpfblättrige Ampfer, verflucht von den Bauern, gemieden von allen Wiederkäuern, Pferden, Eseln und Ponys, ist auf einer abgeweideten Wiese die letzte Pflanze, die noch steht. Die Einzigen, die ihn mögen, sind die Ziegen. Sie fressen ihn sogar, wenn er schon vertrocknet ist und von Käfern zerfressen.

Es gibt kaum eine widerstandsfähigere Wurzel als die des Ampfers. Aus dem Beet gerupft überdauert sie Fröste und Sommerglut und treibt im nächsten Jahr aufs Neue. In der Erde reicht dazu bereits ein winziges Wurzelrestchen aus.

AMPFERTEE
Infus aus 2 EL Blättern, 1 EL Wurzeln auf ½ l Wasser, 2 Tassen täglich.

GELBE FARBE FÜR 500 G WOLLE
Farbflotte: 2 kg frische Blätter/Kraut in 12–15 l Wasser 12 Stunden einweichen, anschließend 1 Stunde auskochen und abseihen.

Haus- und Heilmittel

Als Hausmittel sammeln Sie den Ampfer am besten von Mai bis September.
Tee Für den Tee können Sie alle Teile der Pflanze verwenden. Er regt den Gallefluss an, wirkt leicht abführend, blutreinigend und hilft bei Schuppenflechte, Ekzemen, Gicht und Rheuma.
Frischkrautauflage Zerrieben lindert er Brennnesselreizungen und Insektenstiche. Als ganzes Blatt kühlt er die jeweilige Hautstelle – eine Wohltat in einem heißen Sommer.

Handwerk

Färben Die frischen Blätter des Ampfers färben Wolle leuchtend gelb. Wenn Sie das gesamte Kraut verwenden, verliert die Farbe etwas an Reinheit. Sie können den Ampfer die ganze Vegetationszeit hindurch ernten.

Bräuche, Zauber, Zeiger

Bräuche Der Ampfer war in Schwaben Teil des Mariä-Himmelfahrts-Buschen (Seite 102). Er wurde dem Vieh gegen Durchfall mit ins Futter gegeben oder zum gleichen Zweck im Stall verräuchert.
Die Richtung, in der die oft gebogene Wurzel des Ampfers wies, deutete den Jäterinnen und Schnitterinnen die Richtung, aus der ihr Liebster kommen würde.
Zeiger Krauser und sumpfblättriger Ampfer sind verlässliche Stickstoffanzeiger.

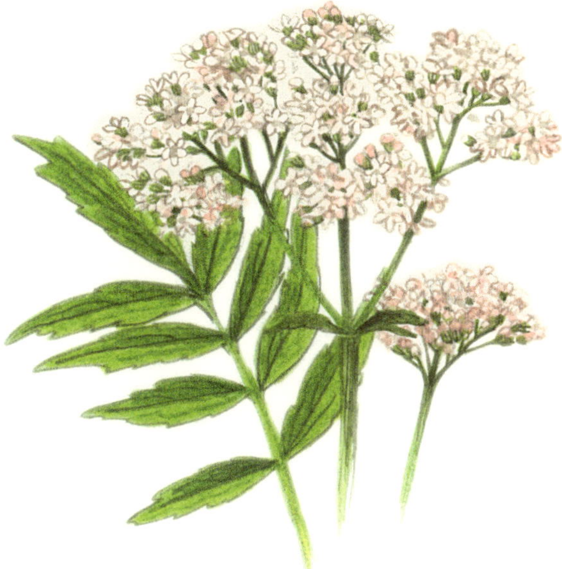

Valeriana officinalis **Baldrian**

Der Echte Arzneibaldrian ist eine sehr liebliche Pflanze, deren Äußeres die überwältigende Wirkung auf Katzen nicht erahnen lässt. Diese sind nicht mehr zu bändigen, haben sie erstmal den Geruch der Wurzel in der Nase. Sie sabbern, schnurren und wälzen sich darin, den Grund finden Sie auf Seite 138.

Küche

Blätter Die jungen Blätter können Sie von April bis Mai roh oder gekocht essen.

Blüte Die Blüten des Baldrians eignen sich von Mai bis Juni für Kräuterlimonaden, als Deko oder zum Aromatisieren von Süßspeisen.

Haus- und Heilmittel

In der Heilkunde verwendet man die Wurzel des Baldrians. Diese können Sie im Frühjahr von März bis April oder im Herbst zwischen September und November graben.

Tee Der Tee wirkt allgemein beruhigend, entspannend und entwässernd. Er wird verwendet bei Ein- und Durchschlafstörungen, nervösen Magen-Darm-Beschwerden, nervösen Herzbeschwerden, Erregungszuständen, Koliken und bei erhöhtem Muskeltonus. Er kann begleitend bei leichter Schilddrüsenüberfunktion getrunken werden, hilft bei Beschwerden in den Wechseljahren und fördert einen erholsamen Schlaf. Sie können ihn auch zur Unterstützung bei diversen psychischen Problemen wie Schreckhaftigkeit, Traurigkeit, Platz- und Prüfungsangst trinken. Abends wird er Sie schläfrig machen, tagsüber entfaltet er seine entkrampfende und beruhigende Wirkung.

Tinktur Die Tinktur nach dem Grundrezept auf Seite 48 hat den gleichen Anwendungsbereich wie der Tee. Nehmen Sie 1-mal täglich 20–30 Tropfen zusammen mit Honig ein. Bei manchen Menschen kann diese Art der Anwendung jedoch Kopfschmerzen verursachen.

Der Sumpfbaldrian (*V. dioica*) steht auf der Vormerkliste für gefährdete Pflanzen.

Baldrian darf nicht in Kombination mit chemischen Schlafmitteln eingenommen werden, da er die Wirkung dieser Medikamente verstärkt.

GUTE-NACHT-TEE

Dekokt aus 1–2 EL auf 1/2 l Wasser, 2–3 Tassen täglich. Trinken Sie nicht mehr als 3 Tassen täglich, da eine Überdosierung Ihnen den Schlaf rauben kann. Menschen, die zu Kopfweh neigen, sollten eine Teekur nach 2–3 Wochen für eine ebenso lange Zeit unterbrechen.

ENTSPANNENDES BALDRIANBAD
2–5 EL Tinktur mit 2 l Tee oder einen Dekokt aus 6–8 EL auf 2 l Wasser dem Bad hinzufügen.

KOMPRESSENTEE
Dekokt aus 1–2 EL auf ¼ l Wasser.

Familie:	Baldriangewächse
Standort:	Bach- und Grabenränder, nasse nährstoffreiche Sumpfböden
Aussehen:	40–150 cm hohe Staude; Blatt gefiedert, mit 7–11 lanzettlichen gesägten Blättchen ; Blüte 5 mm, rosa-weiß, in dichten rundlichen Büscheln
Verwechslungsgefahr:	keine
Blütezeit:	Mai – August
Erntezeit:	März – Juni, September – November
Inhaltsstoffe:	ätherische Öle, Valerensäure, Alkaloidspuren

Bad Ein Bad aus Baldrian fördert den Schlaf, wirkt entspannend, regt Stoffwechsel und Kreislauf an, ohne aufzuputschen.
Kompresse Zur Behandlung von Muskelkrämpfen können Sie eine Kompresse mit der Tinktur nach dem Grundrezept auf Seite 48 anlegen. Verdünnen Sie dazu die Tinktur mit Wasser in einem Verhältnis von 3:1.
Bei wiederkehrenden Geschwüren, Wunden und zum Ziehen von Holzsplittern eignet sich eine Teekompresse.

Handwerk

Haushalt Sie können die Wurzeln in einem kleinen Säckchen zwischen Ihren Kleidern aufbewahren und vertreiben damit Motten. Allerdings müssen Sie sich bewusst sein, dass der Geruch des Baldrians recht gewöhnungsbedürftig ist.

Bräuche, Zauber, Zeiger

Bräuche Baldrian war ein beliebtes Mittel zum Schutz vor der Pest. Ein sächsisches Sprichwort hieß: „Trinkt Baldrian, sonst müsst ihr alle dran“.
Um sich vor der Eifersucht des Feenvolks zu schützen, sollte der Bräutigam nach der Trauung Baldrian bei sich tragen.
Räuchern Die verräucherte Blüte fördert die Intuition und das Traumerleben und -verständnis. Die Wurzel steigert die Lust.
Zauber Baldrian galt schon immer als großer Hexen- und Teufelsbanner. Alte Sprüche zeugen noch heute davon: „Baldrian, Dost und Dill, kann die Hex’ nicht wie sie will“. Im Türstock aufgehängt, verweigert er den bösen Geistern den Zutritt. Wie auch bei ähnlich verwendeten Pflanzen spielt beim Baldrian sein Geruch eine große Rolle, mehr dazu finden Sie auf den Seiten 96 und 138.
Kinder wurden zum Schutz gegen Verwünschungen und Raub durch das Feenvolk gerne in Baldrian gebadet, an ihre Wiegen hängte man ein Stück Baldrianwurzel.

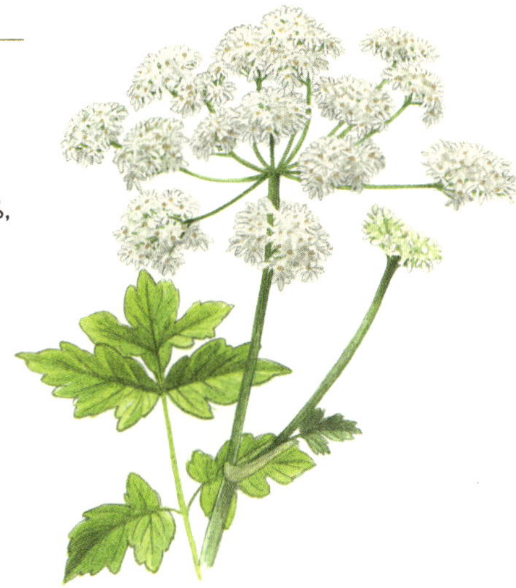

Familie:	Doldenblütler
Standort:	Fettwiesen, Ton- und Lehmböden, Auwälder
Aussehen:	50–150 cm hoch; 2-jährig, manchmal Staude; Blätter: 1- bis 2-fach gefiedert; Stängel hohl; Blüte weiß, äußere Kronblätter der Dolde vergrößert
Verwechslungsgefahr:	keine
Blütezeit:	April – September
Erntezeit:	April – November
Inhaltsstoffe:	ätherische Öle, Bitterstoffe, Furanocumarine

Heracleum sphondylium Bärenklau

Der Wiesenbärenklau ist neben der Engelwurz der stattlichste Doldenblütler unserer heimischen Flora. Sie dürfen ihn aber nicht verwechseln mit dem Riesenbärenklau, der Herkulesstaude. Diese ist ein Einwanderer, ein Neophyt, der aufgrund seiner Inhaltstoffe massive Verbrennungen hervorrufen kann.

Küche

Blätter Die jungen Blätter können Sie von April bis Mai roh oder gekocht essen. Sie schmecken krautig würzig.

Stängel Die geschälten Stängel sind von Mai bis August ebenfalls roh oder gekocht zu verwenden.

Knospen können Sie von Mai bis August ernten und roh oder gedünstet zubereiten. Der Geschmack ist aber etwas bitter.

Haus- und Heilmittel

Der Bärenklau ist eine meist zweijährige Pflanze. Die Wurzeln können daher im Herbst des ersten Jahres oder im Frühling des zweiten Jahres geerntet werden.

Tee Der Tee wird aus der Wurzel zubereitet. Er hilft bei Durchfall, der mit Blähungen einhergeht, er ist stärkend, harntreibend und soll die Manneskraft fördern.

Handwerk

Färben Mit dem Bärenklau können Sie Wolle gelb färben. Dazu sammeln Sie das Kraut von Mai bis Oktober.

Bräuche, Zauber, Zeiger

Zauber Der Verzehr der jungen Blätter und der Wurzel sollten Bärenkräfte verleihen.

Der Bärenklau enthält Furanocumarine, die bei Empfindlichkeit Verbrennungen und Hautreizungen hervorrufen können.

BÄRENKLAUTEE

Dekokt aus 2–3 TL auf 0,5 l Wasser, 2–3 Tassen täglich.

GELBE FARBE FÜR 500 G WOLLE

Farbflotte: 500 g Kraut in 12–15 l Wasser für 12 Stunden einweichen, anschließend 1 Stunde auskochen und abseihen.

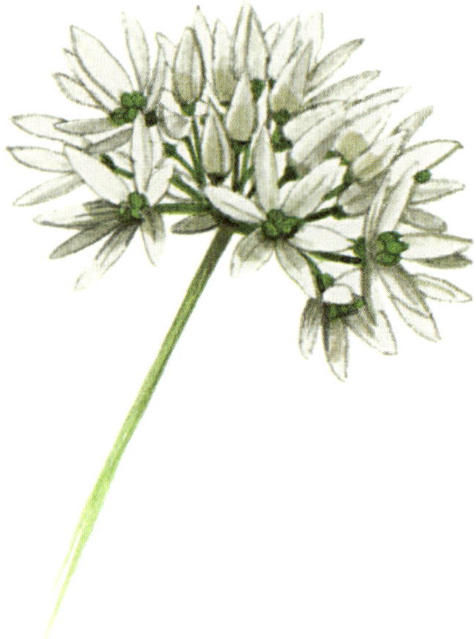

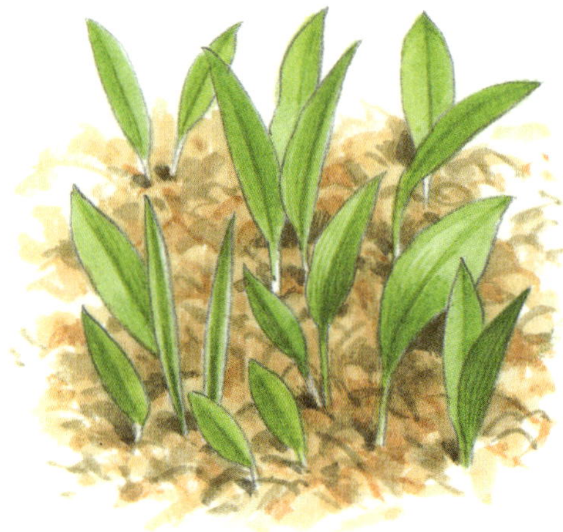

Bärlauch Allium ursinum

Ein ganzer Wald kann im Frühling nach dem Knoblauchgeruch des wohl bekanntesten Wildgemüses duften. In jeder Hinsicht ist der Bärlauch ein Fest für den Esstisch: seine Blätter, Triebe und Zwiebeln als Speise auf dem Teller und seine Blüten als Blumenstrauß in der Vase.

BÄRLAUCHSUPPE FÜR 2 PERSONEN

- 2 mittelgroße Kartoffeln
- 1 Karotte
- 1–2 l großes Gefäß voll Bärlauch

Kartoffeln und Karotten klein schneiden und in etwa 3/4 l Wasser weich kochen, klein geschnittenen Bärlauch hinzufügen und mit dem Gemüse kurz weiterkochen lassen. Anschließend alles pürieren, mit Salz und eventuell etwas Brühe abschmecken und mit einem Schuss Sahne verfeinern.

Küche

Blätter Die Blätter können Sie von März bis Mai vor der Blüte roh oder gekocht essen.
Triebe können von April bis Mai als Spargelgemüse gegessen werden. Genauso lecker, sogar noch etwas süßer sind die Blattstiele. Je nach Standort der Pflanze können sie bis zu 25 cm lang werden.
Blüten Die weißen Blüten zieren als Deko wunderbar die verschiedensten Speisen. Sie haben nur noch einen sehr schwachen, knoblauchartigen Geschmack.
Zwiebeln Die Zwiebeln können Sie von Juni bis November ernten und als Gemüse einlegen.

Haus- und Heilmittel

Für heilkundliche Zwecke sammeln Sie die Blätter von März bis Mai.
Frischpresssaft Bärlauch regt die Verdauung an, fördert den Abbau von Eiweiß aus der Nahrung und senkt den Cholesterinspiegel. Seine antibakterielle und keimtötende Wirkung hilft bei der Wiederherstellung einer gesunden Darmflora, die durch Antibiotikagabe oder durch *Candida*-Befall aus dem Gleichgewicht geraten ist. Er entspannt die Bronchien und wirkt keimhemmend bei Atemwegserkrankungen (10% seiner ätherischen Öle werden über die Lunge ausgeschieden). Er hilft bei Herzrhythmusstörungen, Durchblutungsstörungen wie Tinitus und Schwindel und senkt den Blutdruck. Bei Frühjahrsmüdigkeit, und -schwäche und als Teil einer Frühjahrsentgiftungskur (Seite 61) leistet er sehr gute Dienste. Wer den

Familie: Liliengewächse
Standort: feuchte Laubwälder, oft in Massenbeständen
Aussehen: Blätter elliptisch lanzettlich, gestielt, grundständig; 3-kantiger Stiel; weiße, sternförmige Blüte
Verwechslungsgefahr: Maiglöckchen, Aronstab, gefährlich
Blütezeit: April–Juni
Erntezeit: März–Mai, Juni–November
Inhaltsstoffe: ätherische Öle, Flavonoide, Senfglykoside, Mineralstoffe und Spurenelemente (u.a. Eisen, Kalium, Kalzium, Magnesium), Vitamin C, B_1, B_2, Schleimstoffe

Saft nicht pur trinken möchte, kann ihn auch in Milch geben, die den Geschmack stark abmildert. Recht lecker ist er zusammen mit Gemüsesaft.
Kompresse Die Kompresse hilft bei juckenden, nässenden Hauterkrankungen. Dazu 1 EL Bärlauchessig in ¼ l Wasser verdünnen und damit die Kompresse tränken. Bei dieser Behandlung ist es besonders hilfreich, den Bärlauch auch innerlich anzuwenden.
Bärlauchhustensaft Diese Hustenmedizin sollte im Akutfall stündlich in der Dosierung von 1 TL eingenommen werden.
Umschlag Der Bärlauch wirkt antibakteriell, pilztötend und durchblutungsfördernd. Daher eignet sich ein Umschlag aus den Blättern nach dem Grundrezept auf Seite 55 zur Heilung von Wunden und Verletzungen.
Bärlauchkur Eine Kur kann mit der Tinktur nach dem Grundrezept auf Seite 48 oder mit dem Essig durchgeführt werden. Sie steigert die Lymph- und Blutzirkulation, beschleunigt die Entgiftung und kann Thrombosen, Arteriosklerose und Herzinfarkten vorbeugen. Blutdruck und Cholesterinspiegel werden gesenkt.

Bräuche, Zauber, Zeiger

Bräuche Ähnlich wie bei der Klette (Seite 171) findet man auch hier im Namen die Kraft spendende Eigenschaft der „Bärenpflanze" wieder. Einmal ganz offensichtlich im gebräuchlichen deutschen Namen und einmal im wissenschaftlichen. Der Gattungsname des Bärs und der botanische Artname haben den gleichen Wortstamm: „Ursus" und „ursinum".

Die Wirkung des Bärlauchs auf die Blut- und Lymphzirkulation ist 20-mal höher als beim Knoblauch. Am besten entfaltet der Bärlauch seine Wirkung als Rohkost oder Frischpresssaft nach dem Grundrezept auf Seite 49.

BÄRLAUCHESSIG
2 Handvoll Blätter klein schneiden, in 1 l Apfelessig geben und mindestens 6 Wochen ziehen lassen. Solange die Blätter nicht über den Essig hinausschauen, können sie im Essig bleiben.

BÄRLAUCHHUSTENSAFT
1 Handvoll Blätter mit etwa 100 ml Wasser überbrühen. Nachdem die Flüssigkeit abgekühlt ist, 2–3 EL Honig unterrühren, 30 Minuten ziehen lassen und abseihen.

BÄRLAUCHKUR
Für diese Kur nehmen Sie über einen Zeitraum von 6 Wochen 3-mal täglich 20 Tropfen Tinktur oder 1 EL Essig zu sich. Am besten ist es, beides mit warmem Wasser zu mischen. Während der Erntephasen kann die Kur natürlich auch mit frischen Blättern oder den Zwiebeln durchgeführt werden.

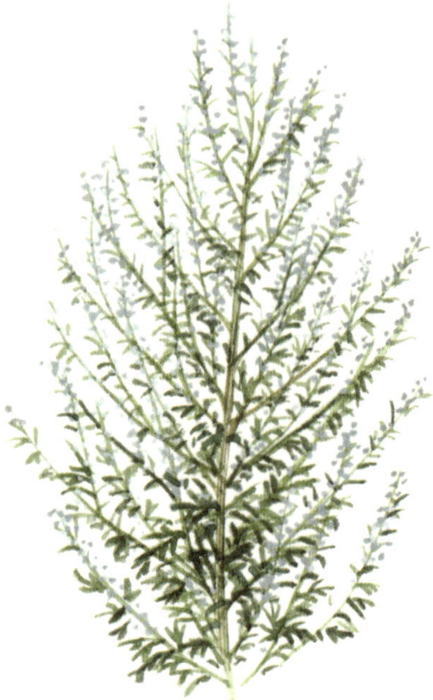

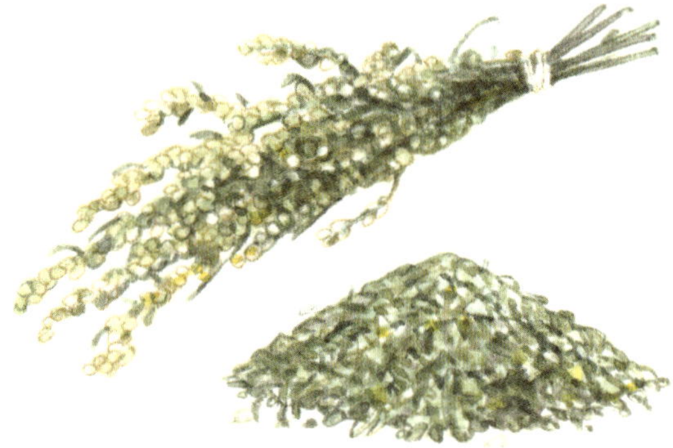

Beifuß Artemisia vulgaris

Der Beifuß und seine Verwandten gehören zu den bedeutendsten Kult- und Heilpflanzen der Menschheit. Ihr Gebrauch geht bis in die Steinzeit zurück und ist über den gesamten Erdball verteilt. Bei den Chinesen ist es das „Moxakraut" und bei den Indianern Nordamerikas der „Sage".

Einer der chinesischen Verwandten unseres Beifuß, der „qing hao" (*A. annua*), ist ein traditionelles, erfolgreiches Malariamittel. Vor einigen Jahren wurde er von der Pharmaindustrie entdeckt, die den Wirkstoff nun synthetisiert.

Küche

Kraut Die gesamte Pflanze wird als hervorragendes Gewürz vor allem für fettige Fleischgerichte verwendet, traditionell z.B. für den Gänsebraten.

Haus- und Heilmittel

Sammeln Sie den Beifuß möglichst vor oder während der Blüte zwischen Juni und August. Er ist aber auch bis in den Oktober hinein noch reich an Wirkstoffen. Verwendet wird das Kraut.

Tee Der Tee regt Appetit und Galle an, wirkt entkrampfend auf den Unterleib und das Verdauungssystem, ist entblähend, durchblutungsfördernd und hilft bei Erkältungen, Bronchitis und Fieber. Als Entgiftungskraut ist er von großer Bedeutung, da er schweiß- und harntreibend ist, Verdauung und Periode fördert. Er hilft bei Eierstockentzündungen (ärztliche Abklärung!) und kann Steine in Blase, Niere und Galle auflösen.

Der Beifuß regt über die Hypophyse die Eierstöcke zur Östrogenbildung an und bringt die Hormone ins Gleichgewicht. Bei einer kurmäßigen Einnahme hilft er Frauen, bei denen nach langer Pilleneinnahme die Periode ausbleibt oder die aufgrund von einem gestörten Hormonhaushalt unter Fettsucht leiden. Einer unregelmäßigen Periode bringt er den natürlichen Rhythmus zurück und er kann das Empfängnisvermögen der Frauen bei unerfülltem Kinderwunsch fördern. In den letzten zwei Schwangerschaftswochen kann mit einer geburtsvorbereitenden Beifußkur begonnen werden. Er fördert die Wehen und wirkt Verkrampfungen entgegen. Wenn bei frischgebackenen Müttern Verstopfungen auftreten, bringt der Beifuß Linderung.

Familie:	Korbblütler
Standort:	Wegränder, Steinbrüche, Bahndämme, Böschungen
Aussehen:	100–150 cm hoch, mehrjährig; Stängel dunkel bis braunrot, fest, ausgebreitete Seitenäste; Blätter einfach oder doppelt gefiedert, spitz zulaufend, oben glatt und dunkelgrün, unten weißfilzig; Blüten klein, eiförmig, graufilzig mit gelber bis rotbrauner Krone
Verwechslungsgefahr:	mit verwandten Beifußarten, ungefährlich
Blütezeit:	Juli – September
Erntezeit:	Juni – Oktober
Inhaltsstoffe:	ätherische Öle, Bitterstoffe, Gerbstoffe, Flavonoide

Neben dem Frauenmantel gehört der Beifuß zu den wichtigsten Frauenheilkräutern. Er hat ein breites Wirkspektrum, darf aber nicht während der Schwangerschaft eingenommen werden. Als Geburtshilfekraut ist er erst kurz vor der Geburt einzusetzen.

KUR MIT BEIFUSSTEE
Infus aus 1–2 EL Kraut auf ½ l Wasser, 2- bis 3-mal täglich 1 Tasse. Als Kur 6 Wochen am Stück, anschließend 1–2 Wochen Pause und erneut beginnen.

SÜSSE ENTGIFTUNG
Eine Handvoll frischen Beifuß in 0,7 l Met geben. Wenn der Siedepunkt erreicht ist, das Kraut abseihen. Bei abnehmendem Mond mit der süßen Kur beginnen, 1–3 Gläschen (insgesamt etwa 100 ml) über den Tag verteilt genießen.

GEGEN KALTE FÜSSE ...
Infus aus etwa 5 EL Kraut auf 1 l Wasser dem Fußbad hinzufügen.

Frischpresssaft Der Frischpresssaft aus Beifuß nach dem Grundrezept auf Seite 49 hat eine starke neutralisierende Wirkung auf Gifte. In der Vergangenheit wurde er bei einer Überdosis an Opium verabreicht.
Fußbad Bei chronisch kalten Füßen und Händen helfen regelmäßige Fußbäder aus Beifußkraut.
Unterleibsdampf Ein Unterleibsdampf fördert die Abstoßung und Austreibung der Nachgeburt. Die Beschreibung der Vorgehensweise finden Sie beim Frauenmantel auf Seite 141.
Blätterpulver Der englische Kräuterarzt Culpeper, der im 17. Jahrhundert lebte, empfiehlt bei Ischiasschmerzen 3–5 g pulverisierte Blätter in Wein zu trinken. 1 TL Pulver, 3-mal täglich in Wasser eingenommen, hilft bei nervösen Krämpfen und Zuckungen.
Ölauszug Der Ölauszug nach dem Grundrezept auf Seite 50 hilft äußerlich angewendet bei Regelschmerzen, Koliken und Schmerzen im Verdauungssystem. Er wirkt entblähend, entkrampfend und kann den gesamten Körper auf wohltuende Weise erwärmen. Durch seine durchblutungsfördernde Eigenschaft beschleunigt er die Heilung von Verletzungen am Bewegungsapparat.
Kräuterkissen Ein Säckchen mit getrocknetem Beifuß im Bett am Kopfende beschert Ihnen einen ruhigen Schlaf.
Frischkrautauflage Bei langen Wanderungen können Sie müden Füßen vorbeugen, indem Sie sich ein paar Beifußblätter in den Schuh legen. Wenn es zu spät ist und die Füße schon schmerzen, hilft der Beifuß genauso. Angeblich pflanzten die Römer zu diesem Zweck den Beifuß an den Straßenrändern an.

Handwerk

Haushalt Um Motten fernzuhalten, können Sie mit Beifuß gefüllte Leinensäckchen in Ihren Kleiderschrank hängen.

Bräuche, Zauber, Zeiger

Der Beifuß steht in engem Zusammenhang mit der Gans, die für die Menschen früher den Lauf der Vegetation symbolisierte. Im Herbst, wenn das

SAGE *(A. dracunculus)*
Der nordamerikanische sogenannte Wüstensalbei wird und wurde von den indianischen Ureinwohnern zur Reinigung vor und nach einem Schwitzritual verräuchert.

MOXA *(A. argyi)*
Das Moxakraut ist ein wichtiger Bestandteil der traditionellen chinesischen Medizin. Es wird an bestimmten Akupunkturpunkten verräuchert. Mit sogenannten „Moxazigarren“ werden Meridianströme aktiviert.

Leben in der Natur vergeht, ziehen Gänse fort und kehren erst im Frühling wieder. Man glaubte, dass sie die Vegetationskraft der Natur mitnahmen. „Mother Goose“ (Mutter Gans) ist einer der englischen Namen für Frau Holle – eine noch im Märchen existierende Vegetationsgöttin.
Der wissenschaftliche Name des Beifuß leitet sich von der griechischen Göttin Artemis ab. Sie ist eine Vegetations-, Mond- und Fruchtbarkeitsgöttin, Schutzpatronin der gebärenden Frauen, Hüterin und Wegweiserin zur „Anderswelt“, der Welt der Naturgeister. All diese frühen Assoziationen sind eng mit dem Gebrauch des Beifuß in Heilkunde und Zauberglauben verbunden. Diese Assoziationen spiegeln sich auch in einigen seiner vielen volkstümlichen Namen wider: Gänsekraut, Machtwurz, Teufelsflucht oder Sonnwendgürtel.
Bräuche Mit Beifuß gegürtet sprangen die Menschen früher über das Sommersonnwendfeuer, um Kraft, Fruchtbarkeit und Segen für das kommende Jahr zu erlangen. In der germanischen Sage heißt es, dass der Donnergott Thor einen zur Sonnwend geflochtenen Beifußgürtel trug, der seine Kraft verdoppelte.
An Johanni gesammelter Beifuß schützt Haus und Feld vor Blitz und Hagel. Dazu steckten ihn die Menschen an die Ecken der jeweiligen Parzellen. In den Dachfirst gehängt, hält er böse Geister fern.
Räuchern Um den Regen anzulocken, räucherten die Menschen früher mit Beifuß. Heute wird er noch zum Schutz und zur Reinigung von Räumen, zur Meditation und vor Ritualen verwendet. Die beste Wirkung zeigt er, wenn er zur Blütezeit gesammelt wird.
Zauber Als Amulett getragen, hält er böse Krankheitsgeister fern.
Zur Sommersonnwend schauten heiratswillige Mädchen durch einen hohlen Beifußstängel, um in der „Anderswelt“ das Bild ihres Zukünftigen zu sehen.

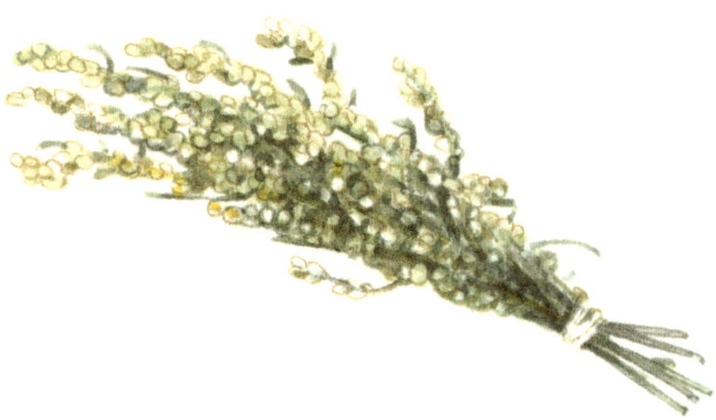

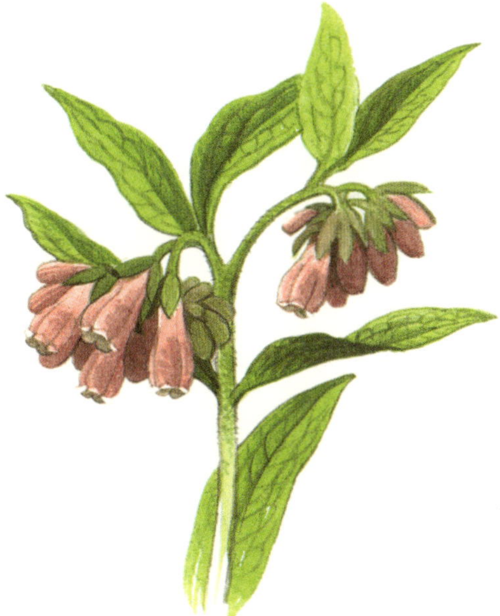

Symphytum officinale Beinwell

Es gibt kaum ein vitaleres Kraut als den Beinwell. Aus einem Wurzelstück in der Länge eines halben kleinen Fingers kann bereits wieder eine stattliche Staude heranwachsen – und das geht relativ schnell. Probieren Sie es doch aus, denn ein Beinwell im Garten schadet nie.

Küche

Blätter Junge Blätter können Sie ab Mitte März roh oder gekocht essen. Der Geschmack erinnert ein bisschen an Spinat mit einer würzigen Note.
Blüten Die Blüten geben eine wunderschöne Deko ab.
Triebe Die jungen Triebe können Sie von April bis Mai als Spargelgemüse kochen.
Wurzel Die Wurzel ist von September bis November für die Küche geeignet. Sie ist eine schöne Ergänzung zu Wurzelgemüsegerichten.

Haus- und Heilmittel

Der höchste Gehalt an Wirkstoffen befindet sich beim Beinwell zwar in der Wurzel, die Blätter sind für heilkundliche Zwecke aber ebenso geeignet. Die Blätter können Sie für Heilzwecke von April bis Oktober sammeln und die Wurzel von März bis April oder von Oktober bis November.
Tee Der Tee hilft bei inneren Verletzungen, Rippenfellentzündung und Geschwüren im Verdauungstrakt (ärztliche Abklärung!).
Sirup Der Sirup nach dem Grundrezept auf Seite 49 verflüssigt zähen Schleim und hilft bei trockenem Husten.
Kompressen mit Tee nach dem Grundrezept auf Seite 55 helfen bei durch Stillen entzündeten Brustwarzen, bei Schuppenflechte und bei blutenden Hämorrhoiden.
Salbe und Paste aus der frischen Wurzel Die beste Darreichungsform des Beinwell ist immer eine Paste aus der frischen Wurzel. Dafür wird die Wurzel gewaschen und zu einem Brei zerstoßen.

Der wissenschaftliche Gattungsname bedeutet übersetzt „zusammengewachsen“. Beinwell ist der Knochenheiler in unserer heimischen Flora. Die Grundregel in der Kräuterheilkunde, eine Heilpflanze nach Möglichkeit innerlich und äußerlich zu benutzen, gilt besonders für den Beinwell.

Viele Therapeuten warnen davor, den Beinwell innerlich anzuwenden, da die Pflanze Pyrrolizidinalkaloide enthält. Über diesen Pflanzeninhaltsstoff wird unter Fachleuten heiß diskutiert, mehr dazu auf Seite 13.

BEINWELLTEE
Dekokt aus 2 TL Wurzeln auf ½ l Wasser, 2- bis 3-mal täglich.
Infus aus 2 EL Blätter auf ½ l Wasser, 2- bis 3-mal täglich 1 Tasse.

BLÄTTERBAD MIT BEINWELL
500 g frische oder 200 g getrocknete Beinwellblätter für 12 Stunden mit 5 l kaltem Wasser ansetzen. Danach den Kaltansatz erwärmen, abseihen und dem Badewasser hinzufügen. Das Herz des Badenden soll dabei außerhalb des Wassers sein. Nach einer Badezeit von 20 Minuten soll man unabgetrocknet, nur in einen Bademantel gehüllt, im Bett eine Stunde nachschwitzen.

AKNE ADE
1 TL pulverisierte Beinwellwurzel mit Beinwelltee zu einer Paste anrühren. Diese auf die betroffenen Stellen geben. Nach 5–10 Minuten die Paste mit kaltem Beinwelltee abwaschen.

Familie:	Borretschgewächse
Standort:	Nasswiesen, Au- und Bruchwälder, nährstoffreiche, auch torfige Lehm- und Tonböden
Aussehen:	30–100 cm hohe Staude, Blätter haarig, breit-lanzettlich, bilden am Blütenstängel ein geflügeltes Paar; Blüte 15 mm groß, rot-violett oder gelblich-weiß, glockenförmig, mit langen Kelchzipfeln
Verwechslungsgefahr:	keine
Blütezeit:	Mai – August
Erntezeit:	März – November
Inhaltsstoffe:	Wurzel: Allantoin, Gerbstoffe, Schleimstoffe, Kieselsäure, Spuren von Pyrrolizidinalkaloiden; Blätter: Allantoin, Vitamin A, B_1, B_2, B_{12}, C, E, Mineralien (u.a. Kalzium, Eisen, Kieselsäure)

Da Sie aber nicht immer gleich eine Wurzel zur Hand haben werden oder die Jahreszeit einfach nicht passt, ist es ratsam, eine Salbe im heimischen Kräuterschrank zu haben. Das Rezept zur Salbe finden Sie auf Seite 51. Die Salbe leistet wunderbare Dienste und ist für manche der folgenden Anwendungen auch leichter zu handhaben: Knochenbrüche, Sehnenriss, Zerrungen, stumpfe Prellungen, Quetschungen, Stauchungen, Blutergüsse, Sehnenscheidenentzündung, Schleimbeutelentzündung, Muskelverhärtung, Überanstrengung der Gliedmaßen, Knochenhautreizung, Arthritis, Venenentzündung (ärztliche Abklärung!), Narbenrückbildung, Narbenschmerzen, Amputationsschmerzen, Nachbehandlung eines Dammschnitts (Narbe bleibt elastisch), schlecht heilende Wunden, Geschwüre, Nagelbettentzündung, Neurodermitis, Lymphknotenschwellung.
Bad Maria Treben empfiehlt bei Bandscheibenschäden ein Bad aus Beinwellblättern.
Tinktur Bei Gelenkabnutzungserscheinungen die betroffenen Stellen 1- bis 2-mal täglich mit der Tinktur nach dem Grundrezept auf Seite 48 einreiben.
Gesichtspackung Der Beinwell entzieht der Haut überschüssigen Talg und eignet sich daher für die Behandlung von Akne.

Bräuche, Zauber, Zeiger

Obwohl der Beinwell in der Antike und gewiss auch schon früher als Heilpflanze genutzt wurde, hat sich um ihn kein Brauchtum entwickelt. Selbst das viele tausend Seiten umfassende, zwölfbändige Lexikon des deutschen Aberglaubens schweigt zu dieser Pflanze. Bezüglich dieser Tatsache ist er ebenso einzigartig wie in seiner Heilanwendung.

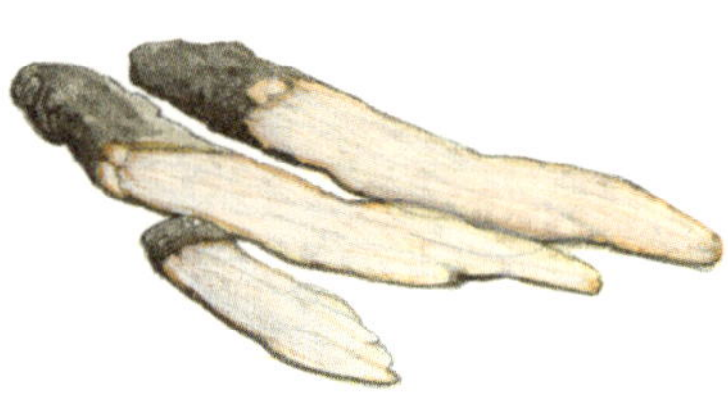

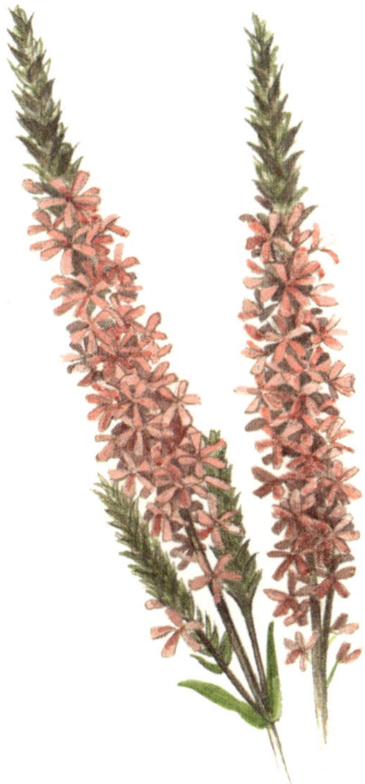

Lythrum salicaria

Blutweiderich

Wenn Sie in ländlichen Regionen spazieren gehen, könnte es passieren, dass Sie staunend vor einem Bauernhof stehen bleiben und eine violette Blütenpracht bewundern. Aber von wegen Zierpflanze: Sie stehen vor einem Klärbeet voller Blutweiderich, der mit seinen Wurzelbakterien die Abwässer reinigt.

Küche

Triebe Die jungen Triebe und Blätter können Sie von April bis Mai roh oder gekocht essen.

Blüten Der Blütentee des Blutweiderichs ist von einer schönen rotvioletten Farbe und kann zum Färben von Zuckerguss verwendet werden. Oder Sie nutzen die Blüten einfach zu Dekozwecken.

Haus- und Heilmittel

Für die Heilanwendungen benutzt man die Blütenzweige, die zwischen Juni und September geerntet werden können.

Tee Der Tee ist entzündungshemmend, blutstillend, stärkt die Niere, fördert den Lymphfluss, das Herz-Kreislauf-System und vertreibt die Frühjahrsmüdigkeit. Er hilft bei Durchfall, der mit starken Leibschmerzen verbunden ist, und bei zu wenig Magensäure. Seine schleimfördernde Wirkung können Sie sich sowohl bei Erkältungskrankheiten als auch bei Darmschleimhautentzündungen zunutze machen.

Der Blutweiderich unterstützt das Immunsystem bei Infektionskrankheiten. In der Vergangenheit wurde er auch als Mittel gegen die Ruhr verwendet.

Tinktur Eine sechswöchige Kur mit der Tinktur nach dem Grundrezept auf Seite 48 schenkt Ihnen neue Lebensenergie und reinigt Magen und Darm. Nehmen Sie dazu 2-mal täglich 15 Tropfen mit einem Glas lauwarmen Wassers zu sich.

Sirup Der Kräuterpfarrer Weidinger empfiehlt als Heilmittel für Kinder bei Entzündungen der Magen-Darm-Schleimhaut einen Sirup aus Blutweiderich.

ROTER ZUCKERGUSS
Infus aus 1–2 EL Blüten auf 1/8 l Wasser. Diesen Tee anstelle von Zitronensaft mit Puderzucker verrühren.

BLUTWEIDERICHTEE
1–2 EL auf 1/2 l Wasser, 1/2 Stunde ziehen lassen, 2–3 Tassen täglich.

LINDERNDER SIRUP
250 g Blütenzweige für 24 Stunden mit 1,5 l Wasser ansetzen. Am nächsten Tag das Kraut gut ausdrücken und die Flüssigkeit mit dem gleichen Gewicht an Zucker zähflüssig einkochen. Tägliche Dosis 50–100 g.

BLUTWEIDERICHSITZBAD
Infus aus 4 EL Kraut auf 1 l Wasser dem Sitzbad hinzufügen.

KOMPRESSENTEE
2–3 EL auf ½ l Wasser, 20–30 Minuten sachte köcheln lassen.

HAARPFLEGE NACH WEIDINGER
2 Handvoll Blüten mit heißem, aber nicht kochendem Wasser übergießen und 3 Stunden ziehen lassen. Die Haare mit der abgeseihten Brühe gründlich durchwaschen und anschließend fönen. Diese Kur festigt das Haar und fördert, falls vorhanden, den hellblonden Farbton.

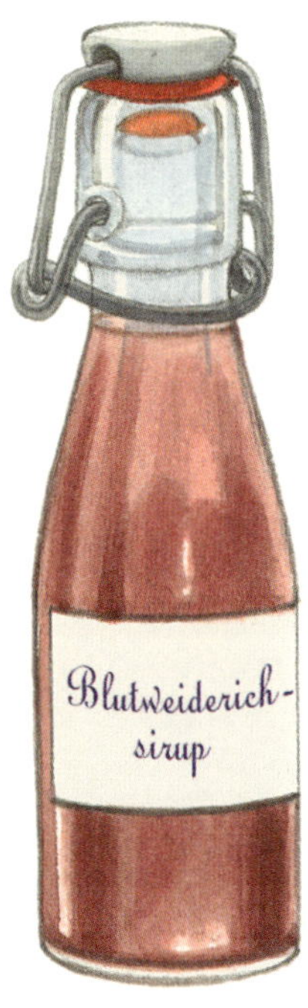

Familie:	Weiderichgewächse
Standort:	Bäche, Flüsse, Feuchtwiesen
Aussehen:	50–125 cm hohe Staude; Blätter lanzettlich, die unteren gegenständig; Stängel mit 4 erhabenen Leisten; Blüten purpurrot, in ährigem Blütenstand
Verwechslungsgefahr:	keine
Blütezeit:	Juni – September
Erntezeit:	April – September
Inhaltsstoffe:	bisher nicht untersucht

Sitzbad Das Sitzbad lindert Scheidenjucken.
Waschung, Kompresse Hautkrankheiten, Ekzeme und Blutergüsse durch geplatzte Krampfadern können Sie äußerlich mit Kompressen oder Waschungen nach dem Grundrezept auf Seite 58 behandeln. Bei geplatzten Krampfadern sollten Sie die lauwarme Kompresse alle 4 Stunden wechseln.
Blütenpulver Alternativ zum Tee können Sie auch täglich 2 – 3 TL Blütenpulver mit Honig gemischt zu sich nehmen. Bei Hauterkrankungen unterstützt es nach einer Waschung die Heilung. Streuen Sie dazu das Pulver auf die betroffenen, noch feuchten Stellen.
Frischpflanzenauflage Die Frischpflanzenauflage nach dem Grundrezept auf Seite 55 stoppt Blutungen bei Wunden.

Handwerk

Färben und Gerben In der Vergangenheit nutzte man den Blutweiderich zum Färben von Stoffen und zum Gerben von Leder.

Bräuche, Zauber, Zeiger

Zauber Gemeinsam mit Beifuß und Wegwarte können Sie sich den „Trunk der Hellsichtigkeit“ brauen. Der Tee aus diesen drei Kräutern, zu gleichen Teilen gemischt, fördert das prophetische Träumen.

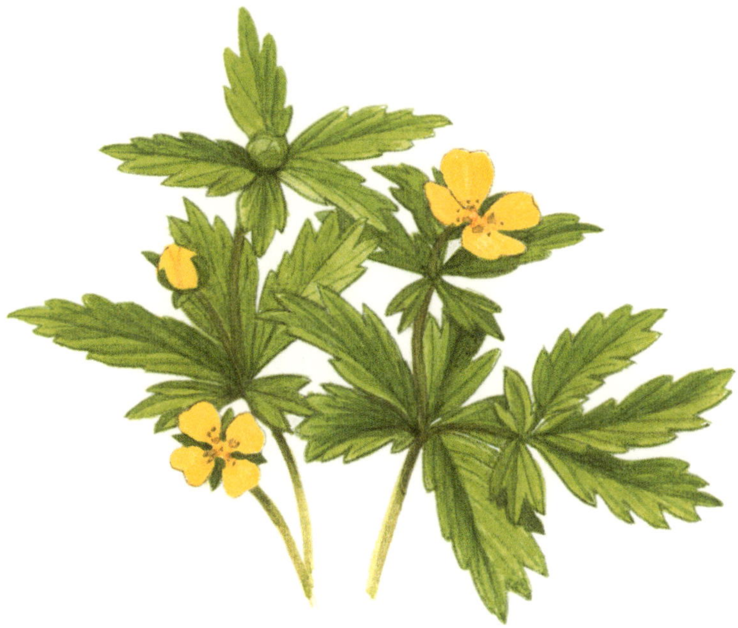

Potentilla erecta

Blutwurz

Die zierliche Blutwurz bildet unter den Rosengewächsen eine große Ausnahme. Sie hat nur vier anstatt fünf Blütenblätter – ein Kennzeichen, an dem man das gelb blühende Pflänzlein gut von den anderen, zahlreichen Fingerkräutern unterscheiden kann.

Küche

Blätter Die jungen Blätter können Sie zwischen April und Juni roh oder gekocht essen, sie haben aber einen relativ bitteren Geschmack.

Haus- und Heilmittel

In der Heilkunde verwendet man die Wurzel der Blutwurz. Diese können Sie zwischen März und April oder von September bis November ernten.
Tee Der Tee ist schmerzlindernd, entzündungshemmend, antiseptisch und hat eine antiallergische Wirkung. Er hilft bei Durchfall, Blähungen und Magen-Darm-Störungen, die in Verbindung mit Gärprozessen stehen. Sie können ihn bei schmerzhafter Regel, zur Anregung von Leber und Immunsystem und bei Krampfgeschehen verwenden. Bei Vergiftung ist es ratsam, 2 Tassen Tee zu trinken und sich dann zum Ausschwitzen ins Bett zu legen.
Gurgelwasser Das Gurgelwasser hilft bei Entzündungen der Mundschleimhaut, des Zahnfleischs und der Mandeln. Sie können statt Gurgelwasser auch die Tinktur in einer Verdünnung mit Wasser von 1:5 verwenden.
Tinktur Mit der Tinktur nach dem Grundrezept auf Seite 48 können Sie Fußpilz und nässende Wunden in einer Verdünnung von 1:10 und Verbrennungen 1. und 2. Grades in einer Verdünnung von 1:1 behandeln.
Kompresse und Waschung Diese äußerlichen Anwendungen nach den Grundrezepten auf den Seiten 55 bzw. 58 helfen bei Erfrierungen, Verbrennungen, schlecht heilenden Wunden, Geschwüren, Hämorrhoiden und nässenden Ekzemen. Sie können sie auch als unterstützende Maßnahme zum Heilen von Leistenbrüchen und Knochenbrüchen verwenden.

BLUTWURZTEE
Dekokt aus 2 TL auf ½ l Wasser, nach dem Aufkochen gleich abseihen, 2–3 Tassen täglich. Sie sollten den Tee allerdings nicht länger als 5–7 Tage am Stück trinken, da sonst seine Gerbstoffe die Magenschleimhaut austrocknen.

GURGELN MIT BLUTWURZ
Dekokt aus 2 TL auf ¼ l Wasser, nach dem Aufkochen gleich abseihen.

KOMPRESSENTEE
Verwenden Sie für den Dekokt das gleiche Mengenverhältnis wie für das Gurgelwasser. Nehmen Sie für eine Waschung gegebenenfalls die doppelte Menge.

DIE TORMENTILL-GERBSTOFFE
Die Blutwurz gehört zu den absoluten Spitzenreitern in Bezug auf den Gerbstoffgehalt. Sie besitzt bis zu 20%! Ihre Gerbstoffe sind an Eiweiße gebunden, dadurch haben sie eine Depotwirkung: Sie werden zwar langsamer, dafür aber kontinuierlicher und gezielt an der Innenseite des Darms abgegeben. Zudem wirken sie bakterizid auf *Escherichia coli*, Salmonellen und Shigellen.

Familie:	Rosengewächse
Standort:	Mischwälder, Magerwiesen
Aussehen:	15–30 cm hohe Staude; Grundblätter 3-zählig, rosettig, sterben früh ab; Stängelblätter 3-zählig, aber durch Nebenblätter 5-oder mehrzählig erscheinend; Stängel niederliegend; Blüte 6–12 mm, gelb, 4 Kron- und 4 Kelchblätter
Verwechslungsgefahr:	diverse Fingerkräuter, ungefährlich
Blütezeit:	Mai – September
Erntezeit:	April – Juni und September – November
Inhaltsstoffe:	Gerbstoffe, Flavonoide, Harze, ätherische Öle, Pseudosaponine

Salbe Die Salbe aus der Wurzel nach dem Grundrezept auf Seite 51 heilt Wunden, nässende Ekzeme und hilft bei Hautunreinheiten.
Deo Ein Deo aus der Tinktur nach dem Grundrezept auf Seite 48 mindert übermäßiges Schwitzen.
Wurzelkauen Das Kauen der Wurzel stärkt das Zahnfleisch und fördert die Mundhygiene.

Bräuche, Zauber, Zeiger

Bräuche Die Blutwurz, auch Tormentill genannt, war ein beliebtes Pestmittel. Davon zeugt noch der folgende Spruch: „Eßt Tormentill und Bibernell, dann sterbt ihr net so schnell".
Zauber Gemeinsam mit der Nelkenwurz wurde die am Christi Himmelfahrtstag gegrabene Wurzel für Liebeszauber verwendet.
Als Amulett diente die Wurzel als Schutz gegen Hexerei.

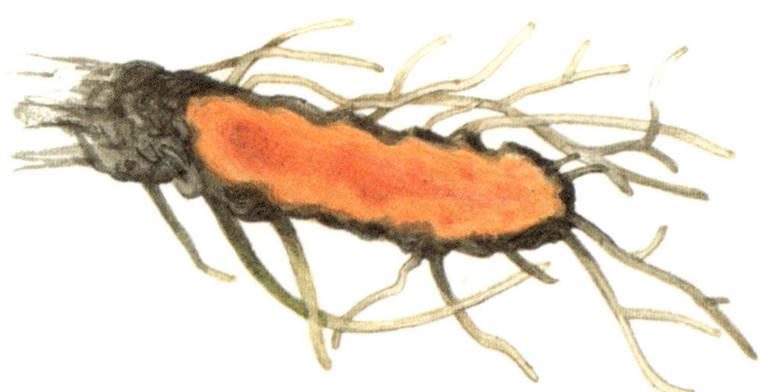

Familie:	Korbblütler
Standort:	Fettwiesen, Wegränder, Unkrautfluren
Aussehen:	30–75 cm hoch, manchmal 1-jährig, Staude; Blätter lanzettlich, grasähnlich, am Ende einringelnd; Blütenköpfchen 20–40 mm, gelb, Hüllblätter länger als Blütenblätter
Verwechslungsgefahr:	*Arnica montana*, geschützte Heilpflanze
Blütezeit:	Mai – August
Erntezeit:	April – Juni und September – Oktober
Inhaltsstoffe:	bisher nicht untersucht

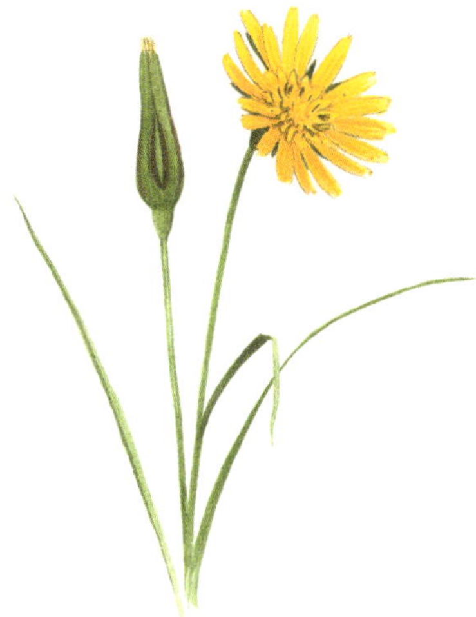

Tragopogon pratensis Bocksbart

In Grüppchen auf der Wiese oder ganz allein stehend ist der Bocksbart eine echte Schau. Ob man seine schwungvoll gewundenen, am Ende eingekringelten Blätter, seine zottige, gelbe Blütensonne oder den großen runden Ball aus Schirmchensamen betrachtet – er sieht einfach aus wie von Koboldhand geschaffen.

Küche

Knospen Die Knospen können mitsamt Spross von April bis Juni geerntet werden. Angebraten haben sie ein süßliches Spargelaroma – eine wirkliche Delikatesse der Wildkräuterküche.
Blätter Die jungen Blätter eignen sich von April bis Juni als Salat. Wie auch die Knospen haben sie ein süßliches Aroma.
Blüten Die Blüten sind ausgesprochen schön und können zur Dekoration diverser Speisen genutzt werden.
Wurzel Im April und von September bis Oktober können Sie die Wurzel zu einem leckeren Kochgemüse verarbeiten.

Haus- und Heilmittel

Den Zeitpunkt der Wurzelernte können Sie dem Abschnitt „Küche" (siehe oben) entnehmen.
Tee Der Tee aus der Wurzel hilft bei Husten und zu viel Magensäure. Früher wurde er als erweichendes und auflösendes Mittel bei Gebrechen von Leber, Niere und Blase verwendet.

WURZELTEE
Dekokt aus 2–3 TL auf ½ l Wasser, 2- bis 3-mal täglich 1 Tasse.

Die Haferwurzel (*Tragopogon porrifolius*) ist eine sehr leckere, blau blühende alte Gemüsesorte. Sie ist eng verwandt mit dem Bocksbart und wurde früher auch für ein Lebertonikum genutzt. Leider wurde sie durch den Anbau der Schwarzwurzel aus den meisten Gemüsegärten verdrängt.

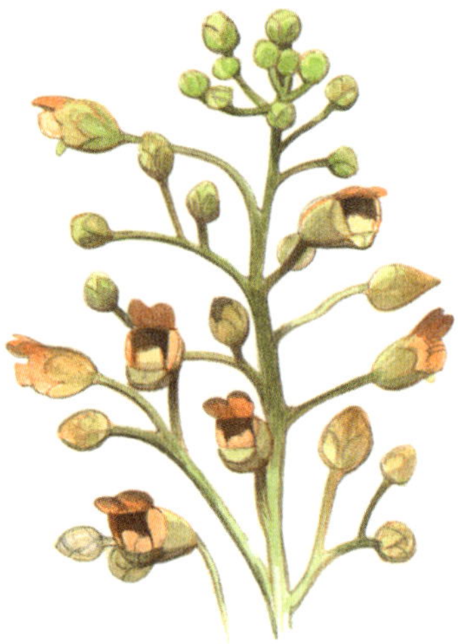

Familie:	Rachenblütler
Standort:	Laub- und Nadelmischwälder, Kahlschläge, Weg- und Grabenränder, Ufer
Aussehen:	50–100 cm hohe Staude; Blätter eiförmig, spitz auslaufend, gezähnt; Stängel 4-kantig; Blüte 10 mm, Oberlippe braun, Rest olivgrün
Verwechslungsgefahr:	Wasserbraunwurz und Geflügelte Braunwurz, ungefährlich
Blütezeit:	Juni – September
Erntezeit:	Mai – November
Inhaltsstoffe:	Saponine, Flavonoide, Herzglykoside, organische Säuren

Braunwurz Scrophularia nodosa

Die Braunwurz ist ein Kandidat aus der Pflanzenwelt, der erst auffällt, wenn man ihn einmal bewusst gesehen hat. Dann aber trifft man ihn immer wieder. Zur Blütezeit ist die Braunwurz umringt von vielen Wespen, die sich am Nektar laben.

Die Signaturlehre ist ein Teil der abendländischen Medizin, deren bekanntester Vertreter Paracelsus war. Dabei geben diverse Pflanzenmerkmale Aufschluss über die jeweilige Heilanwendung. Im Fall der Braunwurz spiegelt sich das Lymphsystem mit seinen Bahnen, die durch Knoten unterbrochen werden, im knotigen Wurzelwerk der Pflanze wider.

BRAUNWURZTEE
Infus aus 1–2 EL Blätter auf ½ l Wasser.
Dekokt aus 2–3 TL Wurzeln auf ½ l Wasser, jeweils 2–3 Tassen täglich.

Haus- und Heilmittel

Auch wenn dieses Porträt relativ kurz ausfällt, darf es nicht darüber hinwegtäuschen, dass die Braunwurz zu den absoluten Kardinalspflanzen für das Lymphsystem gehört.

Die Blätter können Sie von Mai bis September sammeln und die Wurzeln von April bis Mai oder zwischen September und November.

Tee Der Tee aus dem Kraut ist blutreinigend, hilft bei Rheuma, Ekzemen, Schuppenflechte und geschwollenen Lymphknoten. Einen Tee aus der Wurzel können Sie bei Lymphstau, geschwollenen Drüsen und zur Stärkung von Niere und Blase trinken. Er regt Stoffwechsel und Bauchspeicheldrüse an.

Kompresse Eine Kompresse mit dem Kraut oder der Wurzel nach dem Grundrezept auf Seite 55 oder eine Teewaschung hilft bei Ekzemen, Flechten, Akne, Pilzinfektionen, Wunden und Geschwüren.

Salbe Eine aus dem Kraut hergestellte Salbe heilt Ekzeme und Hämorrhoiden, eine Salbe aus der Wurzel hilft zusätzlich bei geschwollenen Lymphknoten. Das Grundrezept finden Sie auf Seite 51.

Bräuche, Zauber, Zeiger

Zauber Als Amulett um den Hals getragen oder als Sympathiemagie-Mittel soll die Braunwurz gegen Kröpfe und diverse andere Krankheiten geholfen haben.

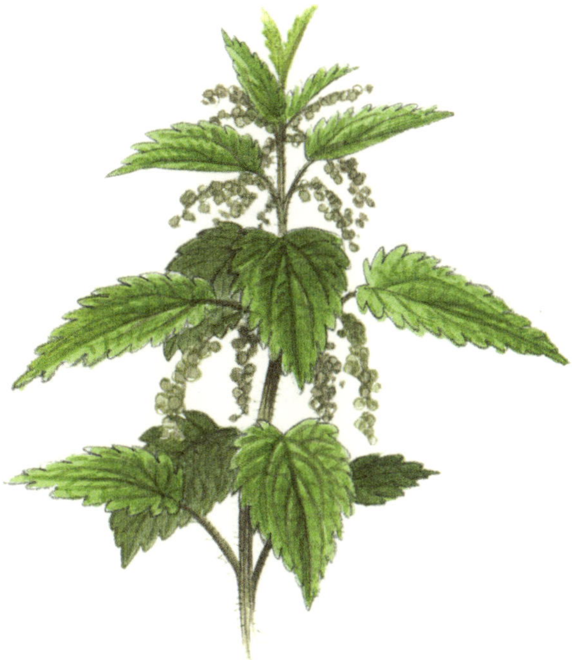

Urtica dioica Brennnessel

Die Große Brennnessel ist ein echter Zivilisationsfolger. Sie mag uns Menschen und folgt uns, wohin wir auch gehen. Ihr reicher Gabentisch beschenkt uns mit vielfältigen heilkundlichen Anwendungen und einem abwechslungsreichen Speiseplan.

Küche

Blätter Die Blätter können das ganze Jahr über geerntet werden. Wenn die Pflanzen schon älter sind, verwenden Sie einfach nur die Triebspitzen. Brennnesselblätter können gekocht gegessen werden oder roh als Salat, dafür müssen sie klein geschnitten werden. Der Geschmack erinnert an Spinat, sie haben sogar eine leicht nach Ei schmeckende Note.
Samen Die Samen können unausgereift ab Juni als Butterbrotbelag mit etwas Salz gegessen werden. Die ab Juli ausgereiften Samen erhalten nach dem Rösten ein feines nussiges Aroma und verfeinern Müslis und das Butterbrot.

Haus- und Heilmittel

Für Heilzwecke können Sie die Blätter das ganze Jahr hindurch sammeln. Die Wurzeln graben Sie zwischen März und April oder dann wieder im Herbst von Oktober bis November.
Blättertee Ein Tee aus Blättern wirkt milchbildend, harntreibend, schwemmt bei reichlichem Genuss Nierengries aus, fördert den Stoffwechsel und die Blutreinigung. Er ist entzündungshemmend und hilft bei rheumatischen Beschwerden.
Wurzeltee Der Tee aus der Wurzel wirkt krampflösend, entzündungshemmend und ausgleichend auf das Immunsystem. Er eignet sich zur Daueranwendung bei gutartiger Vergrößerung der Prostata und bei Reizblase.
Samen Die Samen sind in erster Linie vitalisierend, fördern die Genesung nach einer Krankheit und die Erholung nach dem Wochenbett. Ferner sind

Der Kräuterpfarrer Künzle merkte hierzu an: „Hätte der liebe Gott der Brennnessel nicht ihr Feuer gegeben, so wäre sie schon längst ausgerottet worden".

ERNTE MIT FINGERSPITZENGEFÜHL

Wenn man mit geschickter Hand erntet, benötigt man keine Handschuhe. Die Brennnessel ist wie eine Katze, die es nicht mag, wenn man sie gegen den Strich streichelt. Bei der Brennnessel bedeutet das: Vom Blattansatz zur Blattspitze gerichtet gibt es keine Verbrennung.

Familie:	Brennnesselgewächse
Standort:	Wege, Schuttplätze, Siedlungsnähe, frische, nährstoffreiche Ton- und Lehmböden
Aussehen:	30–150 cm hohe Staude mit Brennhaaren, meist 2-häusig; Blätter eiförmig, gesägt, gegenständig; Blüte klein, grünlich, in Scheinähren
Verwechslungsgefahr:	keine
Blütezeit:	Juni – Oktober
Erntezeit:	März – Oktober, der Nitratgehalt nimmt gegen Abend zu, daher vormittags sammeln
Inhaltsstoffe:	Mineralstoffe (u.a. Kieselsäure, Eisen, Kalium, Kalzium), Vitamine A, B_2, B_5, C, E, K, organische Säuren, Flavonoide

sie milchbildend, helfen bei Problemen in den Wechseljahren und bei Haarwuchsstörungen.
Am besten ist es, die Samen frisch zu essen, mindestens 2 TL täglich. Sie können sie aber auch als Tee zu sich nehmen.
Saft Bei Blutarmut und zur allgemeinen Stärkung eignet sich der Saft aus dem Brennnesselkraut nach dem Grundrezept auf Seite 49 hervorragend.
Tinktur Schmerzen, die durch Arthrose, Rheuma und Nervenreizungen entstehen, finden Linderung durch das Einreiben mit der Tinktur aus dem Kraut nach dem Grundrezept auf Seite 48.
Getrocknete Blätter Bei Nasenbluten kann man getrocknete, fein zerriebene Blätter in die Nase schnupfen.
Haarwasser Jeder Bestandteil der Brennnessel stärkt das Haar und fördert seinen Wuchs. Besonders intensiv liegt diese Kraft in der Wurzel. Sie können sich ganz einfach mit einem Wurzeldekokt die Haare waschen. Wenn sie zu fettigen Haaren neigen, nehmen Sie statt Wasser einen Obstessig.
Umschlag Es schmerzt zwar etwas, fördert aber in hohem Maße die lokale Durchblutung: Bei Rheuma, Gicht und Rippenfellentzündung auf die betroffenen Stellen frische Brennnesselblätter legen.
Äußerliche Saft- und Wurzelbehandlung Bei juckender Haut, offenen Geschwüren und Fisteln helfen Kompressen oder Waschungen aus dem Saft oder einem Wurzeltee.
Salbe Eine Salbe aus dem Kraut nach dem G
bei Hämorrhoiden.

BRENNNESSELCHIPS
Dazu sammeln Sie einige Blätter und rösten sie ohne Fett, nur mit etwas Salz oder Sojasoße, bei mittlerer Temperatur in der Pfanne an. Wenn sie knusprig geworden sind, vom Herd nehmen und genießen.

BRENNNESSELBLÄTTERTEE
Infus aus 2 EL auf ½ l Wasser, 3-mal täglich 1 Tasse.

BRENNNESSELWURZELTEE
Dekokt aus 2–3 TL Wurzeln auf ½ l Wasser, 2- bis 3-mal täglich 1 Tasse.

SAMENTEE
Infus aus 2–3 TL Samen auf ½ l Wasser kochen und mindestens 2–3 Tassen täglich trinken.

KOMPRESSENTEE
Dekokt aus 2 TL Wurzeln auf ¼ l Wasser.

Wenn der Grund für Ödeme (Wassereinlagerungen) bei einem schwachen Herz oder bei unzureichender Nierentätigkeit liegt, sollten Sie die Brennnessel nicht kurmäßig anwenden.

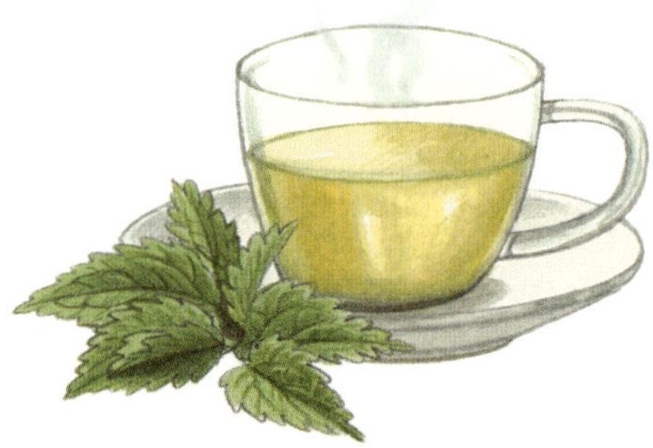

Handwerk

Faser Die Brennnessel wurde vor dem Zeitalter der Baumwolle häufig als Faserpflanze verwendet. Gelegentlich kann man noch Seile oder Bekleidung aus ihr erwerben. Bezugsquellen siehe Seite 302 f.
Garten Brennnesseljauche ist ein hervorragender natürlicher Pflanzendünger.

Bräuche, Zauber, Zeiger

Räuchern Brennnesseln wurden früher mit anderen Kräutern in einem Buschen zur Vertreibung von Geistern verräuchert.
Zeiger Die Brennnessel soll Störzonen anzeigen und gleichzeitig einen Ausgleich zu deren negativen Auswirkungen bieten.
Sie liebt stickstoffhaltigen Boden, eine Eigenschaft, die sich sogar Archäologen zunutze machen. Überall, wo Menschen einmal gelebt haben, hinterließen sie durch die eigenen Fäkalien und die ihrer Tiere vermehrt Stickstoff im Boden. So kann die Brennnessel eine Siedlung anzeigen, auch wenn kein einziger Mauerrest mehr an der Oberfläche zu sehen ist.

BRENNNESSELJAUCHE
Man sammelt dazu reichlich Kraut und setzt es in einem Behälter mit Wasser an. Nach etwa 2–3 Wochen fängt es ordentlich an zu stinken. Wenn keine Bläschen mehr aufsteigen, ist die Jauche fertig und kann in einer Verdünnung von 1:20 zum Einsatz kommen. Verwenden Sie keine Gießkanne, die auch gelegentlich im Haus steht, der Geruch ist sehr unangenehm.

BRENNNESSELBIER
Ergibt etwa 8 Liter

- etwa 10 l junge Brennnesselblätter
- 3–4 Handvoll Löwenzahn
- 3 Handvoll Klettenlabkraut
- 1 daumendicke Ingwerknolle
- 1/4 l brauner Zucker
- 30 g Brauhefe
- 1 TL Weinstein

Die frischen Kräuter werden mit 8 l Wasser 45 Minuten leicht gekocht. Wenn der Sud abgekühlt ist, seiht man ihn ab und gibt Zucker und Brauhefe dazu.
Das Ganze muss nun 7 Stunden warmgehalten werden, dann kann man den Schaum abschöpfen, den Weinstein einrühren, alles in Flaschen abfüllen und fest verschließen.

Das Rezept ist bezüglich seiner Mengenangaben nicht aufs Gramm genau, es spielt aber auch keine große Rolle, wenn man mehr oder weniger der einzelnen Kräuter verwendet. Bei Volumenangaben von Kräutern sollten die Pflanzen nicht zusammengedrückt abgemessen werden, sondern lose.

BRENNNESSELPUDDING

- 0,5 l Milch
- 45 g Stärke
- 2 handvoll junge Brennnesselblätter
- 3–4 EL Zucker
- 50 ml Milch

50 ml Milch kalt mit der Stärke verrühren. Brennessel und Zucker in der restlichen Milch kurz köcheln und anschließend ca. 10 Minuten (bis die Milch das Aroma angenommen hat) ziehen lassen, Blätter abseien, "Brennesselmilch" erneut aufköcheln lassen und die "Stärkemilch" hinzufügen bis nach ca. 1–2 Minuten das Ganze verdickt ist.

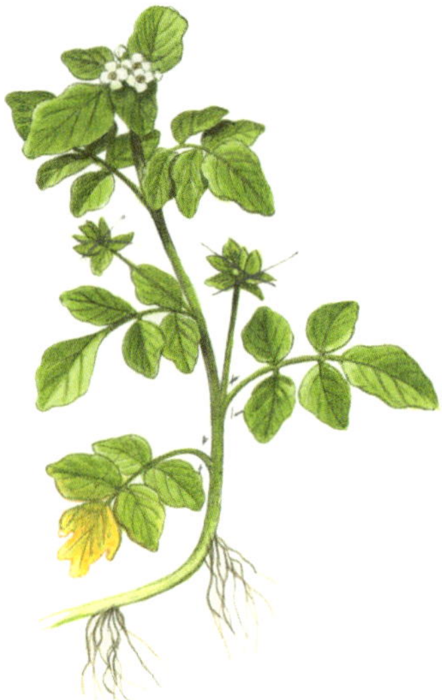

Familie:	Kreuzblütler
Standort:	am Rand von langsam fließenden Gewässern
Aussehen:	Blätter kahl, gefiedert; Blüte 4–6 mm, weiß; 12–18 mm lange, waagerecht abstehende Schoten
Blütezeit:	Mai – Oktober
Erntezeit:	März – Mai
Inhaltsstoffe:	Senfglykoside, Bitterstoffe, Vitamine A, C, D, E, elementares Jod

Brunnenkresse Nasturtium officinale

Der wissenschaftliche Name dieser Wasser liebenden Pflanze verrät uns bereits einiges über ihren Geschmack. „Nasus tortus" bedeutet gerümpfte Nase. Ein unvermeidlicher Gesichtsausdruck, wenn Ihnen die Schärfe der Echten Brunnenkresse in die Nase steigt.

Im Mittelalter gab es in Westeuropa, vor allem in Frankreich, eigens für die Brunnenkresse angelegte Wasserbeete. Sie wurden von frischem Quellwasser gespeist. In diesen Beeten wurden zwischen Oktober und Mai die Spitzentriebe in einer Länge von 6–8 cm geerntet. Die „Kressegärten", die das Volk in den kalten Monaten mit Vitaminen versorgen sollten, erfreuten sich dann auch im 16. Jahrhundert in Deutschland großer Beliebtheit.

Küche

An manchen Plätzen muss man zum Sammeln der jungen Blätter schneller sein als die kleinen Wasserschnecken, denn diese können ziemlich schnell essen. Sie kommen vor allem an Quellgebieten umgeben von Wiesen vor. An fließenden Gewässern stellen sie kaum eine „Fresskonkurrenz" für uns Menschen dar.

Blätter Die Blätter können von April bis Juni gegessen werden und eignen sich für Salate und Pesto, erhitzt verlieren sie einiges an Scharfstoffen. Ihr Geschmack ist senfig scharf.

Samen Die Samen können von September bis Oktober gesammelt werden. Frisch oder getrocknet eignen sie sich als Pfefferersatz und als leckere Zutat in selbst gemachtem Senf.

Haus- und Heilmittel

Für heilkundliche Zwecke können Sie die Brunnenkresse von März bis Mai sammeln.

Rohkost Sie hat sehr viel Vitamin C, wirkt blutreinigend, regt Leber und Niere an, hilft bei chronischen Hauterkrankungen und Verschleimung der Atemwege. Sie ist harntreibend und vermag Blasengries und Blasensteine auszuspülen.

Hildegard von Bingen empfahl sie vor allem bei Fieber.

Bräuche, Zauber, Zeiger

Zeiger Die Brunnenkresse wächst nur in sauberen Gewässern.

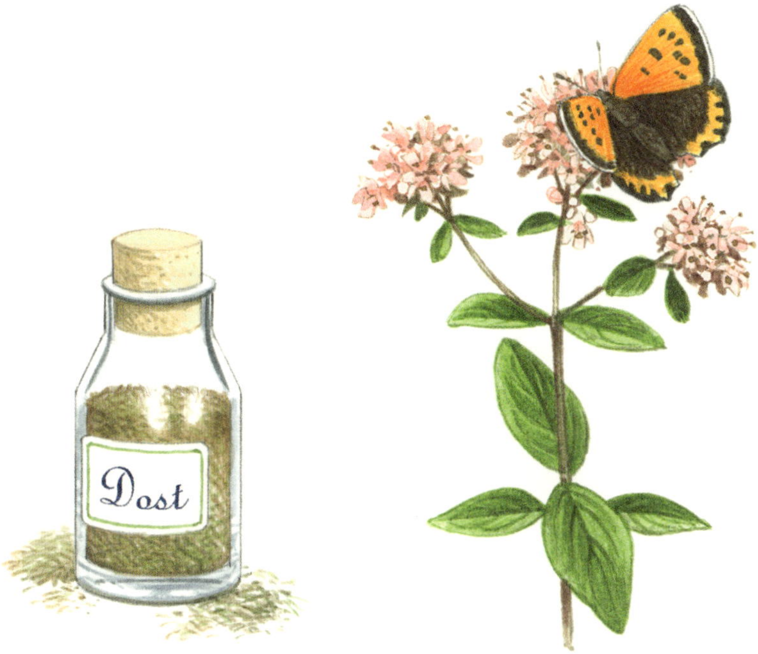

Origanum vulgare **Dost**

Ähnlich wie beim Quendel wissen viele Menschen nicht, dass man nicht nach Italien reisen muss, um in den Genuss von Wildem Majoran zu kommen. Unser heimischer Dost ist fast genauso würzig wie sein italienischer Verwandter und dabei gar nicht mal so selten.

Küche

Blätter Die Blätter können Sie ab Mai sammeln und als Gewürz, roh oder gekocht essen. Die Erntephase des Dost ist ausgesprochen lang, da seine Blätter auch nach der Blüte noch sehr aromatisch sind.
Blüten Die Blüten kann man von Juni bis September zum Dekorieren von Gerichten verwenden.

Haus- und Heilmittel

Für die Haus- und Heilmittel verwendet man die Blätter. Die Erntezeit finden Sie bei „Küche" (siehe oben).
Während der Schwangerschaft sollten Sie den Dost nicht über einen längeren Zeitraum innerlich anwenden. Innerlich und äußerlich angewendet, wirkt er keimtötend, pilzwidrig, krampflösend und nervenstärkend.
Tee Er ist verdauungsfördernd, entblähend, harntreibend und regt Leber und Nieren an. Er reinigt den Darm und hilft bei *Candida*-Infektionen und bei Geschwüren im Magen und im Mund. Er wirkt schweißtreibend und blutbildend.
Als Frauenheilmittel hat der Tee große Qualitäten. Er hilft bei Gebärmutterleiden, schmerzhafter und unregelmäßiger Periode, regt die Milchbildung an, entspannt bei verfrühten Wehen und starken Nachwehen.
Die dritte Hauptanwendung sind die Erkältungskrankheiten wie Schnupfen, Husten und Mandelentzündungen.
Ölauszug Das Öl nach dem Grundrezept auf der Seite 50 hilft bei Ohrenschmerzen, Stockschnupfen und Nasenpolypen. Dazu müssen sie das Öl

Aus seinen Blüten lassen sich wunderschöne Sträuße und Kränze binden, die nicht welken, sondern mit der Zeit abtrocknen und nur sehr langsam ihre violette Farbe verlieren. So kann man sich bis in die kalte Jahreszeit ein Stück Sommer bewahren.

Auch der Dost trägt den Titel „Liebfrauenbettstroh" (siehe Quendel Seite 195). Mit seiner antibiotischen, krampflösenden und nervenberuhigenden Wirkung erleichterte er so manche Geburt.

Familie:	Lippenblütler
Standort:	trockene Hänge, Wald- und Wegränder, Dämme, lichte Wälder
Aussehen:	20–60 cm hohe Staude, Blätter spitz-eiförmig; Stiel rötlich, hart; Blüten 6–8 mm, purpurn, in dichten Scheinquirlen
Verwechslungsgefahr:	keine
Blütezeit:	Juli – Oktober
Erntezeit:	Mai – September
Inhaltsstoffe:	ätherische Öle, Bitterstoffe, Gerbstoffe, Flavonoide

im Wasserbad auf eine angenehme Temperatur erhitzen und ins Ohr oder die Nase träufeln. Um die Beschwerden schneller abklingen zu lassen, ist es angeraten, gleichzeitig auch 2- bis 3-mal täglich zusätzlich den Tee zu trinken.

Auch rheumatische Schmerzen werden durch das Einreiben mit Dostöl gelindert.

Auszug in Wein Das Kraut in Wein gekocht hilft bei Zahnschmerzen.

Gurgelwasser Zusätzlich zur Teetherapie können Sie bei Husten, Mandelentzündung und Erkältung den Infus auch gurgeln.

Waschung Waschungen der betroffenen Stellen fördern eine schnellere Wundheilung.

Bad Bei Erkältungen unterstützt ein Bad aus Dost die oben genannten Anwendungen.

Sitzbad Das Sitzbad eignet sich für Unterleibsentzündungen und -infektionen, wie Blasenentzündung, *Candida*-Befall, gereizte Schleimhäute.

Kräuterkissen Ein Kräuterkissen aus Dost nach dem Grundrezept auf der Seite 56 können Sie bei Zahn- und Ohrenschmerzen, Bauchschmerzen und Blähungen verwenden. Es hilft nicht nur den Erwachsenen, sondern auch den ganz kleinen Menschen. Zusätzlich verspricht die entkrampfende und entspannende Wirkung des Dost den Babys und seinen Eltern eine ruhige Nacht.

Bräuche, Zauber, Zeiger

Räuchern Geräuchert hilft der Dost, die eigene Persönlichkeit zu stärken und sich vor fremden Einflüssen zu schützen.

Zauber So wie der Quendel und viele andere duftende Kräuter schrieb man auch dem Dost eine hexen- und geisterwidrige Wirkung zu. Er wurde an Türen und Fenstern aufgehängt, den Tieren zum Fressen gegeben und natürlich zu diesem Zweck auch geräuchert.

DOSTTEE
Infus aus 2 EL auf ½ l Wasser, 2- bis 3-mal täglich 1 Tasse.

DREIWOCHENKUR
Eine spezielle dreiwöchige Kur empfiehlt Kräuterpfarrer Weidinger bei erhöhtem Cholesterinspiegel und bei Sexualschwäche. Für den Mann und den erhöhten Cholesterinspiegel beginnt die Kur mit dem Vollmond, dauert 3 Wochen und soll nach 1 Woche Pause zum nächsten Vollmond wiederholt werden. Bei der Frau soll die Kur mit dem Ende ihrer Periode starten und bis zum Beginn der nächsten andauern. Die Kur wird bis zum Abklingen der Beschwerden empfohlen. 3-mal täglich 1 Tasse Tee vor den Mahlzeiten trinken.

WEINAUSZUG
2 EL in ½ l Wein für 5 Minuten kochen, abseihen und dann langsam trinken. 2- bis 3-mal täglich ⅛ l.

WASCHUNG
Infus aus 3 EL auf ½ l Wasser.

DOSTBAD
Infus aus 10 EL auf 1 l Wasser dem Badewasser hinzugeben.

SITZBAD MIT DOST
Infus aus 6–7 EL auf 1 l Wasser dem Sitzbad hinzugeben.

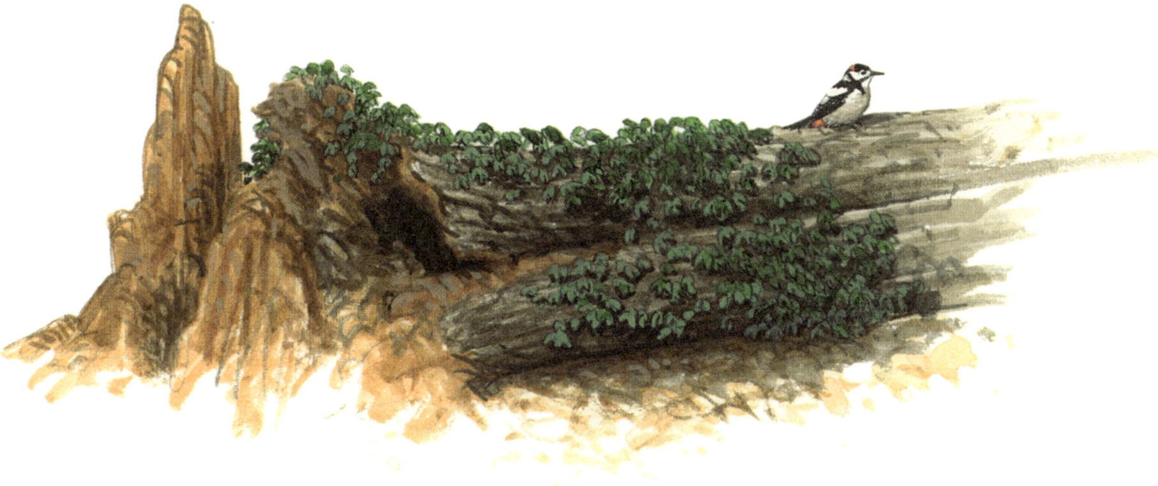

Hedera helix *Efeu*

Gedankenlos gehen viele Menschen mit dem schönen Efeu um – obwohl er doch mit seiner herbstlichen Blüte eine späte und wichtige Nahrungsquelle vieler Insekten ist. Und allzu häufig wird fälschlicherweise angenommen, er würde Bäume schädigen – dabei zapft er sie weder an, noch würgt er sie ab.

Haus- und Heilmittel

Innerlich Sie können Efeu bei hartnäckigem, festsitzendem Husten, bei Asthma und Keuchhusten nutzen. Er wirkt stark schleimlösend, erhöht die Aktivität der Flimmerhärchen in den Bronchien und ist antiviral. Nehmen Sie von dem Sirup nach dem Grundrezept auf Seite 49 3-mal täglich 1–2 TL ein und von der Tinktur nach dem Grundrezept auf Seite 48 3-mal täglich 20 Tropfen in einem Glas warmen Wassers.
Umschlag Bei Geschwüren und Verbrennungen können Sie sich eine Paste aus Blättern auf die betroffenen Stellen streichen.
Essigsud Bei stechenden Schmerzen wirkt der Essigsud laut dem englischen Kräutergelehrten Nicolas Culpeper aus dem 17. Jahrhundert leicht betäubend. Vor allem bei Schmerzen der Milz empfahl er, die Blätter in Essig zu kochen und anschließend mit einem Mulltuch auf die betroffenen Stellen zu legen, bis die Auflage nur noch lauwarm ist.
Weinsud Ebenfalls ein Rezept von Nicolas Culpeper ist, alte Geschwüre mit Wein zu waschen, in dem zuvor Efeublätter aufgekocht wurden.

EFEUTEE
Infus aus 1–2 TL Blätter auf ½ l Wasser, 3-mal täglich 1 Tasse (diese Dosierung nicht überschreiten), Kinder sollten nur 1 Tasse täglich trinken.

Handwerk

Waschmittel Die Blätter wurden früher als Waschmittel benutzt. Heute weiß man, dass der hohe Saponingehalt (Seifenstoff) dafür verantwortlich ist. Neben der reinigenden Kraft frischt der Waschsud aus Efeublättern zusätzlich die Farbtöne von Woll- und Seidentextilien auf. Zum Zweck des Waschens können Sie die Blätter das ganze Jahr hindurch sammeln. Sie verfügen allerdings in jungem Zustand über die meisten Seifenstoffe.

WASCHEN MIT EFEU
Der Ertrag an Waschlauge ist nur gering, ihr Ergebnis beim Waschen von Seidenstoffen lohnt sich aber. Für den Sud nehmen sie 100 Blätter auf 2 l Wasser und lassen alles 10 Minuten kochen. Danach die Blätter zerkleinern, für weitere 10 Minuten im Sud ziehen lassen, dann abseihen.

Efeu ist neben der Herbstzeitlosen und der Nieswurz eine der wenigen Pflanzen, die asaisonal blühen. Für unsere Vorfahren bedeutete dieser Umstand, dass es sich um eine Zauberpflanze handelte, die in der Heilkunde mit Vorsicht zu verwenden war.

Familie:	Efeugewächse
Standort:	Laubmischwälder, Felsen, Mauern, Parkanlagen
Aussehen:	immergrüner, kletternder Strauch mit Haftwurzeln; Blätter glänzend, 3- bis 5-lappig, oben ungelappt; Blüten 3–6 mm, grün, Dolden; Frucht: schwarze Beeren
Verwechslungsgefahr:	keine
Blütezeit:	August – Oktober
Erntezeit:	das gesamte Jahr über, Juli – September (am gehaltreichsten)
Inhaltsstoffe:	Saponine, Flavonoide, Spurenelemente, Mineralien

Bräuche, Zauber, Zeiger

Räuchern Das Harz des Efeus ist als Räucherwerk nicht bekannt und auch nur sehr schwer selbst zu sammeln (auch nicht im Handel erhältlich). Es ist knallorange und riecht frisch oder getrocknet vanillig, verräuchert duftet das Harz erdig und herb.
Nur eine recht große Efeuranke wird durch eine Verletzung oder einen Totalschnitt ihren Saft freigeben. Um an das Harz zu kommen, dürfen Sie aber den Efeu nicht selbst verletzen. Es gibt immer wieder mit Efeu überwucherte Plätze (wie Kirchen oder Burgen), an denen kräftig geholzt wird. Hier können sie mit einem kleinen Messer das feine, aber spärliche Harz von den Schnittstellen absammeln.
Zeiger Als Zeigerpflanze deutet es auf Störzonen hin.
In den Bauernregeln verheißen viele Blüten und Früchte zwar eine reiche Weinernte, aber leider auch einen kalten Winter im Anschluss.

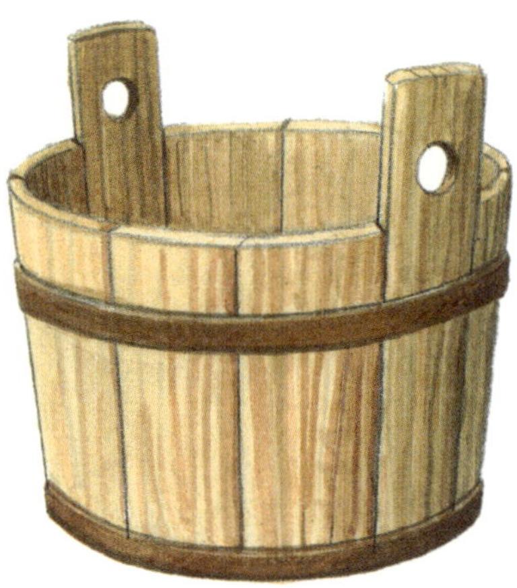

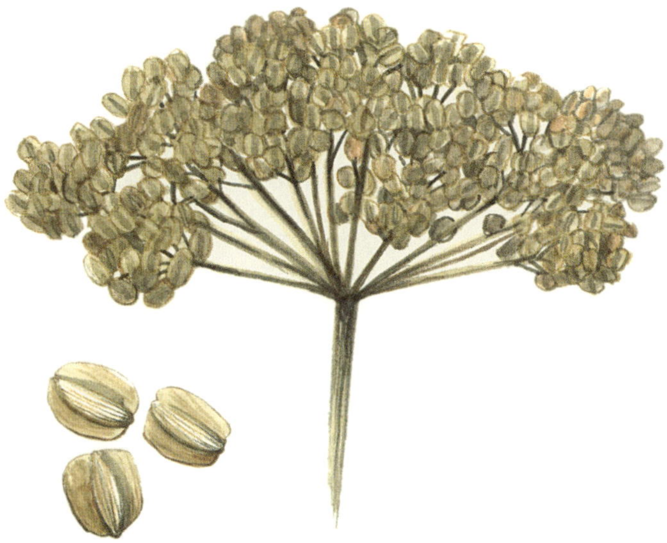

Angelica sylvestris Engelwurz

Der Nebel legt sich bereits über das Tal und die Luft ist kalt geworden. Das ist die Zeit, um die Wurzeln der Waldengelwurz zu sammeln. Die Hände frieren fast ab, doch dann kommt die Belohnung – ein wunderbarer Duft wird frei, er wärmt Herz und Seele und vertreibt alle Kälte aus dem Körper.

Küche

Blätter Die jungen Blätter können Sie von Mai bis Juli Salaten und Gemüsegerichten beimischen. Sie haben bereits ein ätherisch bitteres Aroma und sind damit sehr erfrischend.
Blüten Die Blüten eignen sich als kandierte oder unkandierte Deko. Erntezeit ist von Juli bis September.
Stängel Kandierte Stängel sind eine unglaublich leckere Süßigkeit. Dazu dürfen Sie allerdings nicht das einfache Grundrezept verwenden, es bedarf leider etwas mehr Arbeit (siehe folgende Seite).
Samen Die Samen reifen zwischen August und Oktober aus und können als Würze verwendet werden.

Haus- und Heilmittel

Die Engelwurz ist ein sehr altes und extrem wirksames Heilmittel. Vor allem zu Pestzeiten wurde von ihr reichlich Gebrauch gemacht. Heute wie damals verwendet man in erster Linie die stattliche, in nördlichen Regionen heimische Arzneiengelwurz, die in unseren Breiten nicht wild vorkommt. Ihre wilde kleine Verwandte, die Waldengelwurz, steht ihr aber kaum nach. Sie ist ein durch und durch erwärmendes Heilmittel für Körper und Seele. Die Wurzeln können Sie im ersten Wachstumsjahr von September bis November und im zweiten Jahr von März bis April graben. Samen- und Blättererntezeiten finden Sie unter „Küche" (siehe oben).
Tee und Tinktur, beides aus der Wurzel, decken 5 Anwendungsbereiche ab: Verdauung, Immunabwehr, Frauenleiden, Atmungsorgane und Nerven.

Die Sumpfengelwurz (*A. palustris*) wird als stark gefährdet eingestuft.

Bei einer Therapie mit Engelwurz sollten Sie sich nicht zu lange der prallen Sonne aussetzen, da ihre Furanokumarine sonnenempfindlich machen.

ENGELWURZTEE
Dekokt aus 2–3 TL Wurzeln auf 1/2 l Wasser, 2–3 Tassen täglich.

ENGELWURZTINKTUR
Die Tinktur aus den Wurzeln können Sie nach dem Grundrezept auf Seite 48 herstellen und in einer Dosierung von 1–2 TL 3-mal täglich in einem Glas Wasser einnehmen.

Eine weitere Darreichungsform mit der gleichen Wirkung sind 3–4 Messerspitzen Wurzelpulver täglich.

Familie:	Doldenblütler
Standort:	Ufer, Auwälder, Nasswiesen
Aussehen:	80–200 cm hoch, 2-jährig; Blätter 2- bis 3-fach gefiedert; Stängel hohl, oft rotbraun überlaufen; Blüten in weißen, großen Dolden, mit behaarten Stielen
Verwechslungsgefahr:	bei der Ernte der 1-jährigen Wurzel mit dem Giersch, ungefährlich
Blütezeit:	Juli – September
Erntezeit:	März – November
Inhaltsstoffe:	Bitterstoffe, Gerbstoffe, ätherische Öle, Harze, Pektin, Furanokumarine

Bei zu wenig Magensäure, Verstopfungen, Blähungen, Gastritis, Koliken und Appetitlosigkeit kommen sie zum Einsatz. Sie stärken die Leber, regen die Sekretion von Galle und die Bauchspeicheldrüse an.
Tee und Tinktur sind abwehrsteigernd, antiseptisch, stoffwechselanregend, entgiftend und helfen bei Wadenkrämpfen. Sie fördern die Erholung nach zehrenden Erkrankungen, unterstützen die Genesung nach einem Herzinfarkt und stärken bei Schwächezuständen mit psychischen und physischen Ursachen.
Als Frauenheilmittel regen sie die Monatsblutung an, wirken allgemein entkrampfend und helfen bei Nachgeburtsverhalten.
Erkrankungen der Atmungsorgane, wie Husten, Bronchitis und Lungenentzündung, werden mit ihnen behandelt. Sie wirken schleimlösend und krampfstillend bei Bronchialleiden.
Die Anwendungsbereiche von Tee und Tinktur im Bereich der Nerven sind Migräne, Schwindel, nervöses Herzklopfen, Nervosität und Mutlosigkeit.

LISELS KANDIERTE ANGELIKA

» Einjährige Engelwurzstängel in 10 cm lange Stücke schneiden, waschen und kochen (bei einem Durchmesser von 0,5 cm: 2 Minuten; 1 cm: 4 Minuten; 1,5 cm: 8 Minuten. Zweijährige Stängel sind zäher und brauchen länger).
» Herausnehmen, kalt abschrecken und die äußere Haut abziehen.
» Noch einmal in Wasser aufkochen, dann Topf von der Platte nehmen und die Stängel noch 1–2 Minuten ziehen lassen (Vorsicht: sie sollen nicht zu weich werden).
» Stängel abtropfen lassen, wiegen und in eine Schale geben.
» Sirup aus der gleichen Menge Zucker und der Hälfte Wasser (bei 200 g Stängeln: 200 g Zucker auf 100 g Wasser) kochen und über die Stängel gießen.
» Am nächsten Tag den Sirup abgießen, aufkochen und erneut über die Engelwurz geben.
» Vorgang wiederholen, bis der Sirup aufgesogen oder verkocht ist (dauert 3–6 Tage).
» Die Stängel nun bei leichter Wärme im Ofen trocknen, bis sie nicht mehr kleben.
» Um ihnen einen Glanz zu geben, in einen Zuckersirup (Wasser: Zucker, 1:1) tauchen und nochmals trocknen.
» Stängel in einer Dose zwischen Pergamentpapier lagern.

Salbe Die Salbe aus den Wurzeln hilft bei Entzündungen der Nasennebenhöhlen sowie bei schmerzhaften und entzündeten Lymphknoten. Zur Behandlung von Gicht, Rheuma und Nervenschmerzen reiben Sie die betroffenen Stellen ein und wickeln sie anschließend in ein warmes Tuch. Die Heilkraft der Engelwurzsalbe beschränkt sich nicht nur auf die körperliche Ebene. Ihr Wohlgeruch erwärmt Herz und Seele, so hilft sie auch bei Depressionen und Ängsten aller Art. Am besten kann sie diese Wirkung entfalten, wenn Sie Solarplexus und Herzgegend mit ihr einreiben.
Eine Salbe aus den Blättern findet Anwendung bei Hautirritationen.
Die Salben werden nach dem Grundrezept auf Seite 51 hergestellt.
Bad Bei Lähmungserscheinungen können Sie ein Vollbad mit Engelwurzsamen nehmen. Als Nerventonikum dient ein Bad aus den Wurzeln.
Rohkost Das Kauen der getrockneten oder frischen Wurzeln reicht aus, um die Abwehrkräfte zu mobilisieren. Ein einfaches Rezept, von dem die Pestärzte im Mittelalter bereits Gebrauch machten.
Kräuterkissen Ein Kräuterkissen aus den Blättern nach dem Grundrezept auf Seite 56 können Sie sich bei Unterleibskrämpfen, Blähungen, Koliken, Gelenk- und Nervenschmerzen auflegen.
Schnupfpulver Pulverisierte Samen helfen in Form von Schnupfpulver bei chronischen Nasennebenhöhlenentzündungen.
Öl Das Massieren der Fußsohlen mit einem Wurzelölauszug nach dem Grundrezept auf Seite 50 lindert die Beschwerden bei einem Bandscheibenvorfall.
Blatttinktur Eine Tinktur aus den Blättern nach dem Grundrezept auf Seite 48 hilft bei Bronchitis und bei Blähungen. Nehmen Sie 3-mal täglich 3 ml mit einem Glas Wasser ein.
Saft Den Frischpresssaft aus dem Kraut, hergestellt nach dem Grundrezept auf Seite 49, können Sie bei Schwerhörigkeit ins Ohr tropfen. Alte Wunden, Geschwüre und Giftbisse sind ein weiteres Anwendungsgebiet.
Brei Gemörsert und in Wein gekocht, warm mit etwas Honig getrunken, empfiehlt Pfarrer Künzle die Engelwurz als Mittel gegen zähen, chronischen Husten.

ENGELWURZBAD
Infus aus 2 Handvoll Samen auf 1–2 l Wasser dem Bad hinzufügen.
Dekokt aus 4 EL Wurzeln auf 1–2 l Wasser dem Bad hinzufügen.
Badedauer je 15 Minuten.

ENGELWURZWEIN
Zur Verdauung können Sie sich auch ein kleines Glas Engelswurzwein gönnen. Je eine Wurzel der Engelwurz und der Nelkenwurz in 1 l Rotwein geben und das Ganze 2 Wochen ziehen lassen.

Bräuche, Zauber, Zeiger

Die Engelwurz ist seit jeher eine Pflanze, die uns das Gefühl von Geborgenheit und Schutz vermittelt. Ihr Wuchs und ihr Geruch veranlassten die Menschen dazu, sie für weit mehr als die aufgelisteten Zauber zu verwenden.
Räuchern Auch heute noch dient die Wurzel als Schutzräucherung. Sie führt verstorbene Seelen ins Licht und findet häufig Anwendung beim Ausräuchern alter Häuser.
Der Rauch von Blüten und Samen wirkt antidepressiv, schenkt Vertrauen und innere Großzügigkeit. Er hilft, das höhere Selbst besser zu verstehen und ermöglicht die Kommunikation mit lichten Geistwesen.
Zauber Die Wurzel war das Schutzamulett Nummer 1 zu Pestzeiten. Sie diente aber auch als Schutzamulett gegen Zauberei, als Hilfsmittel zum Exorzieren und vertrieb umherspukende Geister. Wer sie bei sich trug, wurde außerdem von allen geliebt.
Zeiger Der Platz, an dem die Engelwurz wächst, ist ein segensreicher, glückbringender und gesundheitsfördernder Ort.

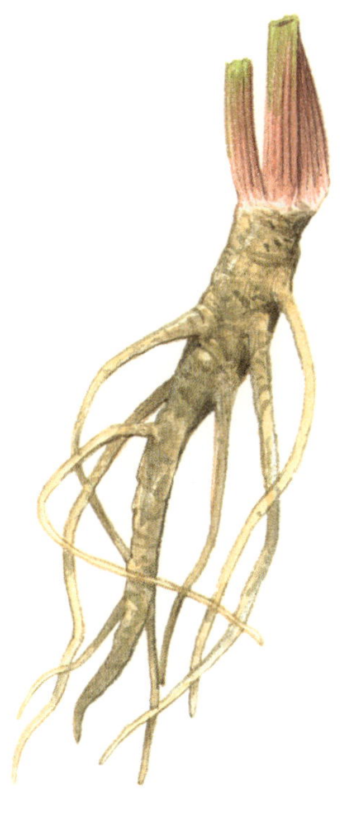

Frühlingsgenüsse

Der Frühling hat begonnen. Vögel zwitschern, die Luft wird wärmer und junges Grün bricht überall hervor.

Dieser Frühling könnte der Beginn einer neuen Freundschaft werden ...

Pflanzen ganz genau kennenzulernen hat auch immer etwas mit Freundschaft zu tun. Je besser Sie eine Pflanze kennen, umso mehr wächst sie Ihnen vielleicht ans Herz. Sei es die Farbe oder die Form, der Duft, der Geschmack oder die Heilkraft einer bestimmten Pflanze, die Sie besonders anzieht. Je mehr Sie „Floras Kinder“ kennenlernen, desto größer kann Ihr Freundeskreis aus diesen stillen, freundlichen, oft trostspendenden grünen Gesellen werden – Freundschaften für ein ganzes Leben.

Also hinaus in den Garten der Natur ...

» Wählen Sie einen sonnigen Tag, um aus einem Spaziergang eine botanische Exkursion zu machen und schauen Sie genau hin: Denn erst, wenn Sie eine Pflanze in allen ihren Vegetationsstadien erleben, werden Sie sie immer wieder erkennen können.

» Jetzt im Frühling sehen Sie von den meisten Pflanzen nur die jungen Triebe oder Blätter. Merken Sie sich die einzelnen Standorte und kehren Sie in ein paar Wochen an diese Stellen zurück, um zu sehen, welche Pflanze daraus gewachsen ist.

» Sie sollten sich ganz sicher sein, bevor Sie die Pflanzen sammeln, denn gerade im Frühling kommt es bei jungen Blättern oft zu Verwechslungen oder Verwirrungen.

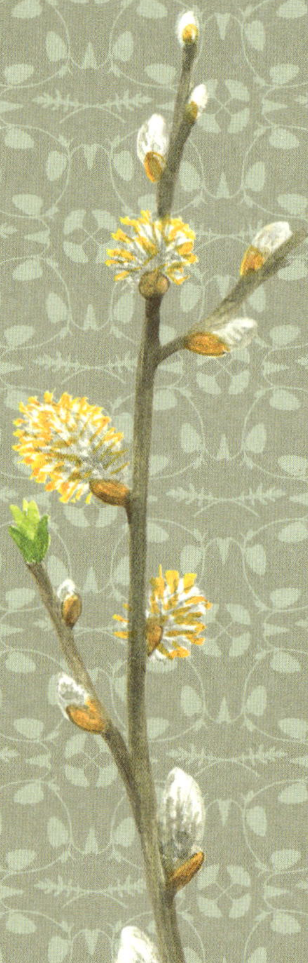

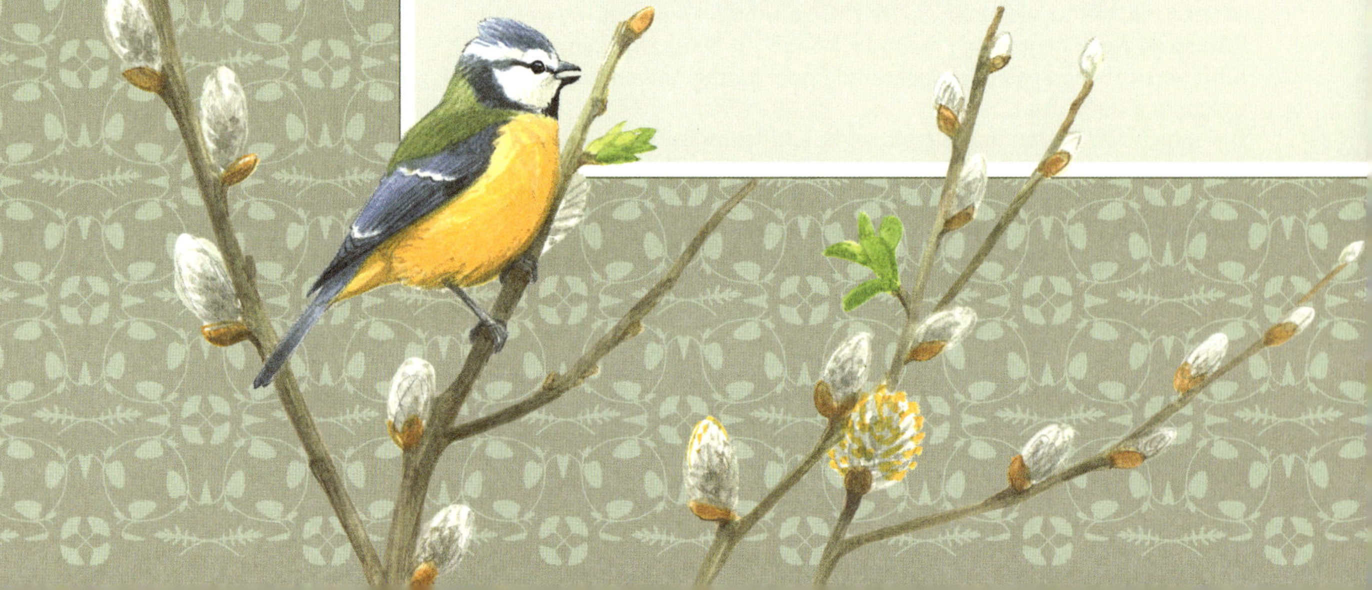

Achten Sie genau auf …

… FORM UND OBERFLÄCHE DER JUNGEN BLÄTTER
Ist das Blatt leicht gezähnt, gekerbt oder hat es einen glatten Rand? Läuft es spitz zu oder ist es ei- oder herzförmig? Wie ist das Blatt behaart?

… FORM UND OBERFLÄCHE DES STÄNGELS
Ist er kantig, rund, geflügelt oder hat er breite Leisten? Ist er flaumig, borstig, dornig oder glatt?

… DIE BLÜTE
Wenn endlich die Blüte erscheint, wird alles einfacher und ein Bestimmungsbuch steht Ihnen nun gut zur Seite. Die Blütenmerkmale sind die ausschlaggebenden Kriterien für die Zuordnung in botanische Familien.

… DIE FRUCHT
Sollten Sie bei der Blüte noch unsicher sein, bekommen Sie spätestens bei der Frucht oder dem Fruchtstand Klarheit. Auch hierbei ist ein Bestimmungsbuch der nützlichste Ratgeber.

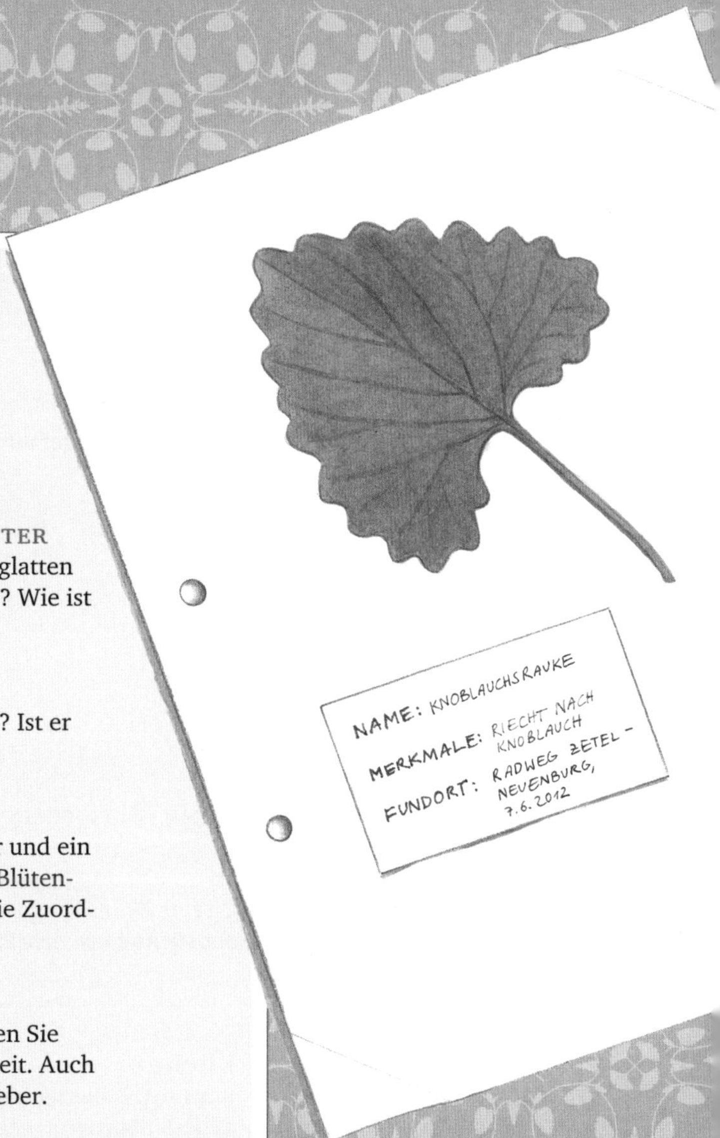

Kräuterbutter für 3–4 Butterbrote

Während oder nach Ihrer Entdeckungsexkursion können Sie sich einen kleinen Kräutersnack gönnen.
Auf 100 g Butter kommen ca. 40 g klein geschnittene Blätter und ½–1 Tl Salz. Alles gut miteinander vermengen und ab damit aufs Brot.

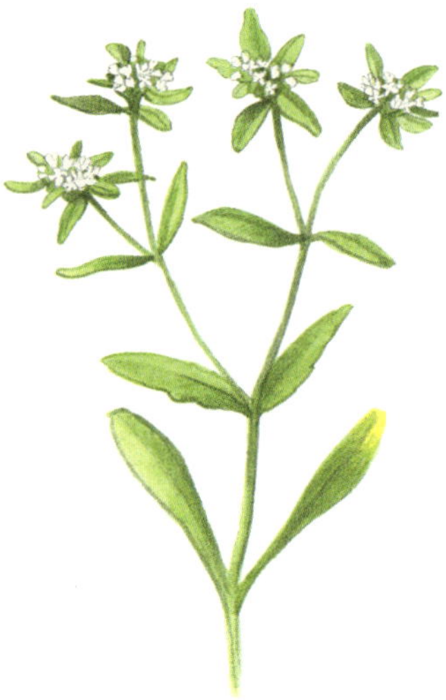

Familie: Baldriangewächse
Standort: Wegränder, Böschungen
Aussehen: 10–20 cm hoch, 1-jährig; Blätter unten spatelförmig, gestielt, oben lanzettlich, ungestielt, teils leicht gezähnt; Blüte 1–2 mm, weiß, in doldenähnlichem Blütenstand, von Hochblättern umgeben
Verwechslungsgefahr: keine
Blütezeit: April – Mai
Erntezeit: Februar – April
Inhaltsstoffe: bisher nicht untersucht bis auf Vitamin C, ätherische Öle

Feldsalat Valerianella locusta

Der Ackersalat oder Rapunzel ist sehr unscheinbar und wird leicht übersehen. Seine Blätter sind ein Hochgenuss für den Gaumen und seine Blüten für das Auge. Denn wenn sie von der Frühlingssonne beschienen werden, spiegeln sie wie Mondsteine einen geheimnisvollen bläulichen Schimmer wider.

KATZENLIEBE
Viele Menschen wissen, dass der Geruch von Baldrian Katzen verrückt machen kann. Dafür ist das ätherische Öl Actinidin verantwortlich, das den Sexualstoffen einer Katze sehr ähnlich ist. Der Feldsalat gehört auch zu den Baldriangewächsen, so kann es manchmal vorkommen, dass ein kleines Beet genussvoll von einer Katze niedergewalzt wird.

Samen des Feldsalats wurden in steinzeitlichen Pfahlbauten gefunden. Das lässt darauf schließen, dass er bereits zu dieser Zeit als Wildgemüse bekannt war.

Küche

Blätter Die Blätter können Sie von Februar bis April sammeln. Sie sind als Salat hervorragend, als Kochgemüse verlieren sie leider ihren feinen nussigen Geschmack.
Blüte Die Blüten dienen nach den Blättern zwischen April und Mai als Salatbeigabe.

Haus- und Heilmittel

Für die heilkundliche Rohkost wird der Feldsalat (Blätter) wie für die Küche von Februar bis April geerntet.
Rohkost Feldsalat ist blutreinigend, durch seinen hohen Vitamin-C-Gehalt stärkt er die Abwehr und er hilft bei Frühjahrsmüdigkeit. Er wirkt harmonisierend auf die Nerven und regeneriert den Körper nach Infektionen.

Bräuche, Zauber, Zeiger

Bräuche Neben der Rapunzelblättrigen Glockenblume und der Ährigen Teufelskralle gilt der Feldsalat als das Objekt der kulinarischen Begierde von Rapunzels Mutter aus dem bekannten Märchen. Mehr dazu finden Sie auf Seite 221.

Familie:	Korbblütler
Standort:	Fettwiesen, Weiden, Heide, Wegränder
Aussehen:	10–80 cm große behaarte Staude; Blätter buchtig geteilt, leicht gezähnt; Blütenkörbchen 20–40 mm, rotlila
Verwechslungsgefahr:	andere Flockenblumen, ungefährlich
Blütezeit:	Juni – September
Erntezeit:	Mai – September
Inhaltsstoffe:	bisher nicht untersucht (Kornblume: Flavonoide, Anthozyane)

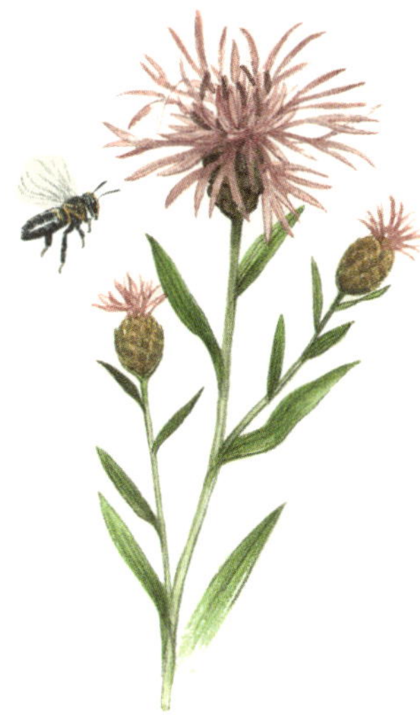

Centaurea jacea Flockenblume

An blaue Sonnen erinnern die Wiesenflockenblumen und ihre Verwandten, wenn sie im Sommer blühen. Von den „Schwestern" hat es nur die Bergflockenblume so richtig in die Gärten geschafft, obwohl die anderen ihr in Bezug auf Schönheit um nichts nachstehen.

Haus- und Heilmittel

Für die Heilkunde sammeln Sie das Kraut möglichst zwischen Mai und September und die Blüte von Juni bis September.
Tee Der Tee aus Kraut und Blüten hilft bei Husten, Asthma, Atemnot und ist ein leichtes Nerventonikum.
Gurgelwasser Bei rauem Hals dient ein doppelt starker Tee der Flockenblume als Gurgelwasser.

NAHVERWANDTE

Die Kornblume (*C. cyanus*) war als Heilpflanze weiter verbreitet als die Wiesenflockenblume.
Tee Ihr Tee ist leicht harntreibend, blutreinigend und hilft bei Kopfschmerzen und Husten. Er wird hergestellt wie der der Wiesenflockenblume.
Frischpresssaft und Brei Als Kompresse nach dem Grundrezept auf Seite 55 dient der Brei oder Saft zur Heilung alter Wunden.
Waschung Mit einer Waschung aus dem Tee können Sie entzündete Augen behandeln.
Die Wurzeln der Skabiosenblättrigen Flockenblume (*C. scabiosa*) können für eine Wundsalbe nach dem Grundrezept auf Seite 51 verwendet werden.

Handwerk

Färben Das Kraut der Pflanze färbt kurz vor der Blüte die Wolle gelb, dies sogar sehr lichtecht. Man benötigt viel Pflanzgut, daher gilt dieses Rezept nicht für 500 g Wolle, sondern nur für 100 g.

FLOCKENBLUMENTEE
Infus aus 1–2 EL Kraut auf 1/2 l Wasser, 2–3 Tassen täglich.
Infus aus 2 EL Blüten auf 1/2 l Wasser, 2–3 Tassen täglich.

GELBE FARBE FÜR 100 G WOLLE
Vorbeize: Beizen Sie die Wolle wie im Grundrezept auf Seite 69 beschrieben. Achten Sie aber darauf, bei 100 g Wolle nur 15 g Alaun zu verwenden.
Farbflotte: 400 g Kraut in 4 l Wasser etwa 2 Stunden kochen, über Nacht auskühlen lassen und abseihen.

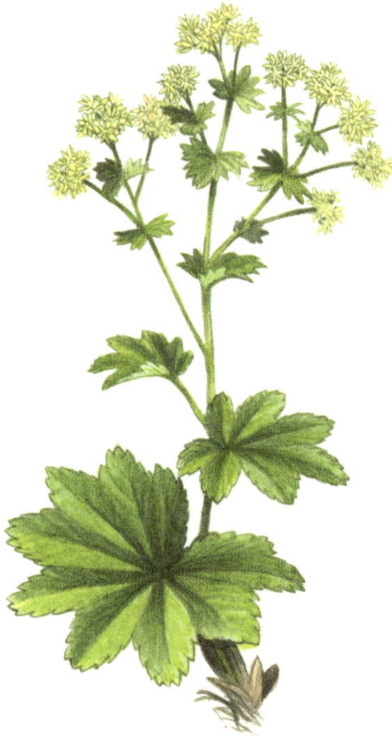

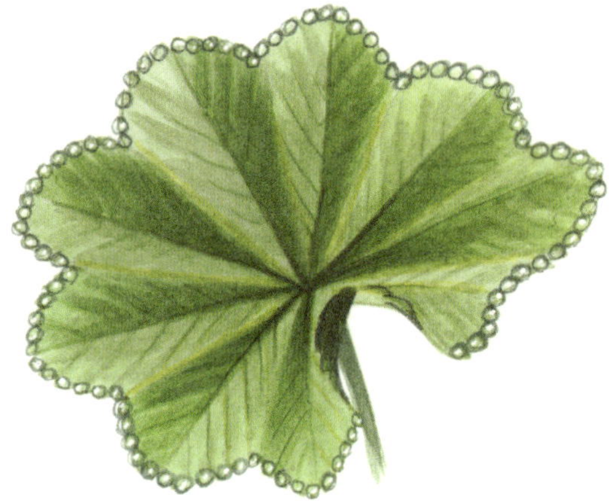

Frauenmantel Alchemilla xanthochlora

Morgens ist der Frauenmantel ein besonders schöner Anblick, wenn seine Blattränder von einer Perlenkette aus Tropfen verziert sind. Doch auch wenn der Tau schon längst verdunstet ist und die pralle Sonne vom Himmel scheint, trägt er noch immer seine Perlenkette aus Guttationswasser.

FRAUENMANTEL-BLÄTTERTEE
Infus aus 1–2 EL Blätter auf ½ l Wasser, 2- bis 3-mal täglich 1 Tasse.

FRAUENMANTEL-WURZELTEE
Dekokt aus 1–2 EL Wurzeln auf ½ l Wasser. Im Akutfall 5-mal täglich 1 Tasse.

Küche

Blätter Die Haupterntezeit des Gewöhnlichen Frauenmantels für die Küche ist zwischen März und April. In dieser Zeit sind alle Blätter noch jung und zart und können roh oder gekocht gegessen werden. Aber auch später im Jahr kann man immer noch kleine zusammengefaltete Blätter finden und verwenden. Ihr leicht herber, gurkenähnlicher Geschmack passt besonders gut zu eingelegtem Gemüse. Je älter die Pflanze ist, umso bitterer werden die Blätter.

Haus- und Heilmittel

Der Frauenmantel ist das bedeutendste Frauenheilkraut, das unsere heimische Flora zu bieten hat. Neue Forschungsergebnisse zeigen, dass er auch gegen Herpesviren und den größtenteils antibiotikaresistenten Keim *Staphylococcus aureus* wirksam ist.
Für heilkundliche Zwecke erntet man ihn von Mai bis September.
Blättertee Der Tee eignet sich für kränkelnde Kinder, hilft bei Schnupfen und Kopfschmerzen. Er ist entzündungshemmend, schmerzlindernd, gefäßschützend, keimhemmend, entwässernd und löst Magen- und Unterleibskrämpfe.
Bei inneren Verletzungen wie Rippenbruch, Leistenbruch und Blutergüssen ist es angebracht, den Tee in großer Menge von 1–2 l am Tag zu trinken.
Bei einer mindestens 3-wöchigen Kur mit 1 Tasse Tee am Morgen hat der Frauenmantel eine herzstärkende Wirkung.

Familie:	Rosengewächse
Standort:	Wiesen, Hänge, Wald- und Grabenränder, trockener, humoser Lehmboden
Aussehen:	10–50 cm hohe Staude, Blätter lang gestielt, behaart, 9- bis 13-lappig, Blattrand gezähnt; Blüte ohne Kronblätter, 3–5 mm, gelblich-grün in lockeren Knäueln
Verwechslungsgefahr:	keine
Blütezeit:	Juni – August
Erntezeit:	März – September
Inhaltsstoffe:	Gerbstoffe, Flavonoide, Bitterstoffe, Saponine, Spuren von Salizylsäure, Kumarin und Mineralien

In der Frauenheilkunde wird der Tee bei schmerzhafter und starker Regel, Pilzinfektionen und bei Beschwerden in der Menopause verwendet. Er ist zyklusregulierend, beschleunigt die Rückbildung der Gebärmutter und stärkt diese sowie das gesamte restliche Bindegewebe. Der Frauenmantel hilft bei Mangel an Gelbkörperhormon. Dieser Mangel kann Ursache für Unfruchtbarkeit, zu starke Blutungen und für das Prämenstruelle Syndrom sein, das sich unter anderem durch Nervosität, Depression, Brustschmerzen und Kopfschmerzen äußert.

Wurzeltee Ein Tee aus der Frauenmantelwurzel hilft bei Durchfallerkrankungen.

Frischpresssaft Der Frischpresssaft nach dem Grundrezept auf Seite 49 kann gegen Nasenbluten geschnupft werden.

Äußerliche Anwendung In der äußerlichen Anwendung hilft der Frauenmantel bei Stichen, Verletzungen, Leistenbruch, Augenentzündungen und Ekzemen.

In der Frauenheilkunde wird er äußerlich bei Brustdrüsenentzündungen, Regelkrämpfen, Scheidenjucken und bakteriellen oder pilzbedingten Vaginalinfektionen verwendet. Für den Gebrauch im Intimbereich ist es ratsam, ein Sitzbad oder einen Unterleibsdampf zu machen, für die anderen Anwendungsbereiche kann man eine Salbe oder eine Kompresse nach den Grundrezepten auf Seite 51 bzw. 55 anwenden.

Gurgelwasser Machen Sie sich einen Tee nach der Dosierung für eine Kompresse und gurgeln Sie ihn bei Zahnschmerzen.

Ölauszug Gegen Schwangerschaftsstreifen können Sie sich den Bauch regelmäßig mit einem Ölauszug nach dem Grundrezept auf Seite 50 massieren.

Gesichtspackung Auf unreine und großporige Haut hat der Frauenmantel eine straffende Wirkung. Zu diesem Zweck gequetschte Blätter oder Kompressen auflegen. Als wirksamstes Mittel gelten seit jeher Tau oder Guttationstropfen. Guttationstropfen sind Wassertropfen, die manche Pflanzen mit Hilfe ihres Wurzeldrucks an die Blattoberfläche (Ränder) bringen können.

SITZBAD

Infus von etwa 1–2 Handvoll Kraut auf 2 l Wasser dem Sitzbad hinzufügen, Badedauer 15–20 Minuten.

UNTERLEIBSDAMPF

Für einen Unterleibsdampf werden 5 EL Kraut mit 1–2 l Wasser überbrüht. Setzen Sie sich so bequem wie möglich mit gegrätschten Beinen auf die Kante eines Hockers, vor dem der Topf mit dem Dampf aufgestellt wird. Achten Sie darauf, dass der Unterleib warm eingepackt ist. Lassen Sie den Dampf nun für 10–15 Minuten wirken. Besteht eine Schwangerschaft, halten Sie vor einem Dampf erst Rücksprache mit ihrer Hebamme.

TEE FÜR KOMPRESSEN

Infus aus 1 EL Kraut auf ¼ l Wasser.

GELBE FARBE FÜR 500 G WOLLE
Farbflotte: 500 g Kraut klein schneiden und in 12–15 l Wasser für mehrere Stunden einweichen, dann 1 Stunde auskochen, abkühlen und abseihen.

GRÜNGRAUE FARBE FÜR 500 G WOLLE
Nach dem Gelbfärben wird die Wolle mit 15 g Eisensulfat nachgebeizt.

MOOSGRÜNE FARBE FÜR 500 G WOLLE
Verwenden Sie die Farbflotte für Gelb ein zweites Mal. Die darin gefärbte Wolle wird dann ebenfalls mit 15 g Eisensulfat nachbehandelt.

Handwerk

Färben Das Kraut färbt Wolle je nach Verfahren gelb bis graugrün. Zum Färben sammeln Sie das Kraut von April bis Mai, am besten kurz vor der Blüte.

Bräuche, Zauber, Zeiger

Bräuche Die Bildersprache des Frauenmantels deuteten die Menschen seit Urzeiten als Zeichen für ein Frauenheilmittel. Sie sahen in seinen Blättern das weibliche Becken und, wenn man die Blätter umgekehrt betrachtet, einen schützenden Mantel.
Die Tröpfchen, die auch nach dem Verdunsten des Taus noch den Blattrand zieren, sind Guttationstropfen. Man sagte diesen Tröpfchen nach, sie könnten gewöhnliches Metall in Gold verwandeln. Zumindest versteht das kleine Pflänzlein Sonnenstrahlen in Tropfen zu „verwandeln".
Zauber Im Haus aufgehängter Frauenmantel hält Blitzeinschlag fern.
Zeiger Wenn man sich mit der Lupe die Staubbeutel der Blüten genau ansieht, kann man auf das bevorstehende Wetter schließen. Sind sie offen, bleibt es schön, sind sie geschlossen, steht Regen an.

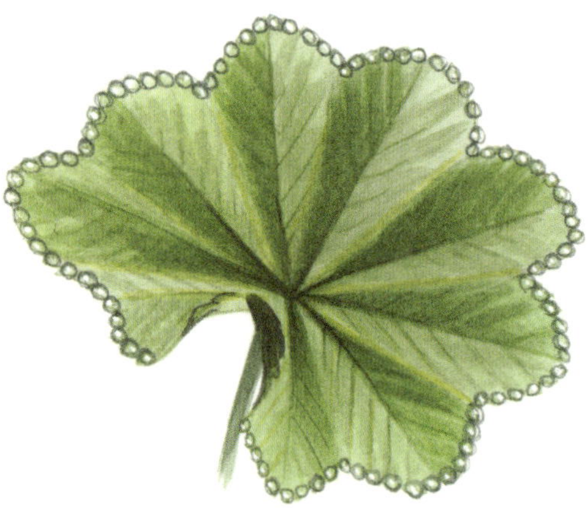

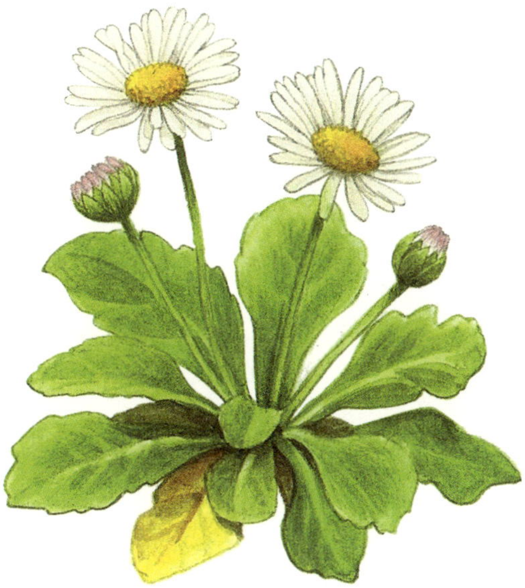

Bellis perennis

Gänseblümchen

Das Gänseblümchen oder Maßliebchen strahlt sehr viel Freundlichkeit aus. Es ist ein kleiner Sonnenanbeter, der mit der Sonne die Blüten öffnet und mit der Sonne zur Ruhe geht und das Blütenköpfchen schließt oder bei bewölktem Himmel erst gar nicht aufschaut.

Küche

Das Gänseblümchen steht uns praktisch das ganze Jahr über für kulinarische Zwecke zur Verfügung.

Blätter Die Blätter und Blüten können Sie roh oder gekocht verwenden, sie haben einen krautigen Geschmack.

Blüten Für Speisen aller Art sind die Blüten eine sehr hübsche Zierde, ob nun kandiert in Süßspeisen oder als einfache, „unbearbeitete“ Deko.

Knospen können als „Falsche Kapern“ eingelegt werden.

Haus- und Heilmittel

Das Gänseblümchen steht uns die gesamte Vegetationszeit für heilkundliche Anwendungen zu Verfügung. Sie können das komplette blühende Pflänzchen verwenden. Sowohl in seiner Erscheinung als auch in seiner Anwendung ist es ein „echtes Kinderkraut“.

Tee Der Tee wirkt (besonders bei Kindern) appetitanregend, hilft bei festsitzendem Husten, Milchschorf und bei der Rückbildung der Gebärmutter nach der Geburt. Er regt den Stoffwechsel an und fördert dadurch das Abheilen diverser Hauterkrankungen.

Sirup und Honig Bei der Behandlung von Husten, insbesondere bei Kindern, kann man auch einen Kräuterhonig oder -sirup nach dem Grundrezept auf Seite 49 verabreichen. Man nimmt den Honig oder Sirup 3-mal täglich mit 1 TL direkt oder in einer Hustenteemischung ein.

Äußerliche Anwendung Sie können das Gänseblümchen als Frischpflanzenauflage, Salbe oder Waschung verwenden.

GÄNSEBLÜMCHENTEE
Infus aus 2–3 TL auf ½ l Wasser, 2- bis 3-mal täglich 1 Tasse.

GÄNSEBLÜMCHENHONIG
Geben Sie reichlich Blüten und das Kraut in Honig und lassen Sie es mindestens 1 Monat an der Sonne ziehen. Danach können Sie den Honig samt der Pflanzenteile in den Tee geben.

WASCHUNG
Infus aus 4–5 TL auf ½ l Wasser.

AUGENSPÜLUNG
Infus aus 4–5 TL auf ½ l Wasser.

GÄNSEBLÜMCHENMASKE
3 EL Gänseblümchentee mit 2 EL Kleie und 1 TL flüssigem Honig vermischen und zu einer cremigen Konsistenz quellen lassen. Tragen Sie nun die Masse auf und lassen Sie sie 15 Minuten einwirken. Anschließend mit lauwarmem Wasser oder Gänseblümchentee behutsam abspülen.

Familie:	Korbblütler
Standort:	Wiesen, Grasplätze, Parkrasen
Aussehen:	2–15 cm hohe Staude; Blätter in Grundrosette, spatelig, gekerbt; Blütenkörbchen an einzeln stehenden, behaarten Stielen, Strahlenblätter weiß, oft rötlich auslaufend, Scheibenblüten gelb
Verwechslungsgefahr:	keine
Blütezeit:	März – November
Erntezeit:	Februar – November
Inhaltsstoffe:	Saponine, Gerbstoffe, Bitterstoffe, Schleimstoffe, Mineralstoffe, Vitamin C

Es wirkt generell schmerzlindernd und hilft bei blauen Flecken, Verstauchungen, Zerrungen, Insektenstichen, Juckreiz, Milchschorf und chronischen Hauterkrankungen.
Das Grundrezept für die Frischpflanzenauflage finden Sie auf Seite 55, für die Salbe auf Seite 51.
Augenspülung Bei Gerstenkörnern kann man mit einem wässrigen Auszug das Auge spülen, dies fördert ein schnelleres Ausheilen.
Gesichtsmaske Dieses Rezept nach Ursel Bühring wirkt beruhigend. Rötungen und Entzündungen gehen zurück und die Haut wird fein und zart.

Bräuche, Zauber, Zeiger

Bräuche Die Menschen in unseren Breiten nannten das Gänseblümchen auch das Auge des Baldurs, des Sommersonnengottes, der uns und der Natur mit seiner wärmenden Kraft Leben schenkt. Im englischen Namen wird diese Assoziation noch heute deutlich. Es heißt „Daisy“, eine Kurzform von „Days eye“ – „Tages-Auge“.
Zauber Wenn man die ersten drei Gänseblümchen, die man im Jahr findet, direkt vom Boden isst, so verheißt das Gesundheit für das ganze Jahr. Aber es ist wichtig, dass man sie nicht pflückt, um sie zu essen.
Zeiger Das Gänseblümchen ist ein ungewöhnlicher und charmanter Alkoholanzeiger: Wenn jemand eine Alkoholfahne hat und über eine Weile hinweg ein Gänseblümchen in der Vase oder auf der Wiese anatmet, so wendet es sein Köpfchen weg.
Als Wetteranzeiger verrät es uns bei geöffneter Blüte, dass es schön bleibt.

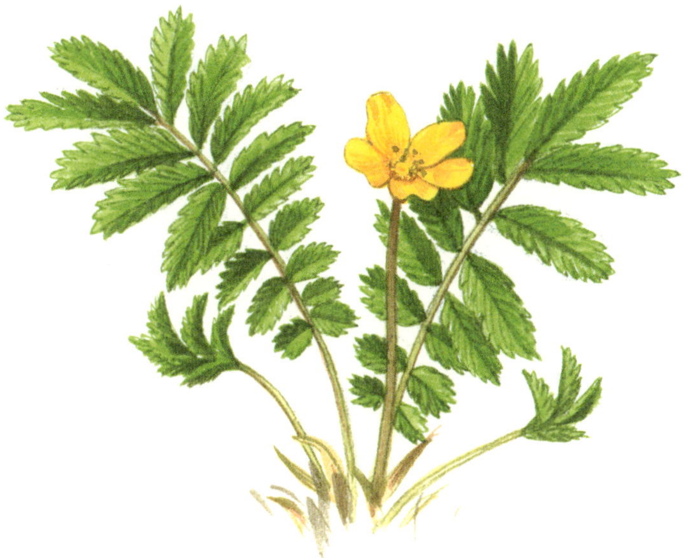

Potentilla anserina Gänsefingerkraut

Wie ein richtiger Pelz wirkt der silberne, haarige Flaum auf den Blättern des Gänsefingerkrauts, als ob es sich im zeitigen Frühjahr noch vor der Kälte schützen möchte. Es findet sich recht häufig an Straßenrändern, gute Sammelgründe dagegen sind leider etwas rar.

Küche

Blätter Die jungen Blätter können von April bis August roh oder gekocht gegessen werden. Ihr Geschmack ist relativ bitter.
Wurzel Die Wurzel wird zwischen März und April oder von September bis Oktober gegraben. Sie ist roh oder gekocht essbar und hat ein leicht nussiges Aroma.

Haus- und Heilmittel

Für heilkundliche Zwecke werden die Blätter des Gänsefingerkrauts verwendet. Sie können zwischen April und September gesammelt werden.
Tee Das Gänsefingerkraut wird auch Krampfkraut genannt und hierin liegt seine größte Stärke. Der Tee hilft bei Krämpfen im Magen, Darm und Unterleib, bei Koliken und Blähungen. Bei schmerzhafter Periode mit zu starker Blutung sollten Sie mit der Teekur bereits einige Tage vor Beginn der Regel anfangen. Sie können mit dem Gänsefingerkraut Muskel- und Wadenkrämpfe, krampfartige Herzbeschwerden und Durchfall mit Krampfgeschehen behandeln. Weiterhin lindert es Kopfschmerzen, stärkt das Bindegewebe und wirkt keimhemmend und blutstillend.
Tinktur Die Tinktur nach dem Grundrezept auf Seite 48 ist eine schnell wirkende Krampfmedizin. Nehmen Sie im Akutfall 15–30 Tropfen ein, bei schmerzhafter Periode 3-mal täglich 15 Tropfen.
Gurgelwasser Das Gurgelwasser lindert Entzündungen im Hals- und Rachenraum.

In der alten Heilkunde sagt man, je silberner die Blätter, desto heilkräftiger sind sie.

Paracelsus lobte das Gänsefingerkraut auch als Asthmamittel und zum Kurieren von Blasenleiden. Beides Anwendungen, die man in neueren Schriften vergebens sucht.

FINGERKRAUTTEE
Infus aus 1–2 EL auf ½ l Wasser, 2–3 Tassen täglich, im Akutfall problemlos auch mehr.

GURGELN MIT FINGERKRAUT
Infus aus 2–3 TL auf ¼ l Wasser.

FINGERKRAUTSITZBAD
Infus aus 2 Handvoll Fingerkraut auf 1,5 l Wasser dem Sitzbad hinzugeben.

Familie:	Rosengewächse
Standort:	Wegränder, Sand-, Lehm- und Tonböden, verträgt Salz
Aussehen:	15–50 cm hohe Staude; Blätter gefiedert, stark gesägt, weiß seidenhaarig; Stängel kriechend; Blüte 15–20 mm, gelb, einzeln gestielt
Verwechslungsgefahr:	keine
Blütezeit:	Mai – August
Erntezeit:	März – Oktober
Inhaltsstoffe:	Gerbstoffe, Flavonoide, Kumarine, Proanthozyanidine, Stoffe von noch unbekannter Struktur mit krampflösender Eigenschaft

Sitzbad Ein Sitzbad können Sie zur Behandlung von Hämorrhoiden und zur Stärkung des Bindegewebes nutzen.
Frischkrautauflage Die Frischkrautauflage nach dem Grundrezept auf Seite 55 wirkt blutstillend und keimhemmend. Es ist ein ausgezeichnetes Wald- und Wiesenwundpflaster.
Kompresse Bei einem Gerstenkorn und bei Augenentzündungen kann eine Kompresse mit dem Gurgelwasser (siehe oben links) nach dem Grundrezept auf Seite 55 Abhilfe leisten.

Bräuche, Zauber, Zeiger

Bräuche Es heißt, dass derjenige Ehepartner, der bei der Trauung ein Gänsefingerkrautblatt im Schuh trägt, in den kommenden gemeinsamen Jahren die Oberhand behält.
Zauber Generell wurde den Fingerkräutern (*Potentilla*) aufgrund ihrer handförmigen Blätter vielerlei Zauberkraft nachgesagt. Wenn man etwas Kraut bei sich trug, gewann man bei Gericht, war stets ein guter Redner und hatte Glück beim Handeln. Es sollte Hexen abwehren und vor allem Wöchnerinnen schützen.
Als sympathiemagisches Mittel half es gegen Gelbsucht.
Welche Bedeutung dem Kraut in Verbindung mit der Gans zukommt, können Sie auf Seite 115 f. nachlesen.

Familie: Gänsefußgewächse
Standort: Weißer Gänsefuß: Schuttplätze, Wegränder, Äcker, Gärten, Ufer; Guter Heinrich: Dungplätze, Viehweiden
Aussehen: Weißer Gänsefuß: 15–150 cm, 1-jährig, weißfilzig; Blätter rautenförmig bis lanzettlich, obere schmäler; Blüten in Trauben, geknäult, grün; Guter Heinrich: 15–60 cm hohe Staude; Blätter bis 10 cm lang, 3-eckig bis spießförmig, mehlig bestäubt; Blüten geknäulte Scheinähren
Verwechslungsgefahr: andere Gänsefußgewächse, ungefährlich
Blütezeit: Weißer Gänsefuß: Juni – Oktober; Guter Heinrich: Mai – August
Erntezeit: April – Oktober
Inhaltsstoffe: bisher nicht untersucht

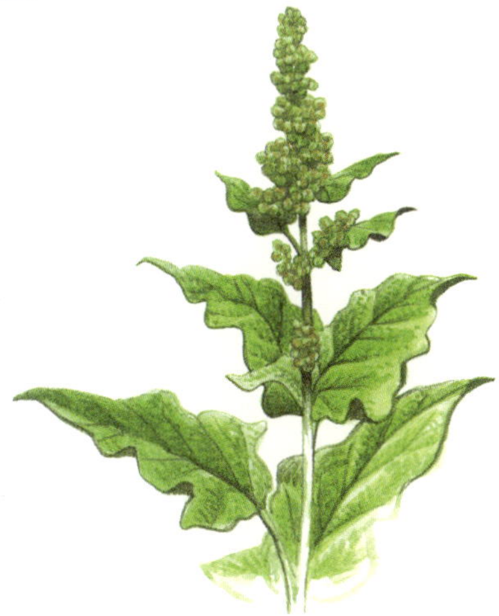

Chenopodium album, C. bonus-henricus

Gänsefuß

Weißer Gänsefuß und Guter Heinrich sind recht unscheinbare Pflänzchen, doch sind sie vielerorts zu finden, besonders in der Nähe menschlicher Siedlungen. Bereits seit der Steinzeit waren beide eine wichtige Nahrungsquelle für die Menschen.

Küche

Blätter Man kann die jungen Blätter von April bis Juli roh oder gekocht essen. Sie haben einen leicht kohlähnlichen Geschmack.
Triebe Die Triebe des Weißen Gänsefußes können im gleichen Zeitraum wie die Blätter geerntet werden. Beim Guten Heinrich hält die Erntezeit bis in den Oktober an. Sie können als Spargelgemüse gegessen werden.
Samen Aus den ausgedroschenen Samen können Sie eine Grütze kochen. Vor der eigentlichen Verarbeitung müssen Sie die Samen einmal aufkochen und das Kochwasser anschließend wegschütten.

Haus- und Heilmittel

Weißer Gänsefuß und Guter Heinrich werden für heilkundliche Zwecke von April bis September gesammelt, man verwendet das ganze Kraut.
Kompresse Eine Kompresse aus dem Weißen Gänsefuß nach dem Grundrezept auf Seite 55 soll bei Drüsenschwellungen helfen, eine Kompresse aus dem Guten Heinrich lindert allgemein Schmerzen, insbesondere Gelenkschmerzen.
Frischpflanzenauflage aus dem Guten Heinrich kühlt Verletzungen.
Tee Der Tee vom Guten Heinrich hat eine entwässernde Wirkung.

Bräuche, Zauber, Zeiger

Zauber Bei Milchverhexung, das heißt, wenn eine Kuh keine oder nicht genügend Milch mehr gab, wusch man das Euter mit einem Sud aus Gutem Heinrich. Er sollte das Tier von seiner Verhexung befreien.

Der Gute Heinrich wird als gefährdet eingestuft.

KOMPRESSE AUS DEM WEISSEN GÄNSEFUSS
Kochen Sie eine Handvoll Kraut kurz in Wasser auf. Nach dem Abkühlen zerstoßen und in einer Kompresse auf die betroffenen Stellen legen.

KOMPRESSE AUS DEM GUTEN HEINRICH
Infus aus 1–2 EL auf 1/4 l Wasser.

GUTER-HEINRICH-TEE
Infus aus 2–3 TL auf 1/2 l Wasser, 2- bis 3-mal täglich 1 Tasse.

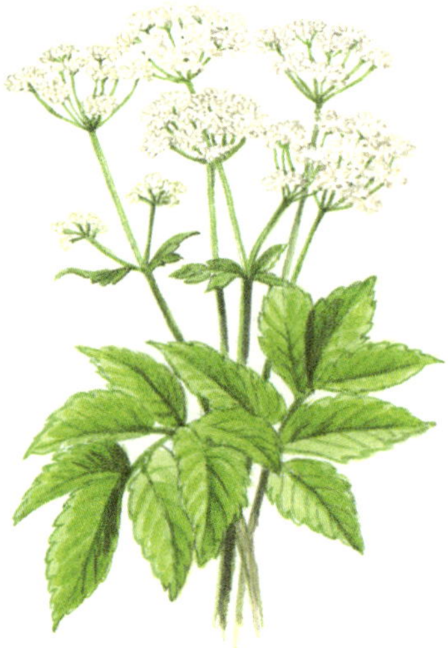

Familie:	Doldenblütler
Standort:	Waldränder, Gärten, Ufer, Auwälder
Aussehen:	50–100 cm hohe Staude; Blätter doppelt 3-zählig oder 2-fach gefiedert; Blüten 2 mm, weiß, in Dolden
Verwechslungsgefahr:	Blätter der Engelwurz im ersten Jahr, ungefährlich
Blütezeit:	Juni – August
Erntezeit:	März – August
Inhaltsstoffe:	bisher nicht untersucht, aber reichlich Vitamine und Spurenelemente

Giersch Aegopodium podagraria

Schon so mancher Gärtner ist bei dem Versuch, den Giersch aus den Beeten zu vertreiben, verrückt geworden. Giersch breitet sich gerne besonders dort aus, wo er unerwünscht ist. Aber anstatt dem eher sinnlosen Unterfangen nachzugehen, ihn auszureißen, essen Sie ihn doch einfach auf.

BLÄTTERTEE
Infus aus 4 TL auf ½ l Wasser, 3-mal täglich 1 Tasse.

WURZELTEE FÜR KOMPRESSEN
Dekokt aus 2 EL Wurzeln auf ¼ l Wasser.

WURZELTEE FÜR EIN TEILBAD
Dekokt aus 2–3 Handvoll Wurzeln auf ca. 5 l

Küche

Blätter Die jungen Blätter können Sie zwischen März und Mai roh oder gekocht essen. Junge Blätter sind hell glänzend grün und noch ein wenig zusammengefaltet. Sie haben einen feinen, würzigen Geschmack.
Stiele Die Blattstiele können zwischen Mai und August geerntet und kurz gedünstet werden.

Haus- und Heilmittel

Der französische und der englische Name dieses Krauts weisen bereits auf seine Hauptindikation hin. Im Französischen heißt der Giersch „podagraire", „Gichtheilerin", und im Englischen „Goutweed", „Gichtkraut". Zu heilkundlichen Zwecken nutzen Sie den Giersch möglichst im jungen Stadium bis Mai, aber auch zu einem späteren Zeitpunkt ist die Ernte noch möglich.
Tee Der Blättertee leitet Harnsäure aus und kann in einer 6-wöchigen Kur bei Gichtleiden nachhaltige Linderung verschaffen.
Kompresse und Teilbad Kompressen nach dem Grundrezept auf Seite 55 mit Blättertee helfen bei Gelenkschmerzen, Hämorrhoiden, Wunden und Insektenstichen. Der Tee sollte dafür mit der doppelten Menge Kraut zubereitet werden.
Kompressen aus dem Wurzeltee helfen bei Krampfadern, wahlweise können Sie auch ein lauwarmes Teilbad vornehmen.
Schuheinlage Ein altes Hausmittel besagt, dass in den Schuh gelegte Blätter ebenfalls bei Gicht helfen.

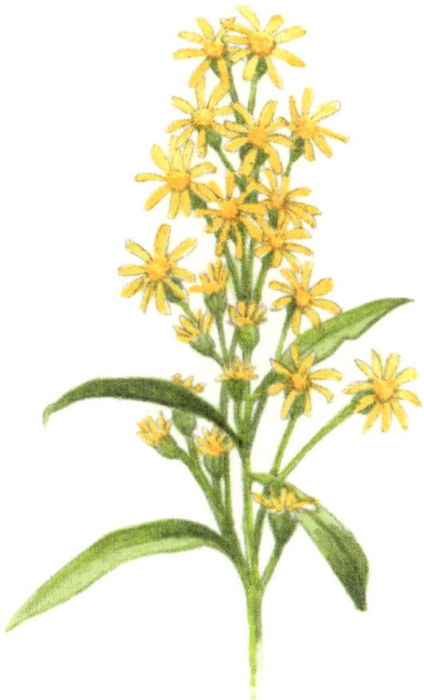

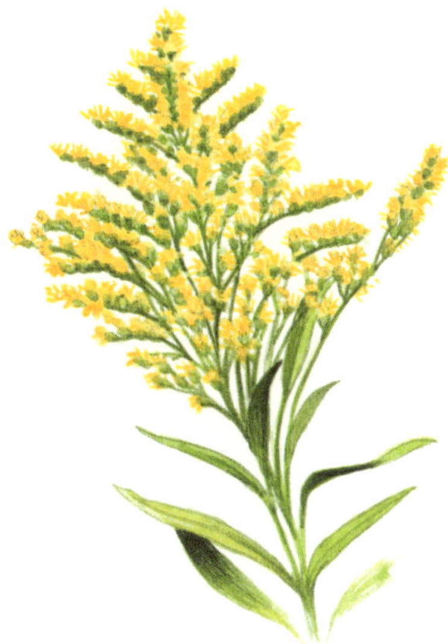

Solidago virgaurea **Goldrute**

Wenn sich der Herbst bereits ankündigt, strahlt uns die Gewöhnliche Goldrute in voller Blüte entgegen. Sie ist eine altbekannte Heilpflanze und es heißt, dass Martin Luther seine vielen Gebrechen mit einer täglichen Tasse Goldrutentee linderte.

Küche

Triebe Zwischen Mai und Juni können Sie die jungen Triebe als Salatbeigabe oder Kochgemüse essen.

Haus- und Heilmittel

Die Goldrute steigert die Leistungsfähigkeit der Nieren, kann aber bei bestimmten Erkrankungen das Organ überfordern. Bei stark eingeschränkter Nierentätigkeit, wie einer Zystenniere, bei chronischer Nierenentzündung und bei eingeschränkter Herztätigkeit darf sie daher nicht eingesetzt werden. Für die Heilkunde sammelt man das Kraut.

Die Goldrute hilft, Harnstoffe und Harnsäure vermehrt auszuscheiden, sie ist damit ein wirksames Mittel bei Gicht und Rheuma.

Sie hilft bei Harnsteinen, Nierengrieß, Unterleibskrämpfen und kann auf sanfte, aber effektive Weise entwässern. Daher eignet sie sich auch für Schwangere, die in der zweiten Schwangerschaftshälfte unter Wassereinlagerungen in den Beinen leiden. Für diese Behandlung sollten Sie aber in jedem Fall vorher ärztlichen Rat einholen.

Goldrute regt den gesamten Stoffwechsel an und hat eine positive Wirkung auf die Haut bei Akne, Ekzemen und Schuppenflechten.

Sie hilft bei geschwollener Schleimhaut und lindert daher Hals-Rachen-Entzündungen und Heuschnupfen.

Tee Frisch können Sie die Goldrute für Heilzwecke auch während der Blüte sammeln. Wollen Sie den Tee hingegen trocknen, ist es wichtig, die Pflanze vor oder zu Beginn der Blüte zu sammeln. Ist die Blüte bereits in vollem

Die Kanadische (*S. canadensis*) und die heimische Gewöhnliche Goldrute unterscheiden sich in ihrer Wirkung nur gering. Die Kanadische Goldrute wirkt stärker schmerzlindernd und die heimische wird bei entzündlichen Erkrankungen bevorzugt. In der Therapie ist es ratsam, sie im Wechsel zu nehmen, um einen Gewöhnungseffekt zu vermeiden.

GOLDRUTENTEE
2 EL auf ½ l Wasser 20 Minuten ziehen lassen, 2- bis 3-mal täglich 1 Tasse.

GOLDGELBE FARBE FÜR 500 G WOLLE
Farbflotte: Schneiden Sie 1 kg Kraut klein und weichen Sie es über Nacht in 12–15 l Wasser ein. Am nächsten Tag den Sud für 1–2 Stunden kochen und abseihen.

MOOSGRÜNE FARBE FÜR 500 G WOLLE
Nach dem Gelbfärben wird die Wolle mit 10 g Eisensulfat nachgebeizt.

Familie:	Korbblütler
Standort:	lichte Wälder, Heide, Weiden
Aussehen:	15–100 cm hohe Staude; Grundblätter elliptisch, gestielt, obere Blätter lanzettlich, grob gesägt; Blüten goldgelb, 5–7 mm, in meist reich verzweigten Rispen
Verwechslungsgefahr:	Greiskräuter, gefährlich
Blütezeit:	Juli – Oktober
Erntezeit:	Mai – September
Inhaltsstoffe:	Flavonoide, Saponine, ätherische Öle, Glykoside, Gerbstoffe, Mineralstoffe

Gang, haben Sie in ihrem Tee viele kleine Schirmchen, denn während dem Trocknen reifen die Früchte ab.
Der Tee hilft bei schmerzhaften und auch chronischen Entzündungen der Harnwege und bei Reizblase. Er wirkt antibakteriell und schützt und dichtet die Gefäßwände ab. Seine pilzhemmende Wirkung können Sie sich vor allem bei *Candida*-Therapien zunutze machen.
Kompresse Als Kompresse nach dem Grundrezept auf Seite 55 hilft die Goldrute auch äußerlich bei Hauterkrankungen wie Ausschlägen, Ekzemen, Schuppenflechte, Geschwüren und schlecht heilenden Wunden. Verwenden Sie die doppelte Menge Kraut für den Kompressentee.
Mundwasser Bei wundem Zahnfleisch und Entzündungen im Mund- und Rachenraum können Sie mit dem Kompressentee oder einer verdünnten Tinktur nach dem Grundrezept auf Seite 48 gurgeln. Für ein Tinkturgurgelwasser geben Sie etwa 20 Tropfen auf 0,2 l warmes Wasser.
Saft und Salbe Lippenherpes können Sie mit dem Frischpresssaft nach dem Grundrezept auf Seite 49 behandeln. Wenn Sie auf Vorrat wirtschaften wollen, können Sie sich auch eine Salbe aus der gesamten Pflanze nach dem Grundrezept auf Seite 51 kochen.

Handwerk

Färben Mit dem Kraut der Goldrute lässt sich Wolle goldgelb färben. Es empfiehlt sich, zum Färben die Kanadische Goldrute zu verwenden, da sie oft in Gärten angebaut wird und sehr viel mehr Masse pro Pflanze liefert. Erntezeit zum Färben ist im August kurz vor der Blüte.

Bräuche, Zauber, Zeiger

Bräuche Ein volkstümlicher Name der Goldrute lautet „heidnisch Wundkraut“, ein Hinweis, dass sie schon sehr lange als Heilpflanze genutzt wurde.
Auch ihr botanischer Name lässt Rückschlüsse über ihre therapeutische Anwendung zu: Das lateinische „solidare“ heißt übersetzt „festigen, heilen“.

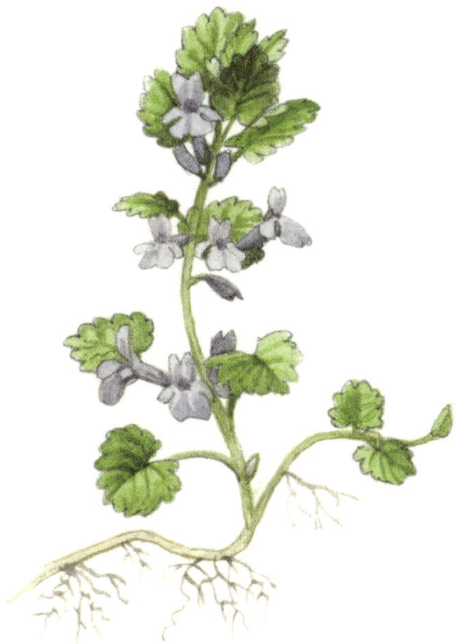

Glechoma hederacea Gundermann

Das kleine Heckenkraut mit den hübschen blauen Blüten lässt sich das ganze Jahr hindurch, selbst unter einer Schneedecke, finden und ernten. Statt sich zu ärgern, sollte jeder Gärtner froh darüber sein, wenn es reichlich in seinem Garten wächst – was nicht selten der Fall ist.

Küche

Blätter Der Gundermann bildet auch im Winter neue Blätter. Sie können also fast das ganze Jahr hindurch geerntet werden. Mit seinem frisch würzigen Aroma schmeckt er gekocht oder roh. Schokoliert ergeben die Blätter eine sehr leckere Süßigkeit.
Blüten Seine Blüten sind eine sehr hübsche Wildkräuterdekoration.

Haus- und Heilmittel

Ähnlich wie bei der Taubnessel hat man auch beim Gundermann den Eindruck, dass allein schon das Einatmen heilt und erfrischt.
Tee Der Tee regt Galle und Verdauung an, wirkt entgiftend und harntreibend. Er hilft bei Gicht, arthritischen Gelenkschmerzen, stärkt Herz und Immunsystem und fördert die Regelblutung. Durch seine schleimlösende und entzündungshemmende Wirkung eignet er sich als Erkältungstee bei Bronchitis, Schnupfen und Mittelohrentzündung.
Äußerliche Anwendung In der äußerlichen Anwendung gehört der Gundermann zu den hervorragendsten Wundheilmitteln unserer heimischen Flora. Sie können ihn als Kompresse, Waschung oder Frischkrautauflage nach den Grundrezepten auf den Seiten 55 und 58 oder in Form eines Wundblättchenöls verwenden.
Er heilt Wunden, Geschwüre, Verbrennungen und befördert kleine Holzsplitter an die Oberfläche. Er hat eine außergewöhnliche Wirkung auf entzündete, eiternde Verletzungen und auf noch geschlossene Abszesse.

GUNDERMANNTEE
Infus aus 2–3 EL Kraut auf ½ l Wasser, 2–3 Tassen täglich.

KOMPRESSENTEE
Infus aus 2–3 EL Kraut auf ¼ l Wasser.

WUNDBLÄTTCHENÖL
Füllen Sie einige Gundermannblätter fest gepresst in ein Schraubglas und stellen Sie es für einen Tag an die Sonne. Die Blätter „schwitzen" auf diese Weise ihren heilsamen Saft aus. Leider hält er sich selbst im Kühlschrank nur für kurze Zeit.

GUNDERMANNS BIERGESCHICHTE
Der Gundermann war einst fester Bestandteil des Bieres. Er klärte den trüben Saft und gab ihm ein bitteres Aroma. In Deutschland wurde er ab dem 8. Jahrhundert Schritt für Schritt durch den Hopfen ersetzt, da mit der Heckenpflanze Gundermann zu viel heidnisches Brauchtum verbunden wurde und er deswegen den Bier liebenden Mönchen ein Dorn im Auge war. Sie tauschten ihn gegen den Hopfen aus, der ebenfalls bitter schmeckt, das Bier klärt und zudem den Geschlechtstrieb dämpft. Durch das Reinheitsgebot 1516 verschwand er gänzlich aus dem Bier. Anders sah es zu dieser Zeit in England aus. Hier wurde der Hopfen bis ins 14. Jahrhundert sogar im Bier verboten, da er angeblich den Geschmack verdarb, die Menschen krank machte und das Leben verkürzen sollte. Auf englisch heißt der Gundermann „alehoof", übersetzt „Bierhuf".

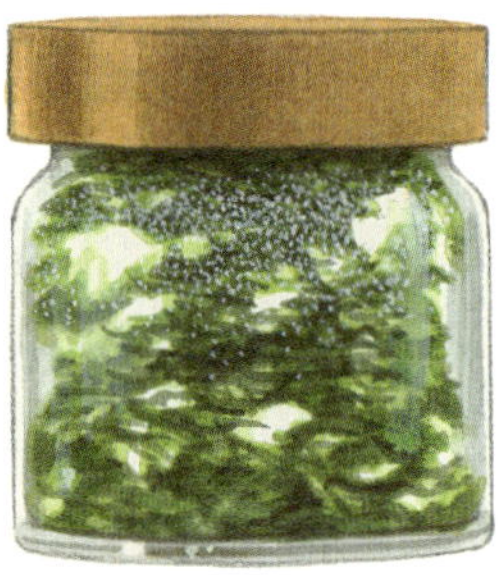

Familie:	Lippenblütler
Standort:	Hecken, unter Büschen, schattige kurze Wiesen
Aussehen:	15–40 cm lange, kriechende Staude; Stängel 4-kantig, an den Knoten wurzelnd; Blätter nierenförmig, behaart, gekerbt; Blüten 15–20 mm, blauviolett, in Scheinquirlen angeordnet
Verwechslungsgefahr:	im jungen Stadium Günsel und Ehrenpreis, ungefährlich
Blütezeit:	April – Juli
Erntezeit:	das ganze Jahr hindurch
Inhaltsstoffe:	Bitterstoffe, Gerbstoffe, Vitamin C, Saponine, Mineralstoffe, vor allem Kalium

Nicht zu Unrecht trägt er seinen Namen, der aus dem Mittelhochdeutschen übersetzt „Eitermann" bedeutet. Entzündete Augenlider kann man mit einer Kompresse oder Waschung kurieren, ebenso blutende Hämorrhoiden.
Frischpresssaft Ein altes Rezept gegen Kopfschmerzen empfiehlt, den Frischpresssaft nach dem Grundrezept auf Seite 49 durch die Nase zu schnupfen.

Bräuche, Zauber, Zeiger

Bräuche Der Gundermann war und ist eines der Kräuter für die Gründonnerstagsuppe, mehr dazu auf Seite 102.
Wenn man das kleine Volk der Elfen tanzen sehen wollte und um in die Zukunft zu blicken, trug man in der Nacht zum ersten Mai einen Kranz aus Gundermann.
Zauber Der Gundermann ist eine typische Heckenpflanze und spielt daher im Brauchtum eine besondere Rolle, mehr dazu finden Sie auf Seite 96.
Wenn die Kühe nach dem Winter das erste Mal auf die Weide getrieben wurden, gab man ihnen zum Schutz vor Verhexung erst einmal Gundermann zu fressen. Falls es aber leider doch zu einer Verhexung kam und in der Milch Gewebefetzen, Blut oder sogar Eiter zu finden waren, musste der Zauber verstärkt werden. Die Bauern gaben den Kühen dann noch einmal das Kraut zu fressen, molken durch einen Kranz aus Gundermann hindurch und bestrichen mit ihm das Euter. Dies ist ein wunderbares Beispiel, wie nah der Zauberglaube im Brauchtum manchmal an der therapeutischen Wirkung einer Pflanze sein kann. Aber nicht nur dem Vieh, sondern auch dem Menschen war er Schutz vor bösem Zauber und Reinigung von Besessenheit.
Zeiger Es heißt, wenn der Gundermann in die Höhe wächst, so ist es ein Zeichen, dass an seinem Standort eine gute Energie herrscht. Wächst er horizontal, muss er den guten Platz erst noch finden.

Familie:	Lippenblütler
Standort:	Wiesen, Laub- und Nadelwälder, Gebüsche
Aussehen:	10–30 cm hohe Staude; Blätter ei- bis spatelförmig, undeutlich gekerbt; Blüten blau, selten rosa-weiß
Verwechslungsgefahr:	Pyramidengünsel, im jungen Zustand mit Ehrenpreis und Gundermann, ungefährlich
Blütezeit:	Mai – August
Erntezeit:	März – September
Inhaltsstoffe:	bisher nicht untersucht, bis auf Glykoside, Diterpene,

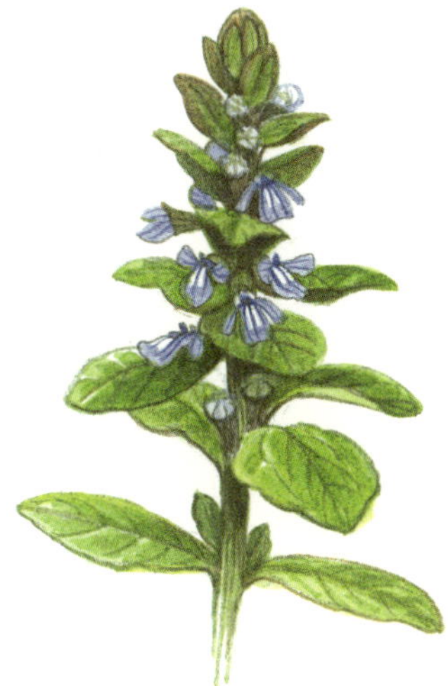

Ajuga reptans Günsel

Der Kriechende Günsel wächst in fast jedem Garten und ist auch in der freien Natur häufig zu finden. Wenn er im Frühling seine tiefblauen Blüten in die Höhe reckt, ist er für die Bienen und Hummeln eine wertvolle Nektarweide – und für uns Menschen eine Augenweide.

Küche

Blätter Von März bis Juni können Sie die Blätter roh oder gekocht essen. An einem schattigen Standort geht die Erntephase für die Küche bis in den Juli hinein. Die Blätter haben einen relativ bitteren Beigeschmack.
Blüten Seine Blüten sind kandiert oder natur eine sehr schöne Wildkräuterdeko.

Haus- und Heilmittel

Für die Haus- und Heilmittel verwendet man das Kraut des Günsels. Sammeln Sie es für Heilzwecke am besten von Mai bis August.
Tee Als Tee wirkt der Günsel blutreinigend, er hilft bei Rheuma und fördert die Heilung bei inneren Verletzungen. Außerdem ist er ein leichtes Narkotikum.
Frischpflanzenauflage und Salbe Äußerlich können Sie ihn als Wundpflaster nutzen, zur Behandlung von Geschwüren und Fisteln. Er hat auch Zugeigenschaften, das heißt, er zieht Splitter und Eiter aus der Haut. Das Grundrezept für die Frischpflanzenauflage finden Sie auf Seite 55 und für die Salbe auf Seite 51.

Bräuche, Zauber, Zeiger

Zauber Wie bei vielen blau blühenden Pflanzen hieß es auch beim Günsel, dass man ihn nicht abreißen durfte, denn sonst würde ein Gewitter aufziehen. Ebenso wenig sollte man an ihm riechen, denn sonst würde man Sommersprossen bekommen.

Der Pyramidengünsel (*A. pyramidalis*) wurde als gefährdet eingestuft.

Wenn man ihn an seinem heilkundlichen Gebrauch misst, sind die besten Jahre des Günsels leider schon vorbei – früher war er ein sehr hoch geschätztes Wundkraut. Welche Ereignisse dazu führen, dass ein Kraut an Ansehen und Verwendung verliert, lässt sich nicht sagen. Manchmal scheint es fast, als sei der Gebrauch von bestimmten Moden abhängig.

GÜNSELTEE
Infus aus 2 EL auf ½ l Wasser, 2- bis 3-mal täglich 1 Tasse.

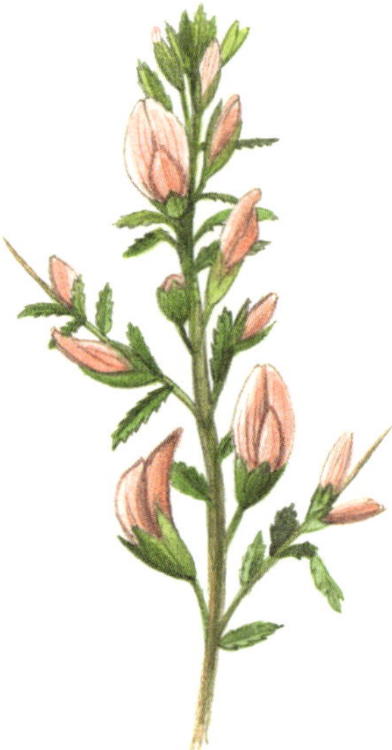

Familie:	Schmetterlingsblütler
Standort:	Trockenrasen, Wegränder, Böschungen
Aussehen:	30–60 cm hohe Staude, leicht klebrig; Stängel dornig, 2 Haarleisten; Blätter 3-zählig gefiedert; Blüten 10–15 mm, rosa
Verwechslungsgefahr:	Kriechende Hauhechel, ungefährlich
Blütezeit:	Juni – September
Erntezeit:	März – November
Inhaltsstoffe:	Flavonoide, Gerbstoffe, ätherische Öle

Hauhechel Ononis spinosa

Einzeln tritt die Dornige Hauhechel nur selten auf – entweder zu Vielen oder gar nicht. Sie hat rosafarbene Blüten und einen eigenwilligen Geruch, der sich beim Trocknen verliert. Manche Menschen empfinden den Geruch als herb süßlichen Duft, andere bezeichnen ihn als Uringestank.

HAUHECHELTEE
Kraut und Wurzel haben das gleiche Wirkspektrum, wobei die Wurzel stärker wirkt. Die Wurzel darf nicht gekocht werden, die Wirkung wandelt sich sonst in ihr Gegenteil.
Infus aus 1–2 EL Kraut auf ½ l Wasser, 2–3 Tassen täglich.
1 EL Wurzeln mit ½ l fast kochendem Wasser übergießen und 30 Minuten ziehen lassen, 2 Tassen täglich.

GURGELWASSER
Infus aus 1–2 EL Blüten auf ¼ l Wasser, mehrmals täglich gurgeln.
Dekokt aus 1 EL Wurzel auf ¼ l Wasser.

Küche

Junge Triebe können von April bis Juni roh oder gekocht gegessen werden. Man kann sie auch einsalzen und dann als kleine Beilage servieren.
Blüten Die Blüten sind sehr dekorativ und können zur Zierde von Speisen verwendet werden. Ihre Erntezeit ist zwischen Juni und September.

Haus- und Heilmittel

Das Kraut können Sie zu Heilzwecken zwischen Juni und September ernten, die Wurzel im zeitigen Frühjahr oder nach der Blüte im Herbst.
Tee Der Tee hilft bei Wassereinlagerungen im Gewebe, bei Gelenkrheuma und Gicht. Er schwemmt Harngrieß aus und wirkt vorbeugend gegen Harnsteinbildung. Seine wassertreibende Wirkung lässt mit der Zeit nach, daher legt man nach 5 Tagen eine ebenso lange Pause ein.
Kompresse Eine Kompresse nach dem Grundrezept auf Seite 55 mit einem doppelt so starkem Krauttee wirkt antiseptisch und hilft bei Ekzemen und Hautjucken.
Gurgelwasser Bei entzündetem Rachen und Zahnfleisch können Sie mit einem Tee aus den Blüten gurgeln, bei Zahnschmerzen mit einem Wurzeltee.
Wurzelpulver Um Geschwüre besser abheilen zu lassen, können Sie einen Wickel mit dem Brei aus pulverisierter Wurzel und etwas Wasser anlegen.

Bräuche, Zauber, Zeiger

Zauber Hauhechel wurde zur Abwehr unerwünschter Geister an Hauseingängen angebracht.

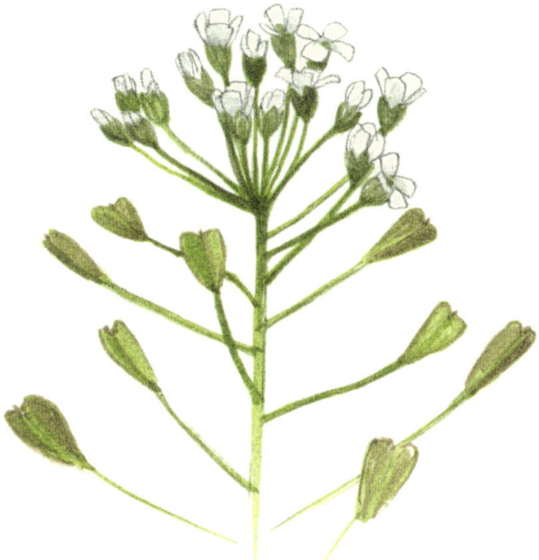

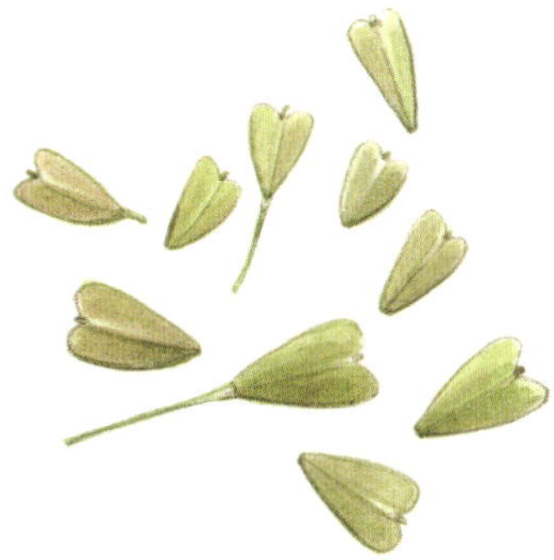

Capsella bursa-pastoris Hirtentäschel

Eigentlich ist das Hirtentäschel mit seinen kleinen weißen Blüten eine recht unauffällige Erscheinung. Erst wenn die Früchte reifen, wird es bemerkt – es sind kleine grüne Herzen, von denen die Pflanze jede Menge hervorbringt und dabei gleichzeitig meist auch noch blüht.

Küche

Blätter Die Blätter und jungen Triebe können Sie von März bis Juni roh oder gekocht essen.
Samen Die grünen Samen werden ab Juni Salaten beigemischt. Sie haben ein leicht nussiges Aroma, das sich durch Anrösten verstärkt.

Haus- und Heilmittel

Manchmal breitet sich das Hirtentäschel im Gemüsebeet sehr schnell aus. Beim Jäten werden Sie merken, welch ein erfrischender, wärmender und würziger Geruch von ihm ausgeht – ein erster Hinweis auf seine wohltuenden Heilkräfte …
Sammeln Sie das ganze Kraut zu Heilzwecken zwischen Mai und September.
Tee Das Kraut wirkt entwässernd, blutdruckregulierend, hilft bei Kreislaufbeschwerden und Beschwerden in den Wechseljahren.
Bei zu starker Regelblutung und zur Rückbildung der Gebärmutter verwenden Sie einen doppelt so starken Infus. Als begleitende Therapie bei Zysten im Eileiter oder der Gebärmutter sowie bei Darmblutungen (ärztliche Abklärung!) wird ebenfalls ein doppelt so starker Infus benutzt.
Während der Geburt fördert das Hirtentäschel die Wehen und mindert die Nachgeburtsblutungen.
Äußerliche Anwendung Hirtentäschel ist blutstillend, heilt Wunden, Blutergüsse und Quetschungen und hilft bei blutenden Hämorrhoiden. Inner-

Hirtentäschel sollte nicht während der Schwangerschaft eingenommen werden, denn es wirkt kontrahierend auf die Gebärmutter. Das ist eine Eigenschaft, die man sich zwar während des Geburtsvorgangs zunutze machen kann, die aber in den Monaten zuvor unerwünscht ist.

HIRTENTÄSCHELTEE
Infus aus 2–3 TL auf ½ l Wasser, 2- bis 3-mal täglich.

SITZBAD
Infus aus 4–5 EL auf 1 l Wasser einem Sitzbad hinzufügen.

Familie:	Kreuzblütler
Standort:	Äcker, Gärten, Wege, Schuttplätze
Aussehen:	20–40 cm hoch; 1- bis 2-jährig; meist behaart; Blätter als Grundrosette, gezähnt bis fiederspaltig; Blüten 2–4 mm, weiß; Früchte umgekehrt herzförmige Schötchen
Verwechslungsgefahr:	Ackertäschelkraut, Bauernsenf, ungefährlich
Blütezeit:	Februar – November
Erntezeit:	März – Oktober
Inhaltsstoffe:	Flavonoide, viel Kalium, Peptide

lich sollten Sie zusätzlich 10 Tropfen der Tinktur nach dem Grundrezept auf Seite 48 in einer Tasse Frauenmanteltee 3-mal täglich zu sich nehmen.
Äußerlich lässt sich das Hirtentäschel auf verschiedene Art und Weise nutzen. Wenn die Not groß und keine Salbe oder Tinktur zur Hand ist, können Sie auch eine Frischpflanzenauflage nach dem Grundrezept auf Seite 55 machen. Bei den Indikationen, die den After betreffen, sind ein Sitzbad und die Salbe nach dem Grundrezept auf Seite 51 zu empfehlen.
Bei Nasenbluten können Sie sich Kraut in die Nase packen oder einen Wattebausch getränkt mit Tinktur in die Nase einführen.

Bräuche, Zauber, Zeiger

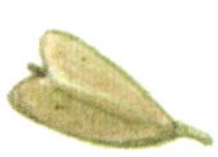

Zauber Auch in der Sympathiemagie wurde es zum Blutstillen verwendet. Hierbei genügte es sogar, die Pflanze nur anzusehen, damit die Wunde zu bluten aufhörte. Bei Blutspeien musste man es solange in der Hand halten, bis es warm wurde.
Zahnenden Kindern hängte man die herzförmigen Samen in einem roten Seidensäckchen um den Hals. Dieses Säckchen musste dann nach dem Zahnen von der Mutter stillschweigend und rückwärts in ein fließendes Gewässer geworfen werden.
Es hieß auch, dass Kinder, die die drei ersten Hirtentäschelpflanzen aßen, die sie im Frühjahr sahen, das ganze Jahr nie krank wurden.
Zeiger Das Hirtentäschel steht gerne an Plätzen mit Erdstrahlung und ist ein Stickstoffzeiger.

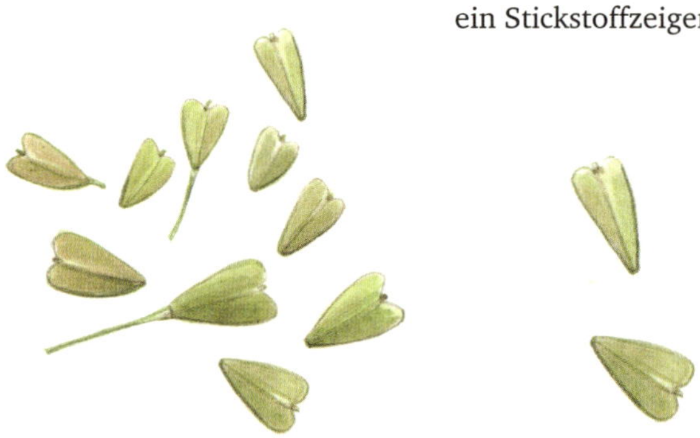

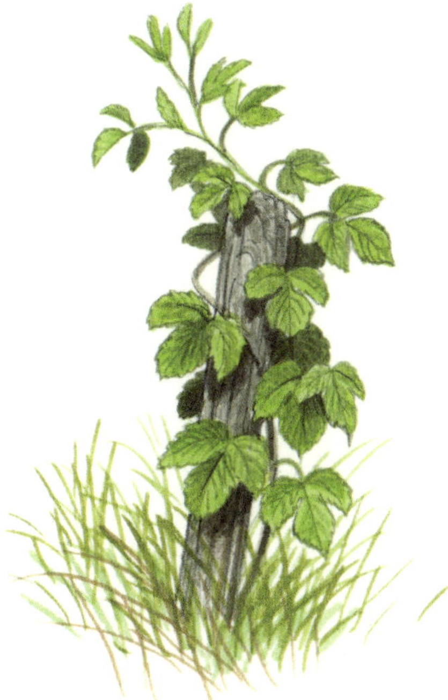

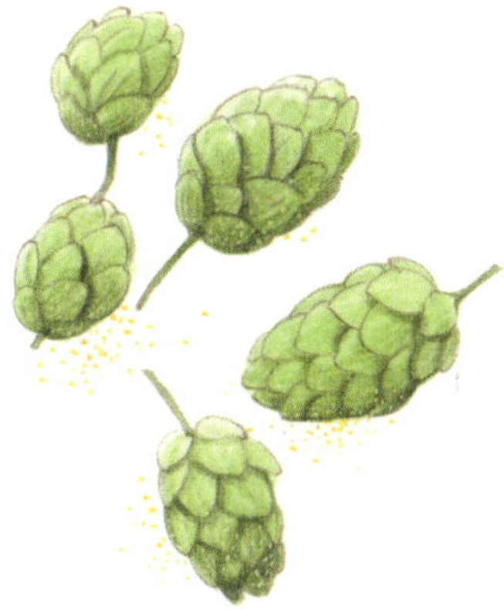

Humulus lupulus Hopfen

Viele kennen vor allem den Bierhopfen, der in Kulturen an langen Stangen gezogen wird. Seine Blütenzapfen sind sehr viel größer als die seines wilden Verwandten, des Gewöhnlichen Hopfens, der sich in Auwäldern stetig im Uhrzeigersinn an Büschen und Bäumen emporwindet.

Küche

Blätter können bis Juli herzhaft als Gemüse oder süß mit einem Teigmantel ausgebacken werden.
Spross Der junge Trieb kann zwischen April und Mai gesammelt und gedünstet werden. Man nennt ihn auch Hopfenspargel, wegen seines feinen, an Spargel erinnernden Geschmacks.
Wurzel Die Wurzel enthält recht viel Stärke und kann von Oktober bis November oder vor dem Austrieb im April gegraben werden. Sie können sie als Gemüse kochen, braten oder frittieren.
Blüten Die männlichen Blüten sind zwischen Juli und August als gedünstetes Gemüse zu genießen. Ihr Geschmack ist etwas bitter.

Haus- und Heilmittel

Sammeln Sie die weiblichen Blütenstände (Zapfen) für Heilzwecke kurz vor dem Ausreifen zwischen August und September. Hopfen sollte nicht während der Schwangerschaft genommen werden oder bei Frauenleiden, bei denen eine östrogenartige Wirkung unerwünscht ist, wie bei einem Myom.
Tee Als Tee ist Hopfen appetitanregend und hilft bei nervösen Verdauungsproblemen, dazu sollten Sie 30 Minuten vor den Mahlzeiten jeweils 1 Tasse trinken. Man kann ihn bei nervösen Herzbeschwerden und leichten Depressionen einsetzen. Er wirkt beruhigend und schmerzlindernd. Auf ein labiles Nervensystem, dessen Ursache eine Schilddrüsenüberfunktion ist, hat er einen stabilisierenden Effekt.

Das Wissen über den Hopfen im Nahrungsmittelbereich beschränkt sich bei den meisten Menschen auf das Bier. Dabei fand er dort erst mit dem Reinheitsgebot 1516 flächendeckende Verwendung. In England war der bittere Hopfen als Bierbestandteil verpönt und man verwendete dort stattdessen lange noch den Gundermann.

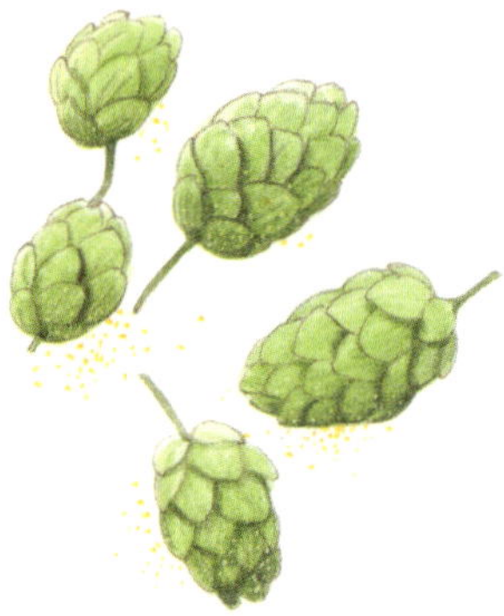

Familie:	Hanfgewächse
Standort:	Auwälder, Hecken und Gebüsche auf feuchtem Untergrund
Aussehen:	bis 6 m lange Staude; Blätter 3- bis 7-lappig, gesägt, Nebenblätter verwachsen; Blüten 1–2 cm, grün, männliche Blütenstände rispenartig, weibliche zapfenartig
Verwechslungsgefahr:	keine
Blütezeit:	Juli – September
Erntezeit:	April – September
Inhaltsstoffe:	Harze, ätherische Öle, Flavonoide, Bitterstoffe, Gerbstoffe

HOPFENTEE
Infus aus 3–4 TL Blütenzapfen auf ½ l Wasser, 2- bis 3-mal täglich 1 Tasse.

HOPFENTEE FÜR WASCHUNGEN
Infus aus 1 EL Blütenzapfen auf ¼ l Wasser.

HOPFENBAD
Infus aus 2–3 Handvoll Blütenzapfen auf 2 l Wasser dem Badewasser hinzufügen, 10–15 Minuten baden, dann ab ins Bett.

In einer Mischung mit Melisse hilft er bei Migräne. Er verhindert eine zu starke Harnsäureablagerung, hilft bei Blasenbeschwerden, Menstruationsstörungen und Beschwerden in den Wechseljahren.

Als begleitende Therapie können Sie ihn auch bei Angstzuständen verwenden. Hierbei sollten Sie über einen Zeitraum von 3 Wochen täglich 3-mal 1 Tasse Tee trinken.

Tinktur Bei nervösen Spannungen und Angstgefühlen können Sie zusätzlich oder statt des Tees auch eine Tinktur aus den Blütenzapfen nach dem Grundrezept auf Seite 48 zu sich nehmen. Trinken Sie über einen Zeitraum von 3 Wochen 3-mal täglich 10 Tropfen Tinktur in Wasser.

Kräuterkissen Ein Kissen, gefüllt mit Blütenzapfen, fördert das Einschlafen und hilft Ihnen, durchzuschlafen.

Waschung Bei Hautirritationen, Wunden und Geschwüren können Sie die betroffenen Stellen mit Hopfentee waschen.

Bad Ein Hopfenbad hilft bei nervösen Störungen und Unruhe.

Umschlag Einen Umschlag nach dem Grundrezept auf Seite 55 können Sie aus den Blüten fertigen. Man verwendet ihn bei Schwellungen und Geschwüren.

Bräuche, Zauber, Zeiger

Bräuche Da der Hopfen östrogenhaltige Wirkstoffe enthält, wurden die Männer bei der Hopfenernte recht müde und schlapp. Die Frauen hingegen gerieten in Feierstimmung und lebten diese dann oft in benachbarten Orten aus.

Räuchern Auch als Räucherstoff schenkt der Hopfen einen guten Schlaf. In der Vergangenheit wurde er geräuchert, um die Zwiesprache mit der Natur zu fördern.

Zeiger Auf Jahre mit reichlicher Hopfenernte folgt ein gutes Kornjahr, aber auch ein strenger Winter. Wenn es zu Weihnachten keinen Schnee hat, verspricht das kommende Jahr eine gute Hopfenernte.

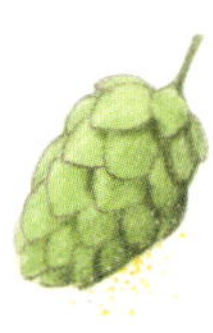

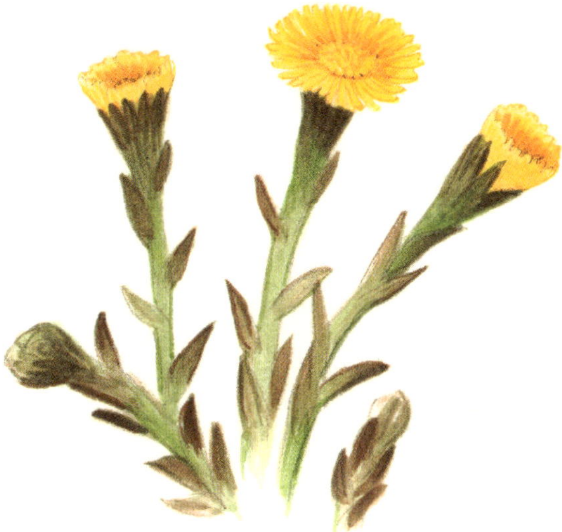

Tussilago farfara Huflattich

Wenn der Schnee die Landschaft noch in sein weißes Kleid hüllt, spitzen im Februar vereinzelt kleine gelbe Sonnen hervor – ein erster Bote des nahenden Frühlings. Der Huflattich ist eines der wenigen Kräuter, die zuerst ihre Blüten zeigen, bevor die Blätter austreiben.

Küche

Blätter Die Blätter können von April bis Mai in Salaten roh oder gekocht gegessen werden.
Stängel Die Stängel sind zwischen März und Juni ein gutes Spargelgemüse.
Blüten Von März bis April können Sie die Blüten frittieren oder einem Kochgemüse als hübsche gelbe Tupfen beifügen.
Der Huflattich verfügt über ein ausgesprochen breites Geschmacksspektrum. So schmecken seine getrockneten Blätter im Risotto nach Meeresfrüchten und die veraschten Blätter salzig. Für ein 2-Personen-Risotto fügen Sie dem Gericht 1–2 Handvoll Blätter hinzu.

Haus- und Heilmittel

Es wird davor gewarnt, Huflattich mehr als 6 Wochen im Jahr zu sich zu nehmen, da die Pflanze Pyrrolizidinalkaloide enthält. Über diesen Pflanzeninhaltsstoff wird unter Fachleuten heiß diskutiert, mehr dazu auf Seite 12.
Die reichste Blatternte für Heilzwecke haben Sie von April bis Juni. Danach müssen Sie sich ein bisschen mehr Arbeit machen, um die neugetriebenen jungen Blätter herauszupicken.
Huflattichtee und -sirup Tee und Sirup helfen bei Erkältungen, starker Verschleimung der Atemwege, Reizhusten und den damit verbundenen Schmerzen.
Wenn sich eine Erkältung langsam ankündigt, hilft Huflattichtee, denn er stärkt die Schleimhaut und bildet auf ihr eine Art Schutzschicht. Diese

SALZERSATZ AUS VERASCHTEN HUFLATTICHBLÄTTERN
Geben Sie das getrocknete Sammelgut in ein feuerfestes Gefäß und zünden Sie es an. Die Blätter werden nur langsam durchglühen und nicht in Flammen aufgehen.

HUFLATTICHFLAUM
Die jungen Blätter sind von einem weißen Flaum überzogen, den Sie nach dem Sammeln ganz leicht abreiben können. Er hat allerdings keinerlei Einfluss auf die Wirkung oder das Trocknen der Blätter.

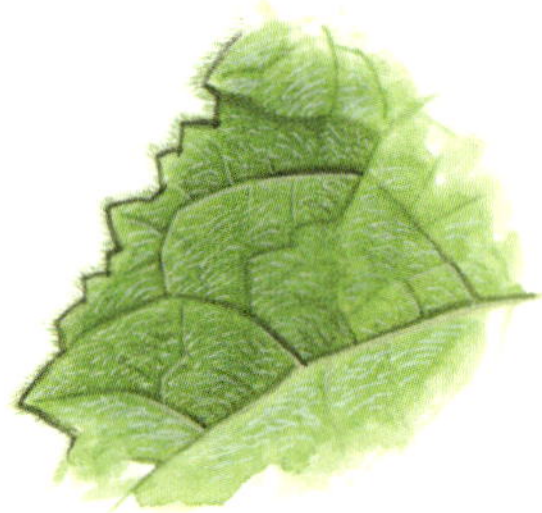

Familie:	Korbblütler
Standort:	Schuttplätze, Äcker, Wegränder, frische bis feuchte, aber auch steinige Böden
Aussehen:	10–30 cm hohe Staude; Blätter huf- bis herzförmig, spitz gezähnt, Unterseite mit weißem Flaum, der die jungen Blätter gänzlich bedeckt; Blütenstiel 15–35 cm, weiß mit rötlichen Schuppen; Blütenkörbchen gelb
Verwechslungsgefahr:	Blätter mit gewöhnlicher Pestwurz, Gefahr bei zu hoher Dosis
Blütezeit:	März – April
Erntezeit:	März – September
Inhaltsstoffe:	Schleimstoffe, Inulin, Gerbstoffe, Bitterstoffe, Flavonoide, Pyrrolizidin

HUFLATTICHTEE
Infus aus 1–2 EL Blätter auf 1/2 l Wasser, 2- bis 3-mal täglich 1 Tasse.

HUFLATTICHDEO NACH URSEL BÜHRING
30 g getrocknete Huflattichblüten mit Stängeln mit 1/4 l kochendem Obstessig übergießen. Nach dem Abkühlen filtern und mit 250 ml Rosenwasser oder einem anderen Hydrolat mischen. Dieses Deo neutralisiert den Schweißgeruch, behindert aber nicht die natürliche Schweißabsonderung des Körpers.

Schutzschicht macht es Bakterien und Viren schwerer, ans Ziel zu kommen. Nehmen Sie vom Sirup nach dem Grundrezept auf Seite 49 1–2 EL 2- bis 3-mal täglich zu sich.

Blattzigarre Sie können es sich auch etwas komplizierter machen, als einfach einen Tee zu trinken. Eine Zigarre aus Huflattichblättern gab es lange Zeit noch in der Apotheke zu kaufen. Sie wurde ebenfalls bei Husten, Bronchitis und zusätzlich bei Asthma verwendet.

Wenn man Zigaretten drehen kann, so nimmt man statt Tabak einfach getrocknete Huflattichblätter. Wer nicht drehen kann, nimmt eine glühende Kohle und legt die Blätter zum Abglimmen darauf. Der Rauch kann dann leicht eingeatmet werden.

Gurgelwasser Das Gurgelwasser hilft bei Reizerscheinungen der Mundschleimhaut. Fügen Sie dem Huflattichtee eine Prise Salz hinzu und gurgeln Sie damit 3-mal täglich.

Kompresse Kompressen nach dem Grundrezept auf Seite 55 getränkt mit Huflattichtee helfen bei Ekzemen, Jucken und Entzündungen der Haut, bei Wunden und Akne. Sie drosseln die Fettproduktion und straffen gleichzeitig das Gewebe.

Umschlag Zerstoßene Blätter können bei Nervenschmerzen aufgelegt werden. Bereiten Sie sich einen Umschlag aus dem Pflanzenbrei und geben Sie ihn auf die betroffene Stelle.

Blätterauflage Bei Gürtelrose hat sich eine Auflage aus gekochten Huflattichblättern bewährt. Diese Auflage sollte tagsüber alle 4 Stunden erneuert werden, bis die Beschwerden abklingen.

Bräuche, Zauber, Zeiger

Zeiger Ein größerer Bestand an Huflattich soll ein Bleivorkommen im Boden anzeigen.

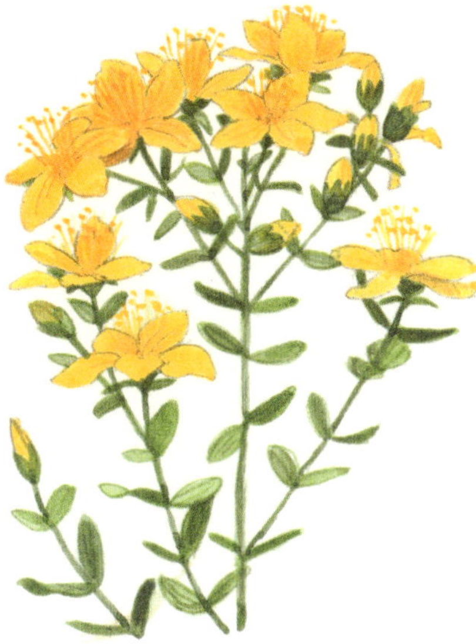

Hypericum perforatum **Johanniskraut**

Über die Entstehung des Echten Johanniskrauts gibt es sehr viele Legenden. Eine davon – ihr verdankt das Johanniskraut seinen Namen – erzählt von Johannis dem Täufer, dessen Blut bei seiner Hinrichtung auf ein kleines gelbes Blümlein tropfte. Seit diesem Tag hat es seinen roten Saft.

Küche

Blüten können mit ihrer gelben Farbe so manch ein Essen sonnig verzieren.

Haus- und Heilmittel

Es gibt sehr viele verschiedene Johanniskrautarten. Die meisten Kräuterkundigen nutzen nur das Echte Johanniskraut für Heilzwecke, da es von allen Arten den höchsten Gehalt des Hauptwirkstoffs Hypericin enthält.
Ein einfacher Test, ob der Gehalt auch anderer Arten ausreichend hoch ist: Zerreiben Sie einfach eine Knospe zwischen den Fingern – wenn sie eine reichliche blaurote Spur hinterlässt, können Sie das Kraut verwenden.
In der Heilkunde nutzt man das gesamte Kraut, das während der Blütezeit von Juni bis September gesammelt wird.
Wenn Sie eine Johanniskrauttherapie machen, sollten Sie sich nicht der direkten Sonneneinstrahlung aussetzen. Die Haut wird lichtempfindlich und es kann zu Hautreizungen und Sonnenbrand kommen.
Auch mit Johanniskrautöl oder Salbe behandelte Hautpartien sollten Sie nicht der direkten Sonne aussetzen.
Tee Der Tee hilft bei trockenem, schmerzhaftem Husten, Wetterfühligkeit und bei Koliken. Er regt die Verdauungsdrüsen an, stärkt den Kreislauf und fördert die Genesung nach einer schweren Krankheit. Er wirkt entwässernd, entzündungshemmend, antiviral und antibakteriell.
Sie können den Tee auch als Schlafmittel verwenden. Er wirkt beruhigend und erhöht die Ausschüttung des Schlafhormons Melatonin. Trinken Sie je 1 Tasse Tee am Nachmittag und am Abend.

Das Berg- und das Niederliegende Johanniskraut (*H. montanum*, *H. palustris*) stehen auf der Vormerkliste für gefährdete Pflanzen.

Das Johanniskraut kann sogar das Wachstum des gefährlichen *Staphylococcus aureus*, des sogenannten Krankenhauskeims, hemmen. Diese Bakterien sind sehr aggressiv und mittlerweile resistent gegen Antibiotika.

Familie:	Hartheugewächse
Standort:	Magerrasen, Weiden, Brachen, Wegränder, Dämme, Böschungen
Aussehen:	30–60 cm hohe Staude; Stängel 2-kantig; Blätter eiförmig mit durchscheinenden Öldrüsen; Blüten 20 mm, gelb mit kleinen schwarzen Punkten
Verwechslungsgefahr:	keine
Blütezeit:	Juni – September
Erntezeit:	Juni – September
Inhaltsstoffe:	Hypericin, Flavonoide, Gerbstoffe, ätherische Öle

JOHANNISKRAUTTEE
Infus aus 2–3 TL auf ½ l Wasser, 2- bis 3-mal täglich 1 Tasse.

TEE BEI DEPRESSIONEN
Infus aus 2 EL auf ½ l Wasser, 2- bis 3-mal täglich 1 Tasse mindestens über 2 Monate hinweg.

SAMEN IN WEIN
2–3 TL Samen in ½ l Wein kochen.

TINKTURDOSIERUNG
Innerlich: 15 Tropfen 3-mal täglich mit einem Glas Wasser einnehmen. Äußerlich: auf 1 l Teilbad 1–2 TL.

MUNDSPÜLUNG
Infus aus 2–3 TL auf ¼ l Wasser.

Therapie bei depressiver Stimmung und bei Depressionen Die bekannteste Anwendung des Johanniskrauts ist seine positive Wirkung auf die menschliche Seele. Eine Depression sollte ärztlich begleitet werden. Es gibt viele Ursachen für diese Erkrankung, angefangen von der Menopause, dem Prämenstruellen Syndrom bis hin zur Winterdepression aufgrund mangelnder Sonneneinstrahlung.
Die mit einer Depression einhergehenden Beschwerden wie Müdigkeit, Kopf- und Rückenschmerzen, Magen- und Herzschwäche werden durch die Teekur mitbehandelt.
Sie können statt oder zusätzlich zum Tee auch Johanniskrauttinktur nach dem Grundrezept auf Seite 48 zu sich nehmen. 1 TL Tinktur 3-mal täglich mit einem Glas Wasser trinken, Dauer der Anwendung ebenfalls mindestens 2 Monate.
Das Johanniskraut braucht für diese Anwendung eine gewisse Anlaufphase. Die Wirkung tritt nach 2–3 Wochen ein und steigert sich bis zur sechsten Woche.
Samen in Wein Die Samen in Wein gekocht, sollen bei jeder Art von Erbrechen helfen.
Tinktur Wenn Sie die Tinktur nach dem Grundrezept auf Seite 48 innerlich nehmen, hat sie das gleiche Wirkspektrum wie der Tee, allerdings mit einer intensiveren Wirkung. Äußerlich können Sie sie bei Verletzungen und Nervenreizungen aller Art in ein Teilbad oder auf eine Kompresse geben.
Mundspülung Bei Entzündungen der Mundschleimhaut können Sie mit einem kräftigen Johanniskrauttee spülen.
Ölauszug und Salbe Johanniskraut ist ein ausgezeichnetes Wundkraut. Es hilft bei Verletzungen, Rheuma, Hexenschuss, Nervenschmerzen und -reizungen, bei Zerrungen und Verrenkungen, Schwellungen, Geschwüren und bei Gürtelrose.
Faszinierend ist, dass es Sonnenbrände hervorrufen kann, sie aber auch gleichzeitig heilt. Sie können es generell bei jeder Art von Verbrennungen verwenden. Behandeln Sie die betroffenen Stellen einfach mit dem Ölauszug oder der Salbe nach den Grundrezepten Seite 50 und Seite 51, bis die Beschwerden abgeklungen sind.

Handwerk

Färben Der grüne Teil der Pflanze färbt Wolle gelb. Die beste Sammelzeit dafür ist von Mai bis Juli, danach ist es aber auch noch möglich.

GELBE FARBE FÜR 500 G WOLLE
Farbflotte: 500 g Kraut in 12–15 l Wasser 6 Stunden einweichen und für 2 Stunden auskochen, anschließend abseihen.

Bräuche, Zauber, Zeiger

Bräuche Eine Geschichte, die sich die Menschen über das Johanniskraut erzählt haben, handelt von einem kleinen Elfchen, das versehentlich von einem Pfeil verwundet wurde. Wie in der Johannismythe tropfte auch ihr Blut auf ein kleines gelbes Pflänzchen.
Eine recht amüsante Geschichte handelt von dem Ursprung der Blattdrüsen, die Sie sehen können, wenn Sie das Blatt gegen eine Lichtquelle halten. Der Teufel war derart erbost über die Heilkraft des Johanniskrauts, dass er es mit vielen Nadelstichen peinigte.
Räuchern Man räuchert das Johanniskraut bei Traurigkeit, Depressionen und um Angst vor der Dunkelheit zu überwinden. Es baut die elektromagnetischen Spannungen in Räumen ab und reinigt die Atmosphäre nach einem Streit. Es wirkt schützend auf Geist und Seele.
Zauber Wenn man Johanniskraut verräucherte oder ins Herdfeuer gab, konnte es Haus und Hof bei aufziehenden Gewittern vor Blitz und Hagel schützen. Es wurde auch verwendet, um schwarzmagisches Blendwerk zu entlarven und sich vor Zauber zu schützen.
Zeiger Das Johanniskraut zeigt gute und segensreiche Plätze an.

Relativ neue Forschungen haben ergeben, dass das Johanniskraut "etwas gegen synthetische Medikamente" hat. Viele Präperate wirken während einer Johanniskrautkur stark vermindert. Der Grund ist in seiner leberanregenden Wirkung zu finden. Die Leber, angeregt und gestärkt durch das Johanniskraut, ordnet die chemischen Medikamente oft als "Giftstoffe" ein und kann sie nun vermehrt ausscheiden. (Ein Grund, weshalb die Pharmaindustrie nun das selbst von ihr einst so hoch geschätzte Johanniskraut gern aus dem Verkehr ziehen würde.) Zu den Medikamenten, die durch das Johanniskraut in ihrer Wirkung eingeschränkt werden, gehört auch die Antibabypille!

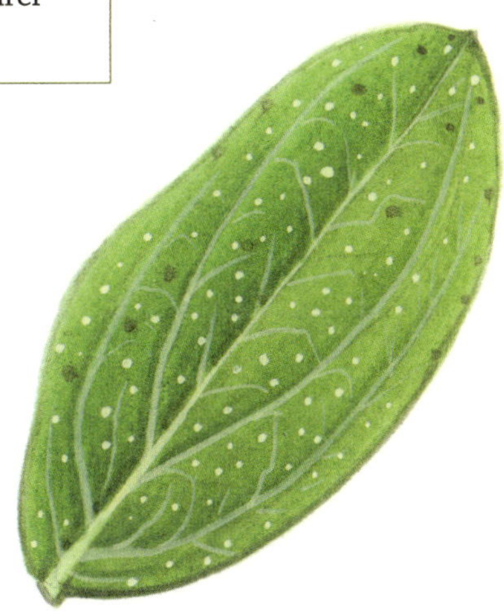

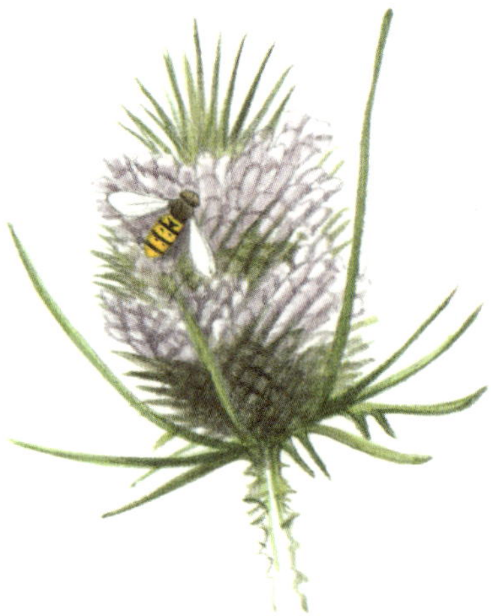

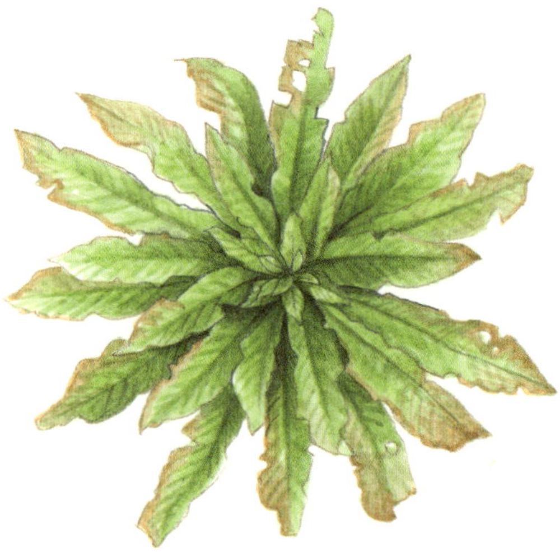

Karde Dipsacus fullonum

Die Wilde Karde ist eine sehr beeindruckende Pflanze. Neben ihrer stattlichen Größe und den ungewöhnlichen Blättern blüht sie auf faszinierende Art und Weise. Zu Beginn bildet sich ein ringförmiger Blütenkranz in der Mitte des Blütenstandes, der im Laufe der Zeit jeweils nach unten und oben wandert.

Die abgetrockneten Blütenstände sind eine sehr dekorative, lange währende Trockenpflanze.

In der Vergangenheit wurde die Karde nur relativ wenig angewendet. Auch heute ist ihr Wirkspektrum in unseren Breiten nur gering erforscht. In China und Japan gibt es zahlreiche Studien über ihre Inhaltsstoffe und deren Wirkung auf den menschlichen Organismus.

Haus- und Heilmittel

Sammeln Sie die Kardenwurzel und die Rosettenblätter am besten im Herbst ihres ersten Jahres. Da sie noch keinen Stängel gebildet hat, müssen Sie sie an der Blattrosette erkennen. Die sonstigen Blätter können auch im zweiten Jahr zwischen März und September gesammelt werden.

VORSICHT: Die gesamte Pflanze ist als Tinktur oder Tee unglaublich bitter.

Tee Der Tee regt die Galle an, wirkt harn- und schweißtreibend. Er hilft bei Gicht, Rheuma und Hauterkrankungen, hierfür sollte der Tee als 3-Wochen-Kur eingenommen werden. Nach 1 Woche Pause erneut mit der Kur beginnen.

Äußerliche Anwendung Kompresse, Waschung und Teilbad nach den Grundrezepten auf den Seiten 55, 58 und 59 werden bei Fisteln, Furunkeln, Hautflechten und Warzen eingesetzt. Einen Wurzelbrei, der mit Wein oder Essig hergestellt wird, können Sie gegen Risse und Fisteln am After verwenden.

Kardentinktur In den letzten Jahren wurde die Karde in der Naturheilkunde erfolgreich gegen Borreliose-Infektionen eingesetzt. Neben den sogenannten Überhitzungsbädern stellt die Kardentinktur das Kernstück der Therapie dar. Eine Buchempfehlung dazu finden Sie auf Seite 303ff.

Familie:	Kardengewächse
Standort:	Schuttplätze, Brachen, Wegränder, Dämme, Ufer
Aussehen:	70–200 cm hoch, 2-jährig; Stängel stachelig, gerieft; Blätter breit lanzettlich, stachelig; Blütenstand bis 10 cm lang, eiförmig, hellviolett
Verwechslungsgefahr:	keine
Blütezeit:	Juli–August
Erntezeit:	März–November
Inhaltsstoffe:	Bitterstoffe, Inulin, Kalisalze, Glykoside, Saponine

Handwerk

Wollverarbeitung Der erste Schritt nach dem Waschen der frisch geschorenen Wolle ist das sogenannte Kardieren. Dabei werden die einzelnen Wollhaare in eine Richtung gekämmt, um das Spinnen zu ermöglichen. Man verwendete dazu den abgetrockneten Blütenstand der Karde, vor allem die der Weberkarde (*D. sativus*).

Bräuche, Zauber, Zeiger

Bräuche Vom Mittelalter bis zur Neuzeit zierten drei gekreuzte Karden das Wappen der englischen Weberzunft. Archäologen vermuten, dass der Gebrauch der Karde zum Kämmen von Wolle weitaus älter ist. Diese Vermutung stützt sich auf Funde aus der frühen Eisenzeit (800 v. Chr.).
Zauber Die Blätter an der Hauptachse sind so zusammengewachsen, dass sie einen regelrechten Kelch bilden, in dem sich Regenwasser und Tau sammeln. Dieses Wasserreservoir hält Insekten, insbesondere Ameisen davon ab, die Pflanze hinaufzuklettern und dient kleineren Vögeln als Tränke. Man nannte diesen „Blätterkelch“ auch Venusbecken und verwendete sein Wasser als Schönheitsmittel. Es wurde auch gegen Sommersprossen, Altersflecken und als Augenheilmittel benutzt.
Zeiger Die Karde zeigt Lehmböden an.

KARDENTEE
Infus aus 2–3 TL Blätter auf 1/2 l Wasser, 2- bis 3-mal täglich 1 Tasse. Dekokt aus 2–3 TL Wurzeln auf 1/2 l Wasser, 2- bis 3-mal täglich 1 Tasse.

TEE FÜR KOMPRESSE UND WASCHUNG
Infus aus 2–3 TL Blätter auf 1/4 l Wasser, Dekokt aus 2–3 TL Wurzeln auf 1/4 l Wasser.

WURZELBREIAUFLAGE
Die Wurzeln werden so lange in Wein oder Essig zerstoßen, bis die Masse eine wachsartige Struktur hat. Die betroffenen Stellen können dann 1-mal täglich mit dem Brei eingerieben werden.

BORRELIOSEKUR MIT DER KARDENTINKTUR
Die Tinktur wird aus der Wurzel und der Blattrosette nach dem Grundrezept auf Seite 48 hergestellt. Man sollte 3-mal täglich vor dem Essen über einen Zeitraum von etwa 3 Monaten 1 EL zu sich nehmen. Je nach Stadium der Infektion kann die Kur auch verkürzt werden. Zusätzlich zur Tinktur kann auch der Tee als weitere Unterstützung getrunken werden.

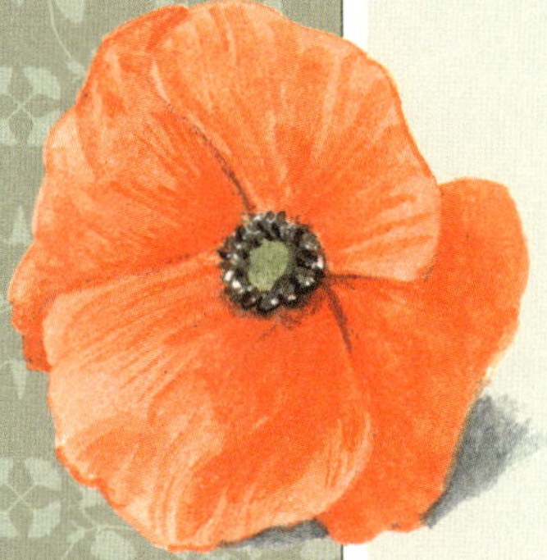

Sommerliches Samensammeln

„S“ wie Sommer und sammeln: Kräuter, Blüten, Blätter – alles für Tees, Tinkturen und Öle. Jetzt sind auch die meisten Früchte der Wildpflanzen reif. Wenn Sie nicht nur gerne sammeln, sondern auch gerne gärtnern, können Sie jetzt in die Kunst des Zähmens von Wildpflanzen eintauchen. Probieren Sie es aus!

Wann genau ist Samensammelzeit?
Sie variiert von Pflanze zu Pflanze. Beobachten Sie genau, wann die Früchte reif sind. Der Zeitraum von der Blüte bis zur Samenreife fällt je nach Art, Standort und Witterung unterschiedlich aus. Bei Kreuz- und Schmetterlingsblütlern müssen Sie beachten, dass die reifen Samen in der Frucht zu keimen beginnen können, wenn diese durch Regen feucht wird. Lippenblütler und Nelkengewächse haben in der Regel eine recht lange Samensammelzeit.

Wie sieht der reife Samen aus?
Reife Samen sind meistens schwarz bis dunkelbraun und dürfen nicht leicht zu zerdrücken sein. Schauen Sie gut hin, denn manche Teile einer verblühten Blüte sehen trügerisch nach Samen aus (wie die vom Wiesensalbei) und manche Pflanzen, wie etwa der Beinwell, haben trotz stattlicher Größe nur wenige und kleine Samen.

Lagerung von Samen?
Samen müssen immer trocken und kühl gelagert werden. Am besten Sie packen die Samen in kleine Papiertüten und deponieren diese wiederum in einer Plastiktüte. Manche Samen müssen Sie auch gleich nach der Reife aussäen (Bocksbart, Braunwurz, Knoblauchsrauke).

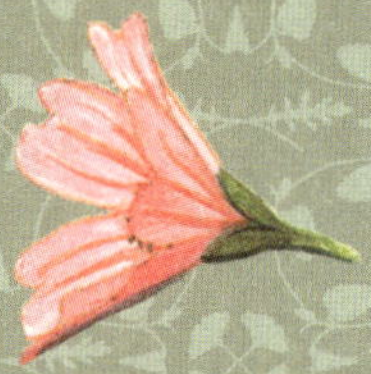

Aussaat in Kultur

Von den meisten Wildkräutern ist der Termin für eine Aussaat in Kultur nicht bekannt. Man weiß aber, dass Feuchtigkeit und der Wechsel von Frost und Tau die Keimhemmung bricht. Daher ist es sinnvoll, die Samen in einem kleinen Schälchen im Herbst anzusähen und draußen stehen zu lassen. Verwenden Sie dazu am besten sterilisierte Blumenerde, sonst haben Sie am Ende jede Menge anderer Wildpflanzen nachgezogen… Wenn sie im Frühling nicht keimen, einfach weiter beobachten und warten, denn manchmal brauchen die Samen einen gesamten Vegetationszyklus. Generell gilt: nicht verzagen und mit Spannung beobachten!

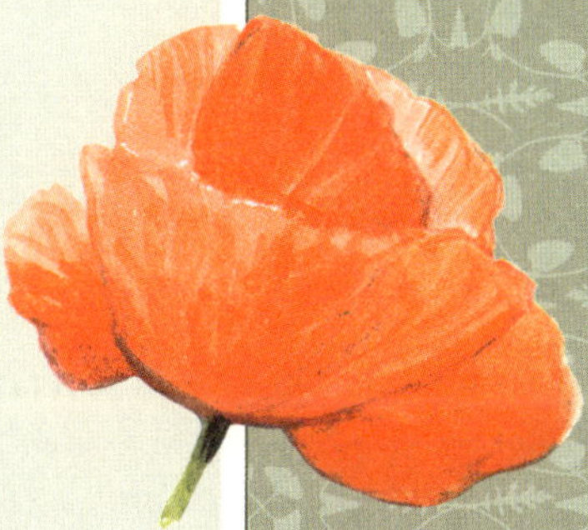

Wohltuendes nach dem Gärtnern

SOMMERLICHES BLÜTENBAD:

Ungefähr je ½ Handvoll Blüten von Flockenblumen, Seifenkraut, Wilder Malve, Distelblüten und Rosenblättern direkt ins Badewasser geben und entspannen.

DAZU EIN BLÜTENCOCKTAIL:

Zu gleichen Teilen kalten Minztee mit durch Mädesüß aromatisierten Apfelsaft mischen und mit einen Schuss Holunderblütensirup versetzen – fertig.

UND DANACH DUFTÖL FÜR DIE HAUT:

In gleichen Teilen Blüten von Holunder, Wilder Malve, Rose, Steinklee, Gänseblümchen und Beifuß- sowie Minzkraut reichlich mit Mandelöl bedecken und an einem sonnigen Ort mindestens 6 Wochen ziehen lassen.

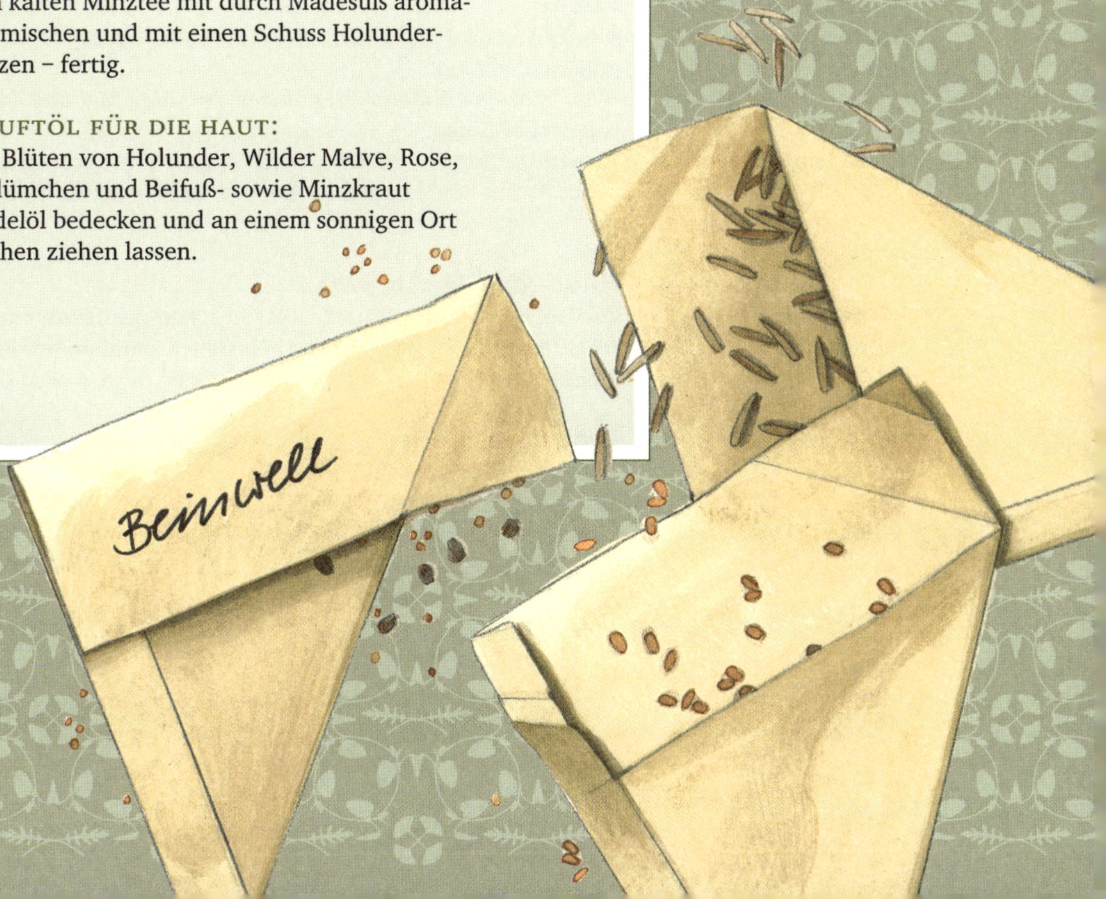

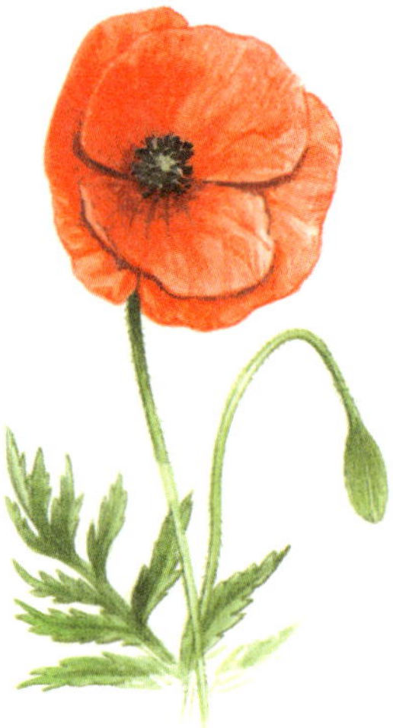

Familie:	Mohngewächse
Standort:	Getreidefelder, Schutt, Wegränder
Aussehen:	25–60 cm hoch, 1- bis 2-jährig; Blätter tief fiederspaltig, gezähnt, Stängel borstig behaart, mit weißem Milchsaft; Blüte 70–100 mm, rot mit schwarzem Zentrum; Samenkapseln kugelig
Verwechslungsgefahr:	Saatmohn, ungefährlich
Blütezeit:	Mai – Oktober
Erntezeit:	Mai – Oktober
Inhaltsstoffe:	Gerbstoffe, Saponine, Bitterstoffe, organische Säuren, Schleimstoffe, Stärke, Alkaloide

Klatschmohn Papaver rhoeas

Der Klatschmohn ist von einer sehr vergänglichen Schönheit. Seine Blüten bleiben, ob als Ackerunkraut oder wild am Straßenrand, nur einen Tag erhalten. Nachdem sie bestäubt wurde, fallen ihre leuchtend roten Blütenblätter fahl und grau zu Boden.

In Nordwestdeutschland nannte man den Klatschmohn auch „Anstootsblome", ein Hinweis auf ihre einstige Verwendung: „Anstoß" ist ein alter Begriff für epileptische Krämpfe. Traten bei Kindern solche Krämpfe auf, gab man ihnen einen Tee aus Klatschmohnblüten.

KLATSCHMOHNTEE
Infus aus 2–3 EL auf ½ l Wasser, 2–3 Tassen täglich.

Küche

Blätter Die Blätter können vor der Knospenbildung roh oder gekocht gegessen werden.
Blüte Einzelne Blütenblätter dienen zwischen Mai und August roh oder kandiert als Deko.
Samen Die Samen reifen zwischen August und September. Sie haben ein feines Aroma und können für Kuchen, Brote oder diverse Süßspeisen verwendet werden.

Haus- und Heilmittel

Tee Der Tee aus den Blüten ist leicht schmerzstillend, krampflösend, schlaffördernd und regeneriert belastete Stimmbänder. Er hilft bei Husten, Asthma und Unruhezuständen bei Kindern.

Bräuche, Zauber, Zeiger

Bräuche Wenn er zur Sonnwend gepflückt wurde, galt der Klatschmohn mit seiner roten Blüte in vielen Gegenden als Schutz vor Blitzen. In Bayern allerdings glaubte man, er ziehe die Blitze an.
Mit Hilfe der Samenkapseln wurde mancherlei Liebesorakel gedeutet.
Zeiger Die Blüten öffnen sich nur bei sehr trockener Luft. Wenn Sie also eine Blüte in ihrer ganzen Pracht bewundern können, müssen sie so bald nicht mit Regen rechnen.

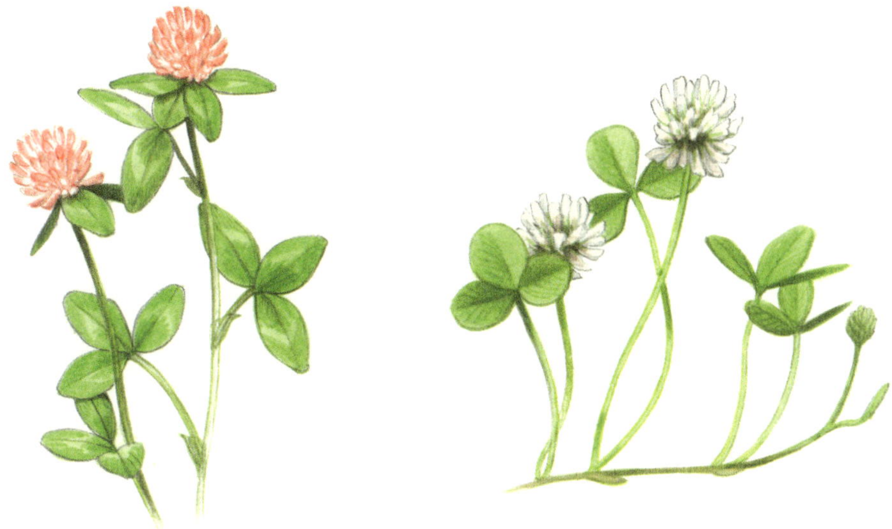

Klee

Trifolium pratense, T. repens

Der Rotklee und der Weißklee gehören zu den Wildpflanzen, an denen es nicht mangelt und die uns sehr lange Zeit zur Verfügung stehen. Es sind Allerweltspflänzchen, die uns neben ihrer Verwendung in Küche und Heilkunde auch wunderschöne, langlebige Blumensträuße schenken.

Küche

Blüten Die Blüten können Sie von Mai bis September ernten. Sie sind eine schöne Deko, eignen sich zum Kandieren und schmecken im Salat.
Triebe Junge Triebe mit Blättern eignen sich von April bis Mai als Kochgemüse und als Salatbeigabe.
Samen Die Samen sind zwischen August und Oktober reif. Im Winter können Sie sie keimen lassen und als frisches Grün zu Salaten oder als Snack essen.

Haus- und Heilmittel

In der Heilkunde werden die Blüten genutzt, die Sie zwischen Mai und September sammeln können.
Tee Der Tee wirkt blutreinigend, entkrampfend, entzündungshemmend und harntreibend. Er unterstützt die Leber, hilft bei Durchfall, Schleimhautentzündungen der Verdauungsorgane, Ekzemen und Gicht. Sie können ihn bei Bronchitis und zur Rekonvaleszenz nach Erkältungskrankheiten trinken.
Außerdem besitzt er Phytoöstrogene, die beim Prämentstruellem Syndrom, während der Wechseljahre und bei anderen Östrogenmangelbeschwerden Linderung schaffen. Hier gilt es, je nach Stärke der Beschwerden den Tee kurmäßig trinken.
Der Weißklee hat sich zusätzlich auch bei Gicht und Rheuma bewährt.

Unter den diversen heimischen Kleearten sind einige gefährdet oder sogar vom Aussterben bedroht.

BLÜTENBÄLLCHEN
Risottoreis nach Anleitung kochen und nach Belieben mit Salz und ein paar klein gehackten Wildkräutern würzen. Anschließend zu tischtennisgroßen Bällchen formen und in abgezupften Kleeblüten wälzen. Wenn Sie eine süße Variante bevorzugen, nehmen Sie einfach Milchreis mit einem Päckchen Vanillezucker und verfahren Sie wie bei der herzhaften Version.

KEIMLINGE
Lassen Sie die Samen über Nacht in einer Schale Wasser liegen. Am nächsten Tag in ein Sieb abschütten und 1-mal täglich unter fließendem Wasser waschen, bis die Samen gekeimt sind.

KLEETEE
Infus von 5–6 Köpfchen auf ½ l Wasser, 2–3 Tassen täglich.

WASCHUNG
Infus aus 10–12 Köpfchen auf ½ l Wasser.

KLEESITZBAD
Infus aus etwa 1 Handvoll Blüten auf 1 l Wasser dem Sitzbad hinzufügen.

Familie:	Schmetterlingsblütler
Standort:	Fettwiesen, Weiden, Nass- und Moorwiesen
Aussehen:	15–30 cm hohe Staude; Blätter oft mit weißen Flecken, Nebenblätter zugespitzt; Blütenstand 15–18 mm, rot, rosa, weiß, dicht kugelig
Verwechslungsgefahr:	andere Kleearten, ungefährlich
Blütezeit:	Mai – September
Erntezeit:	Mai – September
Inhaltsstoffe:	Gerbstoffe, verschiedene Glykoside, Isoflavone

Waschung Eine Waschung aus Kleeblüten hilft bei Ekzemen und Wunden. Bei einer Bindehautentzündung können Sie das Auge damit behandeln.
Sitzbad Ein Sitzbad aus dem Klee lindert Vaginaljucken.
Kompresse Eine Kompresse mit dem Tee nach dem Grundrezept auf Seite 55 hilft bei Gicht- und Rheumaschmerzen.
Breiumschlag Bei Geschwüren und Schwellungen findet ein Breiumschlag aus Samen und Blüten, die kurz aufgekocht wurden, seine Anwendung.
Salbe Die Salbe nach dem Grundrezept auf Seite 51 hilft bei Lymphdrüsenschwellungen.
Frischpflanzenauflage Legen Sie zerriebene oder zerkaute Blüten auf Insektenstiche, und der Juckreiz wird bald nachlassen.

Bräuche, Zauber, Zeiger

Wie zu erwarten, dreht sich das Brauchtum in aller Regel um die Kleeblätter mit mehr als drei Teilblättchen. Es spielt auch eine maßgebliche Rolle, wo und wann ein solches Kleeblatt gefunden wurde. Mal bringt es Kindersegen, mal eine gute Ernte.
Bräuche In der Mainacht wirkt ein Bad im taunassen Klee wie ein Schönheitselixier.
Zauber Wenn Sie jemanden für sich gewinnen wollen, sollten Sie dieser Person ein vierblättriges Kleeblatt in den Schuh legen. Ein solches unter dem Kopfkissen lässt Sie von der Zukunft träumen. Es soll ebenfalls vor Verblendung schützen und am Vorabend von Johanni gepflückt zu allerlei Zauberkünsten dienen.
Ein fünfblättriges Kleeblatt wurde als Unglücksbote gesehen und ein siebenblättriges kündete vom nahen Tod.

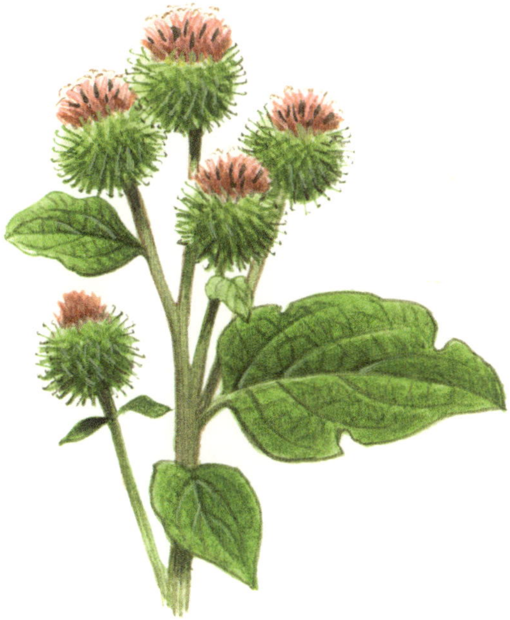

Arctium lappa

Klette

Die Große Klette kann mit ihren ausladenden Blättern und den prallen Blütenknospen eine sehr beeindruckende Pflanze werden. Beeindruckend ist es auch, sich nach einer Klettenschlacht von den widerborstigen Früchten zu befreien: Weder Kleider noch Haare wollen sie freiwillig wieder loslassen.

Küche

Wurzel Die Wurzel kann im ersten Vegetationsjahr von September bis Oktober und im zweiten von März bis April gegraben werden. Das Graben der Wurzel ist allerdings ein recht mühsames Geschäft – denn sie wächst sehr gerne auf verdichteten Böden. Der Aufwand lohnt sich zwar, kann aber umgangen werden, wenn Sie sich eine Klette in den Garten holen. Nach gründlichem Waschen oder Schälen muss die Wurzel gegart werden. Ihr Geschmack erinnert an eine Mischung aus Artischocke und Kartoffel.
Stängel Die geschälten Blattstängel können von April bis August gekocht gegessen werden. Aus dem Stängelmark lässt sich ein Gemüsebrei kochen.

Haus- und Heilmittel

Für Heilzwecke graben Sie die Wurzel im gleichen Zeitraum wie für die Küche.
Wurzeltee Der Tee aus den Wurzeln fördert den Haarwuchs. Er regt Leber, Galle und Verdauung an, wirkt nierenstärkend, wassertreibend und entgiftend. Außerdem hilft er bei Ekzemen und Akne.
Frischpresssaft Der Frischpresssaft aus der Wurzel nach dem Grundrezept auf Seite 49, vermischt mit Honig, hat eine besonders harntreibende Wirkung. Dosierung etwa 0,2 cl 2- bis 3-mal täglich.
Wurzeltinktur Eine Tinktur nach dem Grundrezept auf Seite 48 wirkt ähnlich wie der Tee, vermag allerdings zusätzlich Harnsteine aufzulösen. Dosierung 3 EL über den Tag verteilt mit reichlich Wasser zu sich nehmen.

In Japan ist die Klettenwurzel nichts Ungewöhnliches in der Küche. Man hat dort für den kulinarischen Gebrauch eigens Sorten aus der Wildform gezüchtet, ähnlich wie in unseren Breiten bei Karotte und Pastinak.

KLETTENWURZELTEE
Dekokt aus 1 EL Wurzel auf ½ l Wasser, 2- bis 3-mal täglich 1 Tasse.

Familie:	Korbblütler
Standort:	Schutt, Wege, Böschungen, Ufer
Aussehen:	60–300 cm hoch; 2-jährig; Blätter bis 80 cm, rundlich, herzförmig; Blütenstand 30–40 mm, purpurrote Köpfchen
Verwechslungsgefahr:	Kleine Klette, ungefährlich
Blütezeit:	Juli – September
Erntezeit:	März – November
Inhaltsstoffe:	Inulin, Schleimstoffe, ätherische Öle, Gerbstoffe, Bitterstoffe

Umschlag Ein Umschlag aus den Blättern hilft bei verkürzten Sehnen und bei alten Wunden. Das Grundrezept finden Sie auf Seite 55. Ein Umschlag aus den Wurzeln wurde früher bei Schlangenbissen verwendet. Er hat eine heilende Wirkung und soll in kurzer Zeit den Schmerz nehmen.
Wurzelöl Der Ölauszug aus der Klettenwurzel nach dem Grundrezept auf Seite 50 hilft bei leichten Verbrennungen und unreinen Hautstellen. Als Haarkur verwendet, fördert es das Wachstum, verhindert Spliss und hilft bei Schuppen.

Bräuche, Zauber, Zeiger

Bräuche Die Klette war für unsere Vorfahren eine Pflanze des Bären. Sie ist so groß und verzottelt wie er und gibt dem Menschen Bärenkräfte. Diese Assoziation spiegelt sich heute noch im botanischen Namen der Pflanze wider. Die Artbezeichnung für den Braunbären „arctos“ und der Gattungsname der Klette „Arctium“ haben denselben Wortstamm.
In der Botanik ist die Klette namensgebend für solche Fruchtstände, die sich im Fell von Tieren oder an unserer Kleidung festhaken: „Klettenfrüchte“.

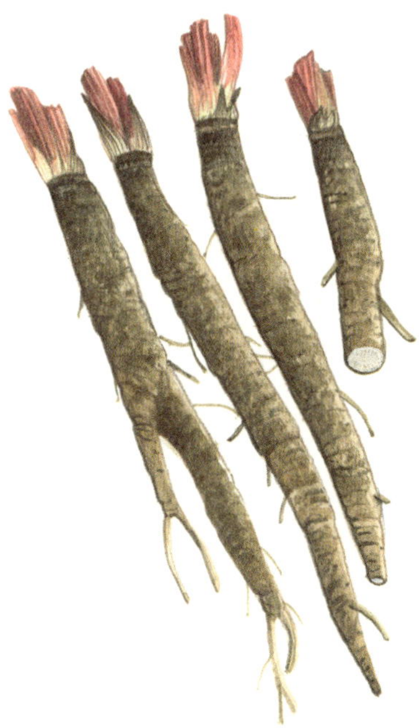

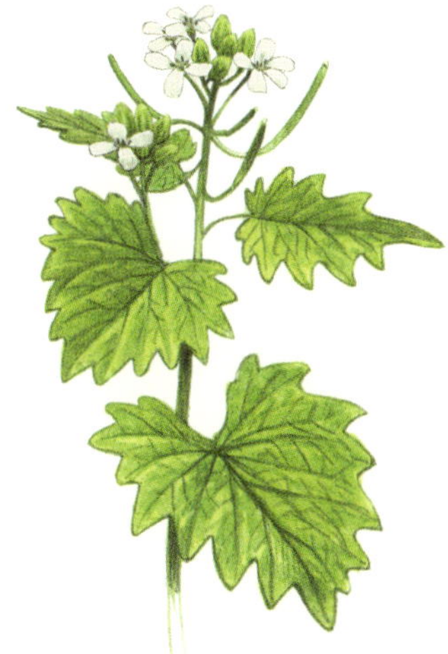

Familie: Kreuzblütler
Standort: Hecken, Gebüsche, Wegränder, Laubwälder, Gärten
Aussehen: 30–100 cm, 2-jährig; Blätter lang gestielt, herz- bis nierenförmig, buchtig gezahnt; Blüten 6 mm, weiß; Früchte 3,5–6 cm lange Schoten
Verwechslungsgefahr: keine
Blütezeit: April–Juni
Erntezeit: April–August
Inhaltsstoffe: Senfglykoside, Vitamin A, C (4-mal mehr als Orangen), Enzyme, Polyphenole

Alliaria petiolata Knoblauchsrauke

Wenn Sie sich mit der Knoblauchsrauke beschäftigen möchten, ist es am besten, wenn Sie sie im ersten Jahr nur beobachten: Die jungen, schmackhaften Blätter sind rundlich eingekerbt und unterscheiden sich stark von den älteren, spitz zulaufenden Blättern.

Küche

Blätter Von April bis Mai können Sie die Blätter roh oder gekocht verwenden. Wenn der Bärlauch für Sie ein zu starkes Aroma hat, sollten Sie die Knoblauchsrauke probieren. Ihr Geschmack ist milder, dennoch eindeutig knoblauchartig mit einer leicht krautigen Note.
Triebe Die Triebe können im Mai roh oder gekocht gegessen werden, auch wenn der obere Teil des Triebs bereits blüht.
Samen Die jungen Samen lassen sich von Juni bis Juli frisch oder getrocknet als Würze verwenden. Zwischen Juli und August sind die Samen ausgereift und können als Beigabe oder Ersatz für Senf verwendet werden.
Wurzel Die Wurzel graben Sie vor dem Austrieb von März bis April – sie kann als Gemüse gekocht werden.

Haus- und Heilmittel

Als Haus- und Heilmittel wird das Kraut verwendet. Die nachhaltigste Anwendung der Knoblauchsrauke ist – ähnlich wie beim Bärlauch – sie als Frischpresssaft nach dem Grundrezept auf Seite 49 zu trinken oder direkt zu essen. Der beste Zeitpunkt dafür ist von April bis Juni.
Tee Der Tee wirkt appetitanregend, blutreinigend und hilft bei Katarrhen.
Gurgelwasser Bei Mundschleimhautentzündungen hilft ein Gurgelwasser aus der Knoblauchsrauke.
Kompresse Sie können die Kompresse nach dem Grundrezept auf Seite 55 auf eiternde Wunden und zur Desinfektion auflegen. Der Kompressentee wird dabei nach dem Mengenverhältnis des Gurgelwassers hergestellt.

KNOBLAUCHSRAUKENTEE
Infus aus 2–3 TL auf ½ l Wasser, 2- bis 3-mal täglich 1 Tasse.

GURGELN MIT KNOBLAUCHSRAUKE
Infus aus 2–3 TL auf ¼ l Wasser, mehrmals täglich gurgeln.

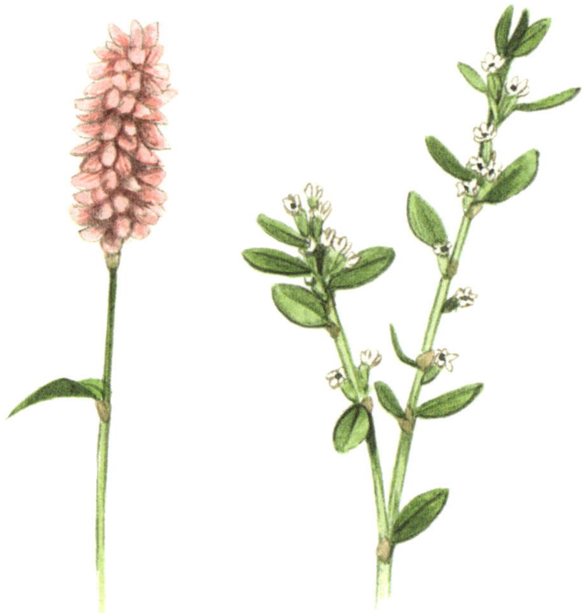

Knöterich Bistorta officinalis, Polygonum aviculare

Neben Schlangen- und Vogelknöterich gibt es bei uns viele weitere Knöteriche. Manche mögen es recht trocken, andere bevorzugen einen feuchten Standort, manche wachsen auf der Wiese, andere wiederum auf dem Acker. Ein Blick ins Bestimmungsbuch verrät Ihnen, wie vielfältig diese Pflanzenfamilie ist.

Der Schlangenknöterich steht auf der Vormerkliste für gefährdete Pflanzen.

KNÖTERICHTEE
Dekokt aus 2–3 TL Wurzeln auf ½ l Wasser. Infus aus 2–3 EL Kraut auf ½ l Wasser, jeweils 2–3 Tassen täglich.

GURGELN MIT KNÖTERICH
Dekokt aus 2–3 TL Wurzeln auf ¼ l Wasser.

SITZBAD
Dekokt aus 4–5 EL Wurzeln auf 1 l Wasser dem Bad hinzufügen.

Küche

Blätter Die jungen Blätter können Sie von Mai bis Juli roh oder gekocht essen. Beide haben einen krautigen, der Schlangenknöterich noch einen leicht kohlig nussigen Geschmack.
Blüte Die Blüten des Schlangenknöterichs können Sie im Juni/Juli roh oder gekocht essen. Sie geben auch eine recht schöne Deko ab.

Haus- und Heilmittel

In der Volksheilkunde werden die Wurzeln des Schlangen- und des Vogelknöterichs in gleicher Weise verwendet. Die Wurzel des Schlangenknöterichs kann von März bis April oder von September bis Oktober gesammelt werden, die des Vogelknöterichs nur von Mai bis Juni.
Tee Der Wurzeltee ist schleimlösend, hilft bei Lungenleiden, Husten, Beschwerden während der Periode und bei Weißfluss. Er ist blutreinigend, regt den Stoffwechsel an und findet bei Rheuma, Gicht und Nieren-Blasen-Beschwerden Anwendung.
Den Tee aus den Blättern empfiehlt der englische Kräutergelehrte Culpeper im 17. Jahrhundert bei blauen Flecken, Blutgerinnseln und zur Beschleunigung des Knochenwachstums bei Brüchen. Er ist schmerzlindernd und stabilisiert das Bindegewebe.
Gurgelwasser Das Gurgelwasser festigt das Zahnfleisch, hilft bei Mandelentzündung und bei Entzündungen im Mund- und Rachenraum.
Sitzbad/Salbe Ein Bad oder die Salbe nach dem Grundrezept auf Seite 57 bzw. 51 können Sie bei Hämorrhoiden und schlecht heilenden Wunden anwenden.

Familie:	Knöterichgewächse
Standort:	Schlangenknöterich: Feuchtwiesen, Ufer, Auwälder; Vogelknöterich: Äcker, Gärten, Schutt
Aussehen:	Schlangenknöterich: 30–100 cm hohe Staude; Blätter länglich, 3-eckig bis eiförmig, wellig, untere Blattstiele geflügelt; Stängel unverzweigt; Blüten in bis zu 8 cm langen, rosa Scheinähren; Vogelknöterich: 15 cm, niederliegend bis aufrecht, 1-jährig; Blätter eiförmig elliptisch bis lanzettlich; Blüte 5 mm, rosa-weiß, in den Achseln
Verwechslungsgefahr:	andere Knötericharten, ungefährlich
Blütezeit:	Juni – Oktober
Erntezeit:	Mai – Oktober
Inhaltsstoffe:	Schlangenknöterich: Gerbstoffe, Schleimstoffe, Stärke, Eiweiß; Vogelknöterich: Kieselsäure, Schleimstoffe, Gerbstoffe, Flavonoide, Saponine

Handwerk

Färben Zum Färben können Sie zwei weitere Knötericharten verwenden: den Floh- und den Ampferknöterich (*Persicaria maculosa, P. lapathifolia*). Beide wachsen gerne und reichlich an Gräben und Uferböschungen. Nehmen Sie zum Färben frische Blätter, die Sie kurz vor der Blüte im Juni sammeln.

Bräuche, Zauber, Zeiger

Bräuche Wenn man einem Schlafenden ohne dessen Wissen ein Stück Wurzel des Schlangenknöterichs unter das Kopfkissen legte, konnte man ihm helfen, weniger zu träumen.
Zauber Um bei Kühen eine Milchverhexung aufzuheben, also wenn Zellgewebe oder Blut in der Milch zu finden waren, wurde den Tieren Knöterich mit ins Futter gestreut. Dies ist zwar eine Verwendung aus dem Brauchtum, die unter Zauberei fällt, stofflich gesehen aber vielleicht recht plausibel ist.

GRÜNGELBE FARBE FÜR 500 G WOLLE
Vorbeize: Die Wolle wird mit 120 g Alaun auf 15 l Wasser für 1,5 Stunden kochend vorgebeizt. Im Bad auskühlen lassen, leicht ausdrücken und für 2–3 Tage feucht lagern. Farbflotte/Färben: 2 kg Blätter abwechselnd mit der Wolle in den Kessel schichten, 15 l kaltes Wasser hinzugeben, langsam zum Kochen bringen und 1 Stunde sanft köcheln lassen. Anschließend können Sie die Wolle herausnehmen und waschen.

OLIVGRÜNE FARBE FÜR 500 G WOLLE
Nach dem Grüngelbfärben wird die Wolle mit 15 g Eisenvitriol nachgebeizt.

KNÖTERICH AUS JAPAN
Der Japanische Knöterich (*Fallopia japonica*) ist ein sogenannter Neophyt, also eine Pflanze, die in unsere Breiten eingeschleppt wurde. Gerne hat man ihn als Sichtschutz in Gärten oder öffentlichen Anlagen gepflanzt. Er ist äußerst widerstandsfähig, kaum mehr zu vertreiben oder zu bändigen. Leider verdrängt er heimische Pflanzen, die seinem Konkurrenzdruck nicht standhalten können. Der Japanische Knöterich ist aber auch ein sehr schmackhaftes Wildgemüse, dem es nicht schadet, wenn Sie eifrig seine Triebe ernten. In der Zeit von April bis Mai kann man aus ihnen Kompott oder Marmelade kochen. Geschält eignen sich seine jungen Stängel auch als pflanzliche Canelloni. Sein Geschmack erinnert stark an Rhabarber.

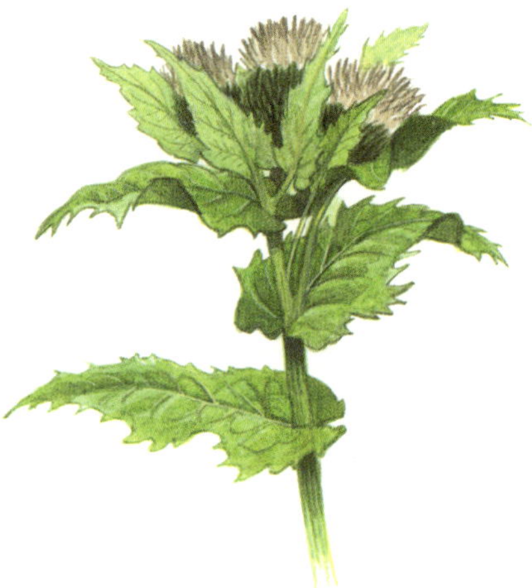

Familie:	Korbblütler
Standort:	Nass- und Feuchtwiesen, Auwälder, Ufer und Quellgebiete
Aussehen:	50–150 cm hohe Staude; Blätter lanzettlich, fiederspaltig, gezähnt, weichdornig; Blütenstand 25–40 mm, weiß-grüngelb, Hüllblätter dornig gezähnt
Verwechslungsgefahr:	keine
Blütezeit:	Juni – September
Erntezeit:	März – Juli und September – November
Inhaltsstoffe:	Gerbstoffe, Flavonoide, Fette, Harze, ätherische Öle

Kohlkratzdistel Cirsium oleraceum

Die Kohlkratzdistel gehört zu einer großen Familie. Sie hat im Vergleich zu ihren Geschwistern, die allesamt violett blühen, eine sehr unauffällige Farbe. Die Farbe mag zwar unscheinbar sein, ist in unserer Flora aber eigentlich etwas sehr Besonderes, denn kaum ein Kraut blüht weißlich grün.

WILDE BLÜTENBÖDEN
Ausschlaggebend für die Ernte ist bei den Disteln nur die Größe der Blüten. Sie können alle *Cirsium*-Arten essen, nur lohnt sich bei manchen der Sammelaufwand nicht ...

Küche

Blätter Die jungen Blätter von Kohl- und diversen anderen Kratzdisteln sind zwischen April und Juni ein gutes, leicht bitteres Kochgemüse.
Stängel Die geschälten Stängel aller Disteln können Sie von April bis Juli roh oder gekocht essen. Besonders lecker sind die der Kohlkratzdistel, auf Wanderung sind sie ein erfrischender leicht salziger Snack.
Blütenboden Die Blütenböden der Kohlkratzdistel und anderer *Cirsium*-Arten können wie bei der Silberdistel beschrieben verwendet werden.

DISTELWURZELTEE
Dekokt aus 2 TL auf ½ l Wasser, 2- bis 3-mal täglich 1 Tasse.

DISTELBLÄTTERTEE
Infus aus 1–2 EL auf ½ l Wasser, 2- bis 3-mal täglich 1 Tasse.

Haus- und Heilmittel

Die Blätter können Sie für heilkundliche Zwecke von April bis August ernten, die Wurzel von März bis April oder von September bis November.
Wurzeltee Die Wurzeln wirken entkrampfend und helfen bei Rheuma und Gicht. Bei heftigen Anfällen kann man mit dem Tee eine Soforthilfe bewirken.
Blättertee Der Blättertee wirkt ausleitend und regt die Galle an.
Kompresse Eine Kompresse mit dem Wurzeltee nach dem Grundrezept auf Seite 55 hilft bei Zahnschmerzen.

Bräuche, Zauber, Zeiger

Bräuche Es heißt, wenn auf dem Acker viele Disteln wachsen, hat der Sämann bei seiner Arbeit viel geflucht.
Zauber Wie auch der Silberdistel wurden allen *Cirsium*-Arten antidämonische Kräfte zugeschrieben.

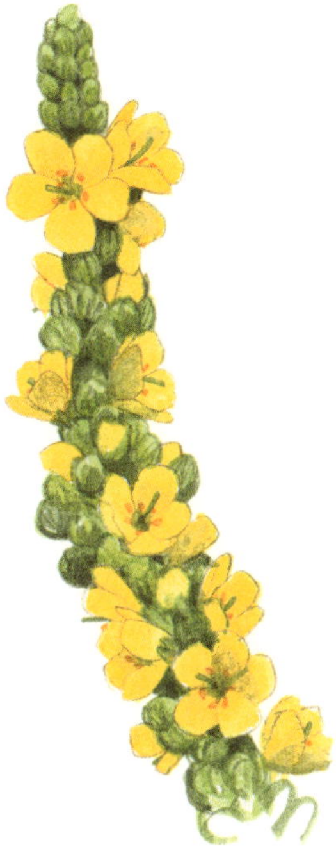

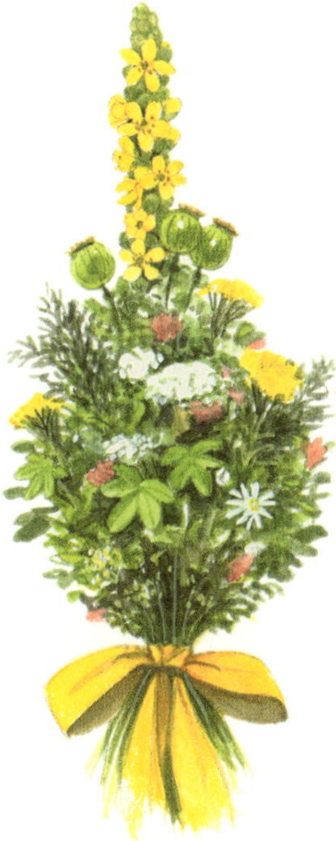

Verbascum thapsus, V. densiflorum Königskerze

Klein- und Großblütige Königskerzen sind Pflanzen, die in keinem Bauerngarten fehlen dürfen. Ihre stattliche Erscheinung steht ganz im Gegensatz zu ihren vergänglichen kleinen gelben Blüten, die nach einem Tag schon welken. Doch jeden Tag erblühen ein paar neue, und das den ganzen Sommer lang.

Küche

Blüten Die hübschen zitronengelben Blüten sind als essbare Deko geeignet. Sie können auch kandiert werden.
Blätter Die Blätter sammelte man früher im zweiten Jahr vor der Blüte, um darin Obst länger lagerfähig zu machen.

Haus- und Heilmittel

Wenn Sie die Blüten trocknen wollen, muss dies schnell geschehen, da sie leicht anfangen zu schimmeln. Sammeln Sie sie während der Blütezeit von Juli bis September. Die Blätter können Sie schon ab Mai sammeln.
Blütentee Der Tee aus Königskerzenblüten ist ein echter Grippetee. Er wirkt antiviral, schmerzlindernd, leicht fiebersenkend, auswurffördernd, lindert den Hustenreiz und hilft bei Halsentzündungen. Von der Antike bis ins Mittelalter wurde er auch gerne gegen Durchfall verwendet.
Blättertee Der Tee aus den Blättern wirkt ebenfalls schleimlösend und zusätzlich schweißtreibend.
Gurgelwasser Bei Zahnschmerzen kann man den Tee aus Blüten auch als Gurgelwasser verwenden.
Guttationstropfen sind ein wunderbares Hausmittel bei Ohrenschmerzen.
Ölauszug Der Ölauszug kann bei Wunden, Hämorrhoiden, bei entzündetem Augenlid und bei Ekzemen verwendet werden. Er hilft auch bei Ohrenschmerzen, aber die Guttationstropfen entfalten eine stärkere Wirkung. Häufig kommen Ohrenschmerzen aber leider erst nach der Blüte im Winter, sodass man auf das Öl zurückgreifen muss.

AUCUBIN
ist ein Inhaltstoff der Königskerze, der wachstumshemmend auf *Staphylococcus aureus* wirkt.

KÖNIGSKERZEN-BLÜTENTEE
Infus aus 2–3 TL Blüten auf 1/2 l Wasser, 2- bis 3-mal täglich 1 Tasse.

KÖNIGSKERZEN-BLÄTTERTEE
Infus aus 2–3 TL Blättern auf 1/2 l Wasser, 2- bis 3-mal täglich 1 Tasse.

GURGELN MIT KÖNIGSKERZENBLÜTEN
Infus aus 2–3 TL auf 1/4 l Wasser, mehrmals täglich gurgeln.

GUTTATIONSTROPFEN Sammeln Sie eine Handvoll Blüten und füllen Sie diese dicht aneinandergedrückt in ein kleines verschließbares Glas. Stellen Sie es anschließend für 1–2 Tage an die Sonne und seihen dann den „ausgeschwitzten" Blütensaft ab. Mehrmals täglich 1–2 Tropfen mit einer Pipette ins Ohr träufeln, nach Wunsch vorher im Wasserbad erwärmen. Die Guttationstropfen sind im Kühlschrank etwa 1 Woche haltbar.

Die Blätter der beiden nah verwandten Arten, der Schwarzen und der Mehligen Königskerze (*Verbascum nigrum*, *V. lychnitis*), sind in ihrer Anwendung als Hustentee mit der Großen Königskerze vergleichbar.

Familie:	Braunwurzgewächse
Standort:	sonnige Plätze, steinige Standorte, Schuttplätze, Waldränder, Gebüsche
Aussehen:	bis 2,5 m hoch, 2-jährig, dicht filzig behaart; Blätter länglich bis lanzettlich; Blüten 10–20 mm, gelb, in traubigem Blütenstand
Verwechslungsgefahr:	andere Königskerzen, ungefährlich
Blütezeit:	Juli – September
Erntezeit:	Mai – September
Inhaltsstoffe:	Schleimstoffe, Saponine, Flavonoide, Aucubin, wenige ätherische Öle

Den Ölauszug stellen Sie wie im Grundrezept auf Seite 50 beschrieben her. Allerdings sollten die Blüten vorher angetrocknet sein, damit das Öl nicht zu schimmeln beginnt.
Frischpflanzenauflage Das Kraut der Königskerze kann als Wald- und Wiesenpflaster bei Wunden und Abszessen verwendet werden. Das Grund rezept finden Sie auf Seite 55.

Handwerk

Kerzendochte Ernten Sie möglichst große Blätter und schneiden Sie sie in Streifen. Wenn sie getrocknet sind, kann man sie als Öllampen- oder Kerzendochte verwenden. Dazu müssen sie vorher nur noch jeweils in Öl oder Wachs getränkt werden.

Bräuche, Zauber, Zeiger

Bräuche Im Kräuterbuschen zu Mariä Himmelfahrt, der auf Seite 102 näher beschrieben wird, ist die Königskerze die zentrale Pflanze, umringt von allen anderen Kräutern.
Ein ebenso alter, aber nicht christianisierter Brauch ist es, die Königskerze in der Nacht der Sommersonnwende in Pech zu tauchen und anzuzünden. Mit dieser Wetterkerze wollte man der Sonne für ihre Leben spendende Kraft danken und um Schutz vor sommerlichen Unwettern bitten.
Räuchern Geräuchert reinigt die Königskerze die Atmosphäre im Raum, vor allem bei vorangegangenem Streit und bei Elektrosmog. Sammeln Sie die Königskerze für Räucherzwecke rund um die Sommersonnwende oder um Mariä Himmelfahrt.
Zauber Wenn man die Reste einer zur Sommersonnwende angezündeten Königskerze im Haus aufhängt, schützen diese vor Blitz und Unwetter.
Zeiger Neigt die Spitze einer Königskerze sich nach Westen, sagt sie schlechtes Wetter voraus, zeigt sie nach Osten, kommt schönes Wetter.

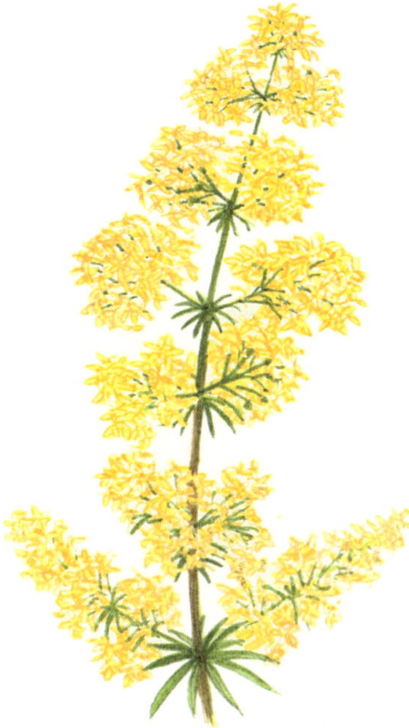

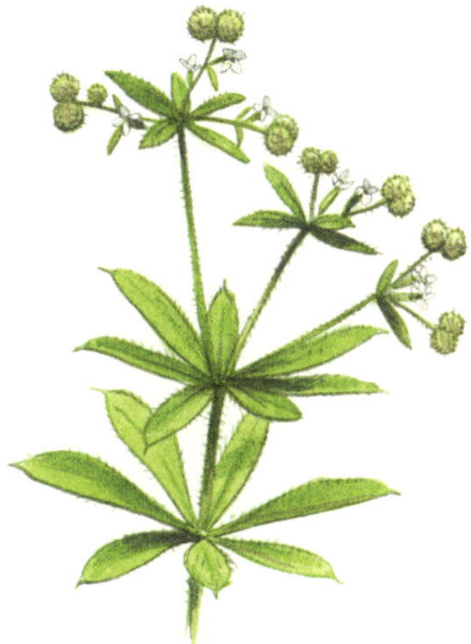

Galium aparine, G. mollugo, G. verum Labkraut

Die Familie der Labkräuter hat einige Mitglieder. Neben Kletten-, Wiesen- und Echtem Labkraut ist das bekannteste und gebräuchlichste sicher der Waldmeister. Sie duften alle sehr blumig und erhalten erst nach dem Trocknen den typischen Geruch nach frisch geschnittenem Gras.

Küche

Triebe und Stängel Die Triebe des Wiesenlabkrauts und bedingt auch des Klettenlabkrauts können Sie zwischen April und August roh essen, gekocht sind beide uneingeschränkt zu verwenden.

Blüten Die Blüten von Wiesen- und Echtem Labkraut aromatisieren von Mai bis September Säfte und diverse Süßspeisen.

Wurzeln und Kraut Mit dem Echten Labkraut kann man auch Käse herstellen. Es ersetzt das mikrobakteriell hergestellte Lab.

Haus- und Heilmittel

In der Vergangenheit wurden alle drei Labkrautarten für die gleichen Anwendungen eingesetzt. Heutzutage sieht man das etwas differenzierter. Für alle drei gilt Folgendes: Sie können von den Labkräutern das gesamte Kraut für Heilzwecke verwenden und es möglichst mit Blüten zwischen Mai und Oktober ernten.

Tee und Frischpresssaft Labkräuter steigern als Tee oder als Frischpresssaft den Lymphfluss, helfen bei inneren Verletzungen und wirken wassertreibend. Vom Frischpresssaft nach dem Grundrezept auf Seite 49 sollten Sie täglich 5–15 ml einnehmen.

Kompresse und Salbe Als Kompresse oder Salbe sind die Labkräuter wundheilend und lindern Sonnenbrand. Sie eignen sich auch zur äußeren Behandlung von geschwollenen Lymphdrüsen und zur Lymphdränage, wobei die stärkste Wirkung hier das Klettenlabkraut zeigt. Die Grundrezepte finden Sie auf den Seiten 55 und 51.

Aus dem Klettenlabkraut können Sie sich ganz schnell einen hübschen grünen Kranz „flechten". Formen Sie aus ein paar längeren Trieben einen Ring, die Triebe halten von ganz alleine aneinander.

LABKRAUTTEE

Infus aus 3–4 TL auf ½ l Wasser, 2- bis 3-mal täglich 1 Tasse.

Thrombosepatienten, die blutverdünnende Medikamente einnehmen, sollten vor einer Labkrauttherapie Rücksprache mit ihrem Arzt halten (siehe Kumarin Seite 15).

BADEN IN ECHTEM LABKRAUT
100 g Blütenstände auf 3 l Wasser 15 Minuten ziehen lassen und dann dem Bad hinzufügen. Es beugt Erkältungskrankheiten in den Übergangszeiten von Herbst und Frühling vor.

KLETTENLABKRAUTTEE
Infus aus 3–4 TL auf ½ l Wasser, 2- bis 3-mal täglich 1 Tasse.

MATTROTE FARBE FÜR 500 G WOLLE
Vorbeize: Die Wolle in 15 l Wasser mit 80 g Alaun und 5–10 g Weinstein 1,5 Stunden kochen. Dann im Beizbad abkühlen lassen, ausdrücken und für 6–8 Tage feucht lagern.
Farbflotte, Färben: Die vorgebeizte Wolle mit 350 g Wurzeln des Wiesenlabkrauts in 12–15 l Wasser geben. Das Bad langsam auf 70–80 °C erhitzen. Auf dieser Temperatur 1 Stunde halten, dann rasch zum Kochen bringen und für 15–30 Minuten sanft kochen. Anschließend können Sie die Wolle waschen und trocknen.

Familie:	Rötegewächse
Standort:	Klettenlabkraut: Hecken, Wegränder, Bruchwälder; Wiesenlabkraut: Wegränder, Waldränder, Auwälder, Halbtrockenrasen; Echtes Labkraut: Trockenrasen, Gebüschränder, Dünen
Aussehen:	Klettenlabkraut: 30–150 cm, 1-jährig, mit Widerhaken; Blätter quirlständig; Blüten 2 mm weiß; Früchte kugelig; Wiesenlabkraut: 30–150 cm, Staude; Blätter quirlständig; Blüten 3–4 mm, weiß, lockere Trugdolden; Echtes Labkraut: 30–100 cm, Staude; Blätter quirlständig, dunkelgrün, glänzend; Blüten 2–4 mm, gelb
Verwechslungsgefahr:	mit anderen Labkräutern, ungefährlich
Blütezeit:	Mai – Oktober
Erntezeit:	März – November
Inhaltsstoffe:	Kieselsäure, Kumarin, Gerbstoffe, Glykoside, Flavonoide

ECHTES LABKRAUT

Äußerliche Anwendung Man kann das Echte Labkraut äußerlich in Form eines Ölauszugs, einer Salbe, als Frischpflanzenauflage oder als Waschung nach den Grundrezepten von Seite 50 bis 58 verwenden.
Es hilft bei Altersflecken, Feuermalen, Ekzemen, Geschwüren und Verbrennungen, trockenem Schorf und juckenden Hautpartien bei Kindern.
Kräuterkissen Das Kräuterkissen aus dem Echten Labkraut nach dem Grundrezept auf Seite 56 hilft bei Schlaflosigkeit, nervösen Beschwerden, Nervenschmerzen und Schmerzen durch Gicht und Rheuma. Bei nervösen Zuständen reicht es das Kissen neben den Kopf zu legen.

KLETTENLABKRAUT

Tee Der Tee wirkt leicht fiebersenkend, schwemmt Harngrieß aus, hilft bei Drüsenfieber und Mandelentzündung. Zur Unterstützung der äußerlichen Behandlung von Schuppenflechte und Ekzemen sollten Sie ihn zusätzlich trinken.
Kompresse Eine Teekompresse nach dem Grundrezept auf Seite 55 hilft bei Verbrennungen, Geschwüren und Schürfwunden.
Salbe Die Salbe nach dem Grundrezept auf Seite 51 hat den gleichen Anwendungsbereich wie die Kompresse. Sie ist bei regelmäßiger Anwendung zusätzlich ein Heilmittel bei Schuppenflechte.

Handwerk

Färben Die Wurzeln des Echten und des Wiesenlabkrauts können je nach Konzentration und Beize in diversen Rottönen färben. Dazu graben Sie die Wurzel im zeitigen Frühjahr oder im Herbst.

Bräuche, Zauber, Zeiger

Räuchern Geräuchert wirkt das Labkraut bei Verkrampfungen aller Art und sorgt für eine schützende Atmosphäre. Sammeln Sie zum Räuchern das Kraut während der Blüte.
Zeiger Der blumige Geruch bekommt bei bevorstehendem Regen einen leichten Uringestank.

Familie:	Nelkengewächse
Standort:	Magerrasen, Weg-, Gebüschränder, Küstenfelsen, Spülsäume
Aussehen:	5–30 cm hohe Staude; Blätter elliptisch bis lanzettlich, leicht fleischig; Blüte 20–25 mm, weiß, hellrosa, Kronblätter tief geteilt, Kelchröhre aufgeblasen
Verwechslungsgefahr:	keine
Blütezeit:	Mai – September
Erntezeit:	März – Juni, September – Oktober
Inhaltsstoffe:	bisher nicht untersucht

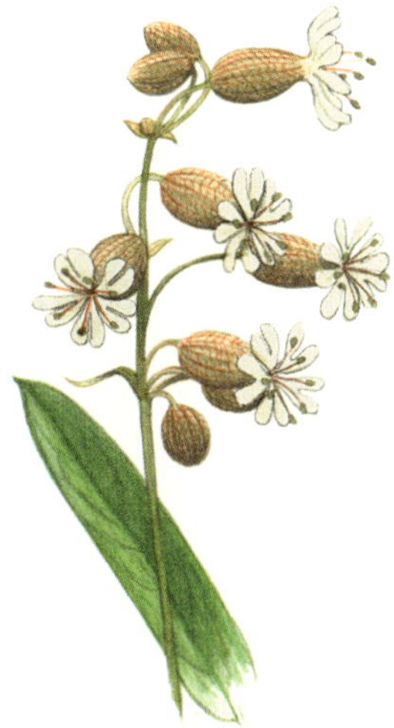

Silene vulgaris Leimkraut

Das Aufgeblasene Leimkraut ist eine Wildpflanze, die jeden Garten, auch die steinigen Ecken, bereichert. Ihre hübschen zartrosa Blüten, die an altertümliche Kopfhauben erinnern, erfreuen den Gärtner den gesamten Sommer hindurch und bieten Nachtfaltern eine reiche Nahrungsquelle.

Küche

Blätter Sie können die Blätter und Triebe von April bis Juni sammeln und roh oder gekocht essen. Ihrem kohlähnlichen Geschmack verdanken sie auch ihren volkstümlichen Namen „Knirrkohl“.

Haus- und Heilmittel

Die Pflanze besitzt vor allem als Rohkost eine stoffwechselanregende Wirkung, ansonsten ist sie in der Heilkunde nicht gebräuchlich.

Handwerk

Haushalt Aus den Wurzeln des Aufgeblasenen Leimkrauts stellte man früher durch Abkochen eine Seifenlauge her. Sie können die Wurzeln von März bis April oder von September bis Oktober sammeln.

Bräuche, Zauber, Zeiger

Bräuche Aufgrund ihrer Blütenform wird sie häufig auch Taubenkropf genannt.

Das Aufgeblasene Leimkraut können Sie recht häufig an Bahnschienen finden. Allerdings ist es dort für uns Menschen nur eine Augenweide. Vom Sammeln ist unbedingt abzuraten, da Bahnschwellen stark chemisch behandelt werden und bei ihrer Entsorgung als Sondermüll gelten.

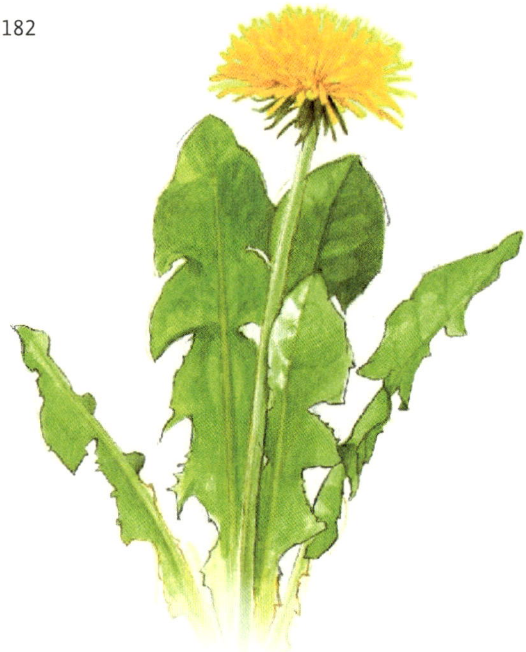

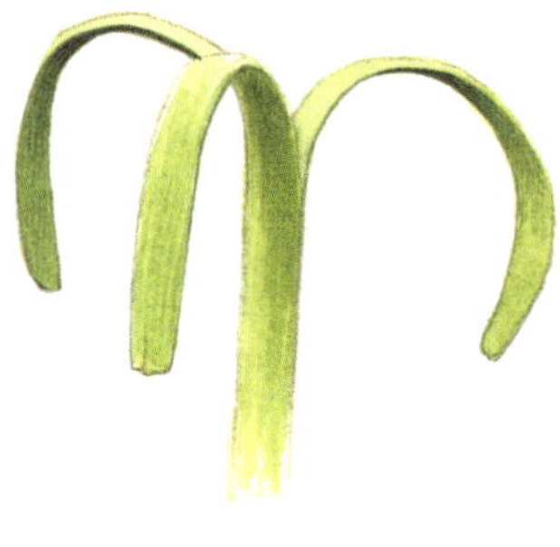

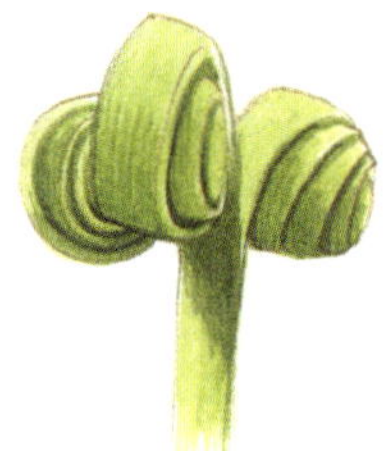

Löwenzahn Taraxacum officinale

Pusteblume, Seichblume, Kuhblume – viele Namen hat der Löwenzahn. Er bildet gelbe Blütenmeere im Frühling, die zu einem Teppich fliegender Schirmchen werden. Jeder kennt ihn und hat ihn zumindest als Kind geliebt.

LÖWENZAHNSIRUP

- 300 g Löwenzahnblüten
- 2 l Wasser
- 2 kg Zucker (für noch malzigeren Geschmack nehmen Sie davon 500 g Rohrohrzucker)
- 3–5 geachtelte Zitronen

Blüten über Nacht in Wasser ziehen lassen, am nächsten Tag aufkochen und abseihen. Die restlichen Zutaten hinzufügen und weiterköcheln lassen. Nach 1 Stunde die Zitronen herausnehmen. Der Sirup ist jetzt fertig und kann in sterile Gläser abgefüllt werden. Wenn Sie alles noch weitere zwei Stunden eindicken, erhalten Sie einen süßen Brotaufstrich.

Küche

Blätter Die jungen Blätter können Sie zwischen März und Juni ernten und roh oder gekocht essen. Gebleichte Blätter besitzen weniger Bitterstoffe und haben generell ein milderes Aroma – stellen Sie einfach einen komplett abgedunkelten Topf ab März über die Rosette.

Knospen Die ganz jungen Knospen, die noch tief in der Rosette sitzen, eignen sich hervorragend für „Falsche Kapern".

Auch gebraten sind die Knospen ein hübsches und schmackhaftes Gericht. Die grünen Hüllblätter öffnen sich im heißen Fett und bilden ein sternförmiges Minitablett für die Knospen.

Blüten Aus den Blüten können Sie einen malzigen Sirup herstellen. Er eignet sich zum Karamellisieren und wird durch Eindicken auf sanfter Flamme zu einem honigähnlichen Aufstrich. Gekochte Blüten sind auch eine schmackhafte Beigabe zu Gemüsegerichten.

Stängel Längs aufgeschnittene Stängel kringeln sich im Wasser zu kleinen Locken auf – eine etwas bittere, aber hübsche Salatbeigabe.

Wurzel Von September bis November ist die Erntezeit der Wurzel. Geröstet eignet sie sich als Kaffeeersatz.

Haus- und Heilmittel

In der Heilkunde werden Blätter und Wurzeln des Löwenzahns gleichermaßen verwendet. Am besten mischen Sie sich Ihren Tee aus beiden Pflanzenteilen. Die Wurzeln können Sie von April bis Mai (bitterstoffreicher) oder von September bis November (höherer Inulingehalt, bis zu 40%) sammeln,

Familie:	Korbblütler
Standort:	Fettwiesen und -weiden, Wegränder, Dämme
Aussehen:	5–50 cm hohe Staude mit Milchsaft; Blätter in Grundrosette, schrotsägeförmig; Stängel hohl; Blüte 35–55 mm, gelb, Hüllblätter oft nach unten geschlagen
Verwechslungsgefahr:	andere Korbblütler wie Milchkraut, Pippau etc., ungefährlich
Blütezeit:	April – Juni
Erntezeit:	März – November
Inhaltsstoffe:	Bitterstoffe, Inulin, Flavonoide, Schleimstoffe, Karotinoide, Mineralien (Kalium bis zu 5 %)

die Blätter möglichst von April bis September. Statt des Tees eignet sich zur Therapie auch der Frischpresssaft nach dem Grundrezept auf Seite 49.
Tee Der Tee unterstützt die Leberfunktion, fördert die Gallensekretion, hilft bei Koliken, Steinleiden, bei Fettunverträglichkeit, Verstopfung und Blähungen.
Bei Antriebslosigkeit und Müdigkeit aufgrund von Leberschwäche wirkt er anregend. Durch Aufhellung der körperlichen und seelischen Stimmung stellt er eine unterstützende Therapie bei Infektionskrankheiten dar.
Als Tee regt der Löwenzahn den Stoffwechsel an und lindert stoffwechselbedingte Hauterkrankungen, Gicht und Rheuma. Er stärkt das Bindegewebe durch eine erhöhte Durchblutung, regt die Blutbildung an, ist herzstärkend, fördert und beruhigt den Schlaf bei Fieber. Arthrose kann behandelt und vorgebeugt werden. Er stellt eine unterstützende Therapie bei generellen Schmerzsyndromen dar, die mit Sehnen- und Muskelschmerzen einhergehen.
Der Tee wirkt harntreibend, spült die Niere durch, hilft bei Nierengrieß und -steinen und bei Harnwegsentzündungen.
Die im Herbst gesammelten Wurzeln regen zusätzlich die Bauchspeicheldrüse an.

Handwerk

Färben Die Blätter des Löwenzahns färben Wolle gelbbraun.

Bräuche, Zauber, Zeiger

Bräuche Das Brauchtum kennt diverse Orakel mit den Fruchtständen des Löwenzahns. Hierbei spielte es meistens eine Rolle, wie oft man pusten musste und wie weit die kleinen Schirmchen flogen.
Zauber 7 oder 9 Wurzeln, die vor Sonnenaufgang an Bartholomäi gesammelt wurden, schützten ihren Träger vor Augenleiden.
Zeiger Das Massenauftreten von Löwenzahn zeigt überdüngte Wiesen an.

LÖWENZAHNTEE
Infus aus 2–3 TL Blätter auf ½ l Wasser, 2–3 Tassen täglich.
Dekokt aus 1–2 EL Wurzeln auf ½ l Wasser, 2–3 Tassen täglich.

WASSERSTOSSTHERAPIE BEI NIERENSTEINEN
2 EL Löwenzahnblätter mit ½ l kaltem Wasser übergießen, aufkochen und 20 Minuten ziehen lassen. Anschließend mit 1,5 l Wasser verdünnen und innerhalb von 20 Minuten austrinken.

RHEUMA-GICHT-KUR
2-mal täglich 1 Tasse Tee oder 1 EL Frischpresssaft über einen Zeitraum von 6 Wochen trinken. Diese Rheuma-Gicht-Kur sollten Sie 2-mal im Jahr durchführen.

GELBE FARBE FÜR 500 G WOLLE
Farbflotte: 2 kg frischen Löwenzahn in 12–15 l Wasser 2 Stunden kochen, über Nacht auskühlen lassen und am nächsten Tag abseihen.
Farbbad: Beim Löwenzahn muss die Wolle für 3 Stunden sanft gekocht werden.

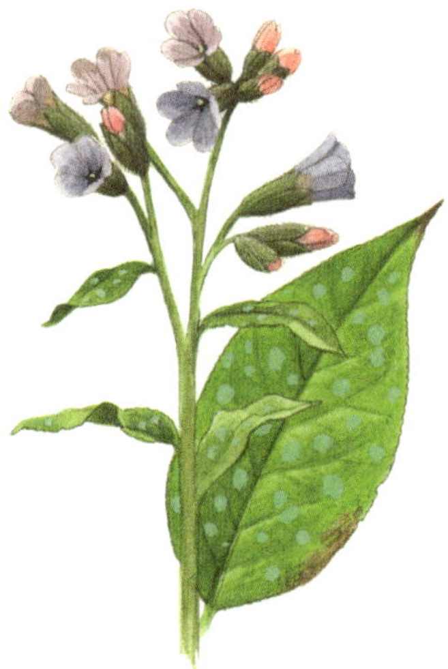

Familie:	Borretschgewächse
Standort:	Laubmischwälder, Waldränder, Hänge
Aussehen:	10–30 cm hohe Staude, oben borstig behaart; Blätter herz- bis eiförmig, teils weiß gefleckt; Blüten 13–18 mm, zunächst rot, später dunkelviolett
Verwechslungsgefahr:	keine
Blütezeit:	März – Mai
Erntezeit:	März – Mai
Inhaltsstoffe:	Schleimstoffe, Flavonoide, Allantoin, Kieselsäure, weitere Mineralstoffe

Lungenkraut Pulmonaria officinalis

Das Farbspiel der Blüten ist beim Lungenkraut fast einzigartig in unserer Flora. Neben der Frühlingsplatterbse und einigen anderen Borretschgewächsen vermag es kaum eine andere Pflanze, die Blütenfarbe im Laufe der Zeit von Rosa bis Lila zu verwandeln.

In antiken Schriften muss man das Lungenkraut lange suchen. So auch bei vielen deutschen Kräutergelehrten der frühen Neuzeit, denen diese Schriften als Grundlage ihres Wissens dienten, denn das südeuropäische Klima sagt dem Lungenkraut nicht zu. Es ist dem einfachen Volk zu verdanken, dass die Gelehrten über seine Wirkung aufgeklärt wurden.

LUNGENKRAUTTEE
Infus aus 1–2 EL auf ½ l Wasser, 2- bis 3-mal täglich 1 Tasse.

WASCHUNG
Infus aus 3–4 EL auf ½ l Wasser.

Küche

Blätter Die jungen Blätter können zwischen März und April roh oder gekocht gegessen werden.

Haus- und Heilmittel

Am wirksamsten sind die Blätter, wenn sie zwischen März und Mai gesammelt werden.
Tee Der Tee ist generell reizlindernd und hilft bei Husten, Kurzatmigkeit, Bronchitis, Halsschmerzen und Heiserkeit. In der Vergangenheit und auch heute noch wird er zur Nachbehandlung einer Tuberkuloseinfektion verschrieben. Er wirkt leicht stopfend, heilt Magenschleimhautentzündungen, lindert Blasenbeschwerden und zu starke Regelblutungen. Seine zusammenziehende Wirkung lindert die Beschwerden bei Hämorrhoiden.
Waschung Eine Waschung mit dem Kraut hilft bei Geschwüren und Hautentzündungen.

Bräuche, Zauber, Zeiger

Bräuche Wie bei vielen anderen Frühblühern heißt es auch beim Lungenkraut, dass man Sommersprossen bekommt, wenn man an ihm riecht.
Der Sage nach kommen die weißen Punkte auf den Blättern von der Milch Marias.

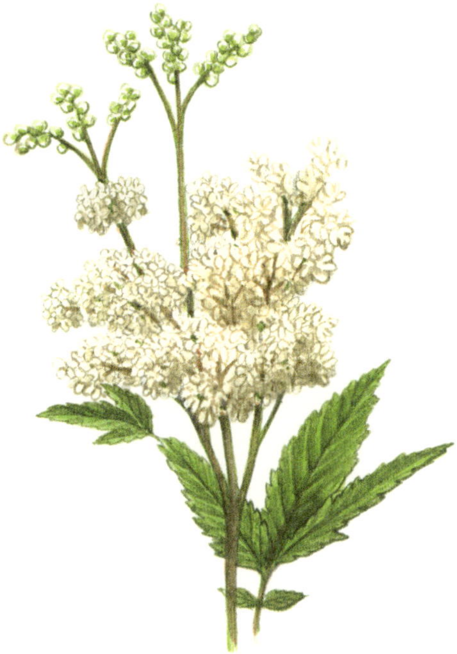

Filipendula ulmaria

Mädesüß

Das Mädesüß kennt man unter vielen Namen. Weit verbreitet ist auch „Wiesenkönigin" oder „Wiesengeißbart" – alles recht passende Namen. Sie säumt wie eine Majestät die Bachläufe mit ihren roten Stängeln und den weißen Blüten, die als Ganzes an einen stolzen Ziegenbart erinnern.

Küche

Blätter Sie können die jungen Blätter zwischen April und Juni zu Salaten und Kochgemüse essen.

Blüten Die Blüten eignen sich für einen Sirup und zum Aromatisieren diverser Getränke und Quarkspeisen. Eine Verwendung, die der Pflanze ihren Namen gegeben hat, ist das Süßen von Met. Sie können die Blüten auch nach dem Rezept der Hollerküchle Seite 268 ausbacken.

Haus- und Heilmittel

Mädesüß enthält wie die Weide Salizin. Im Vergleich zur Weide ist es als „natürliches Aspirin" aber magenschonender aufgrund seiner geringeren Menge an Gerbstoffen.

Für Heilzwecke können Sie das gesamte blühende Kraut verwenden.

Tee Der Tee ist schweißtreibend, fiebersenkend, entzündungshemmend und antirheumatisch. Er hilft bei Gicht, Ödemen, Kopfschmerzen und Verdauungsstörungen.

Kompresse Eine Kompresse aus dem Tee nach dem Grundrezept auf Seite 55 lindert schmerzhafte Arthritis und rheumatische Gelenkschmerzen.

Augenwäsche Eine Augenwäsche mit dem Tee hilft bei Bindehautentzündung und Beschwerden der Augen im Allgemeinen.

Wurzeln kauen Die Wurzel ist ein therapeutischer Kaugummi, den Sie bei Zahnschmerzen, zum Desinfizieren und gegen Mundgeruch kauen können.

Frischkrautauflage Bei Stich- und Schnittwunden können Sie zerriebene Blätter des Mädesüß auf die Wunde legen.

Das Kleine Mädesüß (*F. vulgaris*) steht auf der Vorwarnliste für gefährdete Pflanzen.

Blätter und Wurzeln der Pflanze erinnern in ihrem Geschmack an Kaugummi, manche Leute verbinden damit aber auch eine Zahnarztpraxis.

MÄDESÜSSTEE

Infus aus 2 EL auf ½ l Wasser, 2- bis 3-mal täglich 1 Tasse. Das Wasser für diesen Infus nach dem Kochen kurz abkühlen lassen, da sich der Gehalt an Salizin im kochenden Wasser verringert.

GRÜNLICHES GELB FÜR 500 G WOLLE
Farbflotte: 1 kg Mädesüß klein schneiden, mehrere Stunden in 12–15 l Wasser einweichen, dann 1–2 Stunden auskochen, abkühlen lassen und abseihen.
Vorbeize: Die Wolle in 15 l Wasser mit 100 g Alaun und 35 g Weinstein 1 Stunde vorbeizen.

SCHWARZE FARBE FÜR 500 G WOLLE
Statt der Blätter und Stängel verwendet man die Wurzeln. Ansonsten gleichen sich die Vorgänge.

Familie:	Rosengewächse
Standort:	Uferböschungen, Feuchtwiesen, Auwälder
Aussehen:	20–150 cm hohe Staude; Stängel rot; Blätter unpaarig gefiedert; Blüten weiß, 5–10 mm
Verwechslungsgefahr:	keine
Blütezeit:	Juli – September
Erntezeit:	März – November
Inhaltsstoffe:	Flavonoide, Schleimstoffe, Gerbstoffe, ätherische Öle, Salizin

Handwerk

Die ganze Pflanze wurde zum Färben verwendet. Mit dem Beizmittel Alaun färbte die Wurzel fast schwarz und die Blätter und Stängel grünlich gelb. Die Wurzel können Sie zwischen September und Oktober sammeln, die Blätter möglichst vor der Blüte von April bis Juli.

Bräuche, Zauber, Zeiger

Bräuche Das Mädesüß ist ein Labsal für Bienen und viele andere Insekten. Früher nutzten die Imker ihren Duft und legten die Bienenkästen mit ihr aus, um Wildbienen anzulocken.

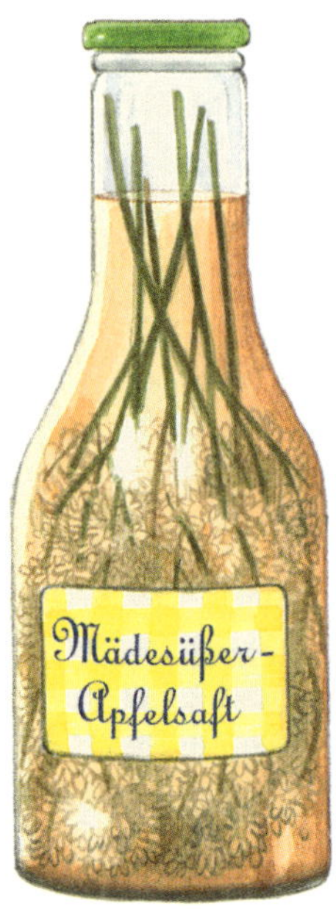

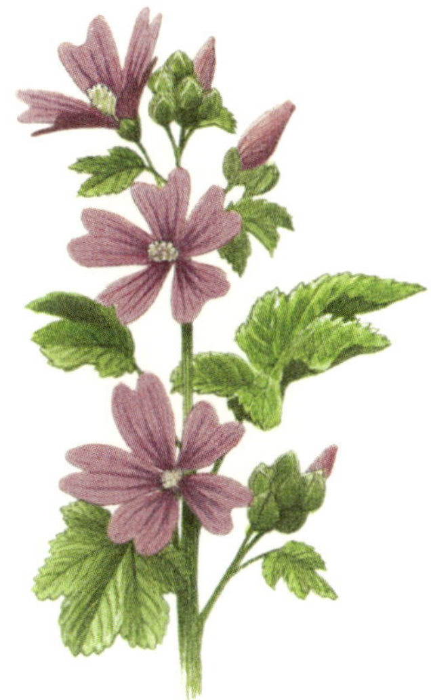

Familie:	Malvengewächse
Standort:	Wege, Mauern, Schuttplätze, Unkrautgemeinschaften
Aussehen:	25–100 cm hohe Staude, manchmal nur 2-jährig; Blätter handförmig geteilt, dunkel gefleckt; Blüte 25–40 mm, hell- oder dunkelpurpurn mit dunklen Streifen
Verwechslungsgefahr:	andere Malvenarten, ungefährlich
Blütezeit:	Juni – Oktober
Erntezeit:	April – November
Inhaltsstoffe:	Schleimstoffe, Flavonoide, Anthozyane, Gerbstoffe

Malva sylvestris Malve

Ob am Wegrand, auf der Wiese oder im Garten, überall erfreuen die Malvengewächse das menschliche Auge. Man kennt sie als die hier erwähnte purpurblütige Wilde Malve, als hochgewachsene Stockrose, niederliegende Wegmalve oder filigranblättrige Moschusmalve.

Küche

Blätter Die Blätter können Sie zwischen April und Juli gekocht essen. Sie dicken Soßen und Suppen ein.
Blüte Die Blüten sind zwischen Juni und November, roh oder kandiert, eine tolle Deko.
Knospen Von Mai bis August können Sie die Knospen als „Falsche Kapern" einlegen, sie marinieren oder auf sonstige Weise kochen.
Früchte Die nicht ganz ausgereiften Früchte können Sie roh oder gekocht essen.

Haus- und Heilmittel

Tee Der Tee beruhigt die Verdauungsorgane und lindert Magen-Darm-Schleimhautentzündungen. Er hilft bei Sodbrennen, Erkältungskrankheiten, wirkt entgiftend und harntreibend.
Äußerliche Anwendung Ein Sitzbad aus Malvenkraut hilft bei Hämorrhoiden und bei Entzündungen der Genitalschleimhaut.
Eine Teekompresse aus dem Kraut wirkt kühlend, beruhigend und lindert Juckreiz. Sie hilft bei müden, entzündeten Augen, bei trockener, entzündeter Haut, bei Sonnenbrand, Insektenstichen, Ekzemen und Schuppenflechte.

Bräuche, Zauber, Zeiger

Bräuche Mancherorts lag ein Tabu auf der Malve, da sie als Totenspeise galt und auf Friedhöfe gepflanzt wurde.

Roh gegessen wirken die Blätter und Blüten leicht abführend.
Die gesamte Pflanze ist heilkräftig, wobei die Wurzel die stärkste Wirkung hat. Sie wird im Herbst gesammelt, die Blätter von April bis September. Die Teedosierung bezieht sich auf das Kraut, bei der Wurzel verwenden Sie statt eines EL einen TL.

MALVENTEE
Infus aus 1–2 EL auf ½ l Wasser, 2–3 Tassen täglich.

SITZBAD
Infus aus 5–6 EL auf 1 l Wasser dem Bad hinzufügen.

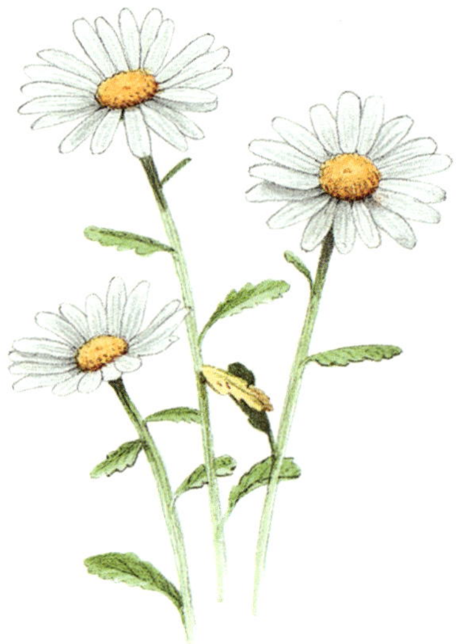

Familie:	Korbblütler
Standort:	Wiesen, Magerwiesen, Halbtrockenrasen
Aussehen:	20–100 cm hohe Staude, behaart; Blätter spatelig, dunkelgrün, fiederspaltig, unten gestielt; Blütenköpfe 25–60 mm, einzeln gestielt, Strahlenblüten weiß, Röhrenblüten gelb
Verwechslungsgefahr:	keine
Blütezeit:	Mai – September
Erntezeit:	April – September
Inhaltsstoffe:	bisher nicht untersucht

Margerite Leucanthemum vulgare

Wie ein großes Gänseblümchen sieht sie aus – so wurde die Margerite in England früher auch genannt. Es ist eine Wildpflanze, die es ohne viel züchterisches Dazutun heute als Zierpflanze in viele Gärten geschafft hat. Hoffentlich werden ihr bei unserer schönen wilden Blütenvielfalt noch einige folgen.

In Japan wurden und werden Chrysanthemen, Verwandte der Margerite, gezüchtet und zum Essen kultiviert.

MARGERITENTEE
Infus aus 1–2 EL auf ½ l Wasser, ½ Tasse (60 ml) 3-mal täglich.

GURGELN MIT MARGERITE
Infus aus 1–2 EL auf ¼ l Wasser.

Küche

Blätter Die jungen Blätter eignen sich von April bis Juni als Salatbeigabe oder gekocht. Die Wildpflanzenköchin Meret Bissegger empfiehlt sie als Zugabe zu Kartoffeln und Reissalaten.
Knospe Die Knospen können Sie bis in den Juni als „Falsche Kapern“ einlegen.
Blüte Die Blüten dienen von Mai bis September als Deko und können kandiert werden.

Haus- und Heilmittel

Für heilkundliche Zwecke verwendet man das gesamte Kraut. Die beste Sammelzeit ist zwischen Mai und September.
Tee Der Tee wirkt entwässernd, krampflösend, hilft bei Keuchhusten, Asthma und lindert Gicht- und Ischiasschmerzen.
Gurgelwasser Mit dem Gurgelwasser können Sie Entzündungen im Mund- und Rachenraum behandeln.

Bräuche, Zauber, Zeiger

Bräuche Mit der Margerite wurde vielerlei Orakel betrieben. Meist wurden dazu – ähnlich wie beim Gänseblümchen – die Blütenblätter abgezupft oder man legte einen Kranz unter sein Kopfkissen, um die Antworten im Traum zu finden. Außerdem sollte ein Margeritenkranz über der Haustür vor Blitz und Feuersbrunst schützen.

Familie:	Lippenblütler
Standort:	Ufer, Gräben, Wegränder, Auwälder
Aussehen:	10–100 cm hohe Staude; Blätter eiförmig-lanzettlich, Unterseite graufilzig; Blüte helllila, in Scheinähren
Verwechslungsgefahr:	Poleiminze, gefährlich
Blütezeit:	Juli – Oktober
Erntezeit:	April – Oktober
Inhaltsstoffe:	bisher nicht untersucht bis auf Flavonoide, ätherische Öle

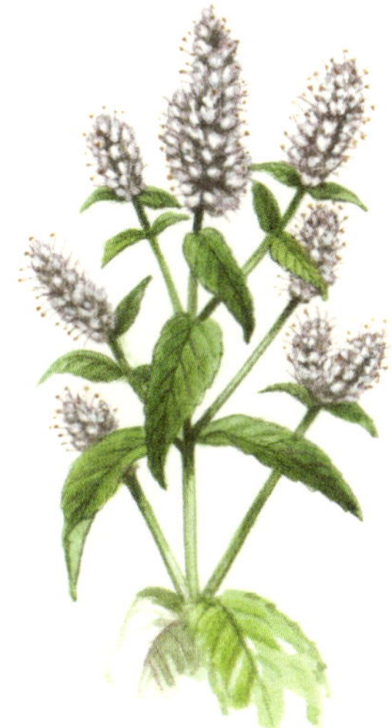

Mentha longifolia Minze

Die Zahl der Wildformen der Minze ist reichlich, die Rossminze ist nur eine davon. In Gärtnereien werden unzählige Minzearten angeboten. Minzen neigen zur Bastardierung, sie kreuzen sich also gerne untereinander und bleiben in Hausgärten selten sortenrein.

Küche

Blätter Die jungen würzigen Blätter können von April bis September roh oder gekocht verwendet werden.
Blüte Die Blüten dienen von Juli bis Oktober kandiert oder blank als hübsche Deko.

Haus- und Heilmittel

Früher war die Rossminze ein beliebtes Heilmittel. Seit dem 17. Jahrhundert wird sie vielfach von den Zuchtformen Pfefferminze und Spearminze abgelöst. Für heilkundliche Zwecke können Sie das Kraut der Rossminze zwischen April und September sammeln.
Tee Der Tee ist magenstärkend, verdauungsfördernd, entblähend, schweißtreibend und leicht menstruationsfördernd. Er regt den Stoffwechsel an, hilft bei Sodbrennen, Gallen- und Leberleiden, Koliken, Reisekrankheit.
Gurgelwasser Das Gurgelwasser lindert Halsentzündungen.
Äußerliche Anwendung Als Bad wirkt die Minze erfrischend, als Kompresse oder Salbe hilft sie bei Rheuma, entzündeten Gelenken und Nervenschmerzen. Die Grundrezepte finden Sie auf den Seiten 51 bis 57.

Bräuche, Zauber, Zeiger

Räuchern Auch geräuchert wirkt die Minze erfrischend, energetisiert den Geist, klärt die Gedanken, hilft, im Hier und Jetzt zu sein.
Zauber In der Sympathiemagie verhindert die Minze, in der Hand gehalten, dass man sich einen Wolf holt.

In einem Tomatensalat können die Blätter gut das Basilikum ersetzen. Als kalter Tee mit Zitrone oder als „After eights" (Seite 33) sind sie sehr zu empfehlen.

MINZTEE
Infus aus 2–3 TL auf 1/2 l Wasser, 2–3 Tassen täglich.

GURGELN MIT MINZE
Infus aus 1–2 EL auf 1/4 l Wasser.

MINZBAD
Infus aus 3–4 Handvoll auf 2 l Wasser dem Badewasser hinzufügen.

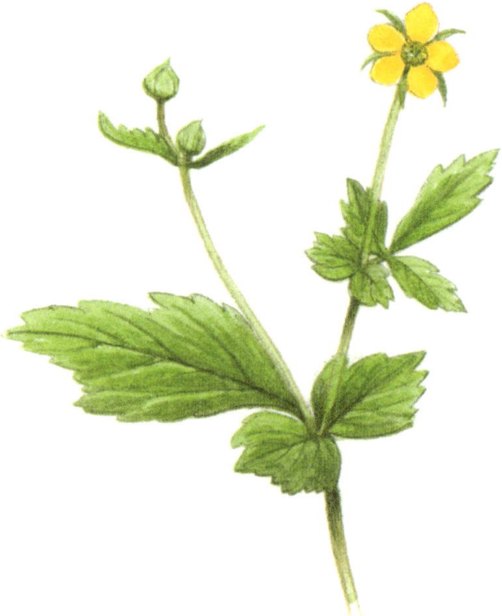

Nelkenwurz Geum urbanum

Wieder einmal spricht der Name Bände. Der wissenschaftliche Name „urbanum" verrät die Echte Nelkenwurz als Kulturfolger und der deutsche etwas über ihren Geschmack. Sie ist unscheinbar, säumt aber vielfach Waldwege und Heckenbereiche. Es ist zwar mühsam, ihre Wurzeln zu sammeln, aber es lohnt sich.

NELKENWURZTEE
Dekokt aus 2 TL Wurzeln auf ½ l Wasser, 2- bis 3-mal täglich 1 Tasse.

Küche

Blätter Die Blätter können Sie zwischen März und Mai als Salatbeigabe verwenden. Sie haben einen krautigen Geschmack.
Wurzel Von März bis April und von September bis November ist Wurzelerntezeit. Getrocknet und gemahlen ist sie als Gewürz ein Ersatz für echte Nelken.

Haus- und Heilmittel

In der Vergangenheit hatte die Nelkenwurz eine größere Bedeutung als heutzutage. Sie verdiente sich sogar den Namen „Heil aller Welt".
Die Wurzel ist heilkräftiger als das junge Kraut. Die Erntezeiten für Küche und Heilkunde unterscheiden sich nicht.
Tee Die Wurzel ist antiseptisch, schmerzlindernd, entgiftend und leitet Schwermetalle aus. Als Tee hilft sie bei Infektionskrankheiten, Durchfall, Erbrechen, Magen-Darm-Erkrankungen, Blähungen und Blasenschwäche. Sie kommt bei Altersdiabetes zum Einsatz, regt die Galle an, stärkt Leber, Milz und Herz, wirkt entkrampfend auf den Unterleib und reguliert klimakterische Blutungen. Nach einem Schlaganfall hat sie sich als begleitendes Mittel zur Rekonvaleszens bewährt. Depressionen durch Leberleiden und Zahn- und Kopfschmerzen können ebenfalls mit dem Tee behandelt werden.
Mundwasser Als Mundwasser wirkt die Wurzel desinfizierend und hemmt schlechten Mundgeruch. Sie können mit Tee gurgeln oder 10–20 Tropfen

Familie:	Rosengewächse
Standort:	Wegränder, Gebüsche, Auwälder
Aussehen:	25–70 cm hohe, behaarte Staude; Blätter gefiedert, oben 3-zählig, Nebenblätter laubähnlich; Blüte 8–15 mm, gelb
Verwechslungsgefahr:	Fingerkräuter, Blätter: Odermennig, ungefährlich
Blütezeit:	Mai – September
Erntezeit:	März – Mai, September – November
Inhaltsstoffe:	Gerbstoffe, Bitterstoffe, ätherische Öle

BREIUMSCHLAG
Dazu können Sie ein Wurzelpulver oder das junge Kraut verwenden. Die Zutaten mit etwas Wasser zu einem Brei anrühren, mit einem Mulltuch auf die betroffene Stelle geben und 2–3 Stunden wirken lassen.

Die Wurzel der Bachnelkenwurz (*Geum rivale*) ist nervenstärkend und hilft ebenfalls bei Zahnschmerzen. In ihrer Wirkung ist sie allerdings schwächer.

Tinktur nach dem Grundrezept auf Seite 48 in ein Glas Wasser geben.
Breiumschlag Der Breiumschlag hilft bei Frostbeulen, Hämorrhoiden, offenen Beinen und infizierten Wunden.

Bräuche, Zauber, Zeiger

Bräuche Um die Tiere vor allerlei Krankheiten zu schützen, mischten die Bauern Nelkenwurz unter das Viehfutter.
Zauber Das kleine Rosengewächs wurde auch „Hasenauge" genannt und sollte Augenkrankeiten auf sich nehmen. Dazu trug man die Wurzel, zu einem Bündel geflochten, acht Tage lang um den Hals und warf sie danach rücklings, ohne hinterherzuschauen, in ein fließendes Gewässer.
Man kannte viele Mittel gegen die Hex'. Eines davon war das sogenannte „Malefizpulver", eine Mischung aus diversen Kräutern, und natürlich war auch unsere Nelkenwurz mit dabei.

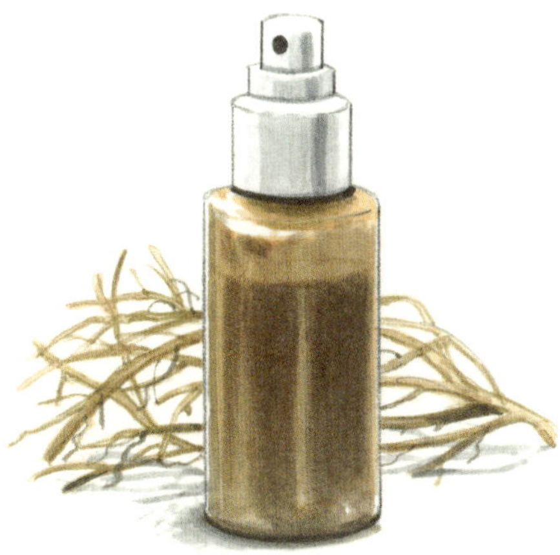

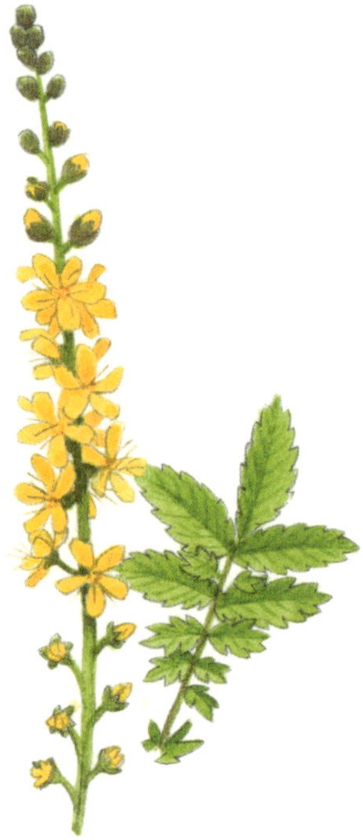

Odermennig Agrimonia eupatoria

Wer im Sommer oder Herbst draußen unterwegs ist, weiß, wieso der Kleine Odermennig auch Leberklette heißt. Er ist zwar ein Rosengewächs, seine kleinen Früchte haken sich aber wie kleine Kletten fest an unsere Kleidung. So gewährleistet er, dass seine Samen wunderbar verteilt werden.

ODERMENNIGTEE
Infus aus 2 EL auf ½ l Wasser, 2- bis 3-mal täglich 1 Tasse.

WEINAUSZUG
2–3 EL Kraut in ½ l Rotwein für etwa 10 Minuten kochen, mehrmals täglich ⅛ bis ¼ l trinken.

TEE FÜR KOMPRESSE
Infus aus 2 EL auf ¼ l Wasser, die Kompresse sollte im Akutfall alle 5 Stunden durchgeführt werden.

Haus- und Heilmittel

Für heilkundliche Anwendungen sammeln Sie das gesamte Kraut zwischen Juni und September.

Tee Er stärkt die Niere und regt die Leber an, hilft bei zu wenig Magensäure, Appetitlosigkeit, Darmerkrankungen, Gallekoliken und Blasenschwäche. Als Durchfallmittel bei Erwachsenen und bei Säuglingen, die den Tee gut über die Muttermilch aufnehmen können, hat er sich bewährt. Man kann ihn gegen zu starke Monatsblutungen und bei Unterleibsinfektionen trinken. Außerdem wird er gegen Husten, Angina und zur Stärkung der Stimmbänder verwendet. Eine Eigenschaft, die sich Redner und Sänger oft zunutze machen.

Gurgelwasser Als Gurgelmittel hilft der Odermennig bei Entzündungen der Stimmbänder, des Zahnfleischs und des Hals- und Rachenraums. Das Gurgelwasser wird im gleichen Mengenverhältniss wie beim Tee für die Kompresse hergestellt.

Weinauszug In Wein gekocht wurde der Odermennig früher zur Behandlung von Schlangenbissen verwendet. Er leitet das Gift sehr schnell über den Urin aus.

Äußerliche Anwendung Eine Waschung aus dem Tee für Kompressen hilft bei Bindehautentzündungen. Mit einer Kompresse oder Salbe können Sie alte Wunden, Geschwüre, Entzündungen der Haut, Venenleiden und ins Gewebe blutende Krampfadern behandeln (als Bluterguss sichtbar), Grundrezepte dazu auf den Seiten 55 und 51.

Familie:	Rosengewächse
Standort:	Trockenrasen, Wegränder
Aussehen:	30–130 cm hohe Staude, Stängel rauhaarig; Blätter unpaarig gefiedert; Blüte 5–8 mm, gelb
Verwechslungsgefahr:	Blätter: Fingerkräuter, Nelkenwurz, ungefährlich
Blütezeit:	Juni – September
Erntezeit:	Juni – September
Inhaltsstoffe:	Gerbstoffe, Kieselsäure, Schleimstoffe, Flavonoide

Krautumschlag Ein altes Rezept gegen Migräne ist eine Paste aus frischem Odermennig. Dazu die Paste nach dem Grundrezept auf Seite 55 herstellen und auf Schläfen und Stirn auflegen.
Schönheitsbad Ein Bad mit Odermennig strafft und belebt die Haut. Aufgrund der Gerbstoffe sollten Sie es aber nur 1- bis 2-mal pro Woche nehmen.
Bachblüte Odermennig ist die „Suchtblüte“. Manche Menschen versuchen, quälende Gedanken und Sorgen hinter einer Maske von Fröhlichkeit zu verstecken, oft mit Hilfe von Alkohol oder Medikamenten, und nutzen jede Möglichkeit der Ablenkung. Als Bachblüte steigert der Odermennig die Konfrontationsfähigkeit und hilft, Problemen den richtigen Stellenwert zu geben.

Handwerk

Färben Mit dem Odermennig lässt sich Wolle gelb färben. Sammeln Sie dazu das blühende Kraut von Juni bis September.
Die blühende Pflanze wurde auch zum Gerben verwendet.

Bräuche, Zauber, Zeiger

Zeiger Vor allem in Schwaben las man aus der Blütendichte heraus, ob man früher oder später säen sollte. Stehen die Blüten oben dichter als unten, ist es ratsam, früher zu säen.
Blühte der Odermennig spät im Jahr, galt das als Zeichen für eine späte Ernte.

ODERMENNIGS SCHÖNHEITSBAD
Dekokt aus 125 g Kraut auf 2 l Wasser, etwa 10 Minuten ziehen lassen, abseihen und ins Badewasser geben.

GELBE FARBE FÜR 500 G WOLLE
Vorbeize: Die Wolle in 95 g Alaun und 35 g Weinstein auf 15 l Wasser vorbeizen.
Farbflotte: 1 kg Kraut klein schneiden und in 12–15 l Wasser für 1–1,5 Stunden auskochen, abkühlen und abseihen.

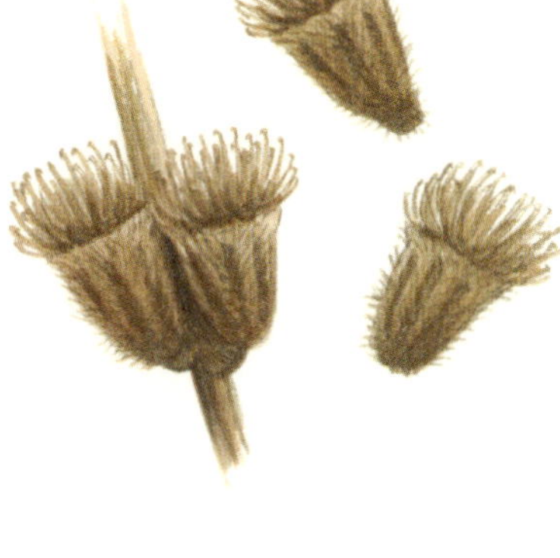

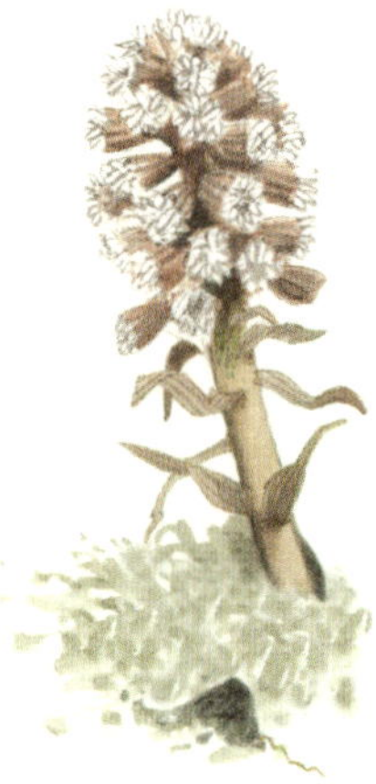

Familie:	Korbblütler
Standort:	Flüsse, Bäche, Auwälder, feuchte Fluren
Aussehen:	20–100 cm hohe, behaarte Staude, steht gerne in großen Herden; Blätter lang gestielt, groß, Unterseite weißfilzig; Blütenköpfchen blasspurpurn, Scheibenblüten
Verwechslungsgefahr:	Weiße Pestwurz, Blätter: Huflattich, ungefährlich
Blütezeit:	März – Mai
Erntezeit:	Februar – Juni, September – November
Inhaltsstoffe:	Flavonoide, Terpene, Pyrrolizidinalkaloide

Pestwurz Petasites hybridus

Die Pestwurz zeigt im zeitigen Frühjahr zunächst ihre altrosa „Blütenkeule" und schiebt erst einen Monat später ihre Blätter. Diese wachsen im Laufe des Jahres zu einer sehr stattlichen Größe heran. Kaum ein anderes heimisches Kraut bringt so große Blätter hervor.

Die Pestwurz enthält Pyrrolizidinalkaloide in sehr schwankender Konzentration. Schwangere und stillende Frauen sollten sie innerlich nicht verwenden. Mehr zu diesem Inhaltsstoff finden Sie auf Seite 13.

PESTWURZTEE
Infus aus 1 TL auf ½ l Wasser, 2 Tassen täglich.

UMSCHLAG AUS PESTWURZ
Da die Blätter sehr groß sind, bietet es sich an, sie mit einem Nudelholz zu zerquetschen, anstatt sie kleinzureiben oder zu zerkauen.

Küche

Blätter Die veraschten Blätter können Sie von Mai bis Juni als leichtes Würzsalz verwenden. Eine Anleitung dazu finden Sie beim Huflattich.

Haus- und Heilmittel

Die Wurzel kann zwischen Februar und März oder von September bis November gesammelt werden, die Blätter von Mai bis September.
Tee Der Tee aus der Wurzel hilft bei Verschleimungen, Atemnot, Fieber und Erkältungen. Er ist leicht entkrampfend, beruhigend, verdauungsfördernd, schweiß- und harntreibend. Er regt die Periode an und lindert Regelschmerzen. In England dient er auch als herzanregendes Mittel.
Salbe Die Wurzeln finden als Salbe nach dem Grundrezept auf Seite 51 Anwendung bei Hautirritationen und zur Wundheilung.
Umschlag Ein Umschlag aus den Blättern ist leicht schmerzlindernd und hilft bei wundgelaufenen Füßen, brennenden Wunden und Geschwüren. Zwischen den Auflagen sollten Sie die betroffenen Stellen mit kaltem Wasser gründlich spülen.

Bräuche, Zauber, Zeiger

Bräuche Ein alter Name für die Pestwurz war Kraftwurz. Sie hat neun Blattadern, neun Kräfte und hilft gegen neun Krankheiten, so heißt es. Leider ist das Wissen über diese Kräfte und Anwendungen in den Überlieferungen verloren gegangen.
Zeiger Orte, an denen die Pestwurz wächst, gelten als Störzonen.

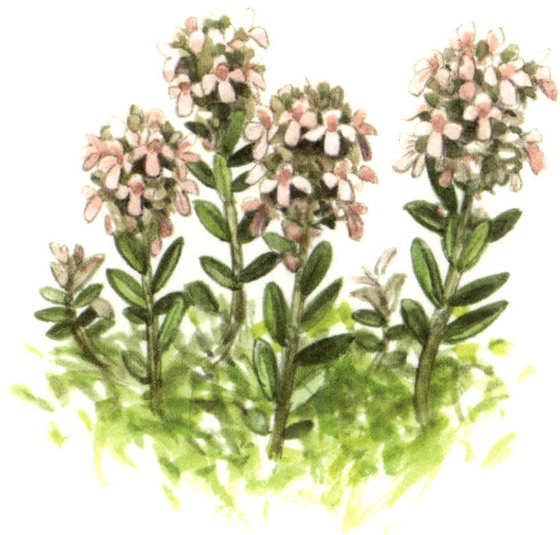

Thymus serpyllum Quendel

In Deutschland ist unser heimischer Thymian, der Sand-Thymian oder auch Quendel, nicht gerade selten. Beispielsweise können Sie in der Fränkischen Schweiz ganze Teppiche von ihm finden, sogar Fleckchen, die neben dem gewohnten Duft auch einen Hauch von Zitrone verströmen.

Küche

Blätter Der Quendel ist unser heimischer Thymian und kann genau wie der Gewürzthymian als Gewürz, getrocknet oder frisch, für allerlei Speisen verwendet werden.

Haus- und Heilmittel

Innerlich und äußerlich hat das Quendelkraut in jeder Darreichungsform eine starke antibakterielle und pilzhemmende Wirkung.
Sammeln Sie das Kraut für heilkundliche Zwecke zwischen Mai und September.
Tee Der Tee stärkt Nerven und Abwehrkräfte und ist allgemein entkrampfend, verdauungsfördernd und entblähend. Er hilft bei festsitzendem Husten, Erkältungen, Atemwegserkrankungen, Mandelentzündungen, Magen-Darm-Beschwerden und Regelschmerzen.
Sirup Der Sirup nach dem Grundrezept auf Seite 49 wirkt wie der Tee. Er ist allerdings aufgrund seines Zuckergehalts bei Magen-Darm-Beschwerden weniger zu empfehlen.
Kompresse Zur Linderung von Kopfschmerzen können Sie sich eine Kompresse auf Stirn und Nacken legen. Auch bei unreiner Haut helfen Kompressen aus dem Quendelkraut.
Schnelle Erfrischung Wenn man eine rasche Erfrischung wünscht, rät Kräuterpfarrer Weidinger dazu, die Unterarme mit Quendeltee abzureiben. Beginnen soll man dabei mit der rechten Hand.

Es gibt einen wunderbaren Versuch, den Sie ganz leicht selber zu Hause durchführen können. Er zeigt, wie pilzhemmend der Quendel wirkt. Machen Sie sich eine Tomatensoße und würzen Sie einen Teller mit Quendel, den anderen nicht. Lassen Sie beide Teller nun ein paar Tage stehen. Sie werden beobachten, dass die gewürzte Soße erst ein paar Tage später anfängt zu schimmeln. Der gleiche Versuch mit demselben Resultat lässt sich übrigens auch mit dem Dost, unserem heimischen Majoran, durchführen.

Es gibt in der Kräuterwelt ein paar Pflanzen, die den Namen „Liebfrauenbettstroh“ tragen – der Quendel ist eine davon. Er wirkt desinfizierend und verhinderte so manche Infektion. Auch seine entkrampfende Wirkung auf den Unterleib machten sich gebärende Frauen zunutze, um die Geburt zu erleichtern. Dazu tranken sie den Tee und stopften sich das Kraut in oder unter das Bett. Er sollte dabei zum einen seine aromatherapeutische, aber gewiss auch seine magische Wirkung entfalten.

QUENDELTEE
Infus aus 2 TL auf ½ l Wasser, 2- bis 3-mal täglich 1 Tasse.

KOMPRESSE AUS QUENDEL
Infus aus 2–3 TL auf ¼ l Wasser, damit die Kompresse tränken.

GURGELN MIT QUENDEL
Infus aus 2 TL auf ⅛ l Wasser. 1–2 TL Tinktur nach dem Grundrezept auf Seite 48 auf ⅛ l lauwarmes Wasser.

QUENDELDAMPF
2 EL Kraut mit etwa 1 l kochendem Wasser übergießen.

QUENDELBAD
Infus aus 1–2 Handvoll auf 1 l Wasser dem Bad hinzufügen.

Familie:	Lippenblütler
Standort:	Sandfluren, Wegränder, trockene, sonnige, kalkarme Standorte
Aussehen:	10–30 cm hoher Halbstrauch, niederliegend, oft wurzelnd; Blätter elliptisch; Blüten rosa-violett, quirlig in rundlichen Köpfchen angeordnet
Verwechslungsgefahr:	Steinquendel, Feldthymian, ungefährlich
Blütezeit:	Mai – Oktober
Erntezeit:	April – Oktober
Inhaltsstoffe:	ätherische Öle, Gerbstoffe, Bitterstoffe, Flavonoide, Saponine

Gurgelwasser Ein starker Teeaufguss oder eine verdünnte Tinktur hilft als Gurgelwasser bei Halsweh.
Dampf Bei Akne, allgemein unreiner Haut und bei Erkältungskrankheiten können Sie sich einen Dampf machen.
Bad Ein Quendelbad wirkt stark durchblutend, entspannt und beruhigt. Es fördert bei Erkältungskrankheiten das Abhusten.
Ölauszug Bei Rheuma, Verstauchungen und leichten Lähmungserscheinungen die betroffenen Glieder mit dem Öl nach dem Grundrezept auf Seite 50 einreiben.
Kräuterkissen Ein Kissen gefüllt mit Quendelkraut nach dem Grundrezept auf Seite 56 hilft bei Magen-Darm-Beschwerden und Menstruationsschmerzen. Dazu das Kissen im Dampfkochtopf erhitzen und auf die betroffenen Stellen legen.

Handwerk

Haushalt Ein Säckchen gefüllt mit getrocknetem Quendelkraut vertreibt Ungeziefer. Zu diesem Zweck hängen Sie das Säckchen einfach in den Kleiderschrank.

Bräuche, Zauber, Zeiger

Bräuche Quendel ist in vielen Regionen fester Bestandteil des Mariä-Himmelfahrts-Buschens, der auf Seite 102 näher beschrieben wird.
Räuchern Geräuchert wirkt der Quendel reinigend und schützend. Er eignet sich für therapeutische Rückführungen und um sich nach außen hin abzugrenzen. Zum Räuchern sammeln Sie den gesamten oberirdischen Teil möglichst in der Blüte zwischen Mai und September.
Zauber Wie viele aromatisch duftende Kräuter schrieb man auch dem Quendel eine geisterwidrige Wirkung zu. Es gibt im Volksbrauchtum eine Vielzahl an Sprüchen, die besagen, wie er die Hex' und den Teufel in die Flucht schlägt.

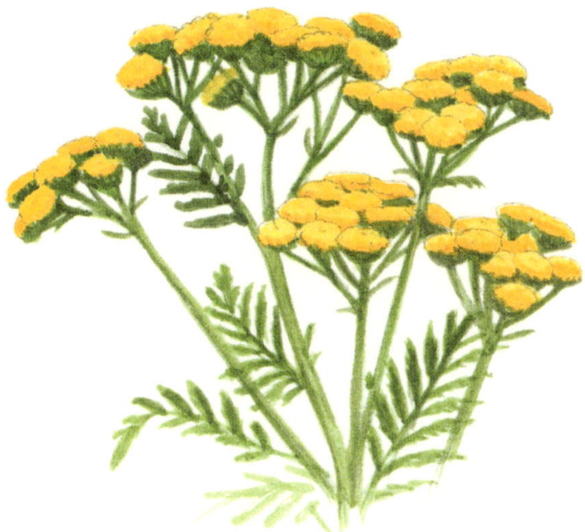

Tanacetum vulgare **Rainfarn**

Seine Blätter erinnern ein wenig an die der Farne. Allerdings ist das die einzige Gemeinsamkeit, die er mit Farnen hat. Seine eigentliche botanische Zugehörigkeit verraten die hübschen kleinen gelben „Knöpfchen" – der Rainfarn ist wie das Gänseblümchen ein Korbblütler.

Küche

Blätter In Zeiten ohne Strom und Kühlschrank wickelten die Menschen ihr Fleisch in Rainfarnblätter ein, um es vor Maden zu schützen.

Blüten Die Blütenköpfe können von Juli bis September gesammelt und getrocknet werden. Sie geben Süßspeisen und Backwaren ein Zimtaroma. Aufgrund des Thujongehalts sollten Sie den Rainfarn nur in sehr geringen Mengen verzehren.

Haus- und Heilmittel

Zu therapeutischen Zwecken sammeln Sie den Rainfarn zwischen Mai und September.

Tee In den Kräuterbüchern aus dem 16. Jahrhundert kann man einige innerliche Anwendungen mit dem Rainfarn finden. Heute wird dagegen aus den oben und rechts genannten Gründen von seinem innerlichen Gebrauch abgeraten.

Der Tee wurde bei Verdauungsschwäche, Appetitlosigkeit, Magenkrämpfen, Wechselfieber, zur Förderung der Menstruationsblutung und gegen Schmerzen zu Beginn der Periode verwendet.

Tinktur Mit der Tinktur nach dem Grundrezept auf Seite 48 können Sie schmerzende Krampfadern einreiben.

Ölauszug Ein Ölauszug nach dem Grundrezept auf Seite 50 hilft bei Rheuma, Gicht, Gelenkschmerzen und kann zur Behandlung von Wunden und Geschwüren verwendet werden.

Der Rainfarn ist mit Vorsicht zu genießen! Er enthält Thujon, das bei einer Überdosierung eine lähmende Wirkung auf das zentrale Nervensystem hat. Je nach Standort variiert der Gehalt an Thujon. Vergiftungserscheinungen äußern sich durch Schwindel, Krämpfe, Leibschmerzen und Atemnot. Schwangere Frauen sollten den Rainfarn grundsätzlich nicht zu therapeutischen Zwecken verwenden und auch nicht räuchern.

GRÜNLICHES GELB FÜR 500 G WOLLE
Farbflotte: 1 kg Kraut in 12–15 l Wasser 2 Stunden kochen, über Nacht auskühlen lassen und abseihen.

Familie:	Korbblütler
Standort:	Brachen, Auwälder, Hecken, Wegränder
Aussehen:	40–160 cm hohe Staude; Blätter 20 cm lang, gefiedert; Blütenköpfe 6–12 mm, gelb, flach, in Scheindolden
Verwechslungsgefahr:	keine
Blütezeit:	Juli – Oktober
Erntezeit:	Mai – Oktober
Inhaltsstoffe:	ätherisches Öl mit Thujon, Bitterstoffe, Gerbstoffe, Glykoside

Handwerk

Färben Mit Rainfarn können Sie Textilien gelb färben. Zu diesem Zweck können Sie ihn zwischen Mai und Oktober sammeln.

Haushalt Als Büschel oder in Säckchen aufgehängt, ist er ein traditionelles Mittel, um Fliegen und andere Insekten aus dem Haus fernzuhalten.

Bräuche, Zauber, Zeiger

Bräuche Rainfarn wurde gerne in Gebetsbücher gelegt, da sein Duft besonders lange anhält.

In den verschiedensten Regionen Europas war es lange Brauch, jungen Menschen zu Ostern ein Gebäck oder einen Trunk aus Rainfarn zu servieren. Es sollte sie vor allerlei Krankheiten im kommenden Jahr schützen.

Er war in manchen Gegenden auch Teil des Mariä-Himmelfahrts-Buschens (Seite 102).

Räuchern Zu Pestzeiten wurden die Krankenzimmer zur Desinfektion mit Rainfarn ausgeräuchert.

Bei nahendem Unwetter sollte er Haus und Hof vor Blitz und Donner schützen. Heute nutzt man ihn, um das „kleine Gewitter“ im Zwischenmenschlichen zu neutralisieren, wenn Streit und eine angespannte Atmosphäre im Raum hängen. Das Räuchern von Rainfarn fördert das Selbstbewusstsein und hilft, verschollene innere Wahrheiten an die Oberfläche zu fördern. Sammeln Sie den Rainfarn als Räucherkraut während seiner Blüte zwischen Juli und Oktober.

Zauber Das Kraut legte man gerne Kindern unters Bett oder hängte es im Viehstall auf, um böse Geister fernzuhalten, die sich beim Vieh meistens in Form von Tierseuchen zeigten.

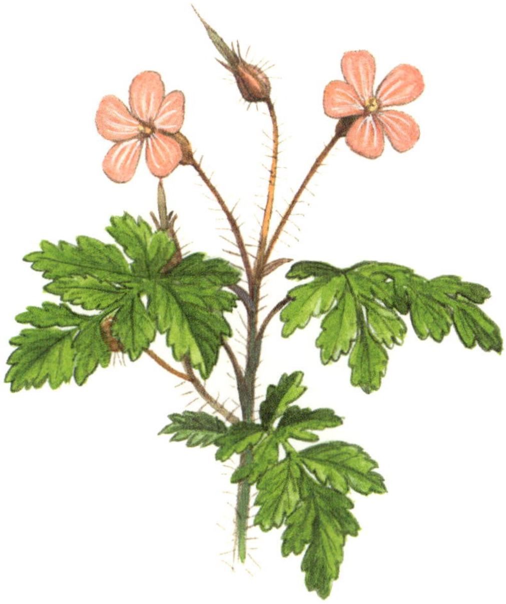

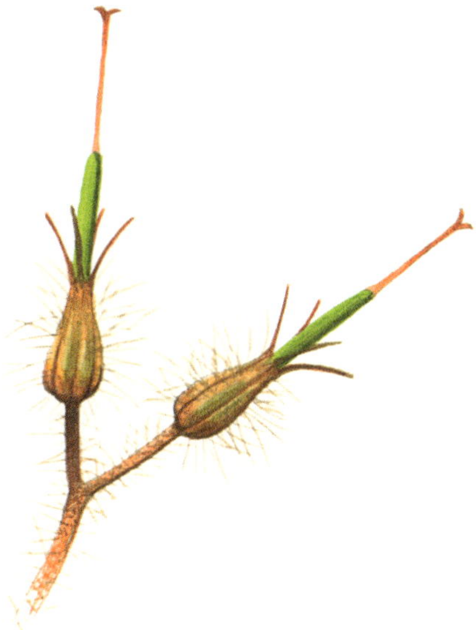

Geranium robertianum Ruprechtskraut

Das Ruprechtskraut gehört zur selben Familie wie die Geranie, die vor allem in Bayern sehr beliebt ist und so manchen Balkon schmückt. Fast alle Vertreter der Storchschnabelfamilie sind eine wahre Augenweide, medizinisch genutzt wird bei uns allerdings nur das Ruprechtskraut.

Haus- und Heilmittel

Das Ruprechtskraut ist ein Heilkraut mit sehr langer Tradition. Die Menschen nutzten seine Eigenschaften für ihre Tiere genauso wie für sich selber. Heute wird es kaum mehr genutzt und seine Anwendungen geraten langsam in Vergessenheit.

Als Haus- und Heilmittel sammeln Sie die gesamte blühende Pflanze möglichst von Mai bis September.

Tee Der Tee ist fiebersenkend, hilft bei Gicht, Nierenentzündung (ärztliche Abklärung!) und Nierensteinen. Er wirkt blutstillend, besonders bei Vorfällen im Verdauungstrakt (ärztliche Abklärung!), heilt Durchfall und ist blutdruckregulierend. In der Frauenheilkunde kommt er als Heilmittel bei zu starker Regelblutung und Milchstauung, zur Hormonregulierung und zur Steigerung der Fruchtbarkeit zum Einsatz. Paracelsus riet, das Kraut des Storchschnabels zu essen, um das Herz zu stärken und die Schwermut zu verlieren.

Frischpresssaft Der Frischpresssaft nach dem Grundrezept auf Seite 49 reinigt und heilt, äußerlich angewendet, langwierige Wunden und Fisteln. Schwäche, Erkältung, Nervenüberreiztheit, Seh- und Hörschwäche als Folge von Stress, Kälte oder ähnlichen äußeren Einwirkungen können ebenfalls mit dem Frischpresssaft behandelt werden. Dazu sollten Sie Ihren Nacken 2-mal täglich mit dem Saft einreiben. Zusätzlich ist es sinnvoll, 3-mal täglich 8–10 Tropfen Tinktur in einem Glas Wasser zu trinken.

Gurgelwasser hilft bei Entzündungen im Mundraum, bei Zahn- und Halsschmerzen.

RUPRECHTSKRAUTTEE
Infus aus 2–3 TL auf ½ l Wasser, 2- bis 3-mal täglich 1 Tasse.

GURGELN MIT STORCHSCHNABEL
Infus aus 2 EL auf 1/4 l Wasser, mehrmals täglich gurgeln.

KOMPRESSENTEE
Infus aus 1–2 EL auf 1/4 l Wasser.

FIEBERUMSCHLAG
Zerstoßen Sie das frische Kraut mit Essig und etwas Salz zu einem Brei und legen Sie damit den Umschlag an.

VOLLBAD
Infus aus 2–3 Handvoll auf 2 l dem Badewasser hinzufügen.

Familie:	Storchschnabelgewächse
Standort:	an schattigen Mauern, Schluchten, Schotter, krautreiche Wälder
Aussehen:	20–50 cm, 1-jährig, rot überlaufen; Stängel weich behaart; Blätter: 3- bis 5-teilig, rot werdend; Blüten 20 mm, rosenrot; Früchte 10–20 mm, langer Schnabel
Verwechslungsgefahr:	Geruch: keine; Aussehen: andere Storchschnäbel, ungefährlich
Blütezeit:	April – November
Erntezeit:	Mai – September
Inhaltsstoffe:	Gerbstoffe, Bitterstoffe, ätherische Öle, organische Säuren

Kompressen Die Kompressen können Sie bei Hämorrhoiden, Ausschlag, Augenentzündungen und geschwollenen Lymphknoten auflegen.
Fieberumschlag Der Umschlag wird an der Fußsohle angebracht und kann so das Fieber lindern.
Tinktur Bei Ohrensausen und Schwerhörigkeit können Sie das Innere der Ohrmuschel 3- bis 5-mal täglich mit der Tinktur nach dem Grundrezept auf Seite 48 einreiben.
Schnupfpulver Getrocknetes und zu Pulver verriebendes Ruprechtskraut kann zum Stoppen von Nasenbluten geschnupft werden.
Umschlag Kräuterpfarrer Künzle empfahl, bei Nervenschmerzen im Gesicht, Schmerzen im Magen und den Nieren, bei Augenentzündungen und Geschwüren am Zahnfleisch das frische Kraut zu zerquetschen und auf die betroffenen Stellen zu legen. Falls nur getrocknetes Kraut zur Hand ist, können Sie dieses in Wasser wieder aufweichen und damit eine Auflage vornehmen.
Bad Im Vollbad hilft das Ruprechtskraut bei nässenden Ausschlägen und Hautflechten.

Handwerk

Haushalt Manche Nasen würden sagen, das Ruprechtskraut trägt nicht zu Unrecht auch den Namen Stinkstorchschnabel. Motten hält es auf jeden Fall mit seinem Duft fern. Dazu können Sie einfach das getrocknete Kraut in ein Säckchen füllen und in den Kleiderschrank hängen.

Bräuche, Zauber, Zeiger

Obwohl der Geruch des Ruprechtskrauts recht stark ist und an Wild erinnert, gibt es keine Überlieferungen, die ihn als schutzmagisches Kraut ausweisen, wie es bei stark riechenden Pflanzen oft der Fall war (Seite 96).
Zauber Man hat das Kraut als sympathiemagisches Mittel bei einer Vielzahl von Krankheiten verwendet.

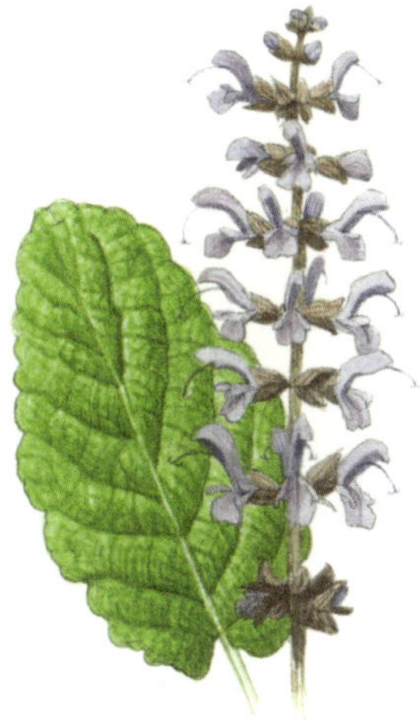

Familie:	Lippenblütler
Standort:	Wiesensalbei: Trockenrasen, Wegränder, warm, trocken; Klebriger Salbei: Berg- und Schluchtwälder, feucht
Aussehen:	Wiesensalbei: 30–60 cm hohe Staude, behaart; Blätter breit lanzettlich, dunkelgrün, grob gekerbt; Blüten: 15–25 mm, dunkelblau, quirlig in Scheinähren; Klebriger Salbei: 15–60 cm hohe Staude, oben klebrig behaart; Blätter ei- bis herzförmig, unregelmäßig gesägt; Blüten 40–45 mm, gelb
Verwechslungsgefahr:	keine
Blütezeit:	Wiesensalbei: Mai – August; Klebriger Salbei: Juni – September
Erntezeit:	Wiesensalbei: April – August Klebriger Salbei: April – September
Inhaltsstoffe:	bisher nicht untersucht

Salvia pratensis, S. glutinosa Salbei

Unsere heimische Flora weist drei unterschiedliche Salbeiarten auf, wobei die hier aufgeführten, der Wiesensalbei und der Klebrige Salbei, die häufigsten sind. Bei einem flüchtigen Blick mag die Verwandtschaft zum Echten Salbei kaum auffallen, doch bei näherem Betrachten sieht man ihre Ähnlichkeiten.

Küche

Blätter Sie können die Blätter des Wiesensalbeis von April bis Juni sammeln und sie roh oder gekocht essen. Ihr Geschmack erinnert nicht besonders an den Echten Salbei, ist aber nichtsdestotrotz fein würzig.
Blüten Die violetten Blüten sind eine wunderschöne Deko und ergeben nach langem Einkochen einen violetten Sirup, den man sparsam zum Färben von Essig und diversen Speisen nehmen kann.

Der Wiesensalbei steht auf der Vormerkliste für gefährdete Pflanzen.

BLÜTENSIRUP
2 Handvoll Blüten auf ¾–1 l Wasser geben und so lange einkochen, bis das Wasser die Farbe der Blüten angenommen hat. Anschließend abseihen und ungefähr 500 g Zucker hinzufügen. Noch einmal kurz aufkochen lassen und dann in sterile Gläser abfüllen.

Haus- und Heilmittel

Frischpflanzenauflage Der Klebrige Salbei kann als Frischpflanzenauflage nach dem Grundrezept auf Seite 55 auf Wunden gelegt werden. Dazu können Sie ihn von April bis September sammeln.

Bräuche, Zauber, Zeiger

Zauber Wiesensalbei, der am 4. Juli, dem Ulrichstag, um 12 Uhr gesammelt wird, soll Mäuse besonders gut vertreiben.

Vieles aus dem Brauchtum wird in unserer modernen, aufgeklärten Welt als bloßer Aberglaube abgetan. Doch bei näherer Betrachtung fällt auf, dass einige dieser Bräuche auf gar nicht so abwegigen Naturbeobachtungen beruhen.
Untersuchungen zeigen, dass die Inhaltsstoffe der Pflanzen je nach Tag und Stunde, trotz gleicher Witterung, stark variieren können und damit einen unterschiedlichen Wirkungsgrad erreichen.

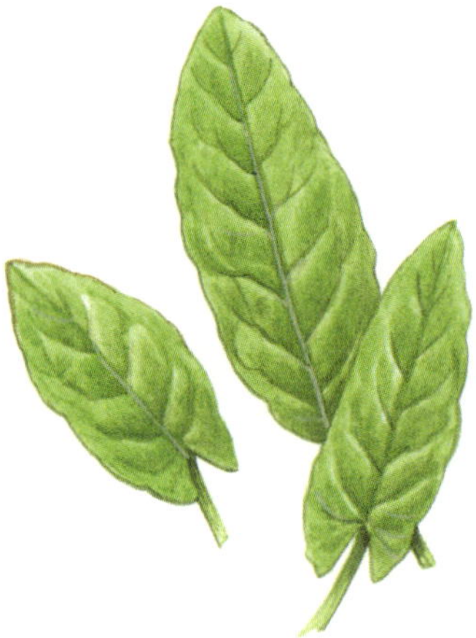

Familie:	Knöterichgewächse
Standort:	Wiesen, Grabenränder, Brachen, Waldlichtungen, Dämme
Aussehen:	30–60 cm hohe Staude; Blätter gestielt, lanzettlich mit pfeilförmigem Blattgrund; Stängel unten rötlich, nach oben hin grün; Blüten grün bis leicht rot überlaufen, an blattlosen Stielen als Scheinquirl; dreikantige rote Früchte
Verwechslungsgefahr:	diverse Ampferarten, gefahrlos
Blütezeit:	April–Mai
Erntezeit:	März–September
Inhaltsstoffe:	Oxalsäure, Flavonoide, Vitamin C

Sauerampfer Rumex acetosa, R. acetosella

Der Große und der Kleine Sauerampfer sind in unseren Breiten sehr häufig zu finden. Sie bereichern die Wildkräuterküche und den kleinen Arzneischrank, können aber auch so manchen selbst gepflückten Wiesenstrauß mit ihren roten Stängeln und Fruchtständen schmücken.

WEINAUSKOCHUNG
2 EL in ½ l Wein geben und 5–10 Minuten kochen lassen, abseihen und am besten lauwarm trinken, 2- bis 3-mal täglich ⅛ l.

AMPFERWURZELTEE
Dekokt aus 2 TL auf ½ l Wasser, 2- bis 3-mal täglich 1 Tasse.

AMPFERBLÄTTERTEE
Infus aus 1 EL auf ½ l Wasser, 2- bis 3-mal täglich 1 Tasse.

Aufgrund des hohen Oxalsäuregehalts im Sauerampfer sollten Sie den innerlichen Genuss nicht übertreiben, vor allem, wenn Sie unter Gicht leiden. Über Monate hinweg eingenommen kann die Oxalsäure zu Kalziumentzug und Nierenschädigung führen. Der Oxalsäuregehalt nimmt in der Blütezeit zu.

Küche

Blätter Sie können von März bis Mai roh oder gekocht gegessen werden. Ihr Geschmack ist, wie der Pflanzenname schon sagt, säuerlich.
Blütenstände kurz dünsten und als Spargelgemüse mit Butter und Schnittlauch anrichten.
Samen Die reifen Samen sammeln, trocknen und nach Bedarf keimen lassen. Die Keimlinge können Sie dann in Salate geben oder als Rohkostsnack genießen.

Haus- und Heilmittel

Die Wurzeln können Sie von März bis Mai oder von September bis November sammeln, die Blätter von März bis Mai.
Weinauszug Bei Unterleibsschmerzen die Blätter des Sauerampfers in Wein auskochen.
Wurzeltee Der Tee aus der Wurzel hilft bei Hauterkrankungen wie Akne und Ekzemen. Zur Unterstützung der inneren Anwendung sollten Sie zusätzlich Waschungen oder Kompressen mit dem Wurzeltee durchführen.
Blättertee ist appetitanregend, leicht abführend und fiebersenkend.

Familie:	Sauerkleegewächse
Standort:	krautreiche Nadelmischwälder
Aussehen:	8–15 cm hohe, kriechende Staude; Blätter 3-zählig, lang gestielt; Blüten weiß, rötlich geädert
Blütezeit:	April–Mai
Erntezeit:	die gesamte Vegetationszeit
Inhaltsstoffe:	Oxalsäure, Vitamin C, Kleesalz (Kaliumhydrogenoxalat)

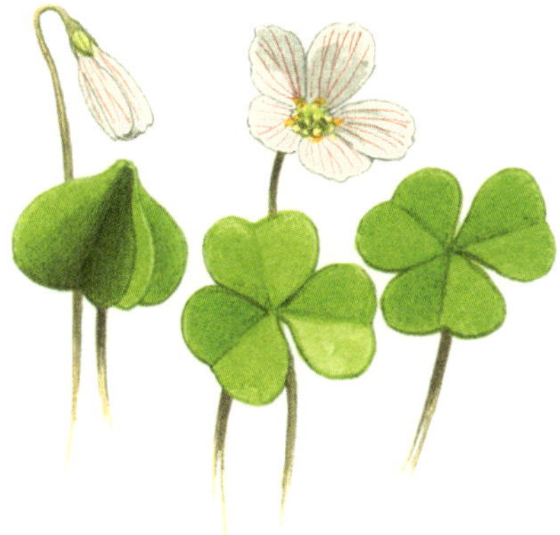

Oxalis acetosella Sauerklee

In unseren Wäldern wächst er reichlich und bietet mit seinem feinen, sauren Geschmack bei Waldspaziergängen eine kleine Erfrischung. Nicht nur aufgrund des Namens vermuten viele Menschen eine Verwandtschaft zum Wiesenklee, doch außer der Ähnlichkeit der Blätter hat er mit ihm nichts gemein.

Küche

Blätter Sie können das ganze Jahr roh oder gekocht gegessen werden, Speisen verleihen sie eine säuerliche Note. Gut machen sich die Blätter auch in süßen Quarkspeisen oder einfach nur als Deko.
Blüten Die Blüten geben eine wunderschöne Dekoration für verschiedenste Speisen ab.

Haus- und Heilmittel

Blättertee Der Tee hat eine leicht fiebersenkende Wirkung und hilft bei Sodbrennen.
Frischpresssaft Bei Entzündung der Mundschleimhaut können Sie mehrmals täglich mit dem verdünnten Saft gurgeln. Bei Geschwüren auf der Haut empfiehlt es sich, den Saft sowohl äußerlich als auch innerlich anzuwenden. Äußerlich sollten Sie ihn mehrmals täglich unverdünnt auf die betroffenen Stellen geben, innerlich nimmt man 3–5 Tropfen in Wasser oder Tee mehrmals täglich zu sich.
Teewaschung Bei unreiner Haut die betroffenen Stellen mehrmals täglich mit dem Blättertee waschen.

Bräuche, Zauber, Zeiger

Zeiger Wenn der Sauerklee viele Blüten hat, kann man viel Regen erwarten. Bei wenig Blüten wird es dementsprechend auch nicht besonders nass. Einige Stunden, bevor der Regen kommt, faltet der Sauerklee seine Blätter ein.

Wegen des Oxalsäuregehalts ist auch beim Sauerklee auf die Verzehrmenge zu achten, siehe Seite 202.

SAUERKLEEBLÄTTERTEE
Infus aus 2 TL auf ½ l Wasser, 2- bis 3-mal täglich 1 Tasse. Bei Sodbrennen sollte der Tee kalt getrunken werden.

Der Sauerklee wurde früher auch Kuckucksbrot genannt. Wenn er zu blühen beginnt, fängt der Kuckuck an zu rufen und läutet als „Herold“ des keltischen Sommersonnengottes Belenos die warme Jahreszeit ein.

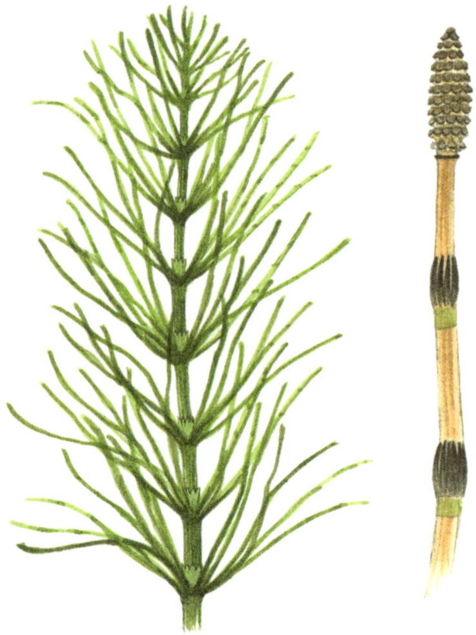

Schachtelhalm Equisetum arvense

Zur Zeit der Dinosaurier gab es auf der Erde Wälder aus riesigen Schachtelhalmen. Der Schachtelhalm ist also, erdgeschichtlich gesehen, eine sehr alte Pflanze. Er bildet keine Blüten, dafür aber einen Sporenträger, der sein erstes Entwicklungsstadium im Frühjahr markiert.

Der Schachtelhalm hat in unserer heimischen Flora den höchsten Gehalt an Kieselsäure. Um die Kieselsäure in Lösung zu bringen, müssen Sie einen Dekokt ansetzen und ihn am besten über Nacht stehen lassen. Seine Heilkraft bezieht sich nicht ausschließlich auf die Kieselsäure, daher finden Sie unter „Tee" sowohl die Anwendung eines Infus als auch die eines Dekokts. Es schadet aber nichts, sich zu jedem Zeitpunkt mit Kieselsäure zu versorgen.

Küche

Triebe Je nach Frühlingsbeginn kann man zwischen April und Mai die Sporenträger des Ackerschachtelhalms und des Großen Schachtelhalms (*E. giganteum*) sammeln. Es sind recht skurile, rosa bis weiße „Keulen", die aus dem Boden herausspitzen und in regelmäßigen Abständen störrische, gezackte Kränze um den Stängel ausbilden. Beim Ackerschachtelhalm ist es mit einiger Mühe verbunden, die Sporenträger von ihren „Kränzen" zu befreien, da sie nur etwa 20 cm hoch und recht dünn sind. Ganz im Gegensatz zum Großen Schachtelhalm, der sie an Größe und Durchmesser um einiges übertrifft. Aber es lohnt sich.

Sie können die Sporenträger kurz dünsten und dann wie Spargel mit Butter, Salz und Schnittlauch zu Pellkartoffeln reichen. Es ist ein ausgezeichnetes Wildpflanzengericht, das allerdings eine sehr kurze Ernteperiode hat.

Haus- und Heilmittel

Für die Heilkunde sammeln Sie das grüne Kraut möglichst zwischen April und Juni. Danach entwickelt sich am Schachtelhalm sehr häufig ein gesundheitsschädlicher Pilz. Sie erkennen den Pilz an den Schwarzfärbungen entlang der Blätter.

Tee Der Tee stärkt als Dekokt Bindegewebe, Haare und Nägel. Er beschleunigt die Heilung von Knochenbrüchen und alten Wunden, hilft bei Krampfadern und kann Osteoporose vorbeugen.

Der Infus wirkt entgiftend und hilft bei chronischem Husten, Inkontinenz, Harnwegsentzündungen, Harn- und Blasensteinen, Gicht und Rheuma. Er spült die Niere durch, ohne den Elektrolythaushalt zu stören.

Familie:	Schachtelhalmgewächse
Standort:	Äcker, Wegränder, Böschungen
Aussehen:	Sporentrieb (stirbt nach der Sporenreife ab): unverzweigt, schmutzigrosa, mit 6–16 zugespitzten, schmutzigbraunen Zähnen; grüner Trieb: 50 cm lange Staude; Stängel 5 mm dick, Zähne an den Blattscheiden dreieckig bis lanzettlich; Blätter schuppenartig, in Quirlen angeordnet
Verwechslungsgefahr:	Sumpf-, Wald-, Wiesenschachtelhalme, sie tragen allerdings an ihren grünen Trieben die Sporenähre; giftig
„Blütezeit":	März – April
Erntezeit:	April – September
Inhaltsstoffe:	Kieselsäure, Kalium, Flavonoide, Saponine

TEE
Dekokt aus 2 EL auf 1/2 l Wasser, 2- bis 3-mal täglich 1 Tasse.
Infus aus 2 EL auf 1/2 l Wasser, 2- bis 3-mal täglich 1 Tasse bei Husten und Inkontinenz, sonst 3–4 Tassen täglich.

GURGELN MIT SCHACHTELHALM
Dekokt aus 1–2 EL auf 1/4 l Wasser.

TEILBAD
Dekokt aus 2 Handvoll auf 5 l.

ANTI-SCHWEISSFUSS
Dekokt aus 4 EL auf 1 l Wasser ins Fußbad geben, Badedauer 15–20 Minuten.

TEE FÜR EIN GEL
Dekokt aus 1–2 EL auf 1/8 l Wasser.

RÖTLICHES GRAUGELB FÜR 500 G WOLLE
Farbflotte: 2–4 kg Schachtelhalm über Nacht in 12–15 l Wasser einweichen und am nächsten Tag für 2–3 Stunden kochen, dann abseihen. Mit frischem Schachtelhalm erzielen Sie ein grünliches Graugelb.

Gurgelwasser Zur Behandlung einer Mandelentzündung können sie einen Dekokt aus Zinnkraut verwenden.
Teilbäder Der Schachtelhalm stärkt das Bindegewebe auch bei äußerlicher Anwendung und hilft bei Fisteln, schlecht heilenden Wunden, Frostbeulen, Krampfadern, Schleimbeutelentzündungen, Ekzemen und Hautausschlägen. Die typischen weiblichen „Problemzonen", wie Gesäß und Oberschenkel, werden durch regelmäßige Teilbäder mit Schachtelhalm gestrafft.
Umschlag Leberkoliken und Hautgeschwüre können mit einem Umschlag behandelt werden. Dazu dünsten Sie den Schachtelhalm über Wasserdampf, packen ihn in ein Tuch und lassen ihn über Nacht einwirken.
Dampf Bei Hautgeschwüren die betroffenen Stellen über einen Dampf aus überbrühtem Schachtelhalm halten.
Schweißfußtherapie Ein Fußbad aus Schachtelhalm hilft bei Fußschweiß. Sie können dazu auch die Füße nach dem Waschen mit einer Tinktur (1:1 mit Wasser verdünnt) nach dem Grundrezept auf Seite 48 abreiben.
Gel Ein Gel aus Schachtelhalm nach dem Grundrezept auf Seite 55 hat den gleichen Anwendungsbereich wie die bereits genannten äußerlichen Therapieformen. Zudem pflegt es rissige und spröde Haut, brüchige Nägel und gespaltene Haarspitzen.

Handwerk

Metallbehandlung Aufgrund des hohen Kieselsäuregehalts und seiner starren Struktur wurde er zum Polieren und Reinigen von Zinn und anderen Metallen verwendet. Daher wird er auch „Zinnkraut" genannt.
Färben Mit Hilfe des Schachtelhalms lassen sich Stoffe gelbgrau färben. Sammeln Sie dazu im Spätsommer den gesamten oberirdischen Teil der Pflanze.

Bräuche, Zauber, Zeiger

Zauber In manchen Gegenden Deutschlands versuchten junge Buschen die Gunst eines Mädchens mit Hilfe eines Tees aus dem Riesenschachtelhalm zu gewinnen. Sicherlich spielte bei diesem Brauch die phallische Form des Krautes eine bedeutende Rolle.

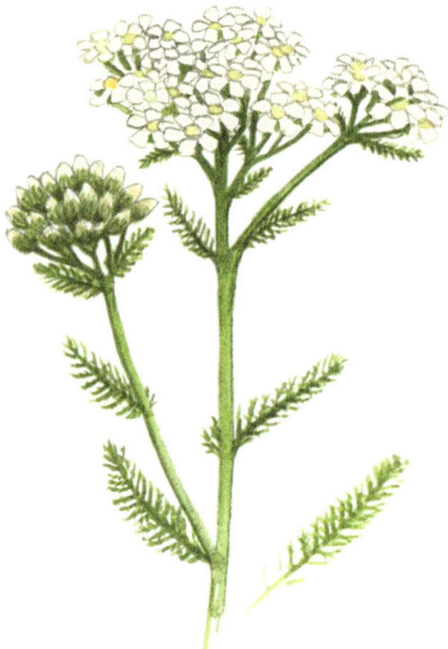

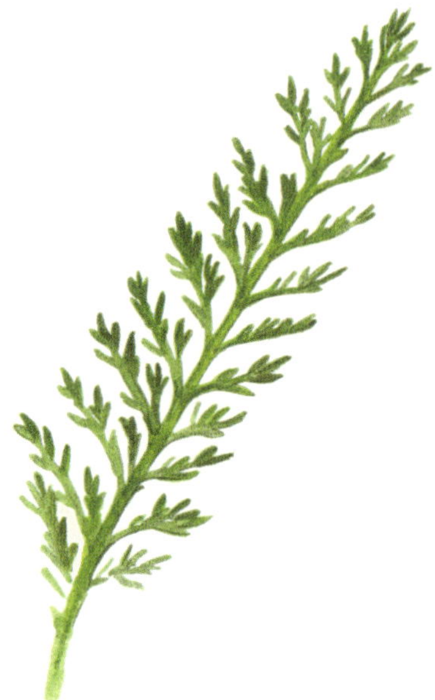

Schafgarbe Achillea millefolium

Die Wiesenschafgarbe ist eine unserer wertvollsten Wildpflanzen. Sie ist nicht nur sehr vielfältig anwendbar, sondern auch häufig in blühenden Wiesen zu finden. Wenn sie ihren würzigen Duft verströmt, weiß man, dass der Sommer endlich da ist.

Es kommt vor, dass die Blüten rosa statt weiß sind. Hierfür gibt es bisher noch keine wissenschaftliche Erklärung. Eventuell ist Ameisensäure dafür verantwortlich, da die rosafarbene Variante häufig auf Ameisenhügeln zu finden ist.

VIELSEITIGER SCHAFGARBENTEE

Infus aus 1–2 EL auf ½ l Wasser, 2- bis 3-mal täglich 1 Tasse.

Küche

Blätter Die Blätter sind zwischen März und Mai am schmackhaftesten. Sie haben eine würzige, erfrischend herbe Note und können roh oder gekocht gegessen werden.

Blüten Die getrockneten Blütenknospen können Sie in geringem Anteil Kräutersalzen hinzufügen.

Haus- und Heilmittel

Die Schafgarbe ist eine Heilpflanze mit einem sehr großen Wirkspektrum. Sie ist und war Teil des Mariä-Himmelfahrts-Buschens (Seite 78). Für heilkundliche Zwecke sammeln Sie die ganze, blühende Pflanze von Juni bis September.

Tee Als Tee ist die Schafgarbe ein ausgezeichnetes Magentonikum. Egal, ob die Gastritis (Magenschleimhautentzündung) durch zu viel oder zu wenig Magensäure verursacht wird, die Schafgarbe vermag das Gleichgewicht wieder herzustellen. Sie regt die Galle an und fördert einen regelmäßigen Stuhlgang, kann den Appetit anregen und wirkt entblähend.

Sie beruhigt die Herzfrequenz und steigert die Herzleistung, wirkt antibakteriell und leicht fiebersenkend.

Sie ist ein stark entkrampfendes Kraut, das Sie sowohl bei Regelschmerzen als auch bei Magenkrämpfen hervorragend einsetzen können. Bei Regelschmerzen sollten Sie in der Woche vor der Periode mit der Kur beginnen und den Tee erst in der Mitte der Periode wieder absetzen.

Zum Stillen von Nasenbluten können Sie den warmen Tee schnupfen.

Familie: Korbblütler
Standort: Wiesen, Weg- und Feldränder, keine besonderen Bodenansprüche
Aussehen: 20–40 cm (gelegentlich bis 70 cm) hohe Staude, Blätter fiedrig (im Frühjahr Blattrosette), Stängel zäh, unverzweigt, Blüten in Scheindolden angeordnet
Verwechslungsgefahr: keine
Blütezeit: Juni–September
Erntezeit: März–September
Inhaltsstoffe: Bitterstoffe, Gerbstoffe, Flavonoide, Kieselsäure, ätherische Öle mit Proazulen (höchster Gehalt in der Blüte)

Dampf Bei Atemwegsentzündungen und Verschleimungen aufgrund einer Allergie, wie etwa Heuschnupfen, helfen Ihnen die Blüten in einem Dampf.
Sitzbad Bei Unterleibsschmerzen und -krämpfen sowie bei Pilzinfektionen im Genitalbereich, bei entzündeten und blutenden Hämorrhoiden und zu deren Rückbildung können Sie die Schafgarbe äußerlich einsetzen.
Kompresse Die Schafgarbenkompresse nach dem Grundrezept auf Seite 55 stärkt die Venenwände und fördert den venösen Rückfluss. Diese Eigenschaften finden ihren Einsatz bei Krampfadern und Kreislaufstörungen.
Sie wirkt des Weiteren heilend und schmerzlindernd bei entzündeten Gelenken.
Salbe Bei Geschwüren, Fisteln und Wunden kommt eine Salbe aus der Schafgarbe nach dem Grundrezept auf Seite 51 zum Einsatz. Sie ist blutstillend, keim- und pilzhemmend.
Frischpflanzenauflage Die Frischpflanzenauflage nach dem Grundrezept auf Seite 55 können Sie auf Wunden aller Art geben. Sie wirkt blutstillend und fördert die Heilung. Bei Nasenbluten stopfen Sie das zerkaute Kraut in die Nase und legen den Kopf ein wenig in den Nacken.
Bei Zahnschmerzen kauen Sie langsam mit den betroffenen Zähnen Blätter und Blüten.

Handwerk

Mit der Schafgarbe lässt sich Wolle, je nach Zusatz, gelb oder grün färben. Hierzu verwendet man den gesamten oberirdischen Teil der Pflanze, Erntezeitpunkt Juli bis August.

Bräuche, Zauber, Zeiger

Bräuche Beide Farbvarianten der Schafgarbe werden in der Heilkunde gleichwertig verwendet. Im Brauchtum allerdings heißt es, die weiße sei für die Weiblein, die roten für die Männlein.
Räuchern Die Schafgarbe gilt als Orakelpflanze. Sie wird in den Raunächten, den weissagenden Nächten zwischen den Jahren, verräuchert, um einen Einblick in das kommende Jahr zu erhaschen. Sie stärkt die Intuition und fördert die Traumarbeit.

Um sich das breite Wirkspektrum zu merken, bieten ein volkstümlicher und der wissenschaftliche Name eine gute Eselsbrücke. „Augenbraue der Venus“, ein Name, der sich durch ihre Blattform erklärt, stellt ihre wohltätige Wirkung auf den Unterleib in den Vordergrund. „*Achillea*“ wird auf den Krieger Achill zurückgeführt und bekundet mit dem Namen „Soldatenkraut“ die Bedeutung der Schafgarbe als Wundkraut.

LINDERNDER DAMPF
2 EL mit 1,5 l kochendem Wasser übergießen, 2- bis 3-mal täglich.

SITZBAD
Infus aus 1–2 Handvoll Kraut auf 2 l Wasser dem Sitzbad hinzufügen.

KOMPRESSENTEE
Infus aus 3–4 EL auf ½ l Wasser, 1-mal täglich oder als regelmäßige Kur 2- bis 3-mal wöchentlich.

GELBE FARBE FÜR 500 G WOLLE
Farbflotte: 1 kg Schafgarbe klein schneiden, mehrere Stunden in 12–15 l Wasser einweichen, dann 2 Stunden auskochen, abkühlen lassen und abseihen.

MOOSGRÜNE FARBE FÜR 500 G WOLLE
Nach dem Gelbfärben wird die Wolle mit 15 g Eisenvitriol nachgebeizt.

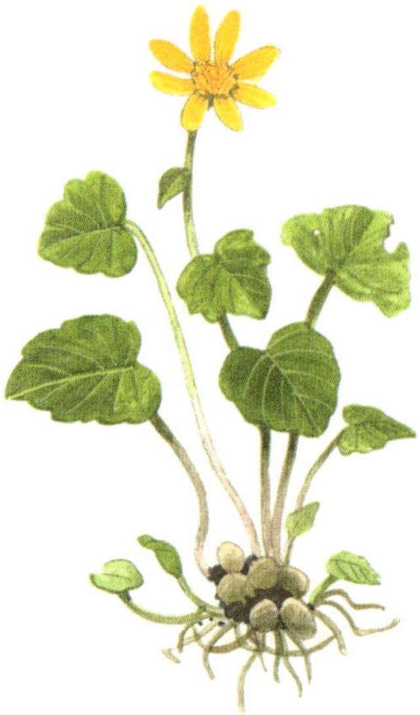

Familie:	Hahnenfußgewächse
Standort:	Obstgärten, Mischwälder, Hecken, Wiesen
Aussehen:	5–15 cm hohe Staude; Blätter glänzend, rundlich-herzförmig; Blüten: 2–3 cm, goldgelb
Verwechslungsgefahr:	keine
Blütezeit:	März – Mai
Erntezeit:	März – Juni
Inhaltsstoffe:	Saponine, Vitamin C, Scharfstoffe

Scharbockskraut Ranunculus ficaria

Das Scharbockskraut war eines der wichtigsten Frühlingskräuter unserer Vorfahren, vor allem aufgrund seines hohen Vitamin-C-Gehalts. Viele Menschen litten nach einem langen Winter unter Skorbut, einer Vitamin-C-Mangelerscheinung. Der alte Name für diese Krankheit war „Scharbock".

BLÄTTERTEE AUS SCHARBOCKSKRAUT
Infus aus 2 EL auf ½ l Wasser, 2- bis 3-mal täglich 1 Tasse.

SITZBAD
Infus aus 1–2 Handvoll Blätter auf 5 l Wasser.

Küche

Blätter können Sie von März bis April ernten, an schattigen Plätzen auch etwas länger. Wichtig ist nur, dass die Pflanze noch nicht blüht, denn dann können die Blätter Magenschmerzen hervorrufen. Sie haben einen leicht scharfen Geschmack und eignen sich für Salate, Suppen, Gemüsegerichte und Pesto.
Knospen Aus den Blütenknospen können Sie „Falsche Kapern" machen.
Wurzelknöllchen Sie werden nach der Blüte geerntet, sind etwas schärfer als die Blätter und können auf die gleiche Weise verwendet werden. Sie eignen sich ebenfalls zu „Falschen Kapern". Magenempfindliche Menschen sollten sie aber nicht in großen Mengen zu sich nehmen, da sie Reizungen hervorrufen können.

Haus- und Heilmittel

Die Erntezeit für Haus- und Heilmittel können Sie dem Abschnitt „Küche" entnehmen.
Blättertee, Rohkost Als Tee oder frisch genossen führt das Scharbockskraut dem Körper reichlich Vitamin C zu und steigert die Abwehrkräfte. Der Tee hilft auch bei unreiner Haut, dazu sollte man ihn trinken und gleichzeitig die betroffenen Stellen äußerlich mit ihm waschen.
Äußerliche Anwendung Sie können mit dem Scharbockskraut Hämorrhoiden und Furunkel behandeln. Dazu nehmen Sie ein Sitzbad oder verwenden einen Ölauszug nach dem Grundrezept auf Seite 50.

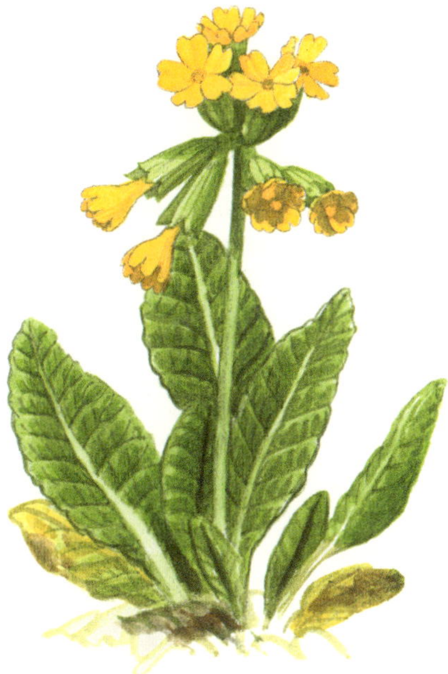

Primula veris

Schlüsselblume

Die Echte Schlüsselblume schließt den Frühling auf, heißt es im Volksmund. Wenn sie ihre grünen Hälschen regt und mit ihren gelben Blüten nickt, hat die Natur den Winter überwunden und die Sonne beginnt, Haut und Pelz von Mensch und Tier zu wärmen.

Küche

Blätter Die jungen Blätter können Sie zwischen März und Mai roh oder gekocht essen.
Blüten Die Blüten sind eine schöne Dekoration, eignen sich zum Kandieren und in süßen Quarkspeisen. Sie können von März bis April gesammelt werden.

Die Hohe Schlüsselblume (*P. elatior*) steht auf der Vormerkliste für gefährdete Pflanzen. Alle Schlüsselblumenarten sind gesetzlich geschützt.

Haus- und Heilmittel

Für die Heilkunde gelten bei den Blüten die gleichen Sammelzeiten wie für die Küche. Die Blätter können Sie auch noch bis in den August hinein sammeln.
Tee Der Tee wirkt antiviral, leicht schmerzlindernd, schweißtreibend und schleimlösend. Er regt den Stoffwechsel an, wirkt harntreibend und hilft bei Reiz-, Keuch- und Raucherhusten, bei Nasennebenhöhlenentzündungen und fiebrigen Erkältungen. Durch die vermehrte Wasserausscheidung unterstützt er das Herz-Kreislauf-System und kann begleitend bei Lungenödemen durch Altersherz getrunken werden. Er gilt als Nerventonikum, Rheuma- und Gichtmittel, Schlaftee und lindert Kopfschmerzen. Die Wurzel wird gegen Schwindel und als Stimmungsaufheller eingesetzt.
Für alle genannten Anwendungen können Sie sowohl die Blüten als auch die Wurzeln verwenden. Blüten enthalten mehr Flavonoide, Wurzeln mehr Saponine. Zur Behandlung von Husten bei Kleinkindern sollten Sie den Blütentee dem Wurzeltee vorziehen. Er hat einen besseren Geschmack und ist magenverträglich.

Der botanische Name der Schlüsselblume lautete im 16. Jahrhundert noch *Primula paralysis*. Sie war bekannt als Heilmittel bei Lähmung, Schlaganfall, Schwindel und Nervenschmerz.

Familie:	Schlüsselblumengewächse
Standort:	Wegränder, Magerrasen, lichte Eichenwälder
Aussehen:	10–25 cm hohe Staude; Blätter als Rosette, Blattadern gefurcht; Blüte 10–15 mm, gelb, kurz gestielt, in einer Dolde
Verwechslungsgefahr:	Hohe Schlüsselblume, ungefährlich
Blütezeit:	April – Juni
Erntezeit:	März – Mai, September – November
Inhaltsstoffe:	Saponine, Flavonoide, ätherische Öle, Gerbstoffe, Kieselsäure

SCHLÜSSELBLUMENTEE
Dekokt aus 2 TL Wurzeln auf ½ l Waser.
Infus aus 4 TL Blüten auf ½ l Wasser, je 2–3 Tassen täglich.

HONIGSIRUP
3–4 EL Wurzeln mit 0,3 l Wasser für 10 Minuten kochen, abseihen und mit 4–5 EL Honig vermischen. Je nach Husten mehrmals täglich 1 TL.

BLÜTENWEIN GEGEN HERZSCHMERZEN
Füllen Sie ein Gefäß mit 4–5 Handvoll Blüten und geben Sie ½ l herben Weißwein dazu. Das Ganze nun 3 Wochen an der Sonne stehen lassen, anschließend abseihen und kühl lagern.

BLÜTENESSIG
2–3 Handvoll Blüten auf ½ l Apfelessig für 2 Wochen an die Sonne stellen, anschließend abgießen.

Sirup Anstatt des Tees können Sie bei Husten und festsitzendem Schleim auch einen Sirup zu sich nehmen. Sie können sich einen Sirup nach dem Grundrezept auf Seite 49 oder einen Honigsirup herstellen.
Blütenwein Maria Treben empfiehlt bei Herzschmerzen einen Weinauszug der Blüten. Bei Auftreten der Beschwerden soll ein Schluck Wein getrunken werden.
Tinktur 5 – 10 Tropfen Blütentinktur nach dem Grundrezept auf Seite 48 auf ein Glas Wasser wirkt ausgleichend bei Beklemmungen, Aufregung und Schlaflosigkeit.
Salbe Eine Salbe aus den Blüten nach dem Grundrezept auf Seite 51 hilft bei Sonnenbrand und Brandblasen, angeblich auch gegen Falten und Sommersprossen.
Blütenessig Der Essigauszug kann für medizinische Waschungen und zum Gurgeln bei Mundschleimhautentzündungen verwendet werden. Verdünnen Sie ihn dafür zur Hälfte mit Wasser.
Umschlag Ein Umschlag mit Wurzeltee oder Wurzelmus lindert die Schmerzen bei arthritischen Gelenken.
Frischkrautauflage Bei einer Wunde können Sie sich ein frisches, zerriebenes oder zerkautes Blatt als Erste-Hilfe-Maßnahme auflegen.

Bräuche, Zauber, Zeiger

In vielen Legenden und Märchen spielt die Schlüsselblume eine zentrale Rolle. Themen dieser Märchen sind Frühling, Schätze und der Tod.
Bräuche Es heißt, dass Seiltänzer die Wurzel selbst heute noch manchmal gegen Schwindel bei sich tragen.
Zauber Viele Frühblüher wurden früher als Dämonen abwehrende Pflanzen betrachtet, so auch die Schlüsselblume. In vielen Gegenden durfte man sie aber nicht mit ins Haus nehmen, es sei denn, man wollte ein übles Schicksal heraufbeschwören.
Zeiger Sind die ersten Stiele recht lang, kann man mit einer hochgewachsenen Gerste und einem hochgewachsenen Hanf rechnen.

Familie:	Nelkengewächse
Standort:	Wegränder, Schutt, Uferbereiche
Aussehen:	30–70 cm hohe Staude; Blätter länglich-lanzettlich, bis zu 10 cm; Blüte 25–40 mm, blassrosa
Verwechslungsgefahr:	keine
Blütezeit:	Juni – September
Erntezeit:	März – November
Inhaltsstoffe:	wenig untersucht, bis auf Saponine, Flavonoide

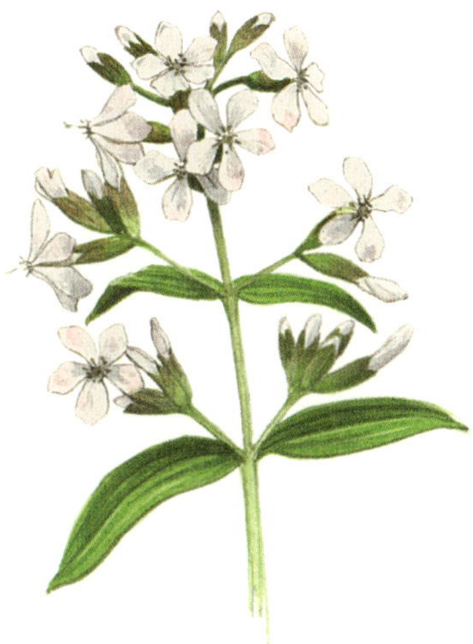

Saponaria officinalis Seifenkraut

Das Echte Seifenkraut ist eine prachtvoll blühende heimische Pflanze und sollte eigentlich in jedem Hausgarten stehen, egal, ob als Zier- oder Nutzpflanze. Selbst Menschen, die Rosa nicht mögen, können seiner Blütenpracht einiges abgewinnen.

Haus- und Heilmittel

Das Kraut sollten Sie für Heilzwecke möglichst während der Blütezeit sammeln. Die Wurzel wird von März bis April oder von September bis November gegraben.

Tee Der Tee aus dem Kraut wirkt schleimlösend, schwach abführend, leicht wassertreibend, blutreinigend und hilft bei Hautleiden.

Kompresse Bei Hautpilz und Juckreiz können Sie sich eine Teekompresse nach dem Grundrezept auf Seite 55 auflegen.

Wurzel mit Honig Leonhart Fuchs aus dem 16. Jahrhundert empfahl die Wurzel bei Leberleiden, Husten, schwerem Atem und als harntreibendes Mittel. Seine Darreichungsform war Wurzelbrei mit Honig vermengt.

Handwerk

Haushalt Aus dem Seifenkraut können Sie sich eine Waschlauge zum Geschirrspülen oder zum Händewaschen herstellen. Dazu kann das Kraut die gesamte Vegetationsphase hindurch gesammelt werden.

SEIFENKRAUTTEE

2 TL in ½ l Wasser für 2 Stunden kalt ansetzen, dann kurz aufkochen und direkt abseihen, 2 Tassen täglich.

SEIFENLAUGE

Raspeln Sie die Wurzeln klein und fügen Sie die 2- bis 3-fache Menge an Wasser hinzu. Kurz quellen lassen, fertig. Auch die oberirdischen Teile der Pflanze enthalten reichlich Seifenstoffe und können zum Spülen verwendet werden. Schneiden Sie das Kraut klein und fügen Sie die doppelte Menge an Wasser hinzu oder nutzen Sie die Pflanze gleich als Spülschwamm.

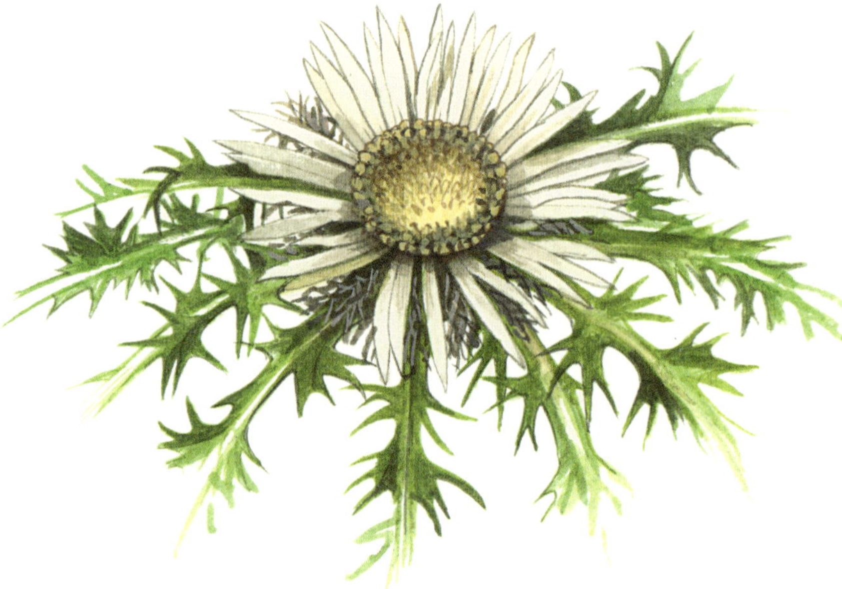

Silberdistel Carlina acaulis

Leider ist die Silberdistel nur noch an ausgewählten Plätzen, wie im Alpenraum, in der Natur zu finden. Sie ist ein silbernes Schmuckstück, das jeden Pflanzenliebhaber erfreut. Mittlerweile steht sie unter Schutz und es dürfen nur die kultivierten Exemplare aus dem eigenen Garten beerntet werden.

Die Silberdistel ist gesetzlich geschützt.

SILBERNE ARTISCHOCKE
Dünsten Sie für 10–15 Minuten die Blütenböden möglichst in einem Dampfkochtopf. Kochen ist auch möglich, verwässert allerdings den Geschmack. Wenn sich die Hüllblätter leicht lösen, ist der Boden gar. Sie können ihn mit geschmolzener Butter oder einer Vinaigrette essen.

Küche

Da die Silberdistel geschützt ist, dürfen Sie nur im Garten angepflanzte Exemplare beernten.

Blütenboden Wer Artischocken mag, wird die Silberdistel lieben. Die Ernte des Blütenbodens erfolgt zwischen Ende Mai und Anfang Juli, es ist eine lohnenswerte, aber sehr stachelige Angelegenheit.

Wurzel Zwischen September und November eignet sich die Wurzel zu Kochgemüse. Sie sollten allerdings das Kochwasser zwischendurch einmal wechseln.

Haus- und Heilmittel

Für Heilzwecke verwendet man ausschließlich die Wurzel der Silberdistel. Diese können Sie zwischen März und April oder September und Oktober ernten.

Tee, Tinktur Die Wurzel kann als Tee oder Tinktur nach den Grundrezepten auf den Seiten 46 und 48 verwendet werden. Sie baut den Organismus nach schwächenden, fieberhaften Infekten wieder auf. Vor allem auf ältere Menschen wirkt sie erquickend und holt sie nach oder während schwerer Erkrankung aus der Apathie zurück. Sie leitet Schwermetalle aus dem Körper, ist schweiß- und harntreibend, appetitanregend und hilft bei Durchfall, Gastritis und Bronchialleiden. Von der Tinktur können Sie 2- bis 3-mal täglich 1–2 TL in einem Glas Wasser zu sich nehmen.

Essigumschlag Die frische Wurzel, mit Essig zu einem Brei gequetscht, dient als Auflage bei Flechten und eitrigen Ausschlägen.

Familie:	Korbblütler
Standort:	Magerweiden, Halbtrocken- und Trockenrasen
Aussehen:	3–20 cm hohe Staude; Blätterrosette tief fiederspaltig, dornig; Blüte ungestielt, Röhrenblüten und Hüllblätter silbern weiß; auch frisch erblüht wirken sie fast wie getrocknet
Verwechslungsgefahr:	keine
Blütezeit:	Mai – September
Erntezeit:	März – Juli und September – November
Inhaltsstoffe:	Carlinaoxid, Gerbstoffe, Harze, Inulin

TEE
Dekokt aus 2–3 TL auf ½ l Wasser, 2–3 Tassen täglich.

CARLINAOXID
ist ein Inhaltsstoff der Silberdistel, der wachstumshemmend auf Staphylokokken, Salmonellen und Shigellen wirkt.

Bräuche, Zauber, Zeiger

Bräuche Zu jedem Almauftrieb gehört die Silberdistel. Sie ziert den reichen Blumenschmuck vieler Kühe, die den Sommer auf der Alm verbringen werden.
Zauber Hauptsächlich wegen ihres dornigen Kleids gelten Disteln generell als Schutzpflanzen.
Bei der Silberdistel kommen allerdings weitere Schutzattribute hinzu. Sie wirkt wie ein Spiegel, der alles Böse reflektiert. Im Alpenraum findet man sie nicht nur auf dem Haupt einer Kuh, sondern auch vielfach an die Haustür genagelt.
Auch der Ebergeruch der Wurzel wurde als Zeichen ihrer magischen Kräfte gedeutet.
Man glaubte, dass der Träger einer Silberdistel den Menschen in seiner unmittelbar räumlichen Nähe die Kraft rauben könne, um sie sich selber anzueignen. Es gibt viele Geschichten, die über diesen Sachverhalt Zeugnis ablegen, auch solche, in denen der Träger ein Pferd ist.
Die Eberwurz, wie sie treffenderweise auch genannt wird, konnte wegen ihres Geruchs natürlich auch die Potenz des Mannes steigern.
Zeiger Sie wird auch Wetterdistel genannt, da sie vor einem Regen die Hüllblätter über der Blüte schließt.

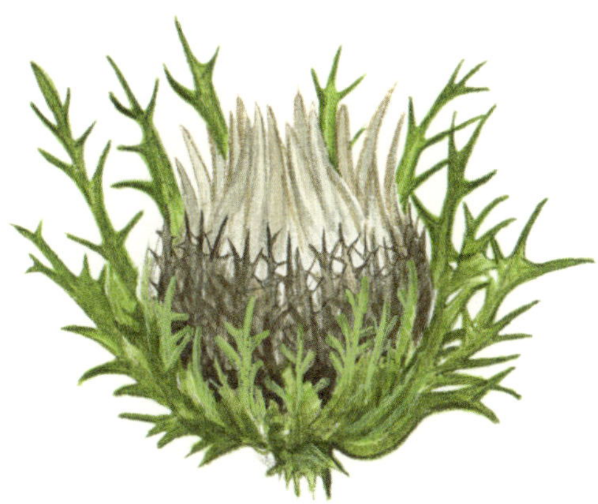

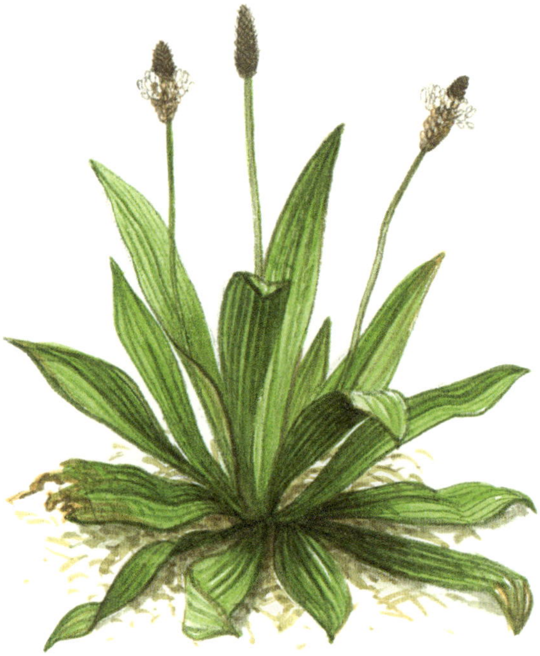

Spitzwegerich Plantago lanceolata

Zum nächstmöglichen Zeitpunkt sollten Sie sich unbedingt die Blüte des Spitzwegerichs genauer anschauen. Weiße, spitz geschwungene Flämmchen umzüngeln die schwarze Ähre. Wenn sich dann die Staubbeutel voll entwickelt haben, erinnern sie an einen Heiligenschein, der das Kraut gebührend ehrt.

Der Spitzwegerich ist ein Heilkraut, das den Menschen schon seit sehr langer Zeit bekannt ist. In der Antike wurde ihm sogar ein ganzes Buch von dem Arzt Themison gewidmet. Im angelsächsischen Kräutersegen, einem sehr alten Reim, wird er gleich nach dem Beifuß genannt und der Beifuß ist Funden zufolge das in unseren Breiten älteste Heilkraut. Bis ins letzte Jahrhundert hinein war „Spitzwegerichsaft" ein Synonym für einen x-beliebigen Hustensaft.

Küche

Blätter Zwischen April und September können Sie die Blätter roh oder gekocht essen. Wenn Sie die Blätter etwa 20 Minuten mit wenig Wasser köcheln lassen, entwickeln sie ein pilzähnliches Aroma. Es ist begleitet von einer Note Bitterstoffe, aber in einer Bechamelsauce sehr lecker. Roh schmecken sie krautig und leicht würzig.

Knospen Die Knospen sind der eigentliche „Pilzgeschmacklieferant". Verfahren Sie wie bei den Blättern oder verwenden Sie zur Herstellung eines „Falschen Pilzrisottos" für 4 Personen eine Handvoll getrockneter Knospen. Die Knospen können Sie von April bis Juni/Juli ernten. Außerdem eignen sich die Knospen auch für „Falsche Kapern" .

Haus- und Heilmittel

Für heilkundliche Zwecke können Sie das Kraut zwischen Mai und September und die Samen von Juli bis Oktober ernten.

Der Breitwegerich (*P. major*) wird in der Heilkunde häufig sehr ähnlich angewendet. Bei vielen Kräuterkundigen wird er für äußerliche Anwendungen dem Spitzwegerich vorgezogen.

Tee Der Tee ist blutreinigend, fördert die Wundheilung und die körpereigenen Abwehrkräfte. Er stärkt den gesamten Organismus vor allem bei kränkelnden Kindern. Er wirkt antibakteriell, entzündungshemmend, hilft bei Verdauungsstörungen, Durchfall und bei Hämorrhoiden. Sie können ihn bei Harnwegsentzündungen, Blasenleiden, Nierenschwäche, Migräne, bei zu starker Periode und bei Weißfluss verwenden.

Familie:	Wegerichgewächse
Standort:	Wegränder, Fettwiesen, Weiden
Aussehen:	5–50 cm hohe Staude, behaart bis fast kahl; Blätter lanzettlich, Nerven deutlich hervortretend; Blüte 4 mm lang, bräunlich, mit weißen Staubbeuteln, in schwärzlichen, kurzen Ähren, Ährenstiel lang und gefurcht
Verwechslungsgefahr:	keine
Blütezeit:	Mai – Oktober
Erntezeit:	April – Oktober
Inhaltsstoffe:	Schleimstoffe, Gerbstoffe, Flavonoide, Aucubin, Mineralstoffe

Die Kardinalsanwendung des Spitzwegerichs sind allerdings Atemwegserkrankungen. Er ist schleimlösend, hilft bei Bronchitis, Asthma, Keuchhusten, Reizhusten, allergischem Schnupfen und bei Lungenentzündung. Spitzwegerich wird sogar als begleitende Therapie bei Lungentuberkulose verabreicht.

Der Tee aus den Samen wirkt harntreibend, fördert die Sehkraft, regt die Leber an und ist ebenfalls schleimlösend. Alternativ zum Tee können Sie die Samen auch einfach essen. Die therapeutische Tagesdosis liegt bei 15 g pro Tag.

Und zu guter Letzt kann man sich angeblich mit dem regelmäßigen Genuss des Blättertees das Rauchen abgewöhnen.

Samenbrei Mit den Samen des Spitzwegerichs können Sie ähnlich wie mit Leinsamen Verstopfungen behandeln.

Sirup Der Sirup deckt die gleichen Anwendungsbereiche ab wie der Tee. Bei der Behandlung von Erkältungskrankheiten bei Kindern ist er sogar zu bevorzugen. Sie können ihn nach dem Grundrezept auf Seite 49 herstellen oder einen traditionellen Erdkellersirup brauen.

Saft Der Saft nach dem Grundrezept auf Seite 49 hat im Großen und Ganzen dieselbe Wirkung wie der Tee. Er kann in einer Dosis von 3-mal täglich 10 ml eingenommen werden.

Ein altes Rezept erzählt noch von der äußerlichen Anwendung des Saftes bei ausgerenkten Gliedern. Auf die betroffenen Stellen aufgetragen, lindert er die Schmerzen, reduziert die Schwellung und wirkt einer Entzündung entgegen.

Gurgelwasser Es hilft bei Zahnschmerzen, Entzündungen des Zahnfleischs und der Mundschleimhaut. Alternativ zum Gurgelwasser können Sie auch den Frischpresssaft verwenden oder einfach die Wurzel kauen.

Äußerliche Anwendungen Der Spitzwegerich wirkt blutstillend, entzündungshemmend, antibakteriell und leicht schmerzlindernd. Er heilt frische und alte Wunden, hilft bei Geschwüren, Hautentzündungen, Neurodermitis, Hämorrhoiden und entzündeten Brustwarzen. Sie können mit ihm Sonnenbrand und wundgelaufene Füßen behandeln, ihn als Zugpflaster nutzen und das Jucken und Anschwellen von Insektenstichen unterbinden.

AUCUBIN

ist ein Inhaltstoff des Spitzwegerichs, der wachstumshemmend auf den antibiotikaresistenten *Staphylococcus aureus*, den sogenannten Krankenhauskeim, wirkt.

SPITZWEGERICHTEE

Infus aus 1–2 EL Kraut auf ½ l Wasser, 2–3 Tassen täglich.
Infus aus 1–2 EL Samen auf ½ l Wasser, etwas länger als gewöhnlich ziehen lassen, 2–3 Tassen täglich.

SAMENBREI GEGEN VERSTOPFUNG

Überbrühen Sie 1 TL Samen mit ⅛ l kochendem Wasser. Nach dem Abkühlen wird der Sud samt den Samen eingenommen. Wenden Sie diese Therapie möglichst abends an.

WALD- UND WIESENENTSAFTUNG

Knoten Sie die Spitzwegerichblätter in der Mitte zusammen. Der Knoten ist der Angelpunkt, um den Sie die Blätter eindrehen und an dem dann der Saft heraustropfen wird.

GURGELN MIT SPITZWEGERICH

Infus aus 1 EL Blätter auf ¼ l Wasser.

ERDKELLERSIRUP
Je eine etwa 1 cm dicke Schicht Spitzwegerichblätter im Wechsel mit einer Schicht Honig oder Zucker in ein Glas füllen. Das Glas für 3 Monate 50 cm tief in der Erde vergraben – und nicht vergessen die Stelle zu markieren ... Nehmen Sie den Sirup bei Beschwerden mehrmals täglich teelöffelweise ein.

Je nach Anwendung empfiehlt sich eine Teewaschung, eine Safteinreibung, eine Frischkrautauflage oder eine Salbe nach den Grundrezepten auf den Seiten 51ff.
Ein altes Rezept von Paracelsus empfiehlt bei blasengeplagten Wandererfüßen, das Kraut mit Salz vermischt abends auf die Fußsohle zu geben. Am nächsten Tag sollen die Schmerzen, wenn nicht weg, zumindest doch reduziert sein.
Um den Fuß bei Wanderungen generell zu erfrischen, können Sie sich ein Spitzwegerichblatt unter die Fußsohle legen.

Bräuche, Zauber, Zeiger

Die Nachsilbe „-rich“ ist auf das keltische Wort „rix“ für Herrscher zurückzuführen. Der Spitzwegerich ist ja auch tatsächlich der Herrscher der Wege. Wenn man, wie es unsere Vorfahren taten, den Weg nicht nur als eine Verbindung von A nach B betrachtet, ergeben sich weitere Assoziationen. Der Weg bedeutete Wandlung, eine sakrale Veränderung, auch vom Leben in den Tod und umgekehrt.
In der griechischen Mythologie wird Persephone, die Tochter der Vegetationsmutter Demeter, vom Unterweltgott Hades entführt und muss nach ihrer Befreiung einmal im Jahr ins Totenreich zurückkehren. Denn sie hat von den Samen des Totenreichs gekostet, den Samen des Wegerichs, der auch „Kraut der Proserpina“ (röm. Entsprechung der Persephone) genannt wurde.
In dieser Geschichte spiegelt sich ähnlich wie im Märchen Rapunzel (Seite 121) der Jahresrhythmus der Vegetation (verkörpert durch Persephone) wider.
Bräuche Die Frauen der Germanen hielten bei der Geburt ihrer Kinder eine Wurzel des Spitzwegerichs in der linken, der herznahen Hand, um gegen Komplikationen gewappnet zu sein.
Er war fester Bestandteil der Gründonnerstagssuppe, zu der Sie mehr auf Seite 102 erfahren.
Damit die Tauben nicht davonfliegen, hat man Blätter des Spitzwegerichs in den Schlag gelegt oder unters Dach geklemmt.
In manchen Gegenden war der Breitwegerich für die Frauen reserviert und der Spitzwegerich für die Männer.
Mit Breit-, Spitz- oder einem der vielen Wegerich-Unterarten wurde früher orakelt. Dazu riss man das Blatt vorsichtig quer entzwei und betrachtete die Blattadern, die durch den Riss unterschiedlich herausschauten. Je nach Fragestellung erkannte man, wie oft gesündigt oder gelogen wurde, wie viele Kinder man bekam und wie viele davon Jungen oder Mädchen sein würden.
Zauber Es gab ein aufwendiges Spitzwegerich-Rezept, mit dem man sich die Liebe aller Menschen zu eigen machen konnte. Gleichzeitig berichtet Hildegard von Bingen davon, wie man mit dem Kraut die angehexte Liebe wieder loswird.
Wer Breitwegerich bei Gericht bei sich trug, gewann jeden Prozess.
Die „Wegerichgeschwister“ wurden gerne als Sympathiemagie-Mittel (Seite 97) genutzt.

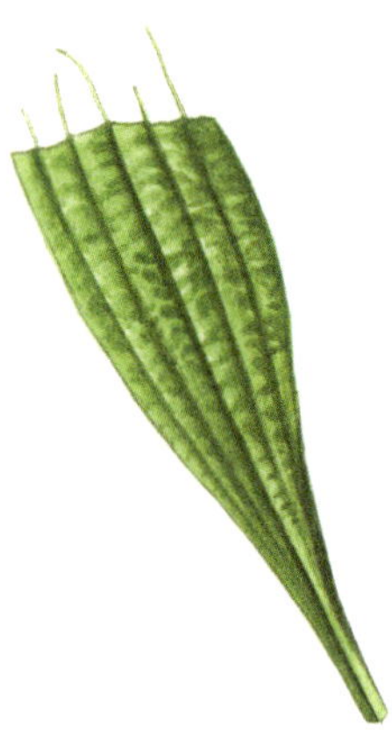

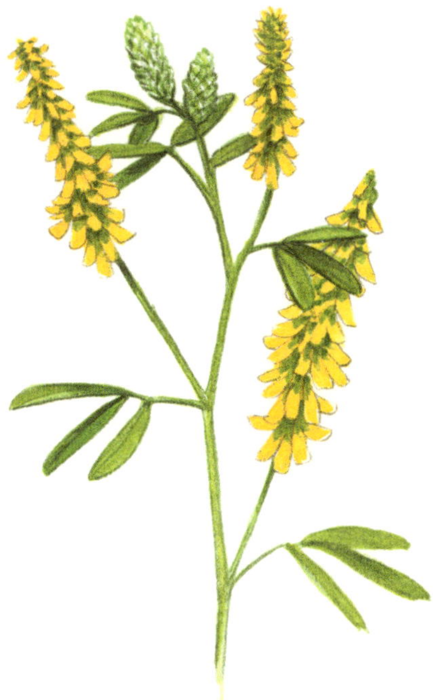

Melilotus officinalis

Steinklee

„Bienenblüte" ist die Übersetzung des wissenschaftlichen Namens, und wenn man an einem sonnigen Tag den Steinklee sieht, erklärt sich das von selbst. Er wird so zahlreich von Bienen besucht, dass es manchmal schwerfällt, ihn zu sammeln. Auch andere Insekten laben sich an seinem Nektar.

Küche

Blüten Die Blüten können von Juni bis Oktober zum Aromatisieren von Süßspeisen verwendet werden. Sie schmecken süßlich und nach getrocknetem Gras.

Haus- und Heilmittel

Sammeln Sie das Kraut zu Heilzwecken während seiner Blüte zwischen Juni und August.

Der Steinklee trug zwar nicht den Titel „Liebfrauenbettstroh" (Seite 196), wurde den Wöchnerinnen aber häufig ans Bett oder unter die Matratze gelegt. Es ist anzunehmen, dass sein lieblicher Duft die frischgebackene Mutter entspannen und beruhigen sollte.

Tee Der Tee hilft bei geschwollenen und schmerzenden Lymphknoten, bei Brustdrüsenschwellung, Hämorrhoiden, Wassereinlagerungen, Krampfadern, bei nächtlichen Wadenkrämpfen, Rheuma, „schweren Beinen", Blutergüssen und Verstauchungen. Nach ärztlicher Absprache können Sie ihn auch bei chronischer Veneninsuffizienz, Venenentzündungen, entzündeten Gelenken und zur Nachbehandlung von Thrombosen anwenden.

Salbe, Umschlag Die Salbe und ein Frischkrautumschlag nach den Grundrezepten auf den Seiten 51 und 55 haben denselben Anwendungsbereich wie der Tee. Sie unterstützen in ihrer äußeren Anwendung die Therapie.

Kräuterkissen Zusätzlich oder alternativ zur Salbe können Sie auch ein Kräuterkissen auf die betroffenen Stellen legen. Es findet vor allem Anwendung bei nächtlichen Wadenkrämpfen, entzündeten Gelenken, rheumati-

Neben dem gelben Echten Steinklee (*M. officinalis*), gibt es auch noch den Weißen (*M. albus*) und den Hohen Steinklee (*M. altissimus*). In der Heilkunde verwendet man fast ausschließlich den Echten Steinklee, Erfahrungsberichten zufolge leisten die beiden anderen allerdings fast ebensolche Dienste. Für Küche und Handwerk stehen sie ihm in nichts nach.

Familie:	Schmetterlingsblütler
Standort:	Kiesgruben, Wegränder, Dämme
Aussehen:	30–100 cm, 1- bis 2-jährig; Blätter 3-zählig; Blüten 5–6 mm, gelb, traubenförmig angeordnet
Verwechslungsgefahr:	Hoher Steinklee, ungefährlich
Blütezeit:	Juni – September
Erntezeit:	Juni – Oktober
Inhaltsstoffe:	Kumarin, Saponine, Gerbstoffe, Flavonoide, Schleimstoffe, ätherische Öle

Der Hauptwirkstoff des Steinklees ist das Kumarin, ein Stoff, der die Blutgerinnung etwas verzögert. Für gesunde Menschen spielt das keine Rolle, aber Patienten, die gerinnungshemmende Medikamente nehmen, wie Marcumar, sollten sich vorher mit ihrem Arzt besprechen.

STEINKLEETEE
Infus aus 1–2 EL auf ½ l Wasser, 2- bis 3-mal täglich 1 Tasse.

TEE ZUR ÄUSSEREN ANWENDUNG
Infus aus 2 EL auf ¼ l Wasser.

schen Beschwerden und chronischer venöser Insuffizienz (ärztliche Abklärung!). Sein Geruch verströmt außerdem ein wohliges und beruhigendes Gefühl.
Dampf, Waschung, Kompresse Bei Furunkeln und Akne beschleunigt der Steinklee die Eiterbildung. Augenentzündungen können mit Kompressen aus Steinkleetee schneller abheilen.

Handwerk

Haushalt Als Duftsäckchen vertreibt der Steinklee Motten aus dem Kleiderschrank.

Bräuche, Zauber, Zeiger

Bräuche Früher rieben die Imker ihre Bienenhäuser mit Steinklee aus, um Bienenvölker anzulocken.
Räuchern Geräucherter Steinklee entlädt aufgeheizte Stimmungen nach Streit und Konflikten.
Zeiger Ein getrockneter Steinkleestrauß im Fenster ist nicht nur dekorativ, sondern zeigt Ihnen durch seinen Duft an, wenn sich das Wetter ändern wird. Bei veränderter Luftfeuchtigkeit durch ein heranziehendes Tiefdruckgebiet beginnt er nach Kumarin zu duften, dem Aroma von frischem Heu.

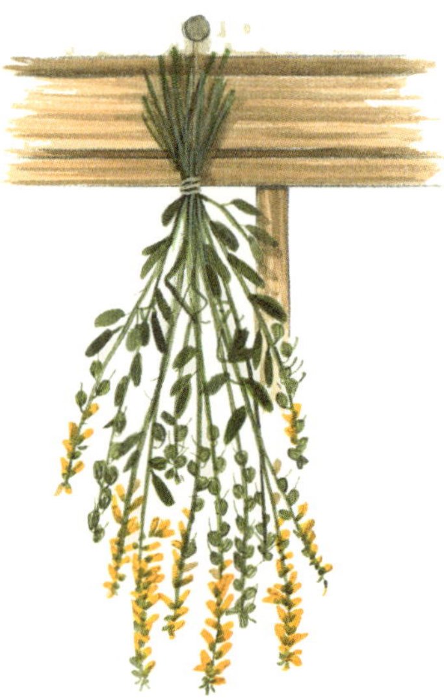

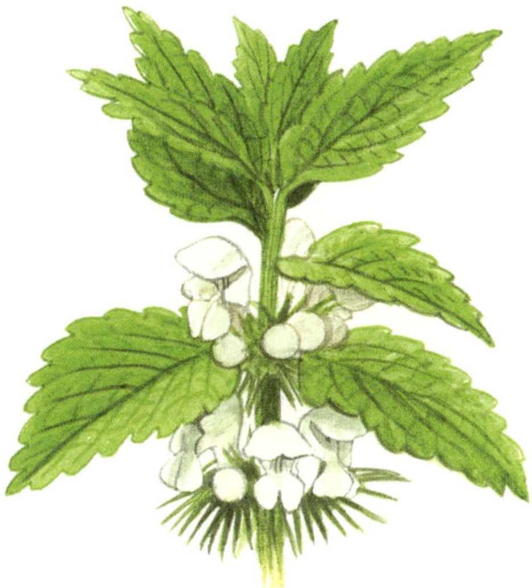

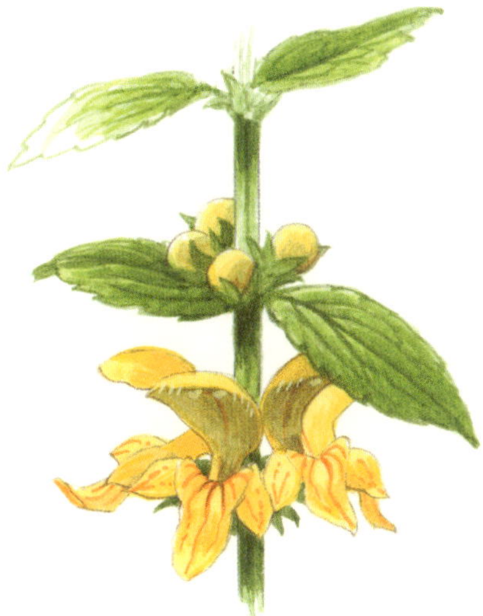

Lamium album Taubnessel

Die Weiße Taubnessel, das „Nesselweibchen“, wie es im Volksmund genannt wird, ist eine hübsche Pflanze, die leider allzu oft wegen ihrer Häufigkeit kaum Beachtung findet. Dabei sind ihre Blüten und ihr Wuchs so schmuck und ihr Duft erfrischend und belebend.

Küche

Alle Taubnesseln sind essbar und sehr lecker. Die Rote Taubnessel hat eine sehr lange Vegetationszeit und die Goldnessel kann sogar im Winter unter Schnee geerntet werden.

Blätter Die Blätter der Weißen Taubnessel können Sie von März bis Juli ernten und roh oder gekocht essen. Roh haben sie ein sehr erfrischendes und würziges Aroma.

Blüten Die Blüten dienen zwischen Mai und Juli zu Dekozwecken.

Knospen Die Knospen sind mit ihrem leicht nussigen Aroma eine leckere Salatbeigabe.

Wurzel Die Wurzeln können Sie die gesamte Vegetationszeit in Gemüsegerichten verwenden.

Haus- und Heilmittel

Für die Haus- und Heilmittel sammeln Sie das Kraut der Weißen Taubnessel von Mai bis September.

Tee Die Taubnessel ist ein wichtiges Frauenheilkraut. Sie hilft bei unregelmäßiger, schmerzhafter Periode, bei Weißfluss und bei Beschwerden im Klimakterium.

Sie wirkt rückbildend auf eine vergrößerte Prostata (mit gutartiger Ursache), entkrampfend auf den Unterleib und die Verdauungsorgane. Magen-Darm-Beschwerden, Völlegefühl, Harnverhalten, Blasen- und Nierenentzündungen (ärztliche Abklärung!) können erfolgreich mit dem Tee

TAUBNESSELTEE
Infus aus 1–2 EL auf ½ l Wasser, 2- bis 3-mal täglich 1 Tasse.

KOMPRESSENTEE
Infus aus 3 TL auf ¼ l Wasser.

SITZBAD
Infus aus 2–3 Handvoll auf 1 l Wasser dem Sitzbad hinzufügen.

KÜHLENDES GEL
2–3 EL Kraut mit ¼ l kochendem Wasser übergießen und 2 Stunden darin stehen lassen. Das Resultat ist eine gallertartige Masse, sie hält sich im Kühlschrank 1–2 Tage.

KRAUT-ESSIG-BREI
Zerstampfen Sie das frische Kraut und mischen Sie es mit einem Schuss Essig, etwas Salz und mit Schweineschmalz zu einer Paste.

Familie:	Lippenblütler
Standort:	Wegränder, Gebüsche, Schutt, Gräben
Aussehen:	20–60 cm hohe Staude, rauhaarig; Blätter gestielt, 3-eckig eiförmig, gesägt; Blüte 20–30 mm, weiß, Oberlippe kapuzenförmig
Verwechslungsgefahr:	vor der Blüte mit anderen Taubnesseln, ungefährlich
Blütezeit:	April – Oktober
Erntezeit:	März – September
Inhaltsstoffe:	Saponine, Schleimstoffe, Gerbstoffe, ätherische Öle, Flavonoide

behandelt werden. Sie hilft bei Hautausschlägen, wirkt blutreinigend, regt die Leber und das Herz-Kreislauf-System an, erfrischt den Geist und ist ein Schlaf- und Nerventonikum.
Aufgrund ihrer positiven Wirkung auf die Schleimhäute können Sie die Taubnessel vorbeugend gegen Erkältungen nehmen. Die Schleimhaut wird geschützt, kann regenerieren, das Abhusten wird erleichtert und Reizungen werden gelindert. Bei Erkältungen mit erhöhter Temperatur kommt die fiebersenkende Wirkung der Taubnessel zum Einsatz.
Kompresse Die Kompresse nach dem Grundrezept auf Seite 55 hilft bei Krampfadern, Geschwüren, Nagelbettentzündungen und schlecht heilenden Wunden.
Sitzbad Ein Sitzbad aus der Taubnessel ist bei Unterleibsentzündungen vor allem nach einer Antibiotikagabe sehr zu empfehlen. Es regeneriert die Schleimhäute, wirkt reizlindernd, keim- und pilzhemmend.
Krautgel Diese ungewöhnliche Anwendung kühlt Brandwunden und hilft bei offenen Füßen.
Kraut-Essig-Brei Diese Breiauflage öffnet Furunkel und hilft bei Schmerzen in Gelenken, am Ischiasnerv und bei Gicht.
Frischkrautauflage Nach dem Grundrezept auf Seite 55 zieht sie Holzsplitter aus der Haut, hilft bei Schrammen und Verbrennungen.

Bräuche, Zauber, Zeiger

Bräuche Wenn man einer Kuh einen Kranz aus Weißer Taubnessel um den Hals hängt, wird sie einem folgen, wo immer man hingeht.

Familie:	Glockenblumengewächse
Standort:	krautreiche Nadelwälder und Laubmischwälder, Bergwiesen
Aussehen:	50–80 cm hohe Staude; Grundblätter lang gestielt, herz- bis eiförmig, gesägt; Blüte weiß bis leicht gelblich, in walzenförmigem Kopf
Verwechslungsgefahr:	keine
Blütezeit:	Mai – Juli
Erntezeit:	April – Juni, September – Oktober
Inhaltsstoffe:	bisher nicht untersucht

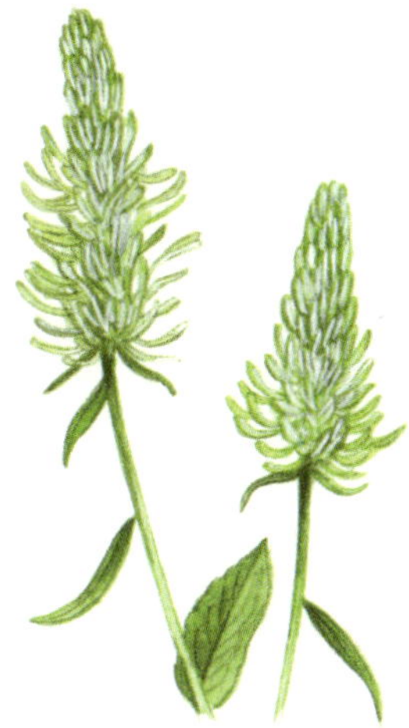

Phyteuma spicatum Teufelskralle

Wie alle Glockenblumengewächse ist auch die Ährige Teufelskralle eine wahre Schau. Sie fällt zuerst kaum auf. Doch hat man sie einmal kennengelernt, wischt sie wie durch Zauberhand einen Schleier von den Augen und plötzlich begegnet man ihr bei Spaziergängen im Wald immer und immer wieder.

Küche

Blätter Die jungen, leicht süßen Blätter können Sie zwischen April und Mai roh oder gekocht essen.
Triebe In der gleichen Zeit wie die Blätter sind die Triebe ein ausgezeichnetes Spargelgemüse.
Blüte Die Blüten dekorieren roh oder gekocht Ihre Speisen, können kandiert werden, verlieren dadurch aber etwas von ihrem filigranen Wesen.
Wurzel Zwischen September und Oktober können Sie sie kochen.

Haus- und Heilmittel

Rohkost Die Ährige Teufelskralle als Rohkost ist stoffwechselanregend und kräftigend. Hier gilt dieselbe Sammelzeit wie für die Küche.

Bräuche, Zauber, Zeiger

Bräuche In manchen Gegenden des deutschsprachigen Raums, beispielsweise in der Schweiz, heißt sie auch Rapunzel. Drei Pflanzen gibt es, die das Kraut aus dem Märchen sein könnten: Feldsalat, Ährige Teufelskralle oder die Rapunzelblättrige Glockenblume. Alle drei sind ein sehr leckeres Frühlings-Wildgemüse. Wie viele Märchen spiegelt auch das Märchen von Rapunzel das Vegetationsmysterium der Natur wider. Die Frühlingsmaid, verkörpert durch das Mädchen, wird im Turm der Wintergöttin, der Hexe, gefangen gehalten. Dort reift sie zu einer Frau heran, um schließlich vom Sonnengott, dem Prinzen, befreit zu werden. Gemeinsam vertreiben sie den Winter und bringen Fruchtbarkeit über das Land.

Die Ährige Teufelskralle sollte nicht mit der Pflanze aus Teufelskrallenpräparaten gegen chronische Rückenschmerzen verwechselt werden. Diese sind aus einer afrikanischen Pflanze (*Harpagophytum procumbens*) hergestellt, die nicht mit den heimischen Teufelskrallen verwandt ist.

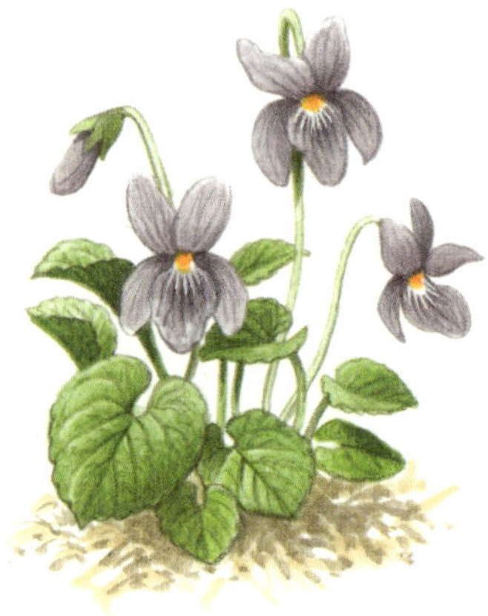

Familie:	Veilchengewächse
Standort:	Wald- und Wegränder, Gebüsche
Aussehen:	5–10 cm hohe Staude; Blätter als Rosette, eiförmig, spitz zulaufend; Blüte 15 mm, dunkelviolett, selten rosa, häufiger weiß
Verwechslungsgefahr:	andere Veilchenarten, ungefährlich
Blütezeit:	März – Mai
Erntezeit:	März – Juni
Inhaltsstoffe:	Saponine, Bitterstoffe, Odoratin (wirkt blutdrucksenkend)

Veilchen Viola odorata

Kaum ist der Schnee verschwunden, recken die kleinen Märzveilchen ihre Köpfchen hervor. Ihre Blüten sind blau, rosa, alles dazwischen und gelb, oder wie beim Stiefmütterchen alles zusammen. Doch nur das eine duftet ganz bezaubernd, das Märzveilchen, das auch Wohlriechendes Veilchen heißt.

VEILCHENSIRUP
2 Handvoll Blüten mit $1/4$ l heißem Wasser (darf nicht gechlort sein) übergießen, 24 Stunden stehen lassen, dann abseihen. Die Blüten dürfen nicht ausgequetscht werden, sonst trübt der Sirup ein. Den Sud mit 450 g Zucker eindicken. Nach Geschmack noch 2–3 TL Zitronensaft hinzufügen – der Sirup wird dadurch aber magentafarben.

TEE
Infus aus 2–3 TL Wurzeln, 2–3 EL Blüten oder 1–2 EL Blätter auf $1/2$ l Wasser, 2–3 Tassen täglich.

Küche

Blätter Die Blätter können Sie von März bis Mai roh oder gekocht essen. In einer Suppe lassen sie sich als Verdickungsmittel verwenden.
Blüte Die Blüten eignen sich zum Aromatisieren, lassen sich kandieren und ergeben einen purpurnen Sirup.

Haus- und Heilmittel

Für die Haus- und Heilmittel können Sie die Wurzel von September bis November und das blühende Kraut von März bis Mai ernten. Möchten Sie nur das Kraut verwenden, verlängert sich die Erntezeit bis in den Juni.
Tee Der Tee aus allen Teilen der Pflanze wirkt schmerzlindernd, nervenberuhigend, blutreinigend und schleimlösend. Zum Schleimlösen eignet sich auch der Blütensirup (mehrmals täglich teelöffelweise nehmen). Das wilde Stiefmütterchen hilft als Teewaschung bei Windeldermatitis, Milchschorf und chronischen Hautirritationen.
Äußerlich Eine Breikompresse aus dem Kraut nach dem Grundrezept auf Seite 55 wirkt antiseptisch und hilft bei Schwellungen. Eine Waschung mit dem Gurgelwasser hilft bei entzündeten Augen.
Gurgelwasser Bei Mundschleimhaut- und Rachenentzündungen können Sie mit einem doppelt so starken Tee aus Veilchenkraut gurgeln.

Bräuche, Zauber, Zeiger

Bräuche Wie manch anderer Frühlingsbote sind auch beim Veilchen die ersten drei Stück, die man im Jahr findet, von besonderer Heilkraft.

Familie:	Nelkengewächse
Standort:	Wege, Gärten, Schutt, Ufer, feuchte, nährstoffreiche Böden
Aussehen:	10–60 cm, 1-jährig, oft kriechend; Blätter eiförmig, zugespitzt; Stängel rund, 1-reihig behaart; Blüte 5–10 mm, weiß, Kronblätter tief ausgerandet
Verwechslungsgefahr:	andere Mieren, ungefährlich
Blütezeit:	Februar – November
Erntezeit:	Februar – November
Inhaltsstoffe:	Saponine, hoher Gehalt an Kalium

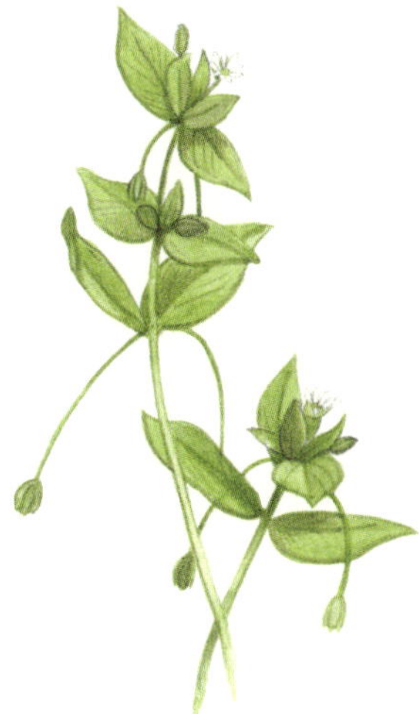

Stellaria media Vogelmiere

Die Vogelmiere und ihre Geschwister sind ebenfalls echte Kulturfolger. Dort wo Menschen leben, tauchen auch sie auf. Das ist gut für die Wildkräuterküche, aber ein Fluch für manche Gärtner, denn die Polster, die von der Vogelmiere gebildet werden, sind tagsüber ein idealer Unterschlupf für Schnecken.

Küche

Kraut Das gesamte Kraut kann durch das Vegetationsjahr hinweg geerntet und roh oder gekocht gegessen werden. Es ist krautig und leicht säuerlich scharf.

Haus- und Heilmittel

Für die Heilkunde sollte das Kraut möglichst von April bis Juli gesammelt werden, die Wurzel erst ein wenig später. Während der restlichen Vegetationsphase wirkt die Vogelmiere etwas schwächer.
Blättertee Der Tee ist schleimlösend, stärkt das Herz, hilft bei Müdigkeit, Rheuma, Hämorrhoiden und Entzündungen des Harntrakts.
Wurzeltee Der Tee aus der Wurzel senkt hohes Fieber und hilft bei Schwächezuständen infolge chronischer Erkrankungen.
Äußerliche Anwendungen Den Blättertee können Sie als Waschung oder Kompresse bei Augenentzündungen, offenen Wunden, Geschwüren, Ausschlag, Schwellungen und bei Rheumaschmerzen verwenden.
Gleiches gilt für einen Umschlag aus dem frischen Kraut nach dem Grundrezept auf Seite 55.
Zusätzlich zu diesen Anwendungsgebieten findet ein Umschlag aus Wurzel- oder Krautbrei Einsatz bei Brustfellentzündungen (ärztliche Abklärung), Rheuma und Bronchitis.
Salbe Die Salbe nach dem Grundrezept auf Seite 51 hilft bei Schuppenflechte, trockenem Ekzem, Geschwüren, Verbrennungen, Hämorrhoiden und zum Ziehen von Holzsplittern.

Es gibt eine Vielzahl an Mieren (*Stellaria*), die alle ein schmackhaftes, leicht zu findendes Wildgemüse sind.

BLÄTTERTEE
Infus aus 1–2 EL auf ½ l Wasser, 2–3 Tassen täglich.

WURZELTEE
Dekokt aus 2–3 TL auf ½ l Wasser, 2–3 Tassen täglich.

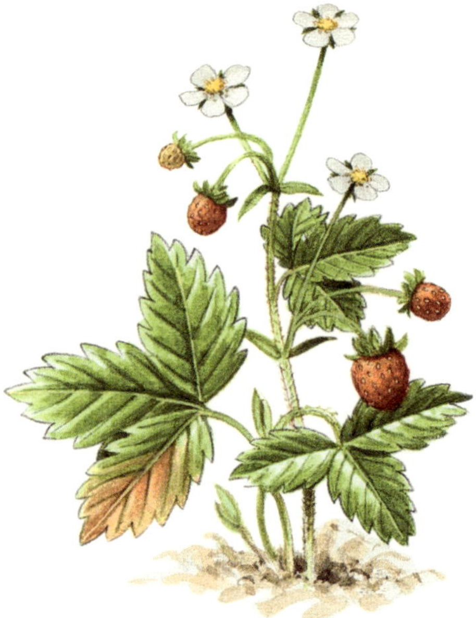

Walderdbeere Fragaria vesca

Wer hat nicht schon zumindest als Kind von den kleinen roten Früchten im Wald genascht? Die Kulturerdbeere ist zwar auch nicht schlecht und weitaus ertragreicher, aber ein echter Liebhaber des Geschmacks sollte zuweilen keine Mühen scheuen, die kleinen Wilden zu sammeln.

Funde in Pfahlbausiedlungen bezeugen, dass man sich bereits in der Jungsteinzeit an den feinen Früchten labte. Als Kulturpflanze tauchte sie bei uns erst im 15. Jahrhundert auf.

GÄRTNERTIPP
Anscheinend mögen sich Erdbeeren und Erbsen recht gerne und haben einen positiven gegenseitigen Einfluss auf ihr Wachstum.

Küche

Blätter Die jungen Blätter können Sie zwischen März und April roh oder gekocht essen. Sie sind allerdings relativ bitter. Es lässt sich aus ihnen auch ein Schwarztee-Ersatz herstellen, das Verfahren wird auf Seite 245 beschrieben.
Blüte Die Blüten dienen von April bis Mai kandiert oder pur als Deko.
Früchte Das Feinste an der Walderdbeere sind natürlich ihre Früchte. Sie reifen im Juni/Juli und lassen sich verkochen, verbacken oder roh genießen.

Haus- und Heilmittel

Die Erntezeitpunkte für Beeren finden Sie im Abschnitt „Küche" (siehe oben). Zu Heilzwecken ist es möglich, die Blätter bis in den August hinein zu ernten. Zeitpunkt für die Wurzelernte ist von September bis November.
Tee Sie können ihn aus den Blättern oder der Wurzel kochen. Er hilft bei Magen-Darm-Störungen und Schleimhautentzündungen, angefangen im Mund bis zum Darm und im Genitalbereich. Sie können ihn bei leichten Arthritisschmerzen, Menstruationsbeschwerden, als Nerventonikum, bei Asthma und chronischer Bronchitis anwenden. Er ist harntreibend, blutreinigend, steigert die Milzfunktion, stärkt schwächliche Kinder und wirkt leicht blutvermehrend.
Rohkost Die frischen Beeren sind reich an Vitamin C und Eisen. Sie helfen bei chronischen Verstopfungen, Gastritis, Steinleiden, bei Energiemangel

Familie:	Rosengewächse
Standort:	Waldränder, Böschungen, Kahlschlag
Aussehen:	8–15 cm hohe Staude, Ausläufer bildend; Blätter 3-zählig, gestielt, Unterseite seidenhaarig; Blüte 12–18 mm, weiß
Verwechslungsgefahr:	keine
Blütezeit:	April – Juli
Erntezeit:	März – November
Inhaltsstoffe:	Blätter: Gerbstoffe, Flavonoide, Vitamin C, ätherische Öle; Frucht: Vitamin C, Fruchtsäuren, Mineralstoffe

TEE
Infus aus 2–3 TL Blätter auf 1/2 l Wasser.
Dekokt aus 1–2 EL Wurzeln auf 1/2 l Wasser, jeweils 2–3 Tassen täglich.

KUR FÜR EINE ÜBERANSPRUCHTE LEBER
Essen Sie 1 Woche lang 3-mal täglich 125 g frische Beeren.

WASCHUNG
Infus aus 3–4 EL Blätter auf 1/2 l Wasser.

SITZBAD
Infus aus 2–3 Handvoll Blätter auf 1 l Wasser dem Bad hinzufügen.

ausgelöst durch eine fiebrige Erkrankung, bei Akne, Gicht und Rheuma. Sie können sie zur Verbesserung der Leber-Galle-Wirkung, zur Stärkung der Nerven und zur Linderung von Herzbeschwerden und Blutarmut einnehmen.
Frischkrautauflage Nach dem Grundrezept auf Seite 55 hergestellt, können Sie die Blätter bei Wunden verwenden. Angeblich hilft das frische Kraut, wenn Sie es auf den Kopf packen, auch bei Sinnesverwirrungen.
Waschung und Sitzbad Eine Waschung mit den Blättern hilft bei Geschwüren, Hämorrhoiden und Schleimhautentzündungen im Darm- und Genitalbereich.
Beerenumschlag Einen Umschlag aus Beeren nach dem Grundrezept auf Seite 55 können Sie bei Sonnenbrand und Hautentzündungen auflegen.
Beeren im Wein sollen „den Geist beleben und das Herz froh machen".

Bräuche, Zauber, Zeiger

Bräuche Wer von roten Erdbeeren träumt, dem steht ein Geldsegen ins Haus.
Ähnlich wie bei der Heidelbeere gehörten auch bei der Erdbeere die ins Gras gefallenen Früchte den „armen Seelen".
Zauber Gerade die ersten Erdbeeren im Jahr sollen von besonderer Wirksamkeit für die Gesundheit sein. Wenn man mit ihnen seine Füße einreibt, bleibt man im kommenden Winter von Frostbeulen verschont.
Zeiger Sind die Beeren an Pfingsten reif, folgt ein gutes Erntejahr.
Die Erdbeeren mögen anscheinend Plätze mit Erdstrahlung.

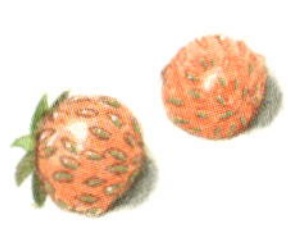

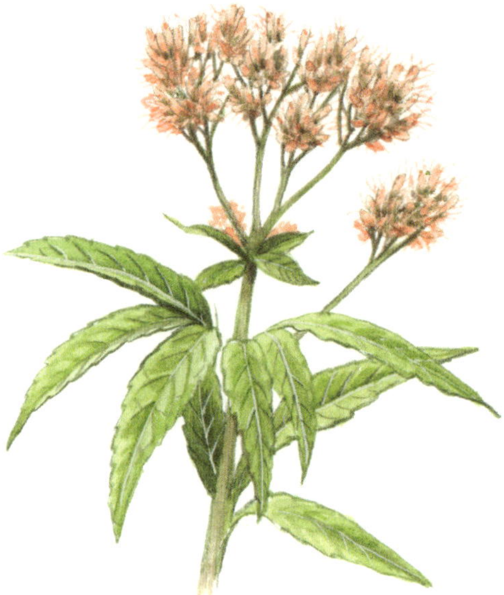

Wasserdost Eupatorium cannabinum

Bei Spaziergängen an Bächen und Flüssen ist Ihnen diese schöne stattliche Pflanze mit ihren etwas zotteligen rosa Blüten bestimmt schon aufgefallen. Wie bei ihrem Namensverwandten, dem Dost, tummeln sich auch hier im Sommer das Bienenvolk und andere Insekten, um sich am Nektar zu laben.

Haus- und Heilmittel

Zur direkten Verwendung können Sie das blühende Kraut von Juni bis September sammeln. Möchten Sie sich hingegen einen Teevorrat anlegen, müssen Sie das Kraut kurz vor der Blüte sammeln. Ist die Blüte bereits in vollem Gang, haben Sie in ihrem Tee viele kleine Schirmchen, denn während dem Trocknen reifen die Samen heran.

Tee Der Tee wirkt anregend auf die Galle, entwässernd und hilft bei Rheuma und Husten. Er beschleunigt die Wundheilung durch eine vermehrte Produktion der weißen Blutkörperchen in der Milz, fördert die Genesung nach längerer Krankheit und wurde früher auch bei Vergiftungen eingenommen.

Umschlag Ein Umschlag mit dem frischen Kraut nach dem Grundrezept auf Seite 55 hilft gegen rote Äderchen im Gesicht. Lassen Sie dazu das Kraut 15–20 Minuten an den betroffenen Stellen einwirken.

Kompresse und Waschung Bei Wunden, auch bei solchen, die vereitert sind, können Sie eine Kompresse oder eine Waschung mit dem Tee nach dem Grundrezept auf Seite 55 bzw. 58 vornehmen.

Bräuche, Zauber, Zeiger

Bräuche Von seinen volkstümlichen Namen lässt sich leicht der Zusammenhang mit dem Wetter feststellen: „Wetterbusch“, „Blauwetterkühl“ oder „Donnerkühl“. Nach wie vor gebräuchlich ist auch der Name „Kunigundenkraut“. Am 3. März, dem Tag der heiligen Kunigunde, sagt man: „Wenn die Kunigunde friert, sie’s noch 40 Tage spürt“.

Familie:	Korbblütler
Standort:	Auwälder, Ufer, Grabenränder, Kahlschläge, Lichtungen
Aussehen:	50–150 cm hohe Staude; Stängel meist rötlich; Blätter handförmig geteilt, 3- bis 5-lappig, grob gesägt; Blüten röhrig, altrosa, in schirmartigen Trauben
Verwechslungsgefahr:	keine
Blütezeit:	Juli – September
Erntezeit:	Juni – September
Inhaltsstoffe:	Bitterstoffe, Eupatorin, Harze, Gerbstoffe, ätherische Öle, Pyrrolizidinalkoloide

Es heißt, die Menschen hätten durch Beobachtungen von verletzten Rehen und Hirschen den Wasserdost als Heilpflanze entdeckt. Angeblich rieben verletzte Tiere ihre Wunden an dem Kraut und aßen es in großen Mengen, woraufhin man es auch „Hirschklee“ oder „Hirschheil“ nannte.
Zauber Man räucherte den Wasserdost zum Zweck eines Wetterzaubers. Er sollte Hof und Haus vor Unwetter schützen. Es ist auch anzunehmen, dass er bei großer Trockenheit genutzt wurde, um den Regen anzulocken.
Zeiger Der Wasserdost soll unterirdisch verlaufende Gewässer anzeigen.

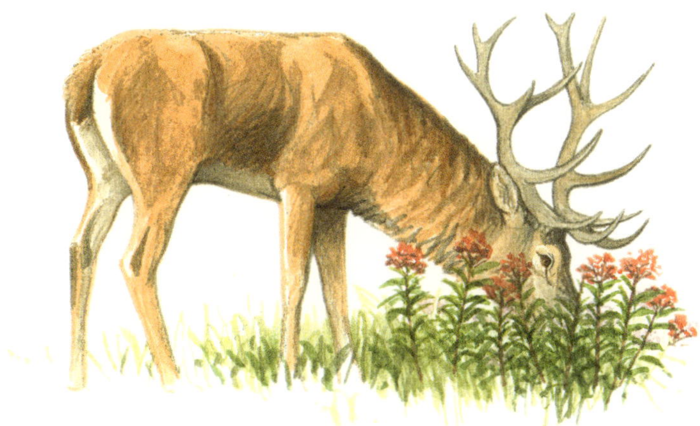

Bei uns in Mitteleuropa gibt es keine weiteren Arten des Wasserdosts, in Nordamerika hingegen gibt es zahlreiche bekannte Arten. Da liegt es nahe, dass der Wasserdost in der indianischen Heilkunst bei vielen Krankheiten Anwendungen findet, von Thyphus, Blasenentzündung über Epilepsie, Nierensteine und Magenbeschwerden aller Art.

WASSERDOSTTEE
4 TL in ½ l Wasser kaltem Wasser über Nacht ansetzen, am nächsten Morgen abseihen und kalt trinken, 2 Tassen über den Tag verteilt. Sie dürfen den Tee nicht süßen, er muss leider bitter schmecken.

HUSTENMILCH DER WALISISCHEN MYDDFAIHEILER
1–2 EL frisches Kraut in einem Mörser quetschen, dann mit kochender Milch übergießen, mischen und nach 3 Minuten abseihen.

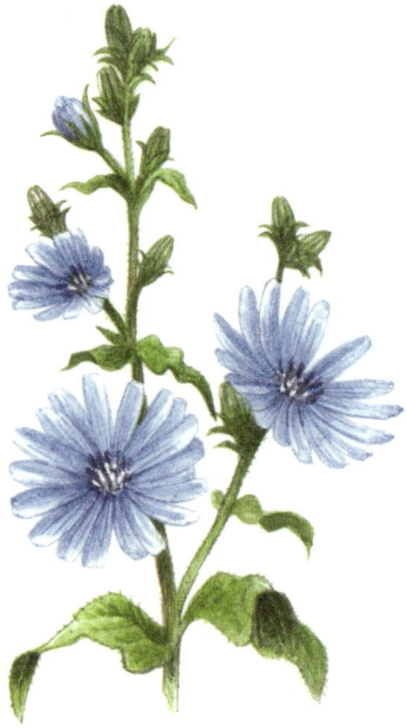

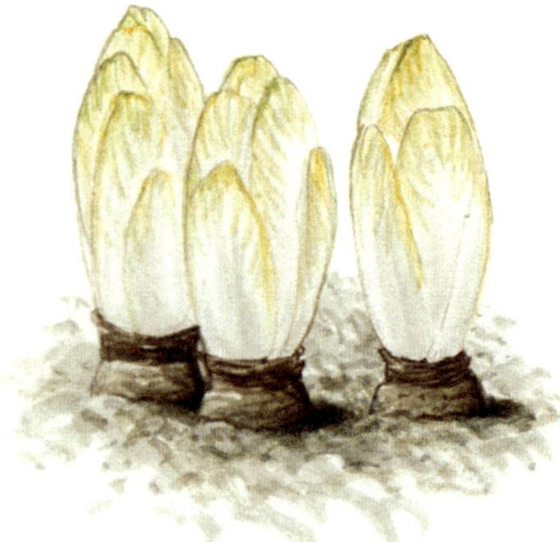

Wegwarte Cichorium intybus

In Fachkreisen wird vermutet, dass Goethe in der Wegwarte die blaue Blume der romantischen Poesie fand. Es ist eine Blume der Inspiration, von wunderschönem Blau und trotz der leicht zerzausten Blütenblätter von edler Gestalt, stets der Sonne zugewandt.

Die Wegwarte ist eine zwei- bis mehrjährige Pflanze. Im ersten Jahr bildet sie nur eine Rosette aus, im zweiten einen Spross mit Blüten. Im Gartenbau werden im ersten Jahr die Wurzeln des Chicorée gezogen und im Winter des zweiten Jahrs die Sprosse in verdunkelten Anlagen getrieben.

Küche

Spross Chicorée und Wegwarte sind botanisch die gleichen Pflanzen, der beliebte weiße Wintersalat wurde aus der wilden Schwester gezüchtet. Wenn in Ihrem Garten Wegwarten wachsen, stellen Sie einfach einen komplett abgedunkelten Topf ab März über die Rosette. Die Pflanze wird wie gewohnt treiben, aufgrund des Lichtmangels aber bleich sein. Das Resultat sind niedliche, kleine Chicorée. Wenn Sie die Wurzel für einen Wintersalat (Seite 41) ins Haus holen, können Sie diese im Frühling wieder auspflanzen, und die Wegwarte entwickelt sich neu aus den Seitentrieben.
Stängel Die kandierten Stängel sollen eine wahre Delikatesse sein. Sie können zwischen Mai und September gesammelt und wie die Stängel der Engelwurz (Seite 134) zubereitet werden.
Wurzel Die Wurzeln, bitter wie sie sind, dienen als Kaffeeersatz, besser bekannt unter dem Namen Muckefuck. Sammelzeitpunkte sind von März bis April und von September bis November.

Haus- und Heilmittel

Tee Die Wirkungsbereiche der Wegwarte beziehen sich vor allem auf Leber, Galle und Milz. Der Tee stärkt diese Organsysteme und fördert damit Verdauung, Blutbildung, Stoffwechsel und die Ausleitung von Schwermetallen und er wirkt appetitanregend. Durch seinen hohen Inulingehalt bewirkt er eine Reduzierung des Blutzuckerspiegels und stellt damit eine begleitende Therapie für Diabetes dar. Er ist leicht harntreibend, hilft bei Gallensteinen und hat eine belebende, aufhellende Wirkung auf Geist und Seele. Diese

Familie:	Korbblütler
Standort:	Wegränder, Weiden, Ruderalstellen, bis 1 500 m ü.NN.
Aussehen:	30–100 cm hohe Staude; Blätter als Rosette sägeförmig, Unterseite borstig behaart; Stängelblätter lanzettlich, wechselständig; Stängel sparrig, astig; Blütenköpfchen blau, sehr selten auch weiß, mit zungenförmigen Blütenblättern, in den Blattachseln
Verwechslungsgefahr:	keine
Blütezeit:	Juni – September
Erntezeit:	April – November
Inhaltsstoffe:	Bitterstoffe (Intybin), Gerbstoffe, Inulin, Zucker, Stärke, Mineralsalze, Vitamine

positive Wirkung auf die Psyche erfüllen viele Leberpflanzen, vor allem aber die Wegwarte. Um diesen Zusammenhang zu verstehen, ist es wichtig, sich mit den medizinischen Konzepten der Vergangenheit auseinanderzusetzen. In der Antike nannte man zum Beispiel die Leber „das Organ der Freude“ und noch heute gibt es die Redewendung „ist dir etwas über die Leber gelaufen“. Die Milz hatte in der Säftelehre nach Galen den Namen „melanchole“. Besteht eine Milzschwäche, führt dies zu einem melancholischen Temperament. Die Konzepte betrachteten den Menschen aus einer ganzheitlichen Sicht und nicht aus einer Anreihung von Organsystemen. Die abendländische Medizin, mit Paracelsus als ihrem bekanntesten Vertreter, lebt vor allem in der anthroposophischen Medizin weiter. Ähnlich ganzheitliche Konzepte finden Sie auch in der ayurvedischen und der chinesischen Medizin.

Kompresse Zur Behandlung von müden Augen bis hin zu Bindehautentzündungen können Sie eine Teekompresse auflegen.

Umschlag Abgebrühtes Kraut, in einen Umschlag eingeschlagen, hilft bei schmerzhaften Entzündungen und bei Magendrücken.

Frischpflanzenauflage Bei ausfallenden Wimpern und Augenbrauen zerkaute Stängel auflegen.

Gesichtswasser Ein Gesichtswasser aus der Wurzel wirkt wohltuend bei strapazierter Haut. Sie können damit eine Kompresse oder eine Waschung machen.

Bachblüte Die Wegwarte als Bachblüte ist für Menschen mit besitzergreifenden Persönlichkeiten, die sich bewusst oder unbewusst überall einmischen wollen und Dinge nach eigenen Vorstellungen lenken möchten. Sie hilft ihnen, spontanere Gefühlszuwendungen zu anderen Menschen zu zeigen, ohne ihnen dabei die eigenen Ideen aufzudrängen.

Bräuche, Zauber, Zeiger

Im Brauchtum und in Sagen wird meistens auf die Liebe der Wegwarte zur Sonne eingegangen. Der Kräutergelehrte Albertus Magnus nannte sie wohl daher auch „Sponsa solis – Sonnenbraut“.

Bräuche Das ganze Kraut hing man zum Schutz vor Gewittern ins Haus. Der Hirsch war die Verkörperung des Sonnengottes. Seiner Gefährtin, der

MUCKEFUCK

Reiben Sie die Wurzeln sauber und schneiden Sie sie klein. Bei 80 °C im leicht geöffneten Backofen, möglichst mit Umluft, trocknen und anschließend in der Kaffeemühle mahlen. Bei der Variante, die Wurzeln in der Pfanne zu rösten, bedarf es etwas Fingerspitzengefühl, damit Sie am Schluss nicht nur Kokelstückchen haben. Am besten eignen sich schwere guss oder schmiedeeiserne Pfannen dazu, die Temperatur sollte auf mittlerer Stufe gehalten werden.

TEE

Dekokt aus 2 TL Wurzeln auf ½ l Wasser, 2–3 Tassen täglich, er ist ziemlich bitter, sollte aber ungesüßt getrunken werden.

ENTSPANNENDES GESICHTSWASSER

2 TL Wurzel auf 0,3 l Wasser für 10 Minuten kochen lassen, abseihen, fertig.

Der antiken Sage nach war die Wegwarte einst die Nymphe Klythie, eine Geliebte des Sonnengottes Apollon, die sich in eine Blume verwandelte, als der Gott sie verließ. Ähnliche Geschichten gibt es auch in unseren Breiten. Alle erzählen von Mädchen, die auf den Geliebten warten, der gen Ost in Richtung der aufgehenden Sonne zog. Wie der Blick der Mädchen, so sind auch die blauen Blüten der Wegwarte stets zur Sonne gerichtet.

Hirschkuh, konnten die Menschen auch in Gestalt einer Wegwarte begegnen. Erhalten blieb dieser Glaube in ihrem alten Namen „Hindläufte“ bzw. „hindlophte“ (Hinde: althochdeutsch für Hirschkuh). Mit diesem Hintergrundwissen verwundert es kaum, dass die Wurzeln der Wegwarte nur mit einem Hirschgeweih oder einem goldenen Werkzeug, dem Metall der Sonne, gegraben werden durften.

Zauber Als Zauberpflanze ist sie vielfach gebraucht worden. In ihrer ersten schriftlichen Erwähnung auf einer ägyptischen Papyrusrolle aus der Zeit um 4000 v. Chr. wird sie bereits als eine solche bezeichnet. Die weiß blühende Wegwarte, eine botanische Varietät, galt dabei als besonders wirksam.

Eine Wurzel unter dem Kopfkissen offenbarte dem Schlafenden, wo verloren gegangene Gegenstände geblieben waren. Außerdem konnte er auf diese Weise auch einen Dieb im Traum erkennen. Mit ihr konnte man Schlösser knacken, sich unsichtbar machen und mit ihrem Ölauszug wurde man sogar unverwundbar.

Aber auch in der Liebe war sie hilfreich. Wenn die Frau Untreue bei ihrem Gatten witterte, mischte sie ihm ein paar Blüten ins Essen, auf dass er ihr treu bleiben möge. Man konnte sich der Zuneigung jedes Menschen gewiss sein, wenn man zu Peter und Paul, dem 29.6., eine Wurzel mit dem Hirschgeweih grub und sie bei sich trug.

Sie diente vielfach auch als Mittel der Sympathiemagie (Seite 97).

Zeiger Die Wegwarte zeigt die Uhrzeit an. Je nach Bewölkungsgrad öffnet sie die Blüten etwa um 6 Uhr. Die Blüten bleiben bis zur Mittagszeit zur Sonne gewandt und fallen dann am Nachmittag grau und verblüht ab.

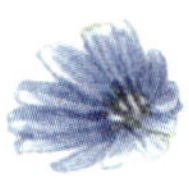

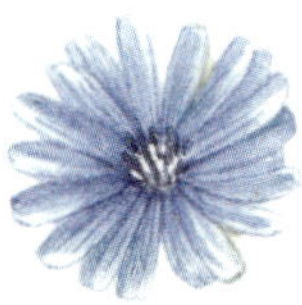

Familie: Nachtkerzengewächse
Standort: Uferbereiche, Quellen, Wege, Kahlschläge
Aussehen: 15–60 cm hohe Staude; Blätter lanzettlich, wechselständig; Blüte 6–10 mm, purpurn bis rosa
Verwechslungsgefahr: andere Weidenröschenarten, ungefährlich
Blütezeit: Juli – September
Erntezeit: April – September
Inhaltsstoffe: Flavonoide, Tannide, Beta-Sitosterine

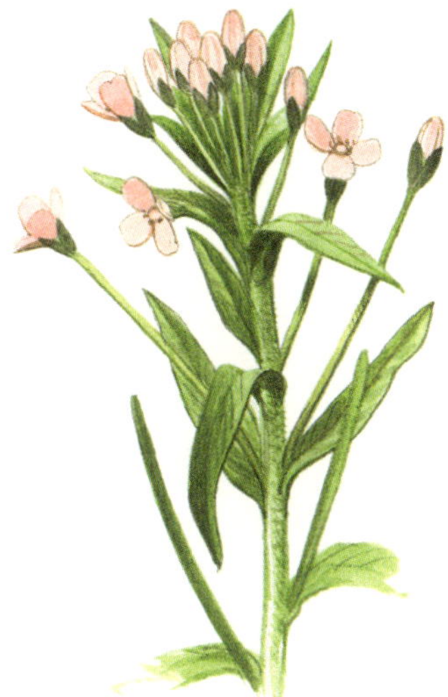

Epilobium parviflorum Weidenröschen

Zu unserer Flora gehören neben dem Kleinblütigen Weidenröschen viele weitere Weidenröschenarten. Allesamt haben sie kleine rosa bis rote Blüten, die im Herbst zu schotenartigen Kapselfrüchten heranwachsen. Sind die Samen reif, platzen die Früchte auf und geben Flugsamen preis, die an Engelshaar erinnern.

Küche

Triebspitzen Die Triebspitzen können Sie von April bis Juli roh oder gekocht essen.

Haus- und Heilmittel

Für heilkundliche Zwecke sammeln Sie das Weidenröschen am besten zwischen Mai und September.
Tee aus dem Kraut hilft bei Prostatabeschwerden, Blasenleiden und -entzündungen.

ANDERE WEIDENRÖSCHENARTEN

Das Schmalblättrige und das Zottige Weidenröschen (*E. angustifolium*, *E. hirsutum*) werden ebenfalls für heilkundliche Zwecke verwendet. Die Wurzeln helfen bei Verdauungsproblemen und Durchfall, das Kraut bei Keuchhusten und Asthma.

Bräuche, Zauber, Zeiger

Zauber Das blühende Kraut galt als blitzabwehrend. Ähnlich wie beim Klatschmohn ist diese Verwendung wohl auf die rote Blütenfarbe zurückzuführen.
In der Sympathiemagie (Seite 97) half es gegen Mundfäule und Zahnschmerzen.

Alle Weidenröschenarten wurden mancherorts auch als Schwarztee-Ersatz verwendet. Es ist anzunehmen, dass man die Blätter dazu wie bei der Brombeere (Seite 245) fermentierte.

TEE AUS KLEINBLÜTIGEM WEIDENRÖSCHEN
Infus aus 1–2 EL Kraut auf ½ l Wasser, 2- bis 3-mal täglich 1 Tasse.

WEIDENRÖSCHENTEE
Dekokt aus 2–3 TL Wurzeln auf ½ l Wasser, 2- bis 3-mal täglich 1 Tasse.
Infus aus 1–2 EL Blätter auf ½ l Wasser, 2- bis 3-mal täglich 1 Tasse.

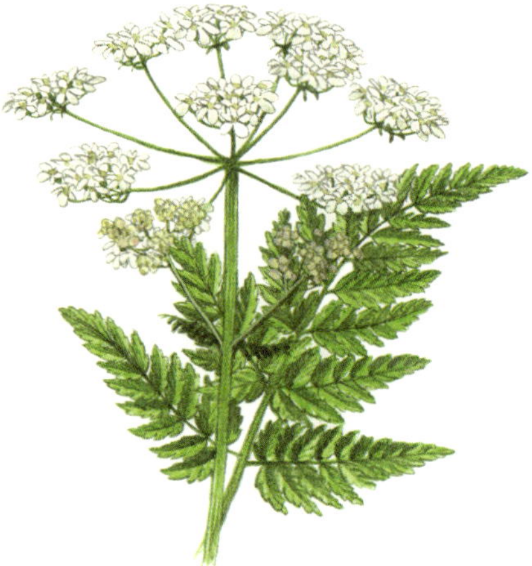

Familie:	Doldenblütler
Standort:	Fettwiesen, Hecken, Wegränder
Aussehen:	60–150 cm hohe, behaarte Staude; Blätter 2- bis 3-fach gefiedert; Blüte 3–4 mm, weiß, ohne Hüllblätter
Verwechslungsgefahr:	Schierling, Taumel-Kälberkropf, sehr gefährlich
Blütezeit:	April – Juli
Erntezeit:	April – November
Inhaltsstoffe:	bisher nicht untersucht

Wiesenkerbel Anthriscus sylvestris

Der Wiesenkerbel ist ein Mitglied der großen Familie der Doldenblütler. Bei ihm muss man jedoch sehr genau hinschauen und sich absolut sicher sein, bevor man Ihn erntet. Denn im Gegensatz zu Engelwurz und Giersch ähnelt er den extrem giftigen Mitgliedern seiner Familie.

KERBELTEE
Infus aus 1–2 EL auf ½ l Wasser, 2–3 Tassen täglich.

GELBE FARBE FÜR 500 G WOLLE
Farbflotte: 2 kg frisches Kraut zerkleinern, in 12–15 l Wasser 1 Stunde lang kochen, abkühlen und abseihen.

GRAUGRÜNE FARBE FÜR 500 G WOLLE
Die gefärbte Wolle wird mit 30 g Eisensulfat nachbehandelt.

Der Wiesenkerbel sollte nicht während der Schwangerschaft eingenommen werden. In alten Schriften wurde er als Abtreibungsmittel erwähnt. Es bleibt offen, ob bei dieser Aussage eine Verwechslung mit einem anderen Doldenblütler vorliegt, aber nichtsdestotrotz sollten Sie den Wiesenkerbel mit Vorsicht genießen.

Küche

Blätter Die Blätter können von April bis Juni roh oder gekocht gegessen werden. Sie haben einen würzigen Geschmack.
Wurzel Zwischen September und November lässt sich die Wurzel als Kochgemüse verwenden.

Haus- und Heilmittel

Für heilkundliche Zwecke sammeln Sie das Kraut von Mai bis September.
Tee Das Kraut ist leicht schleimlösend und appetitanregend.
Weinauszug Die Wurzel in Wein gekocht soll die Menstruation fördern. Im Mittelalter empfahl man, ein solches Gläschen Wein 2- bis 3-mal täglich zu trinken, um sich vor der Pest zu schützen.

Handwerk

Färben Der Wiesenkerbel kann Wolle gelb oder, mit einem Entwicklerbad, graugrün färben. Dazu können Sie ihn die gesamte Vegetationszeit hindurch sammeln.
Haushalt Das Kraut soll Ameisen fernhalten.

Familie:	Rosengewächse
Standort:	Trockenrasen, Böschungen, Wegränder
Aussehen:	20–60 cm hohe Staude; Blätter unpaarig gefiedert, Mittelrippe rötlich; Blüten grünlich, in rundlichen Köpfchen, Kronblätter fehlen, Staubbeutel der unteren Blüten gelb, der oberen rot
Verwechslungsgefahr:	keine
Blütezeit:	Mai – September
Erntezeit:	April – September
Inhaltsstoffe:	Gerbstoffe, Flavonoide, Triterpene, Kaffeesäure

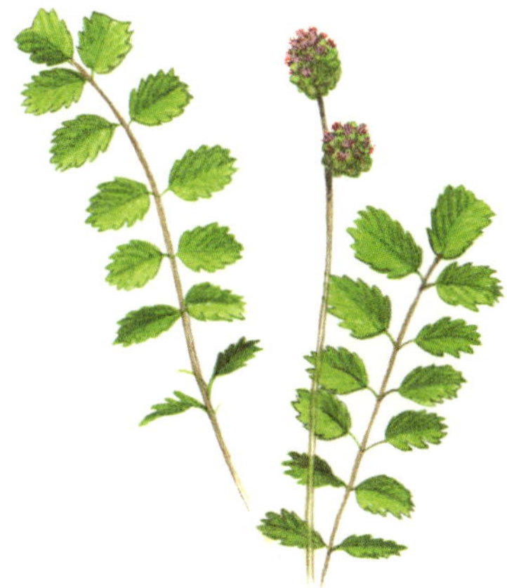

Sanguisorba minor Wiesenknopf

Der Kleine Wiesenknopf steht oft im Schatten seines „großen Bruders", dem Großen Wiesenknopf (S. officinalis). Dabei kann sich seine Heilwirkung ebenfalls gut sehen lassen und im Vergleich zum Großen ist der Kleine ein schmackhaftes Wildgemüse.

Küche

Blätter und Triebe können von April bis Mai und oft auch wieder von September bis Oktober geerntet werden. Sie eignen sich als Rohkost oder Kochgemüse und sind ein hervorragendes Gurkengewürz. Sind die Blätter bereits zu alt, überwiegt der typische zusammenziehende, bittere Geschmack vieler Rosengewächse.

Haus- und Heilmittel

Das Kraut können Sie für die Heilkunde von April bis September sammeln.
Tee hilft bei Durchfall, inneren Blutungen und zu starker Regelblutung. Er ist leber- und magenstärkend und wirkt entwässernd.
Gurgelwasser aus dem Kleinen Wiesenknopf hilft bei Halsentzündungen und Infektionen der oberen Atemwege.
Kraut in Wein soll den Geist erfrischen, das Denkvermögen fördern und die Melancholie vertreiben.
Frischkrautauflage Als Frischkrautauflage oder Teekompresse nach den Grundrezepten auf Seite 55 ist der Kleine Wiesenknopf eine wunderbare Soforthilfe, um Blut zu stillen.

Bräuche, Zauber, Zeiger

Bräuche In manchen Gegenden Deutschlands gehört der Kleine Wiesenknopf zum Mariä-Himmelfahrts-Buschen. Mehr zu diesem Brauch finden Sie auf Seite 102.

Der Große Wiesenknopf steht auf der Vormerkliste für gefährdete Pflanzen.

WIESENKNOPFTEE
Infus aus 2–3 TL auf ½ l Wasser, 2–3 Tassen täglich.

GURGELN MIT WIESENKNOPF
1 TL Tinktur nach dem Grundrezept auf Seite 48 auf 1 Tasse Tee, mehrmals täglich gurgeln.

KRAUT IN WEIN
2–3 Stängel mit Blatt und Blüte in ein Glas Rotwein geben, 1 Stunde ziehen lassen.

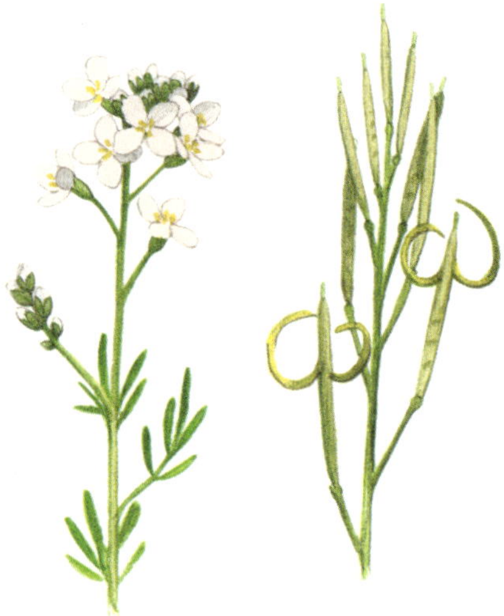

Familie:	Kreuzblütler
Standort:	Fett-, Nass- und Moorwiesen, Uferbereiche
Aussehen:	20–50 cm hohe Staude; Blätter gefiedert, Grundblätter in Rosette; Stängel hohl; Blüte 12–20 mm, lila bis weiß, gelbe Staubbeutel
Verwechslungsgefahr:	andere Schaumkräuter, ungefährlich
Blütezeit:	April – Juni
Erntezeit:	April – Mai, August – September
Inhaltsstoffe:	Senfglykoside, Bitterstoffe, Vitamin C

Wiesenschaumkraut Cardamine pratensis

Das Wiesenschaumkraut macht im Frühling seinem Namen alle Ehre. Wie von einer Schaumkrone bedeckt, leuchten nährstoffreiche, feuchtere Wiesen ab April zartrosa. Manchmal sind es nur kleine Tupfen, oft genug bedeckt es aber große Flächen – ein rosa Blütenmeer.

Das Kleinblütige Schaumkraut (*C. parviflora*) wird als gefährdet eingestuft.

Es gibt diverse Schaumkräuter, die sich alle für die Küche eignen. Besonders häufig ist noch das Waldschaumkraut zu finden.

WIESENSCHAUMKRAUTTEE
Infus aus 2–3 TL Kraut auf ½ l Wasser, 2–3 Tassen täglich.

Küche

Blätter Die Blätter können Sie vor der Blüte von April bis Mai roh oder gekocht essen. Roh haben sie einen senfig scharfen Geschmack, der sich beim Kochen leider verliert. Getrocknete Blätter eignen sich im Salat als Pfefferersatz.
Knospen Die Knospen würzen zwischen April und Mai Ihren Kräuterquark.
Samen Die Samen sind zwischen August und September ausgereift und aromatisieren Öl, Senf und Quark.

Haus- und Heilmittel

Wie bei fast allen Frühlingswildkräutern ist es am besten, das Wiesenschaumkraut gleich roh zu essen.
Rohkost und Tee Das Wiesenschaumkraut regt Stoffwechsel, Leber und Niere an. Es hilft bei Rheuma, Krämpfen, ist magenerwärmend und verdauungsanregend. Bei Frühjahrsgrippen leistet es mit seinem hohen Vitamin-C-Gehalt und seiner schleimlösenden Wirkung gute Dienste.

Bräuche, Zauber, Zeiger

Bräuche Das Wiesenschaumkraut darf nicht ins Haus geholt werden, da es Blitze anzieht.
Für das Vieh soll es besonders heilkräftig sein, wenn es gemeinsam mit anderen Frühlingsblühern an Mariä Himmelfahrt gesammelt wird.
Zeiger Es heißt, wenn das Wiesenschaumkraut reichlich blüht, gibt es wenig Heu und im Herbst herrscht Überschwemmungsgefahr.

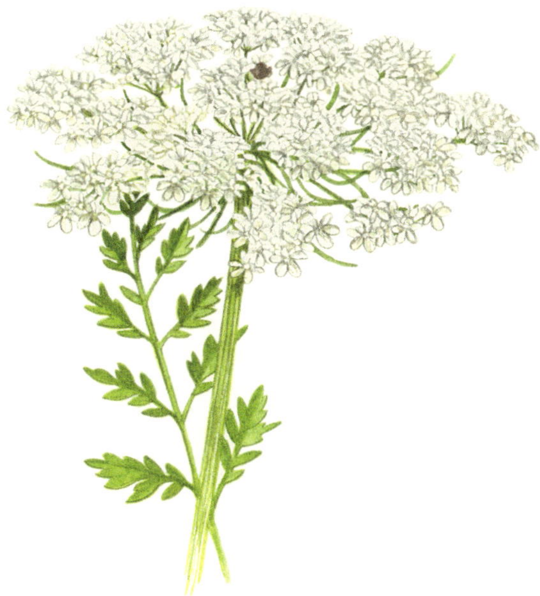

Daucus carota Wilde Möhre

Bei der Wilden Möhre riecht man, dass sie die „Vorgängerin" des knallorangefarbenen Wurzelgemüses ist. Es reicht schon, ihre Blätter zu zerreiben, und sie verströmt den typischen Karottenduft. Das gleiche gilt für die Samen, die in richtigen kleinen Doldennestern ausreifen.

Küche

Blätter und Triebe können von April bis Juni roh oder gekocht gegessen werden. Danach eignen sie sich noch als Würze.

Blüten Die Blüten können Sie von Juni bis September in einem salzigen Teig frittieren.

Samen Zermörserte Samen sind eine gute Würze für Eintöpfe und Gemüsegerichte. Sie sind zwischen September und November reif.

Wurzel Die Wurzel wird im ersten Jahr der Pflanze zwischen September und Oktober gesammelt. Sie kann wie die Kulturkarotte verwendet werden, hat allerdings ein etwas herberes, ätherischeres Aroma und ist sehr viel kleiner.

Haus- und Heilmittel

Die in der Heilkunde verwendeten Samen und Wurzeln können Sie in denselben Zeiträumen sammeln wie oben unter „Küche" angegeben.

In der Schwangerschaft sollten Sie von der Wilden Möhre absehen.

Samentee wirkt entblähend, harn- und steintreibend und regt den Stoffwechsel an. Er fördert die Verdauung, die Menstruation und kann gegen Ende der Schwangerschaft zur Geburtserleichterung getrunken werden.

Wurzeltee Die Wurzel hat sehr viel Vitamin A und hilft bei Husten und Heiserkeit.

Frischkrautauflage Das frische Kraut zerrieben oder zerkaut und mit etwas Honig angerührt können Sie zur Wundbehandlung verwenden.

Bei Gemüsesaatgutproduzenten, die sich mit alten Sorten beschäftigen, kann man zuweilen auch die Samen einer weißen Karotte kaufen. Diese Sorte ähnelt nicht nur wegen ihrer Farbe der Wildform, als recht junge Rübe ist ihr Geschmack auch sehr viel ätherisch-aromatischer. Eine echte Delikatesse, die man sich als Gartenbesitzer leicht nach Hause holen kann.

SAMENTEE
Infus aus 2–3 TL auf ½ l Wasser, 2- bis 3-mal täglich 1 Tasse.

WURZELTEE
Dekokt aus 2–3 TL auf ½ l Wasser, 2- bis 3-mal täglich 1 Tasse.

THERIAK DES ARMEN MANNES
Stellen Sie sich eine Mischtinktur aus folgenden Pflanzen her, Sie können dazu Blüte, Kraut und Wurzel verwenden: Bärenklau, Engelwurz, Wilde Möhre, Wiesenkerbel, Giersch, (Meisterwurz, Pastinake, Kümmel).

Familie:	Doldenblütler
Standort:	Fettwiesen, Halbtrockenrasen, Wegränder, Dämme
Aussehen:	30–70 cm hoch, 2-jährig; Blätter: 2- bis 3-fach gefiedert; Blüte: 2–4 mm, weiß, die Blüten in der Mitte der Dolde teilweise schwarz-purpurn, Hüllblätter gefiedert, Dolde krümmt sich zur Reife einwärts
Verwechslungsgefahr:	u.a. Schierling, Taumel-Kälberkropf, gefährlich
Blütezeit:	Juni – September
Erntezeit:	April – Oktober
Inhaltsstoffe:	Provitamin A, Vitamin B_1, B_2, C, Flavonoide, ätherische Öle

Theriak, auch „Wasser des Lebens“ oder „Aqua Vitae“ genannt, ist ein belebender, regenerierender Schnaps. Es gibt viele Rezepte – oft mit teuren Gewürzen darin – wobei die meisten zahlreiche Doldenblütler beinhalten. Vor allem ärmere Leute, die sich Gewürze nicht leisten konnten, griffen oft auf die wilden Dolden zurück.

Bräuche, Zauber, Zeiger

Bräuche Wenn man zu Silvester oder Neujahr Wilde Möhre isst, wird der Geldfluss im folgenden Jahr nie versiegen.
Zauber Als magisches Amulett um den Hals getragen, soll die Wurzel vor Schlangen schützen.

ANWENDUNGEN VOR 1000 JAHREN
Im ältesten deutschen Kräuterbuch, dem „Macer floridus“, werden einige Anwendungen mit der Wilden Möhre beschrieben. In diesem Werk wird sie noch als Pastinake bezeichnet. Pharmakologische und botanische Historiker gehen allerdings davon aus, dass dieser Begriff nicht nur für die uns als Pastinake bekannte Wild- und Kulturpflanze (auch ein Doldenblütler) verwendet wurde, sondern meistens für die Möhre. Die folgenden Rezepte können also leider nicht zu 100 % der Wilden Möhre zugeordnet werden:
Die Wurzel in Met gekocht hilft bei Milzbeschwerden und Leberleiden, in Milch gekocht bei Durchfall und Asthma.
Eine Wurzelbreiauflage lindert heftige Zahnschmerzen.

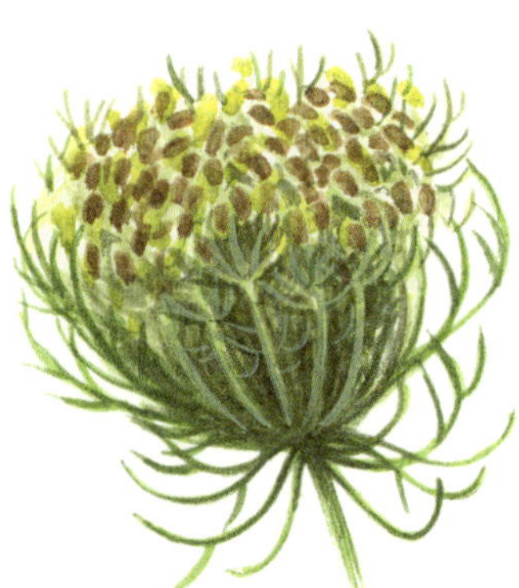

Familie:	Lippenblütler
Standort:	nasser, zeitweise überschwemmter Boden, Bruchwälder, Ufer, Röhrichte
Aussehen:	30–100 cm hohe Staude; Blätter lanzettlich, tief gezähnt, ungestielt; Blüten 3 mm, weiß, in Scheinquirlen um den Blattansatz
Verwechslungsgefahr:	Herzgespann, ungefährlich
Blütezeit:	Juli – September
Erntezeit:	Juli – November
Inhaltsstoffe:	Gerbstoffe, Glykoside, Harz, ätherisches Öl, Lithospermsäure

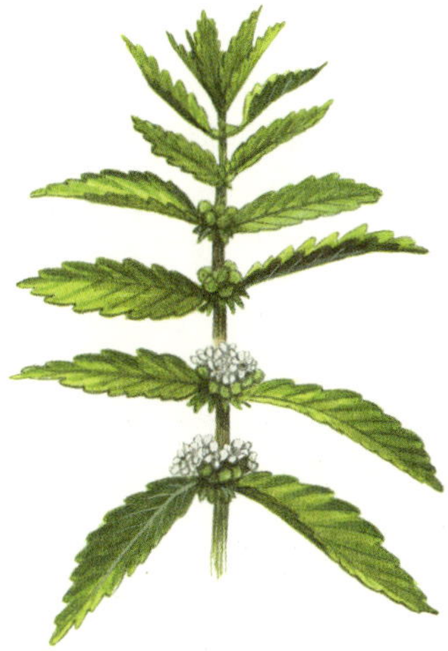

Lycopus europaeus Wolfstrapp

Dem Betrachter erscheint der an feuchten Standorten wachsende Uferwolfstrapp als fein und edel geformte Pflanze. Über seinen Gebrauch ist wenig bekannt. Sehr viel bekannter hingegen ist sein naher Verwandter, das Herzgespann (Leonurus cardiaca).

Haus- und Heilmittel

Sammeln Sie den Wolfstrapp für therapeutische Zwecke während seiner Blütephase von Juli bis September.

Tee Der Wolfstrapp ist ein leichtes Herzmittel bei Nervosität. Er senkt den Prolaktinspiegel. Prolaktin ist ein Hormon, das bei erhöhter Ausschüttung zu Brustschwellungen, ausbleibender Regel und dem Prämenstruellen Syndrom führen kann (siehe auch Seite 141).

Er hilft bei leichter bis mittelschwerer Schilddrüsenüberfunktion. Bei der Behandlung dieser Erkrankung ist es wichtig, eine Teetherapie langsam abzusetzen.

In der Vergangenheit verwendete man den Tee außerdem bei Husten und Menstruationsbeschwerden.

Kompressen Als Kompresse nach dem Grundrezept auf Seite 55 können Sie den Wolfstrapp bei Geschwüren und Ohrenschmerzen einsetzen. Früher wurden mit seinem Wasserauszug oder Frischpresssaft auch Pestbeulen behandelt.

Bräuche, Zauber, Zeiger

Bei diesem Namen, dem wissenschaftlichen und dem deutschen, ist es rätselhaft, wieso sich in der einschlägigen Literatur nichts zu Wolfstrapp finden lässt. Ein Mysterium, auf dessen Suche man sich einmal begeben kann.

Der Wolfstrapp ist eine der wenigen Heilpflanzen, die bei Schilddrüsenüberfunktion verwendet werden können. Der dafür verantwortliche Inhaltsstoff ist die Lithospermsäure. Patienten mit Schilddrüsenunterfunktion sollten aus diesem Grund auf den Genuss verzichten.

WOLFSTRAPPTEE
Infus aus 4 TL Kraut auf 1/2 l Wasser, 2- bis 3-mal täglich 1 Tasse ungesüßt trinken. Dauer einer Kur bei Schilddrüsenüberfunktion: etwa 6 Wochen.

TEE FÜR KOMPRESSE
Infus aus 3–4 TL auf 1/4 l Wasser.

Bäume & Sträucher im Porträt

Wie unsere heimischen Kräuter sind auch die Bäume und Sträucher eine ungeahnte Schatzkiste der Heilkunde, der Küche, des Handwerks und natürlich der Geschichten rund um das Brauchtum.

Lassen Sie sich entführen in die geheimnisvolle Welt der Bäume und Sträucher, und Sie werden diese schönen, teils großen Geschöpfe der Natur bestimmt in einem anderen Licht sehen.

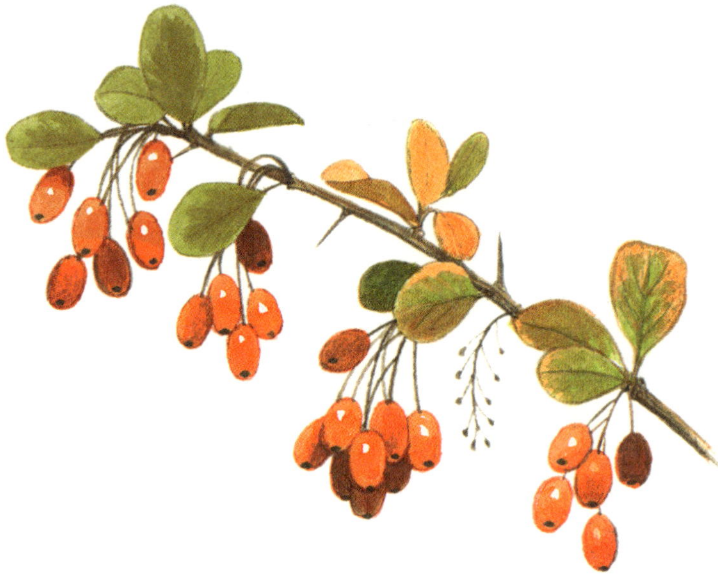

Berberitze Berberis vulgaris

Die Berberitze ist vielen Menschen nur noch als Heckenpflanze bekannt. Die Zuchtform, die durch ihre dunkelroten Blätter im Herbst besticht, ist aber für die Heilkunde nicht von großem Nutzen. Dank unserer ausgeräumten Kulturlandschaft muss man lange suchen, um sie noch wild zu finden.

BERBERIN
Berberin ist ein Inhaltsstoff der Berberitze, der das Wachstum diverser Amöben und Bakterienstämme hemmt.

TEE
Dekokt aus 2–3 TL auf ½ l Wasser, höchstens 2 Tassen täglich.

BERBERITZEN-BEERENTEE
Infus aus 1–2 EL auf ½ l Wasser, 2- bis 3-mal täglich 1 Tasse.

CREMEGELBE FARBE FÜR 500 G WOLLE
Farbflotte: 1 kg frische Berberitzentriebe 1 Stunde in 12–15 l Wasser auskochen und abseihen.

Küche

Blätter Die jungen Blätter können Sie von April bis Mai roh oder gekocht essen. Sie haben einen leicht säuerlichen Geschmack.
Früchte Die Beeren der Berberitze werden zwischen September und Oktober reif. Um sie zu ernten, müssen Sie schnell sein, denn für die Vögel sind sie ebenso eine Delikatesse … Man kann sie trocknen und im Müsli essen oder zu Marmeladen und Fruchtsoßen einkochen. Sie haben einen feinen, säuerlich herben Geschmack.

Haus- und Heilmittel

Blätter und Rinde enthalten das Alkaloid Berberin. Aus diesem Grund muss die Dosierung eingehalten werden, damit es keine schädigenden Nebenwirkungen gibt. Schwangeren ist generell von einer Behandlung abzuraten. Die Beeren sind alkaloidfrei und damit für jeden bedenkenlos zu genießen. In den meisten Kräuterbüchern wird die Wurzel als medizinale Droge aufgeführt. Die Wurzelernte schädigt aber den Busch in größerem Maße als das Beernten einiger Äste, die zur therapeutischen Nutzung ausreichen. Ernten Sie die Rinde möglichst im Frühjahr oder Herbst, die Beeren im September/Oktober und die Blätter von Mai bis Juli.
Tee Der Tee aus Blättern und Innenrinde der Äste regt die Galle an, wirkt harntreibend, hilft bei Rheuma, Appetitlosigkeit und Verstopfungen durch mangelnden Gallefluss.
Gurgelwasser Der Tee aus Blättern und Wurzeln kann als Gurgelmittel bei lockeren Zähnen und Zahnfleischentzündung verwendet werden.

Familie:	Berberitzengewächse
Standort:	Waldränder, Hecken
Aussehen:	2 m hoher Strauch; Rinde hellbraun, längsgefurcht, an jungen Zweigen rötlich-braun; Blätter länglich, gesägt, buschig angeordnet, kurzer Stiel; Blüte hellgelb, in hängenden Trauben; Frucht länglich, rot
Verwechslungsgefahr:	keine
Blütezeit:	April – Juni
Erntezeit:	April – November
Inhaltsstoffe:	Berberin, Gerbstoffe, Vitamin C, ätherische Öle

Beerentee wirkt fiebersenkend und stärkt aufgrund des hohen Vitamin-C-Gehalts die Abwehrkräfte.
Rohkost und Marmelade Die sauren Beeren, gemischt mit Zucker, sind ein sehr gutes Mittel gegen Appetitlosigkeit bei Kindern und bei Schwangerschaftserbrechen.
Beerenmarmelade kann nach dem Grundrezept auf Seite 35 hergestellt werden.

Handwerk

Färben Triebe, Rinde und Holz färben Wolle und Leder gelb. Die Triebe können Sie dazu von April bis Mai und die Rinde im Frühjahr oder Herbst ernten.
Ein Absud aus Rinde und Holz vermengt mit Asche wurde früher zum Haarefärben benutzt. Es soll ihnen einen leuchtenden Gelbton geben.
Holzverarbeitung Das Holz war und ist bei Schreinern beliebt, um Drechsel- und Intarsienarbeiten zu fertigen.

Bräuche, Zauber, Zeiger

Zauber Die Blüten wurden kleinen Kindern in einem Säckchen um den Hals gebunden, um die Schmerzen beim Zahnen zu lindern.
Als Heckenpflanze genießt auch die Berberitze besondere Aufmerksamkeit, mehr zu diesem Thema finden Sie auf Seite 96.
Wenn man einen Zweig der Berberitze einer anderen Person ans Haus oder in den Stall steckte, so konnten bei dieser keine bösen Verwünschungen mehr wirken. Ein Brauch oder Aberglaube, der auf das Dornenkleid dieser Pflanze zurückgeht.
Zeiger Wenn die Früchte der Berberitze dick und kurz sind, so soll ein harter, aber kurzer Winter folgen. Sind sie lang und dünn, wird der Winter lang und mild.

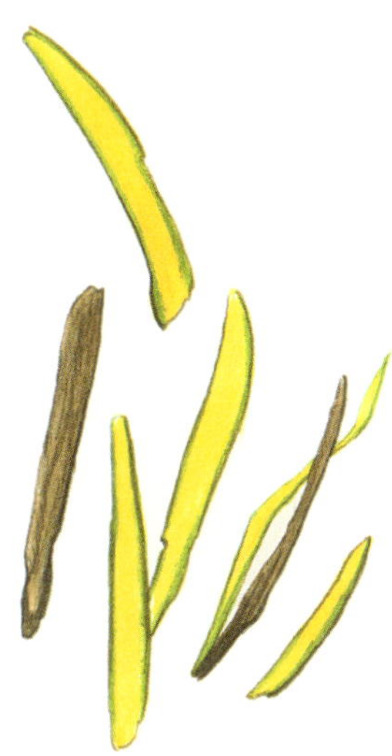

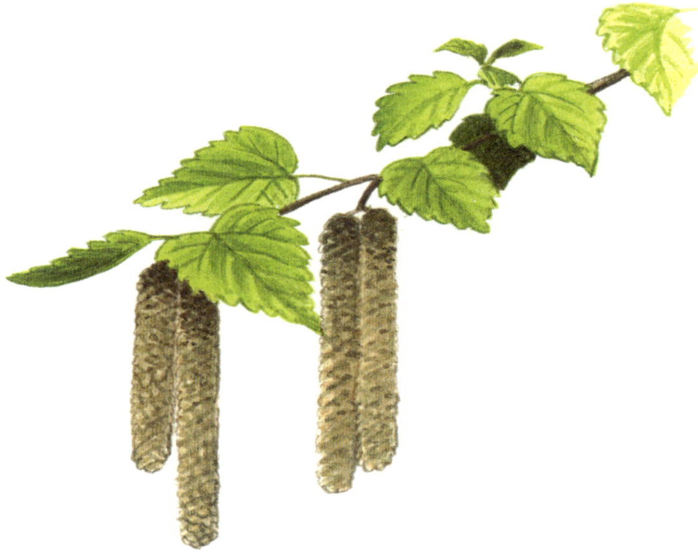

Birke Betula pendula, B. pubescens

Die Birke ist als junger Baum glatt und geschmeidig. Erst mit dem Alter wird die Rinde am stattlichen Stamm kantig hart. Sie kann unglaubliche Minustemperaturen vertragen und ist in der Taiga neben ein paar Flechten und Moosen oft die einzige Nahrungsquelle für die Tiere.

Küche

Triebe und Blätter Die jungen Triebe können Sie von April bis Mai roh oder gekocht essen oder als Sirup nach dem Grundrezept auf Seite 49 verwenden.

Birkensaft Sehr beliebt in der Wildkräuterküche ist auch der Birkensaft, den Sie 2–3 Wochen nach der ersten sonnigen Phase zwischen Mitte März und Mitte Mai gewinnen können. Er schmeckt sehr erfrischend und ein bisschen süß. Hierfür reicht es aus, einen Ast von 2 cm Durchmesser abzusägen. Aus dieser Wunde fließt bereits reichlich Saft, den Sie leicht mit einer Plastiktüte (Gefrierbeutel) auffangen können. Der einzige Nachteil dieser Methode ist, dass Sie dazu klettern müssen oder eine Leiter brauchen, denn die Birke hat selten Äste im unteren Stammbereich.

Wählen Sie einen Ast direkt am Stamm, lassen Sie 10–15 cm stehen, um daran den Beutel festzubinden. Achten Sie darauf, dass kein Regen hineinlaufen kann.

Ein Ast von 2–3 cm Durchmesser blutet am Tag anfänglich mehrere Liter Saft aus, dies bedeutet für Sie, 1- bis 2-mal täglich den Beutel zu entleeren. Beginnen Sie mit der Safternte am besten bei Neumond. Mit zunehmendem Mond steigen die Säfte in den Pflanzen und die Birke treibt mehr Flüssigkeit in ihre Äste. Nach 2 Wochen wird die Wunde am Ast verschlossen sein und keinen Saft mehr hindurchlassen. Jetzt müssen Sie den verbleibenden Aststummel unbedingt sauber auf den nächstgrößeren Ast oder Stamm zurückschneiden, denn verbleibendes Totholz schädigt den Baum im Laufe der Zeit durch Abfaulen.

Familie:	Birkengewächse
Standort:	Waldlichtungen, Geröllhalden, Brache, feuchte Böden, Moore
Aussehen:	30 m hoher Baum; Rinde weiß mit schwarzen Quersteifen, jung rötlich, gelbbraun; Blätter 3-eckig, zugespitzt, gesägt; weibliche Blüten: grünliche Zapfen, zunächst aufrecht, dann hängend, männliche Blüten: gelb, lange, ungestielte Kätzchen
Verwechslungsgefahr:	keine
Blütezeit:	März – Mai
Erntezeit:	März – August
Inhaltsstoffe:	Gerbstoffe, Bitterstoffe, Vitamin C, Flavonoide, Saponine, ätherische Öle

Innenrinde In sehr strengen Wintern, wenn die Vorräte knapp wurden, behalfen sich viele Stämme der nordamerikanischen Indianer mit der Birkenrinde. Ihre Innenseite ist weich und hat viel Zucker und Vitamin C. Aber diese Ernte kostet die Birke sehr viel Kraft und Vitalität, daher soll hier zum Wohl des Baumes davon abgeraten werden.

Haus- und Heilmittel

Die Blätter für die Haus- und Heilmittel ernten Sie am besten von April bis Juni. Den Zeitraum für die Safternte entnehmen Sie dem Abschnitt „Küche".
Tee Er regt die Niere an, hilft bei hartnäckigen Harnwegsentzündungen, Nierensteinen, Ödemen, Gicht, Rheuma, Hauterkrankungen und bei Magen-Darm-Beschwerden. Er ist harntreibend, leicht milchbildend und hat eine leicht antidepressive Wirkung.
Birkensaft Den Saft können Sie bei hartnäckigen Hautunreinheiten, geschwollenen Gliedern und bei Vitamin-C-Mangelerkrankungen einnehmen. Als Kur sollten Sie mindestens 2 Tassen täglich trinken.
Gurgelwasser Mit dem Tee kann man bei Entzündungen der Mundschleimhaut gurgeln.
Äußerliche Anwendung In Form einer Kompresse oder eines Teilbads hilft die Birke bei Rheuma, Wunden, Hautausschlägen und bei Fußschweiß. Das Gel aus Birkenblättern nach dem Grundrezept auf Seite 55 strafft und reinigt die Haut.
Haarwasser Bei Haarausfall, Schuppen und fettigem Haar können Sie regelmäßig die Haare mit Birkentee waschen.
Gesichtswasser Der Saft kann mit Alkohol konserviert werden und dient bei Ausschlag als Gesichtswasser. Sie können das Gesichtswasser auch mit einer Kompresse auf schlecht heilende Wunden geben.

Handwerk

Papier Lange Zeit nutzten die Menschen die leicht zu lösende, weiße Rinde der Birke als Papier. Heute hat dies keinen praktischen Nutzen mehr, aber dafür einen ästhetischen. Die Rinde ist eine schöne Grundlage für Grußkarten oder besondere Schriften.

BIRKENBLÄTTERTEE
Infus aus 2 EL auf $1/2$ l Wasser, 2- bis 3-mal täglich 1 Tasse.

GURGELN MIT BIRKENBLÄTTERN
Infus aus 1–2 EL auf $1/4$ l Wasser.

TEE FÜR ÄUSSERE ANWENDUNG (BLÄTTER)
Kompresse mit einem Infus aus 2 EL auf $1/4$ l Wasser.
Teilbad mit einem Infus aus 2 Handvoll auf 5 l Wasser.
Gel mit einem Infus aus 1–2 EL auf $1/8$ l Wasser.

BIRKENHAARWASSER
Infus aus 5 EL Blätter auf 2 l Wasser.

BIRKENGESICHTSWASSER
$2/3$ Saft mit $1/3$ 70 %igem Alkohol mischen und möglichst kühl und dunkel lagern.

GELBE FARBE FÜR 500 G STOFF
Bei diesem Rezept benötigen Sie keine Vorbeize, hier wird mit einer sogenannten Direktbeize gearbeitet. Mit einem vorangegangenen Beizbad wird die Farbe etwas matter.
Farbflotte: 1 kg Birkenblätter in 12–15 l Wasser 1 Stunde kochen. In dem abgeseihten Sud 65 g Alaun gut lösen, den feuchten Stoff hineinlegen und 30 Minuten bis 1 Stunde kochen. Anschließend herausnehmen und spülen.

RÖTLICH GELBE FARBE FÜR 500 G STOFF
Der Färbevorgang erfolgt zunächst wie in oben angegebenem Rezept. Das Garn wird jedoch nach dem Farbbad ohne Spülgang getrocknet und über Nacht in Aschelauge gelegt. Am nächsten Tag können Sie es dann spülen und endgültig trocknen.

Brennhilfe Jeder Pfadfinder kennt das Geheimnis der Birkenrinde. Birkenrinde und -holz brennen aufgrund des hohen Teergehalts auch wenn sie nass sind.
Färben und Gerben Mit der Rinde der Birke wurden früher Felle gegerbt. Diese spezielle Gerbung verlieh ihnen einen besonderen, würzigen Duft. Zum Färben nutzt man Blätter und Rinde. Sie ergeben je nach Beize einen gelben, grünen oder braunen Farbton. Die beste Sammelzeit für die Blätter ist der August, für die Rinde bereits das Frühjahr.
Sie können mit der Birkenrinde auch Stoffe färben, dabei erhalten Sie einen Braunton in unterschiedlichen Schattierungen. Das Rezept finden Sie bei der Eberesche auf Seite 248.
Regenschutz Früher nutzte man den hohen Teergehalt der Birke zum Abdichten von Dächern und Booten. Es ist allerdings recht mühsam, per Trockendestillation den Teer zu gewinnen.

Bräuche, Zauber, Zeiger

Bräuche Als Spitze des Maibaums kommt die Birke bei uns noch heute zu großen Ehren. In ihr erkannten die Menschen einst die junge, immer wiederkehrende Vegetationskraft, die Göttin des Frühlings.
Zauber Bei Gewitter warf man Birkenreiser ins Feuer, um sich vor größerem Schaden zu schützen.
Es gibt allerlei Brauchtum, um mit einem Birkenreis Ungeziefer zu vertreiben. Am wirksamsten gegen die kleinen Tierchen waren jene, die im Mai geschnitten und zu Pfingsten gesegnet wurden.
Zeiger Dort, wo Birken besonders gut gedeihen, soll in tieferen Erdschichten Eisenerz vorkommen.

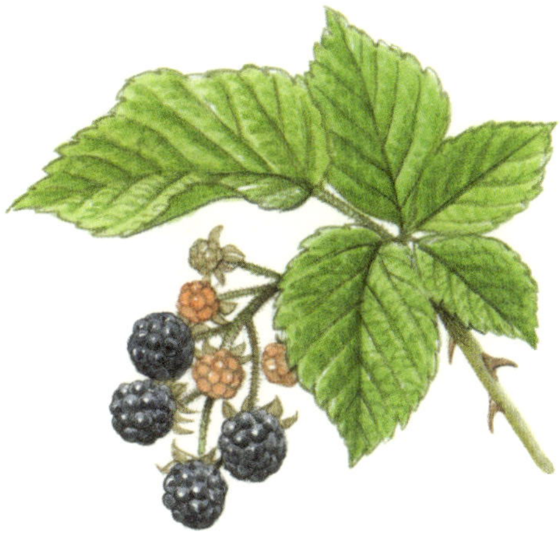

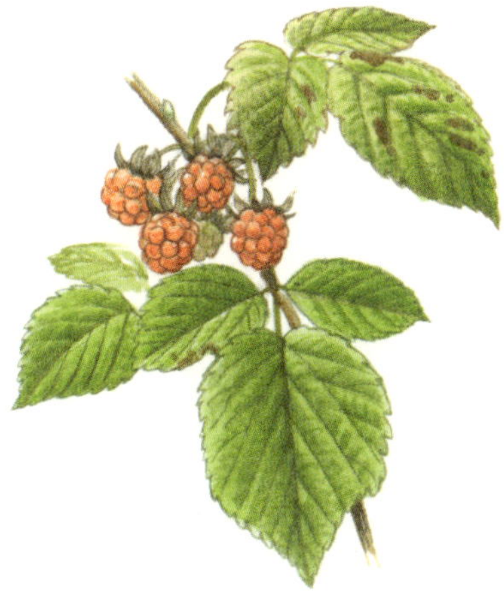

Rubus fruticosus, R. idaeus

Brombeere und Himbeere

Gibt man als Gartenbesitzer nicht acht, kann die Brombeere schnell das Regiment übernehmen. Sie ist unglaublich wuchsfreudig und kann schnell zu einem undurchdringlichen Dornengebüsch werden und dabei auch ihre zarte Schwester, die Himbeere, überwuchern.

Neben der Moltebeere (*R. chamaemorus*, gesetzlich geschützt) und der Felsenhimbeere (*R. saxatilis*) gibt es unter den *Rubus*-Arten noch die Kratzbeere (*R. caesius*). Sie ist in Deutschland recht häufig zu finden, hat in der Heilkunde allerdings keine große Bedeutung. Ihre Früchte können je nach Standort fruchtiger oder wässriger sein als die der Brombeere oder der Himbeere, eignen sich aber genauso zu Kompott oder Marmelade.

Küche

Blätter Die jungen Blätter können im Frühjahr roh oder gekocht gegessen werden. Sie haben einen recht bitteren Geschmack. Man kann aus den Blättern auch einen Schwarzteeersatz herstellen.

Beeren Die Beeren beider Büsche können zu Sirup, Saft, Marmelade, Essig oder Likör verarbeitet oder einfach gleich roh gegessen werden. Brombeeren sind von August bis September reif, Himbeeren bereits im Juni/Juli.

Haus- und Heilmittel

Him- und Brombeerblätter haben grundsätzlich die gleiche Wirkung, wobei die der Brombeere etwas stärker ist.

Für die Heilkunde können Sie die Blätter von April bis September ernten, die Wurzeln von März bis April oder im Oktober, die Erntezeit für die Beeren finden Sie unter „Küche".

Blättertee wird angewendet bei Mund- und Rachenentzündungen, entzündeten Schleimhäuten, Keuchhusten, zur Vorbeugung von Erkältungskrankheiten, bei Durchfall und Blinddarmreizungen. Er senkt den Blutzucker-

SCHWARZTEE-ERSATZ

Lassen Sie junge, zarte Blätter 1 Tag antrocknen (sie dürfen nicht komplett getrocknet sein). Anschließend mit einem Nudelholz quetschen, mit warmem Wasser besprenkeln, in ein Tuch einschlagen und 3–4 Tage an einem warmen Ort aufbewahren. An warmen Tagen können Sie sie auch an die Sonne legen. Nach dieser Zeit ist die Fermentation abgeschlossen, die Blätter sind schwarz verfärbt und werden jetzt zum Trocknen an einen luftigen Ort gelegt. Gut verschlossen aufbewahren.

Familie: Rosengewächse
Standort: Wald- und Wegränder, Kahlschläge, Böschungen, Steinschutthalden
Aussehen: Brombeere: 30–200 cm hoher Strauch, kräftig bestachelt; Blätter unpaarig 3- bis 5-zählig gefiedert; Blüte 20–30 mm, weiß bis rosa; Frucht schwarz glänzend; Himbeere: 100–200 cm hoher Strauch, schwach bestachelt; Blätter unpaarig 3- bis 5-zählig gefiedert, Unterseite weißfilzig; Blüte 5–10 mm, weiß in wenigblütigen Rispen; Frucht samtig rot
Verwechslungsgefahr: Kratzbeere, ungefährlich
Blütezeit: Brombeere: Mai – Oktober; Himbeere: Mai – August
Erntezeit: April – Oktober
Inhaltsstoffe: Brombeere: Frucht: Vitamin C, Fruchtzucker, organische Säuren, Pektin; Blätter: Gerbstoffe, Flavonoide, organische Säuren, Vitamin C; Himbeere: Frucht: Fruchtsäuren, Vitamine der B-Gruppe, Provitamin A, Mineralstoffe (v.a. Kalium, Phosphor, Kalzium, Magnesium und Eisen); Blätter: Gerbstoffe

TEE AUS WURZEL UND BLÄTTERN
Infus aus 2 TL Blätter auf 1/2 l Wasser, 2-mal täglich 1 Tasse. Bei einer kurmäßigen Anwendung nach 2 Wochen 1 Woche Pause einlegen.
Dekokt aus 2 TL Wurzeln auf 1/2 l Wasser, 2–3 Tassen täglich.

ZARTGELBE FARBE FÜR 500 G WOLLE
Nach dem Beizbad müssen Sie die Wolle für 2 Tage in einem feuchten Tuch lagern.
Farbflotte: 1,5 kg frische Brombeertriebe zerkleinern, 2 Stunden auskochen, über Nacht auskühlen lassen und abseihen.
Farbbad: Die Wolle zweimal für eine halbe Stunde sanft kochen.
Nach den Farbbädern für 2 Stunden an der frischen Luft ausbreiten (erst nach dem 2. Luftbad waschen und klarspülen).

spiegel, wirkt blutreinigend, mindert zu starke Regelblutungen und ist ein Tonikum für die Prostata.
Die Himbeerblätter werden zusätzlich zur Geburtsvorbereitung verwendet. Sie stimulieren den Uterus und machen das Muttermundgewebe weich. Damit verringern sie die Wahrscheinlichkeit eines möglichen Dammschnitts. Ab dem Ende der 34. Woche 2–3 Tassen täglich trinken – zusätzlich aber mit der Hebamme abklären!
Umschlag und Kompresse Äußerlich werden die Blätter bei Blutungen, Hautausschlägen und entzündeten Krampfadern (ärztliche Abklärung!) angewendet. Die Grundrezepte finden Sie auf Seite 55. Als Kompressentee verwenden Sie die doppelte Menge an Blättern wie im Teerezept angegeben.
Blättertinktur Die Tinktur nach dem Grundrezept auf Seite 48 hilft in einer wässrigen Verdünnung (1–2 EL auf 0,2 l Wasser) bei Wunden sowie Mund- und Zahnfleischentzündungen.
Wurzeltee Aus der Wurzel können Sie einen harntreibenden und hustenstillenden Tee zubereiten.
Fruchtmus und Saft Die Früchte wirken sowohl entkrampfend auf den Uterus und die anderen Beckenorgane als auch entkrampfend bei Asthmaanfällen. Außerdem sind sie blutbildend, fiebersenkend und stärken den Organismus bei Erkältungskrankheiten.

Handwerk

Färben Frische Brombeertriebe färben Wolle zartgelb. Mit Hilfe eines Entwicklerbads entsteht ein Graugrün, dafür die Wolle mit 30 g Eisensulfat nachbeizen.

Bräuche, Zauber, Zeiger

Zeiger Viele Früchte an Brombeer- und Himbeersträuchern sollen einen kalten Winter und eine gute Roggenernte im kommenden Jahr ankündigen.

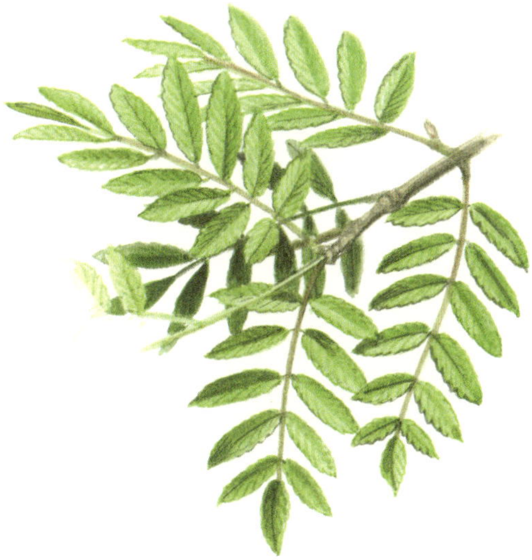

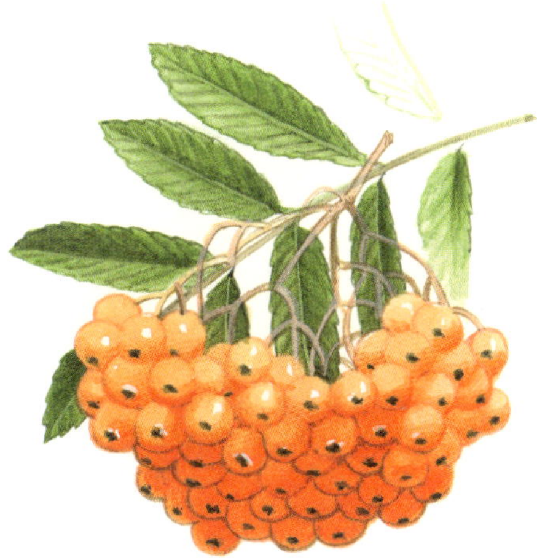

Sorbus aucuparia Eberesche

Die korallenroten Früchte der Eberesche leuchten bis weit in den Winter hinein. Sie sind für viele Vögel eine wichtige Nahrungsquelle in der kalten Jahreszeit, daher auch der Name „Vogelbeere". Die Eberesche ist ein Baum voller Mythen, der seit der Steinzeit auch den Menschen große Dienste leistet.

Küche

Früchte Sie können die Früchte bereits ab August ernten, allerdings empfiehlt es sich, den ersten Frost abzuwarten, um die Gerbstoffe zu mindern und den Zuckergehalt zu erhöhen. Sie eignen sich als Zugabe zu Marmeladen und Kompotten, wie z.B. von Zwetschen, Äpfeln, Holunder oder Brombeere. Allein ist ihr Geschmack sehr herb, was durch spezielle Verarbeitungswege leider nur ein wenig abgeschwächt werden kann.

Haus- und Heilmittel

Die Beeren können Sie ab August ernten, die Blätter zwischen Juni und September und die Blüten von Mai bis Juni.

Beerentee Der Tee vermindert den Augeninnendruck und hilft dadurch bei Grünem Star. Er ist schmerzstillend bei Nierenerkrankungen, antirheumatisch, blutreinigend, wassertreibend und stärkt den Organismus. Die Beeren schützen die Leber, erhöhen die Gallensekretion und wirken stopfend. Sie helfen bei Störungen der Verdauung, der Menstruation, bei Lymphknotenschwellungen und lindern den Hustenreiz. Zur Vermeidung von Stimmbandreizungen und Heiserkeit können Sie den Tee auch mehrmals täglich als Gurgelwasser verwenden.

Saft Zur Stärkung der Abwehrkräfte können Sie sich einen Saft aus den Beeren kochen und täglich mehrere Löffel zu sich nehmen. Der Vitamin-C-Gehalt von Ebereschenbeeren ist höher als der von Zitronen.

Beeren roh Bei langen Wanderungen erfrischen die Beeren der Eberesche. Sie stärken den Körper, regen die Herztätigkeit an, drosseln die Schweiß-

BITTERSTOFFE DER BEEREN REDUZIEREN

Sie können die Beeren vor dem Einkochen 2 Tage in Wasser einweichen und dieses etwa alle 12 Stunden wechseln. Sie können die Beeren auch für 12–24 Stunden in Essigwasser einweichen. Oder Sie kochen die Beeren auf, lassen sie 10 Minuten ziehen und schütten das Wasser anschließend weg. Danach können Sie die Früchte ganz normal einkochen. Dieser Vorgang ist zwar schnell, aber nicht schonend.

Im Handel können Sie zwar reine Ebereschenprodukte kaufen, hierbei handelt es sich allerdings um die Beeren der „Mährischen Eberesche", einer speziellen, aromatischen und bitterstoffarmen Züchtung, deren Beeren auch sehr viel größer sind als die der wilden Verwandten.

Familie:	Rosengewächse
Standort:	Waldränder, Lichtungen, Kahlschläge, Felsen usw.
Aussehen:	bis zu 20 m hoher Baum; Rinde silbern glänzend, leicht längsrissig; Blätter 9- bis 19-zählig gefiedert, lanzettlich, gesägt; Blüten in weißen, aufrechten Doldenrispen; Früchte korallenrote Beeren, doldenartig angeordnet
Verwechslungsgefahr:	keine
Blütezeit:	Mai – Juni
Erntezeit:	März – Dezember
Inhaltsstoffe:	Beeren: Bitterstoffe, Pektin, Vitamin C, Anthozyane, Karotin, ätherische Öle; Blätter: Gerbstoffe

EBERESCHENBEERENTEE
Eine Handvoll Beeren in ½ l Wasser 1 Stunde auf Sparflamme kochen lassen, 2–3 Tassen täglich.

EBERESCHENSAFT
Lassen Sie die reifen Beeren 2–3 Tage in einem Gefäß stehen. Danach werden sie zu Mus zerstampft und mit der halben Menge an Zucker aufgekocht, anschließend in sterile Gläser gefüllt und dunkel gelagert.

BLÄTTERTEE
Infus aus 2 TL auf ½ l Wasser, 2–3 Tassen täglich.

BLÜTENTEE
Infus aus 1–2 EL auf ½ l Wasser, 2–3 Tassen täglich.

ROTBRAUNE FARBE FÜR 500 G WOLLE
Farbflotte: 1–1,5 kg Rinde klein schneiden, in 12–15 l Wasser über Nacht einweichen, 1–2 Stunden auskochen und abseihen.

absonderung und wirken durstlöschend. Die empfohlene Dosis liegt bei 3 – 5 Stück über 5 Stunden verteilt. Generell sollten Sie nicht mehr als 8 – 10 rohe Beeren essen, da sie sonst zu Durchfall oder Erbrechen führen können. Durch Kochen wird die dafür verantwortliche Parasorbinsäure zerstört.
Blättertee Die Blätter als Tee getrunken wirken entblähend und entzündungswidrig.
Blütentee Die Blüten können Sie zu einem Hustentee aufbrühen, der bei Bronchitis und Lungenentzündung Linderung verschafft.

Handwerk

Färben Mit der Rinde der 2- bis 3-jährigen Äste können Sie Wolle, ohne sie vorher zu beizen, rotbraun färben. Zum Abschaben der Rinde eignet sich das Frühjahr oder der Herbst.

Bräuche, Zauber, Zeiger

Dem germanischen Gott Donar war sie heilig, denn sie rettete ihn einmal vor dem Ertrinken.
Die Eberesche war bei den Völkern der nördlichen Hemisphäre aufgrund ihres Standorts ein magischer Baum (siehe Seite 96). Zudem hat sie rote Früchte, die mit dem Blut, unserem „Lebenssaft", in Verbindung gebracht wurden.
Bräuche Die Eberesche ist ein großer Schutzbaum, unter dessen Krone einem kein Leid widerfahren kann. Ihr Holz war sehr beliebt als Wiegenholz, um die Kinder vor Übergriffen aus der Feen- und Geisterwelt zu schützen. Sie war auch als Leben spendender „Quickbaum" bekannt. Für Milchsegen schlugen die Bauern am 1. Mai den Kühen mit Ebereschenruten auf den Rücken und für eine reiche Ernte dem Obstbaum auf den Stamm.
Räuchern Das Holz wurde zum Schutz des Hauses geräuchert. Zum 1. Mai soll es eine besonders reinigende Kraft haben und die Hellsichtigkeit stärken.
Zauber Ein Ebereschenzweig schützt das Haus vor Blitz und das Vieh vor Krankheiten.
Zeiger Die Eberesche ist unter Rutengängern ein beliebter Rutenlieferant.

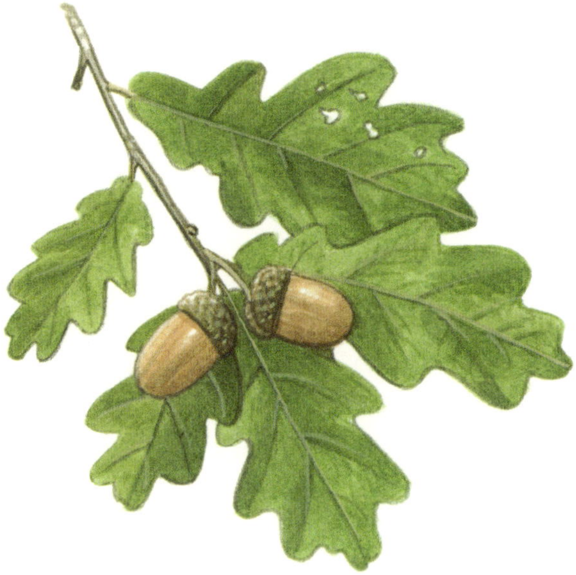

Quercus robur **Eiche**

Der Spruch „unter den Eichen wachsen die besten Schinken" weist auf die nahrhaften Eichelfrüchte hin. Für Wildschweine, aber auch für Hausschweine, die mit ihren Hirten in die Eichenwälder gingen, gab es im Herbst ein Festmahl. Durch die Eicheln wurden sie fett und kamen gut über den Winter.

Küche

Früchte Aus den im Oktober gereiften Früchten lässt sich Kaffee- und Mehlersatz herstellen.
Eichelmehl ist zwar mühsam herzustellen, aber in Notzeiten, bei uns zuletzt nach dem 2. Weltkrieg, bewahrt es die Menschen vor dem Hungertod.
Man schält die Eicheln und wässert sie ausgiebig über mehrere Tage. Dabei muss entweder das Wasser alle 5–10 Stunden gewechselt oder die Eicheln in ein fließendes, sauberes Gewässer gehängt werden. Auf diese Art und Weise verlieren die Eicheln einen großen Teil ihrer Gerb- und Bitterstoffe. Sind sie nun genügend gewässert, trocknet man sie und mahlt sie zu Mehl. Aus praktischen und geschmacklichen Gründen sollte man das Eichelmehl allerdings immer mit einem Getreidemehl mischen.

EICHELKAFFEE
Reife Eicheln schälen, in kleine Stücke schneiden und bei schwacher Hitze rösten, bis sie braun werden. Am besten eignet sich dazu eine schmiedeeiserne Pfanne. Anschließend mörsern oder in einer Kaffeemühle mahlen. 1 TL auf 1 Tasse Wasser kurz aufkochen lassen, eventuell noch mit Zimt oder Kardamom verfeinern.

Haus- und Heilmittel

Die Rinde können Sie für die Haus- und Heilmittel von März bis April oder von September bis Oktober schälen, verwenden Sie dazu zweijährige Äste. Die Blätter sammeln Sie am besten von Mai bis Juni, kurz nach dem Austrieb. Die Eicheln reifen im September/Oktober.
Rindentee hilft bei Durchfall, der durch einen entzündlichen Prozess und nicht durch Nervosität hervorgerufen wurde, sowie bei chronischer Entzündung der Niere. Für beide Anwendungen ist eine ärztliche Abklärung dringend nötig!
Gurgelwasser Bei Zahnfleischentzündungen und Mandelentzündung können Sie mit Rindentee gurgeln. Außerdem festigt dies die Zähne und

Familie:	Buchengewächse
Standort:	Hügelland, Mittelgebirge
Aussehen:	bis zu 40 m hoher Baum; Rinde glatt, grau, im Alter längsrissig; Blätter kurz gestielt, gelappt, in Büscheln angeordnet; weibliche Blüten: 2–3 Stück an aufrechtem Stiel, männliche Blüten: grünlich, in hängenden Kätzchen
Verwechslungsgefahr:	keine
Blütezeit:	April – Mai
Erntezeit:	März – Oktober
Inhaltsstoffe:	Rinde: Gerbstoffe, Bitterstoffe, Mineralien, Pektin; Früchte: Gerbstoffe, fettes Öl, Stärke, Eiweiß, Zucker

hilft bei schmerzenden Prothesen. Gurgeln Sie 2- bis 3-mal täglich, nach 1 Woche sollte eine Pause von 5 Tagen eingelegt werden.

Kompressen und Teilbäder mit Eichenrinde Äußere Anwendung hilft bei nässenden Ekzemen, Pilzinfektionen, entzündlichen Hauterkrankungen in Verbindung mit Juckreiz und bei Wundliegen. Die Rinde heilt geschädigtes Gewebe bei Verbrennungen 1. Grades und bei Frostbeulen. Sie können damit Nagelbett- und Augenentzündungen, Geschwüre und offene Beine behandeln. Bäder reduzieren den Fußschweiß und beschleunigen die Heilung von Geburtsverletzungen, wie Dammriss oder Gebärmuttersenkung. Insgesamt sollte man die äußere Anwendung nicht länger als 1–2 Wochen durchführen, da sie die Haut sonst zu stark austrocknet.

Blättertee Der Tee aus den Blättern führt dem Organismus Kalk zu und ist dadurch hilfreich bei Osteoporose. Dafür sollten Sie ihn kurmäßig 1 Woche trinken, danach 1 Woche Pause einlegen.

Eichelkaffee Dieser Kaffeeersatz schmeckt nicht nur, er ist auch gesund. Kräuterpfarrer Weidinger rät, ihn bei Drüsenschwellungen und Blasenleiden zu trinken.

Mindestens 1- bis 2-mal in der Woche 1 Tasse trinken, bei fortgeschrittenem Leiden mindestens jeden zweiten Tag.

Bachblüte Manchmal fühlt man sich total erschöpft, muss aber weitermachen und betreibt Raubbau an seinen Kräften. Als Bachblüte hilft dann die Eiche, die eigenen Grenzen kennenzulernen und zu akzeptieren.

Handwerk

Gerben Den hohen Gerbstoffgehalt der Eichenrinde nutzten die Menschen lange Zeit, um Leder zu gerben.

Tinte Aus den sogenannten Galläpfeln kann man Tinte herstellen. „Gallen" sind Wucherungen an Blättern und Ästen, die durch die Gallwespe hervorgerufen werden.

EICHENRINDENTEE
Dekot aus 1–2 TL auf 1/2 l Wasser, 1–2 Tassen täglich. Nach 4 Tagen Einnahme 3 Tage Pause, da der hohe Gerbstoffgehalt die Magenschleimhaut austrocknet.

TEILBAD
Dekokt aus 1–2 Handvoll Rinde auf insgesamt 10–15 l Wasser, höchstens 2-mal täglich.

KOMPRESSEN
Dekokt aus 2 EL Rinde auf 1/2 l Wasser, bei Augenauflagen 1:2 mit Wasser verdünnen.

EICHENBLÄTTERTEE
1 TL auf 1/4 l kochendes Wasser 15 Minuten ziehen lassen, täglich 3 Tassen vor den Mahlzeiten.

KAKIBRAUNE FARBE FÜR 500 G WOLLE
Farbflotte: 2 kg Blätter zerkleinern, über Nacht in 12–15 l Wasser einweichen und dann 1 Stunde kochen. Nach dem Auskühlen abseihen. Die gut zerkleinerten Eicheln oder Rindenstücke müssen 2 Tage eingeweicht, 2 Stunden gekocht und dann über Nacht abgekühlt werden.
Färben: Die Wolle 2 Stunden sanft köchelnd im Farbsud färben, herausnehmen und waschen.

Das Rezept von Andreas Behem aus dem Jahr 1716 lautet:

„RECEPT, GUTE DINTEN ZU MACHEN“
Nimm 2 Maß sauber Regenwasser in ein sauberen Dintenhafen. Tue darein 18 Lod schwarzen Gallus, grob gestoßen und den Staub davon gesiebt. Laß also drei Tag und Nächt stehen. Alsdann tu darein 8 Lod Vitriol und ein Lod Alaun samt einem Glas voll Essig und ein Löffel voll Salz. Rühre es wohl untereinander. Stelle den Hafen Sommerzeits an die Sonne, im Winter aber auf einen warmen Ofentritt, vierzehn Tage lang und alle Tage einmal umgerührt. Gibt eine ausbündig schöne schwarze Dinten.

1 Maß = 1,67 l
1 Lod = 15,8 g

Aufgrund der Luftverschmutzung ist es heute allerdings besser, statt des Regenwassers Quellwasser zu benutzen. Weitere Rezepte finden Sie auf der auf Seite 302 angegebenen Internetseite.
Färben Blätter, Rinde und die Früchte der Eiche färben Wolle kakibraun. Für 500 g Wolle benötigen Sie entweder 2 kg Blätter, 1 kg Eicheln oder 2 kg Rinde. Von der Rinde verwendet man nicht den äußeren borkigen Teil, sondern die darunterliegende Bastschicht. Für diesen Farbvorgang muss die Wolle vorher nicht gebeizt werden.

Bräuche, Zauber, Zeiger

Bräuche Eine erwachsene, frei stehende Eiche ist ein Baum mit urig mystischer Ausstrahlung. Sie spielt in vielen Kulturen eine wichtige Rolle, ob als Grenz- oder Gerichtsbaum oder zum Beispiel als Baum des germanischen Donner- und Fruchtbarkeitsgottes Donar. Innerhalb der Raunachtsrituale (Seite 102) stellte sie den Julblock, der zu Beginn dieser magischen Zeit angezündet wurde und möglichst bis zum 12., dem letzten Tag, durchschwelen sollte. Seine Asche galt als heilkräftig und segensreich.
Zeiger Der Standort einer Eiche zeigt Wasseradern an. Der Gewitterspruch „Eichen sollst du weichen, Buchen sollst du suchen, kannst du Linden nicht finden“ erklärt sich durch die Tatsache, dass Eichen meist auf Wasseradern stehen und so mit ihren Pfahlwurzeln ideale Blitzableiter sind. Ohnehin sollte man aber bei Gewitter nie freistehende Bäume aufsuchen.
Der Blätteraustrieb der Eiche diente zur Vorhersage des Wetters im kommenden Jahr: „Kommt die Eiche vor der Esche, gibt es eine große Wäsche, kommt die Esche vor der Eiche, gibt es eine große Bleiche.“

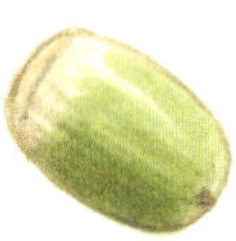

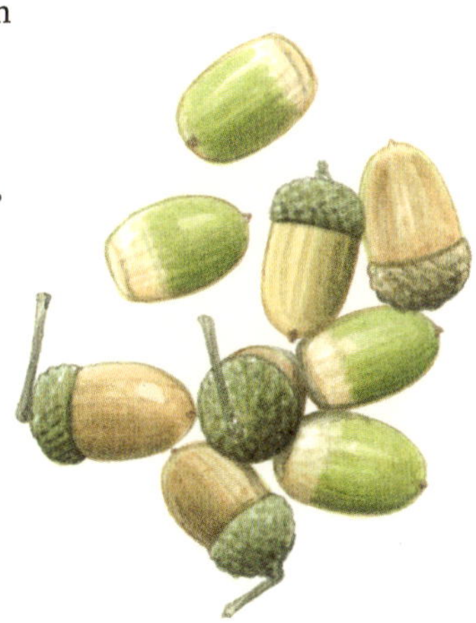

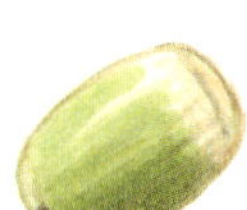

Herbst – Fest der Sinne

Unter buntem Laub und den letzten warmen Sonnenstrahlen sind viele Wildtiere damit beschäftigt, für die bevorstehende kalte Jahreszeit Vorräte zu sammeln und sich ein Fettpolster anzufressen.
Bis auf ein paar Wurzeln und Früchte haben Sie Ihre Vorräte schon komplett und können Kraft schöpfen für den Winter.

Genießen Sie also den Herbst in vollen Zügen …

… die letzten warmen Sonnentage, die herbstliche Farbenpracht, den schlürfenden Gang durch raschelnde Laubhaufen und die erdige, beruhigende Luft.
Sammeln Sie jetzt auch Schönes fürs Haus: Früchte und bunte Blätter bringen Farbe und Wärme in die kalte Jahreszeit.

Erntedank-Ritual

Seit Urzeiten danken die Menschen im Herbst der Natur für all ihre Gaben – für die angepflanzten und die wilden Früchte, für das Korn, die Kräuter und Wurzeln. Jeder Landstrich nach seiner eigenen Art.
So können auch Sie sich Ihr ganz eigenes Ritual zum Dank für die gesammelten Schätze überlegen. Zum Beispiel mit einem Mandala aus Naturmaterialien, dem Schmücken ihres Lieblingsbaumes mit Herbstketten oder einfach mit einem gemütlichen Abend mit Freunden begleitet von Tees und herbstlicher Wildgemüseküche – ein Fest in Gedanken an unsere wunderbare Flora.

Ein gemütliches Zuhause

Wenn nach schönen Herbstspaziergängen der Nebel aus den Senken heraufzieht, ist es Zeit zur Heimkehr. Vielleicht erwartet Sie dort ein Stück Apfelkuchen, eine heiße Tasse Kräutertee und ein wärmendes Fußbad.

VERSUNKENER APFELKUCHEN

ZUTATEN

180 g Butter	3 EL Milch
150 g Zucker	3 TL Backpulver
4 Eier	1 kg Äpfel (in Schnitze geschnitten)
300 g Mehl	

- Schlagen Sie die Butter gemeinsam mit dem Zucker schaumig und fügen die Eier hinzu. Geben Sie nun bis auf die Äpfel die restlichen Zutaten dazu, bis die Masse schön homogen ist.
- Den Teig geben Sie in eine gefettete Springform (Ø 26 cm) und drücken die Apfelschnitze kreisförmig in den Teig.
- Den Kuchen bei 180 °C etwa 45 Minuten backen.

TEEMISCHUNG HERBSTABEND

2 Teile Steinklee	1 Teil Nekenwurzwurzeln
2 Teile Spitzwegerich	1 Teil Beifuß
2 Teile Lindenblüten	

- Pflanzenteile gut mischen und je nach gewünschter Intensität einen Tee bereiten.
- Diese Teemischung wirkt erwärmend und beugt Erkältungen vor. Vor allem aber schmeckt sie lecker nach einem herbstlichen Spaziergang.

FUSSBAD

Infus aus 3 EL Beifuß und 3 EL Echtem Labkraut auf 1 Liter Wasser herstellen und einem angenehm warmen Fußbad zugeben.

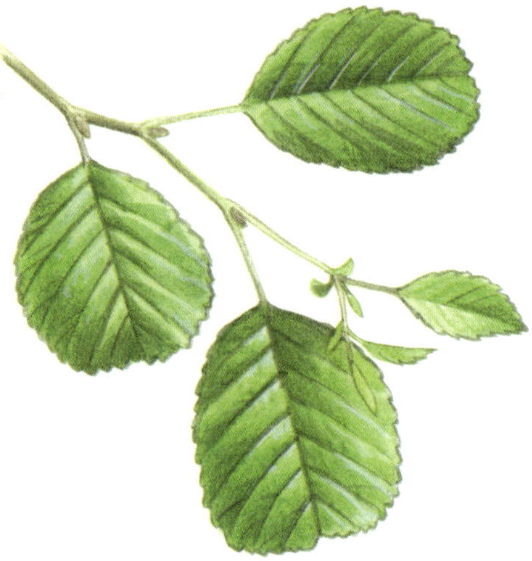 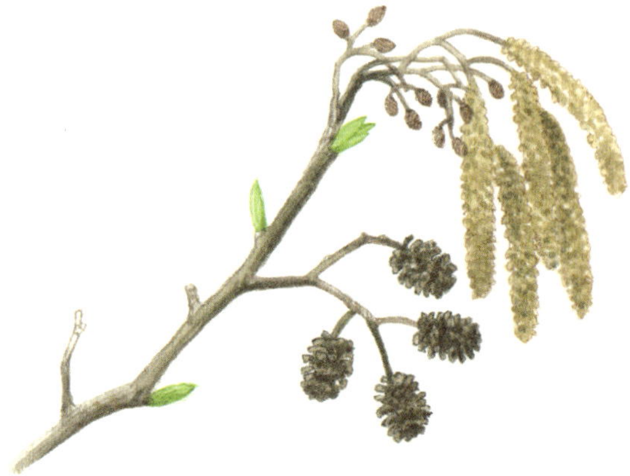

Erle Alnus glutinosa

Bei der Schwarzerle kann man beobachten, wie ein Baum buchstäblich blutet, wenn man ihn fällt oder verletzt. An der Luft oxidiert ihr Saft zu einer blutroten Farbe. Es ist ein schauerliches und schönes Phänomen, das sehr plakativ verdeutlich, dass ein Baum mehr als nur ein Holzlieferant ist.

ERLENTEE
Infus aus 2 TL Blätter auf ½ l Wasser, Dekokt aus 2 TL Rinde auf ½ l Wasser, jeweils 2–3 Tassen täglich.

GURGELN MIT ERLE
Infus aus 2 TL Blätter auf ¼ l Wasser.

GRÜNLICH GELBE FARBE FÜR 500 G WOLLE
Farbsud: 1–2 kg Blätter in 12–15 l Wasser für ¾–1 Stunde auskochen, abkühlen und abseihen.

Haus- und Heilmittel

Zu Heilzwecken schälen Sie im Herbst oder Winter die Rinde der 2–3 Jahre alten Äste. Die Blätter können Sie zwischen Juni und September sammeln.
Tee Der Tee aus den Blättern und der Rinde wirkt entzündungshemmend und hilft bei Halsschmerzen. Die Rinde ist zusätzlich fiebersenkend und kann als begleitendes Heilmittel bei Darmblutungen verwendet werden. Den Rindentee können Sie auch als Gurgelwasser bei Mandelentzündungen und Angina verwenden.
Gurgelwasser Ein Gurgelwasser aus den Blättern hilft bei Entzündungen im Mundraum und stärkt das Zahnfleisch.
Kompresse Bei inneren und äußerlichen Entzündungen, bei Ausschlägen und eiternden Wunden können Sie den Rindentee auch als Kompresse nach dem Grundrezept auf Seite 55 verwenden.
Frischkrautauflage Als Schuheinlage wirken die Blätter erfrischend und zerrieben helfen sie bei Schwellungen.

Handwerk

Färben Mit dem Laub der Schwarzerle und der Grauerle (*A. incana*) können Sie Wolle grüngelblich färben. Die Blätter dafür können Sie den ganzen Sommer über sammeln.
Holzverarbeitung Das wunderschöne, rote und harte Holz der Erle fault nicht. Daher wurde es früher gerne für Schuhleisten, Küchengeschirr, Brunnenfassungen, Tröge und Wasserleitungen verwendet. Sogar halb Venedig ruht auf Erlenpfosten.

Familie:	Birkengewächse
Standort:	Uferbereiche, Moore
Aussehen:	bis zu 30 m hoher Baum; Rinde zunächst glatt, später rotbraun, rissig; Blätter umgekehrt eiförmig, eingekerbte Spitze; weibliche Blüten: Kätzchen mit roter Narbe, männliche Blüten: in hängenden Kätzchen mit roten Staubbeuteln
Verwechslungsgefahr:	keine
Blütezeit:	März – April
Erntezeit:	Juni – September
Inhaltsstoffe:	Gerbstoffe, Harzsäuren, Fett

Bräuche, Zauber, Zeiger

Bräuche Wasser und Nebel können eine mystische Atmosphäre ausstrahlen. So empfanden es auch die Menschen früher. Sie schrieben diesen Orten und den dort wachsenden Pflanzen eine enge Verbundenheit mit der Welt der Geister zu. Auch die Erle galt als Pfortenhüterin, Hexenbaum und Sitz der „Wilden Else“, einer vorchristlichen Naturgottheit, die in der mittelalterlichen Sage von Wolfdietrich besungen wurde.
Wie bei der Eberesche, die aus den Knochen von Judas entstanden sein soll, sorgte die Kirche auch bei der Erle, dem alten Heidenbaum, für einen schlechten Ruf: Das Holz vom Kreuze Christi war ihrer Meinung nach aus der Erle gefertigt.
Eine zweifelhafte, dennoch recht amüsante Sage um die Herkunft des roten Holzes erzählt, wie der Teufel mit einem Erlenknüppel seine Großmutter geprügelt hat.
Anrüchigen Mädchen wurden in der Nacht zum 1. Mai Erlenzweige vors Haus gesteckt.
Um den Mehltau auf einer Pflanze zu vertreiben, steckte man früher am Freitagmorgen einen Erlenzweig neben sie.
Zauber Die Äste der Erle schützen Haus und Stall gegen Hexen und bösen Zauber.
Beim Säen des Korns wurden spezielle Rituale mit ihr durchgeführt, um die Spatzen fernzuhalten. Und die Blätter sollten Flöhe vertreiben und bannen.

GOETHES ERLKÖNIG
Der Erlkönig aus Goethes Ballade hat, wie fälschlicherweise oft angenommen wird, nicht direkt etwas mit der Schwarzerle zu tun. Diese Gestalt verdankt ihren Namen einem Übersetzungsfehler. Der große deutsche Dichter übernahm den Namen 1782 einer Volksliedübersetzung Herders aus dem Jahr 1779, in der der Autor das dänische Wort „Ellerkonge“ (= elverkonge, Elfenkönig) falsch mit Erlkönig übersetzte. Andererseits ranken sich einige Mythen um die Schwarzerle, die der Ballade vielleicht doch ein wenig Pate gestanden haben.

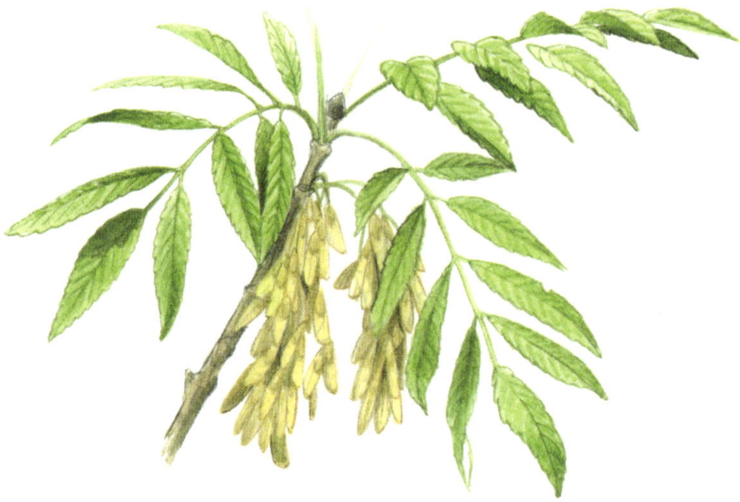

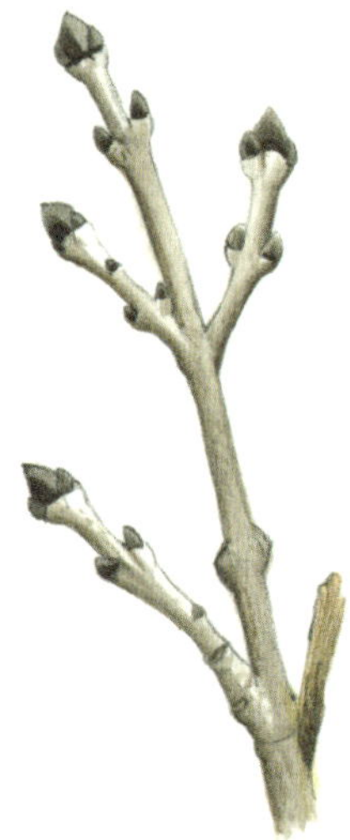

Esche Fraxinus excelsior

Die Esche ist ein stolzer, schöner und schnellwüchsiger Baum, der selbst im Alter noch luftig und geschmeidig wirkt. Im Frühling ist sie neben der Eiche der letzte Baum, der sich in ein Blätterkleid hüllt – ein Kleid aus gefiederten Blättern, das uns im Sommer wunderschöne Schattenspiele schenkt.

RINDENTEE
Dekokt aus 1–2 TL auf ½ l Wasser, 2- bis 3-mal täglich 1 Tasse.

BLÄTTERTEE
Infus aus 3 TL auf ½ l Wasser, 2- bis 3-mal täglich 1 Tasse.

SAMENTEE
Dekokt aus 1–2 EL auf ½ l Wasser, 2- bis 3-mal täglich 1 Tasse.

Küche

Blätter Die ganz jungen, noch klebrigen Blätter können Sie im Mai zu Salaten essen.
Samen Von Juni bis Juli ergeben die getrockneten jungen Samen eine herbe Würze.

Haus- und Heilmittel

Die Rinde der zweijährigen Äste können Sie von April bis Mai oder von Oktober bis November schälen. Die Blätter werden für die Heilkunde von Mai bis Juli geerntet und die Samen zu ihrer Reife im Oktober.
Rindentee Der Tee aus der Rinde wirkt fiebersenkend und wassertreibend.
Blättertee Die Blätter sind ebenfalls wassertreibend. Sie fördern den Stuhlgang, lösen und schwemmen Gallen- und Nierensteine aus und helfen bei Rheuma und Gicht.
Samentee aus Eschensamen stärkt die Milz und hilft bei Nieren- und Leberleiden. Er aktiviert diese Organe, ohne sie zu reizen.
Tinktur Äußerlich wirkt die Tinktur aus den Samen der Esche nach dem Grundrezept auf Seite 48 entzündungshemmend und kühlend, sie hilft bei Muskelkater und Rheumaschmerzen. Nach Belieben können Sie noch Wacholderbeeren, Dost und Minze hinzugeben.
Frischpflanzenauflage Bei Wunden können Sie als Wald- und Wiesenpflaster die Innenseite der Rinde nutzen. Auch die frischen Blätter haben eine blutstillende Wirkung, vor allem, wenn es sich um Bisswunden handelt.

Familie:	Ölbaumgewächse
Standort:	Wegränder, Wälder
Aussehen:	bis zu 40 m hoher Baum; Rinde grau, glatt, später dunkler und rissig; Blätter: 9- bis 15-zählig gefiedert, gesägt, lang gestielt; Blüte bräunlich violett, in Rispen angeordnet; Früchte Nüsschen, flach, elliptisch, geflügelt
Verwechslungsgefahr:	Jungbaum: Eberesche, ungefährlich
Blütezeit:	April
Erntezeit:	April – Juli, Oktober – November
Inhaltsstoffe:	Rinde: Fraxin, Gerbstoffe; Blätter: Gerbstoffe, ätherische Öle, Gummi, Dextrose; Samen: ätherische Öle, Bitterstoffe

Da Schlangen die Esche meiden, sahen die Menschen früher in ihr eine besonders gute Wirkung gegen Bisse von Schlangen.
Für die müden Füße eines Wanderers ist es eine Wohltat, sich ein frisches Eschenblatt in den Strumpf oder Schuh zu legen.
Blätterasche Ein Rezept aus dem 14. Jahrhundert empfiehlt, bei verstauchten und gebrochenen Beinen die Asche der Blätter, vermengt mit Essig, auf die betroffenen Stellen zu geben.

Handwerk

Färben Mit den Blättern und der Rinde lassen sich Stoffe je nach Beize braun, schwarz oder dunkelblau färben. Auch zum Gerben von Leder nutzte man die Rinde der Esche.
Holzverarbeitung Das Holz der Esche ist elastisch und hart, wodurch es sich ausgezeichnet für Werkzeugstiele eignet.

Bräuche, Zauber, Zeiger

Bei den Germanen erwachten die ersten Menschen aus askr und embla, Esche und Ulme.
Räuchern Zum Räuchern verwendet man die Samen und die Blätter der Esche. Sie bieten Schutz vor Mobbing und Manipulation und unterstützen Heilsitzungen zum Zwecke der seelischen Rückführung.
Zauber Mit dem Saft aus Eschenblättern rieb man die Wiege von Neugeborenen oder das neugeborene Kind ein, um es vor Krankheit und üblen Geistern zu schützen.
Das Holz streckt seine schützende Hand über Fischer und Seeleute. Mit ihm gewappnet, wird man nicht ertrinken. Dieses Brauchtum blieb vor allem in Irland lange erhalten. Viele Auswanderer nach Amerika sollen Anfang des letzten Jahrhunderts noch einen Splitter Esche bei sich getragen haben, damit sie die Fahrt über den Ozean sicher überstanden.
Zeiger Es gibt einen schönen Spruch, der den Wetterverlauf des kommenden Jahres voraussagt und sich dabei auf den Blattaustrieb zweier Bäume bezieht (mehr dazu auf Seite 251).

Die wohl bekannteste Esche ist Yggdrasil, die Weltenesche der germanischen Mythologie. Es gibt allerdings renommierte Baummythen-Forscher, die im Weltenbaum keine Esche, sondern eine Eibe vermuten. Die Zweifel sind begründet, aber nichtsdestotrotz hat die Esche eine große Bedeutung in der europäischen Mythologie. Dem feurigen keltischen Gott Lugus war die Esche heilig und sein flammender Speer war aus ihrem Holz.

FEUER MACHEN

Vor sehr langer Zeit nutzte man einen Eschenstock zum Feuermachen. Er wurde auf einer Lindenholzunterlage mit etwas trockenem Zundermaterial so lange gedreht, bis das Ganze zu kokeln begann. Die Esche stand für das männliche Prinzip, die Linde für das weibliche. Der Eschenstock als phallisches Symbol befruchtete die Lindenunterlage und heraus kam das Leben spendende, aber auch zerstörerische Feuer. An sich kommt es bei dieser Art des Feuermachens nur darauf an, dass die Hölzer weich genug sind, um ausreichend Abrieb zu haben. Daher kann man annehmen, dass der Gebrauch von Esche und Linde eher ritueller Art war.

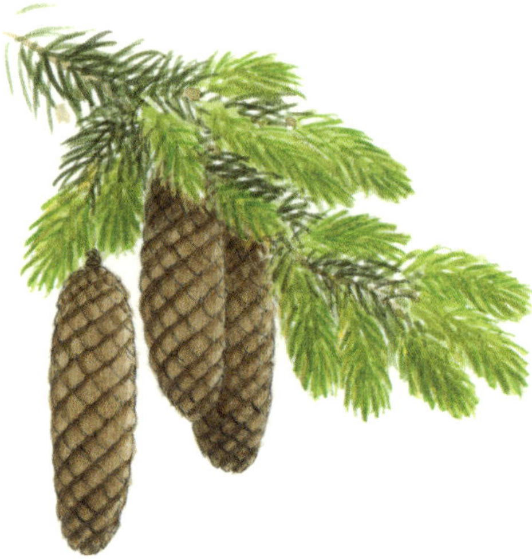

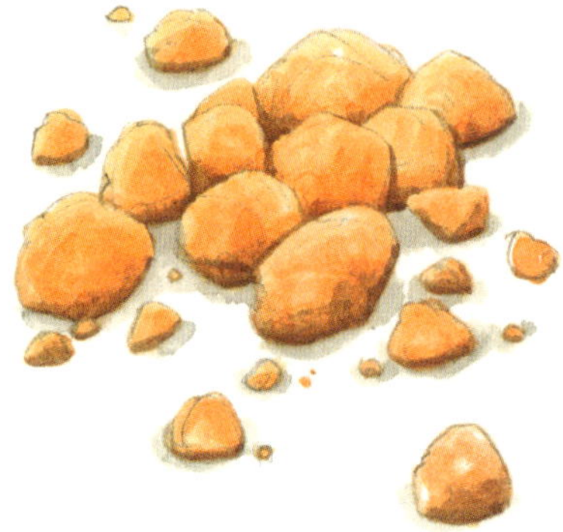

Fichte Picea abies

Der Rotfichte hat man in den letzten hundert Jahren in den Monokulturen unserer Forste viel Unrecht angetan. Wie schön sie sein kann, sieht man in ihrem ursprünglichen Lebensraum ab 800 m ü.NN. Mit mächtigen, zum Teil skurrilen und vom Wind geformten Ästen trotzt sie Temperaturen bis zu -60 °C.

Küche

Knospen Die männlichen Blütenknospen können im April kandiert werden.
Triebe Aus den jungen Trieben können Sie zwischen April und Mai einen Sirup herstellen und sie roh oder gekocht essen. Ihr Geschmack ist säuerlich und ätherisch.
Beim Sammeln der Triebe müssen Sie darauf achten, nicht die Haupttriebe, sondern nur die der Seitenäste zu pflücken.
Zapfen Im April und Mai ergeben die gerösteten weiblichen Zapfen eine feine Süßigkeit: innen süß und außen sirupartig.

Haus- und Heilmittel

Für die inneren Anwendungen verwendet man die jungen Triebe im Mai. Für die äußeren Anwendungen können Sie die Nadeln aber auch bis in den September hinein sammeln.
Tee und Sirup Tee und Sirup aus den jungen Nadeln wirken schweißtreibend und helfen bei Hals- und Rachenentzündungen, Bronchitis, Husten, Grippe. Die Nadeln stärken durch ihren hohen Vitamin-C-Gehalt zusätzlich die Abwehrkräfte.
Harzkugeln Pfarrer Kneipp empfahl, zur Anregung und Kräftigung des Körpers täglich eine erbsengroße Harzkugel zu lutschen.
Nadel- und Rindenbad Ein Bad aus den Nadeln stärkt die Nerven, hilft bei Rheuma, Gicht, Nervenschmerzen, Krampfadern, Ekzemen, Akne und anderen Hautleiden.

Familie:	Kieferngewächse
Standort:	ursprünglich: Mittelgebirge, Bergwälder (bis 2 000 m ü.NN.)
Aussehen:	bis zu 60 m hoher Baum; Rinde rötlich, glatt, im Alter graubraun, schuppig; Nadeln 4-kantig, spitz, glänzend grün (erneuern sich alle 7 Jahre); weibliche Blüten: rötliche, kleine Kerzen, männliche Blüten: rote bis grüne Zapfen
Verwechslungsgefahr:	Tanne, Douglasie, ungefährlich
Blütezeit:	April – Mai
Erntezeit:	April – September (Harze das ganze Jahr hindurch)
Inhaltsstoffe:	ätherische Öle, Harz, Vitamin C, Wachs, Ameisensäure

Balsam Einen Balsam aus Fichtenharz nach dem Grundrezept auf Seite 54 können Sie sich bei Erkältungskrankheiten auf die Brust reiben. Neben der Wirkung auf die Atemwege ist der Duft beruhigend und lässt Sie gut schlafen.
Bei Anwendungen auf der Haut ist der Balsam eine sehr gute Wund- und Zugsalbe, das heißt, er zieht Splitter aus der Haut und befördert Eiter an die Oberfläche.
Kräuterkissen Ein Kissen gefüllt mit Fichtennadeln wirkt beruhigend, stärkt die Nerven und fördert den Schlaf.
Harzpflaster Um Splitter ohne Salbe aus der Haut zu befördern, kann man sich auch eine kleine Harzkugel mit einem Pflaster auf die betroffene Stelle kleben. Dieses Pflaster soll auch gegen Hühneraugen helfen. Zuvor soll das Hühnerauge aber erst in warmem Seifenwasser „eingeweicht“ werden.

Handwerk

Holzverarbeitung Für den normalen Hausgebrauch bietet die Fichte keinen wirklichen handwerklichen Nutzen. Doch für die Geigenbauer, die Schiffsbauer und für den Hausbau war und ist sie von großem Wert, sofern sie schön langsam wachsen durfte. Durch ein langsames Wachstum sind die Jahresringe dicht beieinander und der Stamm ist sehr viel härter.

Bräuche, Zauber, Zeiger

Bräuche Als Maibaum erweist man ihr noch heute eine gewisse Ehre, eine Kulthandlung, die auf die Dankbarkeit zurückgeht, dass die Fichte die „Grüne Kraft“ der Vegetation durch den kalten Winter getragen hat.
Räuchern Das geräucherte Fichtenharz klärt den Geist, fördert die Konzentration und erwärmt das Herz. Es reinigt die Atmosphäre und erweitert Brust und Atmung.
Das Harz sollte beim Sammeln bereits trocken sein. Es ist dann außen grau und innen weiß bis rosa. Zum Sammeln von Harzen beachten Sie bitte die Hinweise auf Seite 101.
Die Nadeln haben beim Räuchern eine ähnliche Wirkung, sie sind nur nicht ganz so intensiv wie das Harz.

NADELTEE
Infus aus 1–2 TL auf 1 l Wasser, 3- bis 4-mal täglich 1 Tasse.

TRIEBSPITZENSIRUP
Zerrupfen Sie die Triebspitzen zu kleinen Büscheln und füllen Sie sie abwechselnd mit einer Schicht Zucker in ein Glas. Die letzte Schicht sollte dabei der Zucker bilden. Stellen Sie das Glas nun für ungefähr 3 Wochen an die Sonne. Der entstandene Sirup kann nach dieser Zeit gefiltert und zur Lagerung in Flaschen gefüllt werden. Bei Bedarf 3-mal täglich 1 TL einnehmen. Aus einem 500-ml-Glas, das so gefüllt wird, erhalten sie ungefähr 200–300 ml Sirup.

NADELBAD
Infus aus 7–8 EL auf 1 l Wasser dem Badewasser hinzugeben.

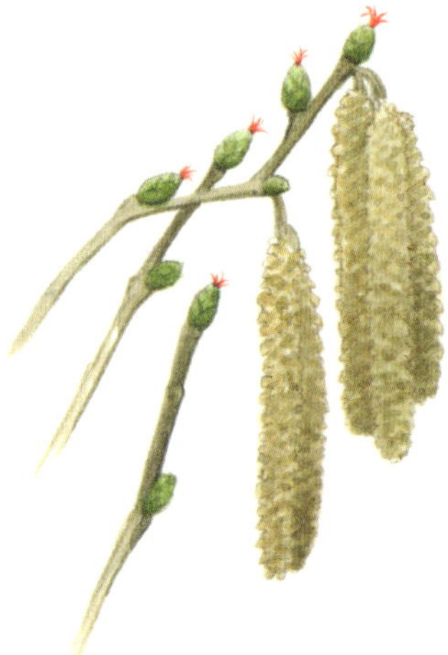

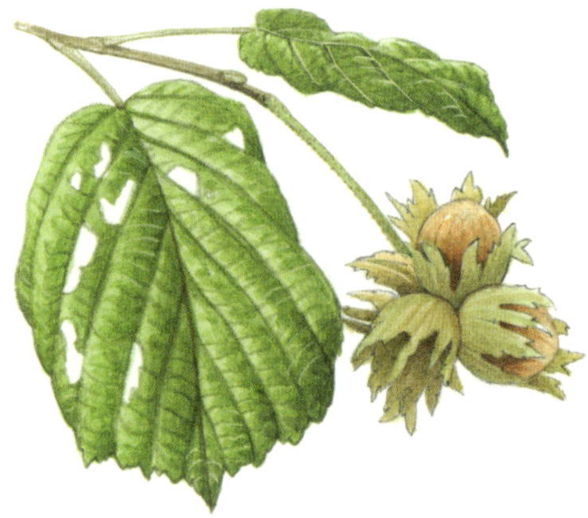

Haselnuss Corylus avellana

An Waldrändern können Sie so manchen wilden und großen Haselbusch finden. Doch leider ist das Alter kein Garant für eine reiche Nussernte. Im Schatten reifen die Blüten nicht zu Früchten heran. Daher ist es wichtig, dass die Äste genügend Licht bekommen.

HASELNUSSKÄTZCHENTEE
Infus aus 1–2 EL auf ½ l Wasser, 2- bis 3-mal täglich.

BLÄTTER- UND RINDENTEE
Dekokt aus 2 EL Blätter oder 1 EL Rinde auf ½ l Wasser, 2- bis 3-mal täglich.

KOMPRESSENTEE
Dekokt aus 1–2 EL auf ¼ l Wasser.

Küche

Blätter Die ganz jungen Blätter der Haselnuss können Sie von März bis April gekocht und roh essen. Sie haben ein herbes, leicht nussiges Aroma.
Nüsse Bei den Nüssen muss man schneller als die Eichhörnchen oder die Herbststürme sein. Es bleibt zum Sammeln oft nur ein kleines Zeitfenster im Oktober. Es lohnt sich aber, denn aus den Nüssen lässt sich allerlei leckeres Gebäck herstellen.

Haus- und Heilmittel

Für die Heilkunde können Sie die Blätter von Mai bis August sammeln und die Rinde der zweijährigen Äste im Oktober/November.
Kätzchentee Die Kätzchen steigern den Blutdruck und helfen auf diese Weise bei Kreislaufproblemen. Sie sind fiebersenkend, schweißtreibend und sollen bei Fettleibigkeit helfen.
Blätter- und Rindentee Blätter und Rinde sind ebenfalls fiebersenkend, helfen bei Krampfadern und können als begleitendes Heilmittel bei Venenentzündungen (ärztliche Abklärung!) verwendet werden.
Blätter und Rinde äußerlich In Form einer Salbe oder einer Kompresse helfen Blätter und Rinde bei Hautkrankheiten, Wunden, Hämorrhoiden, Krampfadern und Venenentzündungen. Die Grundrezepte finden Sie auf Seite 51 und Seite 55.
Nüsse Nussmehl vermischt mit Honig ist bei Husten mit ungeklärter Ursache hilfreich.

Familie:	Birkengewächse
Standort:	Waldränder, Gebüsche
Aussehen:	bis zu 8 m hoher Strauch; Rinde graubraun; Blätter rundlich-herzförmig, kurzer Stiel; weibliche Blüten: rot, pinselförmig, männliche Blüten: in hängenden gelben Kätzchen
Verwechslungsgefahr:	keine
Blütezeit:	Februar–März
Erntezeit:	März–November
Inhaltsstoffe:	Rinde, Blätter: Gerbstoffe, ätherische Öle; Blüten: Flavonoide; Nüsse: fettes Öl, Phytosteroide, Mineralien, Vitamine A, B, C

Handwerk

Holzverarbeitung Die starken Ruten sind als Bügel für Weidenkörbe hervorragend geeignet.

Bräuche, Zauber, Zeiger

Bräuche Die Hasel ist ein Symbol der Fruchtbarkeit und der Weisheit. So hat Paracelsus der Sage nach seine Weisheit erlangt, weil er von dem Haselwurm gekostet hat, einem mythologischen Wesen, das unter dem Haselbusch lebt und sich von seinen Nüssen ernährt. Auch dem irischen Held Finn McCumhill war es vergönnt, einen Tropfen Allwissenheit zu naschen. Ihm spritzten durch Zufall 3 Tropfen Bratfett eines Lachses, der sich von zauberkräftigen Haselnüssen ernährt hatte, auf die Hand. Das heiße Fett wurde von den Händen geleckt und mit ihm die Weisheit der Welt. Nicht zuletzt sind es Haselnüsse, die Aschenputtel halfen, ihr trauriges Dasein hinter sich zu lassen.

Zauber Zum Schutz vor Unwettern hat man früher Haselkätzchen ins Ofenfeuer geworfen.

Der Busch schützt vor dem Blitz und leitet Erd- und Wasserstrahlen ab. Auch den Reisenden beschützt der Wanderstab aus Haselnuss. Auf alten Zeichnungen und Stichen werden die jungen Burschen, die in die Welt hinausziehen, meist mit einem solchen Stab abgebildet. Die Hasel sichert die wohlbehaltene Heimkehr.

Die zauberträchtige Funktion als Heckenpflanze wird auf Seite 96 beschrieben.

Zeiger Viele Nüsse sollen einen strengen Winter ankündigen.

Die Äste der Hasel sind am besten für eine Wünschelrute geeignet. Zu diesem Zweck soll sie möglichst ohne Eisen geschnitten werden. Der Dreikönigstag, Karfreitag und die Vollmonde in Februar, Mai, August und November sind zum Schneiden am besten geeignet.

HASELNUSSLIKÖR

- 500 g Haselnüsse (am besten frisch geerntet)
- 1,5 l Schnaps
- 1 Zimtstange
- 5 Nelken
- 1 aufgeschlitzte Vanilleschote
- 350 g Zucker oder Honig
- 3/4 l heißes Wasser

Nüsse klein schneiden und mit dem Schnaps und den Gewürzen für 4 Wochen an einen warmen, nach Möglichkeit sonnigen Platz stellen. Nach dieser Zeit abseihen. Den Zucker oder Honig im heißen Wasser auflösen, nach dem Abkühlen den Nussschnaps hinzufügen und gut vermischen. Anschließend die Flüssigkeit durch einen Kaffeefilter geben, in Flaschen abfüllen und noch mindestens 4 Wochen an einem kühlen Ort ruhen lassen.

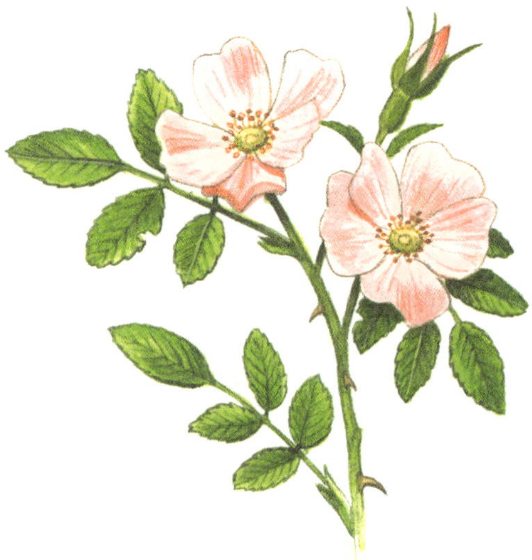

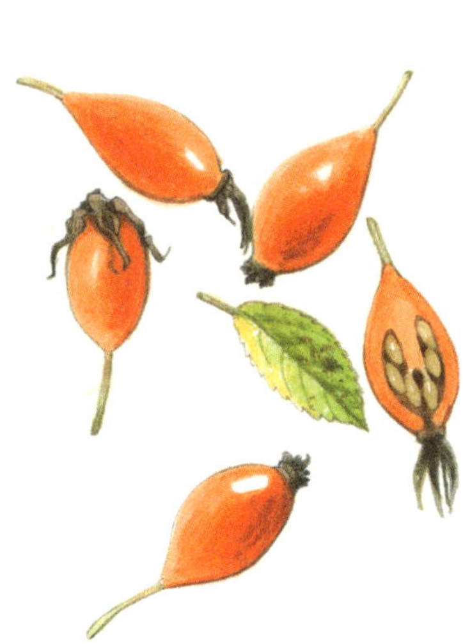

Heckenrose Rosa canina

Die Heckenrose, deren Kerne Kinder auch heute noch gerne als Juckpulver verwenden, hat über 3000 „Geschwister" in der Familie der Rosengewächse. Ihre knallroten Früchte sind im Winter nicht nur eine wichtige Nahrungsquelle für Vögel, sondern auch ein willkommener Farbklecks in der weißen Landschaft.

HAGEBUTTENTEE
Nehmen Sie 2 EL Hagebutten auf ¼ l Wasser, lassen Sie sie kurz aufkochen und dann 15 Minuten ziehen. Hagebutten müssen zur Teelagerung gut getrocknet werden, gegebenenfalls sogar im Backrohr bei niedriger Hitze. Die Kerne haben ihre eigene wohltuende Wirkung, können aber aufgrund der Härchen bei empfindlichen Menschen leichte Hustenreize hervorrufen. Daher ist es ratsam, die Hagebutten vor dem Trocknen zu entkernen. Dabei sollten Sie aber auf jeden Fall Handschuhe anziehen.

Küche

Blüten Die Blüten können kandiert werden oder als Deko dienen.
Früchte Die Hagebutten können Sie von September bis November sammeln. Die Marmelade ist einer der köstlichsten süßen Brotaufstriche. Es existieren viele Rezepte, um beim Marmeladekochen die lästigen kleinen Härchen im Inneren loszuwerden – viele davon sind allerdings eher erfolglos.
Hagebuttensaft kann durch Dampfentsaftung gewonnen werden. Kochen Sie den Saft zum Haltbarmachen anschließend in sterile Gläser ein. Der Vitamin-C-Gehalt leidet durch dieses Verfahren nicht.

Haus- und Heilmittel

Die Sammelzeit für die Blüten und Früchte können Sie unter „Küche" (siehe oben) und im Steckbrief finden.
Buttentee Der Tee aus den Früchten steigert die Abwehrkräfte, regt den Stoffwechsel an, schwemmt kleinere Nieren- und Blasensteine aus. Er hilft bei Rheuma, Gicht, Zahnfleischbluten, entzündeten Schleimhäuten und senkt Fieber.
Saftkur Bei chronischer Müdigkeit und anhaltenden Ohrenschmerzen können Sie eine 4- bis 6-wöchige Saftkur machen. Dazu 2-mal täglich 1 EL Saft zu sich nehmen, bei Kindern genügt 1 TL am Tag.
Kernlestee ist ein leicht nach Vanille schmeckender Heiltee für Blasen-, Nieren- und Steinleiden.

Familie:	Rosengewächse
Standort:	Hecken, Wald- und Wegränder, lichte Laub- und Nadelwälder
Aussehen:	150–200 cm hoher Strauch mit gekrümmten Stacheln; Blätter unpaarig gefiedert, gezähnt; Blüte 40–50 mm, rosa, selten weiß; Frucht rot, Hagebutte
Verwechslungsgefahr:	andere Wildrosen, ungefährlich
Blütezeit:	Juni–Juli
Erntezeit:	Juni–November
Inhaltsstoffe:	Früchte: Vitamin C, Pektin, Gerbstoffe, Karotin, Flavonoide, Fruchtsäuren (in den Kernen: Vanillin); Blüten: ätherische Öle, Gerbstoffe

Blütentee wirkt allgemein entzündungshemmend, vor allem bei Brustdrüsenentzündung und Entzündungen der Schleimhaut im Mund- und Rachenraum. Er ist wundheilend, hilft bei Menstruationsbeschwerden, Magenkrämpfen, leichten Verstopfungen, fördert das Wohlbefinden und beruhigt Herz und Nerven.
Frischpflanzenauflage und Blütenkompresse Diese äußeren Anwendungen nach den Grundrezepten auf Seite 55 fördern die Wundheilung, helfen bei Brustdrüsenentzündung, Herpes zoster, geschwollenen Augen und kleinen Brandwunden. Für die Kompresse verwenden Sie einen doppelt so starken Blütentee.
Blütensaft Der Saft wirkt fiebersenkend, herz- und nervenstärkend. Die gleiche Wirkung hat auch der Rosenzucker nach dem Grundrezept auf Seite 31.
Blütenbad 1–2 Handvoll frische oder getrocknete Blüten in ein Vollbad geben. Es entspannt die Haut und beruhigt die Seele.

Bräuche, Zauber, Zeiger

Räuchern Man räuchert die getrockneten Blüten, um Versöhnung, vor allem in Beziehungen herbeizuführen. Sie harmonisieren und besänftigen die Stimmung, weihen und segnen den Raum.
Zauber Wie der Name Heckenrose schon sagt, ist auch dieser Busch eine alte Heckenpflanze, mehr dazu auf Seite 96.
Es gibt ein kleines Insekt, das seine Eier in die Seitenknospen vorjähriger Triebe der Heckenrose legt. An diesen Stellen entstehen die sogenannten Rosenäpfel, zottelige Gesellen, die in der Vergangenheit auch Schlafäpfel genannt wurden. Neben allerlei Zauberwirkung verheißen sie dem Schlafenden vor allem gute Träume, wenn er sie unter oder neben sein Kopfkissen legt.

KERNLESTEE
2 TL zerstoßene Kerne auf ¼ l Wasser 10 Minuten kochen lassen. Um die Kerne härchenfrei zu bekommen, werden sie auf einem Blech bei geringer Hitze getrocknet, dabei das Blech regelmäßig herausnehmen, schütteln und darüberblasen.

BLÜTENTEE
Infus 1–2 EL Blüten auf ½ l Wasser, 2- bis 3-mal täglich 1 Tasse.

BLÜTENSAFT
4 Handvoll Blüten mit 1 TL Weinsteinpulver in einem Steinguttopf bestreuen, mit ½ l kochendem Wasser übergießen. Das Ganze 48 Stunden ziehen lassen, abseihen und mit 2 EL Zucker oder Honig verrühren. Um den Saft zu konservieren, gibt man auf 1 l Saft ½ l 45%igen Schnaps.

MARMELADE
Hagebutten werden mit wenig Wasser 15 Minuten gekocht, anschließend durch die Passiermühle gegeben. Dieses Mus wird erneut für 15 Minuten gekocht und anschließend durch ein Mulltuch gepresst. Die Masse wird je nach Geschmack mit Zucker gesüßt, ein letztes Mal erhitzt, um den Zucker aufzulösen und anschließend in sterile Gläser abgefüllt.

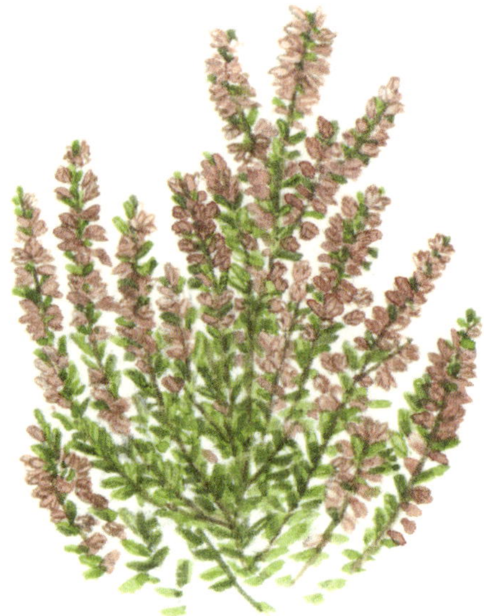

Heidekraut Calluna vulgaris

Die struppigen Gesellen verwandeln sich zur Blütezeit in ein prächtiges lilafarbenes Meer und schenken uns Menschen einen wunderbaren Honig. Er ist ein seltener, edler Genuss, hat ein herbes, volles Aroma und schmeckt so, wie das Bienenwachs riecht.

TEE
Infus aus 2–3 TL auf ½ l Wasser, 2- bis 3-mal täglich 1 Tasse.

TRUNK FÜR DIE SEELE
Infus aus 2 TL getrockneten Blüten auf ¼ l Wasser, 2 TL Zitronensaft, 2 EL Karottensaft, alles mit Lindenblütenhonig süßen. Morgens und abends 1 Tasse.

Haus- und Heilmittel

Für heilkundliche Zwecke sammeln Sie die Triebspitzen möglichst vor der Blüte ab Mai und die Blüten zwischen Juli und September.

Tee Der Tee hilft bei Erkältungen und allgemeiner Verschleimung von Lunge und Bronchien. Pfarrer Kneipp schätzte die Heide als Mittel gegen Rheuma, Gicht und Nierensteine.

Der Wirkstoff Arbutin desinfiziert die Harnwege.

Trunk für die Seele Dieses Rezept von Pfarrer Weidinger wird empfohlen bei psychischen und seelischen Störungen, Komplexen, Frust und als Beruhigungsmittel bei Schlafstörungen aufgrund von seelischen Verkrampfungen.

Honig Auch der Heidehonig wird von Pfarrer Weidinger hoch geschätzt. Seiner Erfahrung nach kräftigt er das Herz und hilft zerstreuten, unaufmerksamen Kindern, ihre Konzentration zu bündeln. Sie können mit dem Honig ihren Tee süßen oder ihn teelöffelweise direkt einnehmen.

Bad Ein Bad mit Heidekraut hilft bei Ekzemen, Hautausschlag, Augenentzündungen und bei Schwermütigkeit.

Ölauszug Heidekrautöl nach dem Grundrezept auf Seite 50 hilft bei spröder, matter Haut.

Bachblüte Als Bachblüte ist die Heide für Menschen geeignet, die sich zwanghaft in den Mittelpunkt drängen und auf diese Weise versuchen, Zuwendung zu finden. Sie hilft ihnen, sich von den eigenen Problemen zu lösen und mehr Verständnis für die Umwelt zu haben.

Familie: Heidekrautgewächse
Standort: lichte Eichen- und Kiefernwälder, Wegränder, auf nährstoffarmen, sandig-steinigen Böden
Aussehen: 20–150 cm hoher Halbstrauch, Blätter nadelförmig mit eingerollten Rändern; Blüten rosa bis violett
Verwechslungsgefahr: verwandte Heidekrautarten, ungefährlich
Blütezeit: Juli–September
Erntezeit: März–November
Inhaltsstoffe: Arbutin, Flavonoide, Gerbstoffe, Saponine, Mineralstoffe, v.a. Kalk und Kieselsäure

Handwerk

Holzverarbeitung Alte Heidestauden wurden früher gern als Besen verwendet.
Färben Mit der Heide können Sie Wolle in verschiedenen Gelb- bis Grüntönen färben. Hierfür können Sie es die gesamte Vegetationsphase hindurch sammeln.

Bräuche, Zauber, Zeiger

Zauber Um Unglück von sich fernzuhalten, schmückte man einen Spiegel mit Heidekraut.
Als besonders glücksbringend galt die „weiße Heide". Wenn man sie unter das Kopfkissen legte, sollten die Träume wahr werden. Allerdings vermutet man heute, dass mit der „weißen Heide" eigentlich ein anderes Heidekrautgewächs gemeint war: der Sumpfporst (*Ledum palustre*).
Mit einem Vaterunser begleitet, wachte das Heidekraut über das Vieh, wenn es für kurze Zeit seinen Hirten entbehren musste.
Zeiger Gibt es viele Blüten an der Heide, so folgt ein strenger Winter.
Die Heide liebt saures und humoses Milieu und zeigt uns oft Torfböden an.

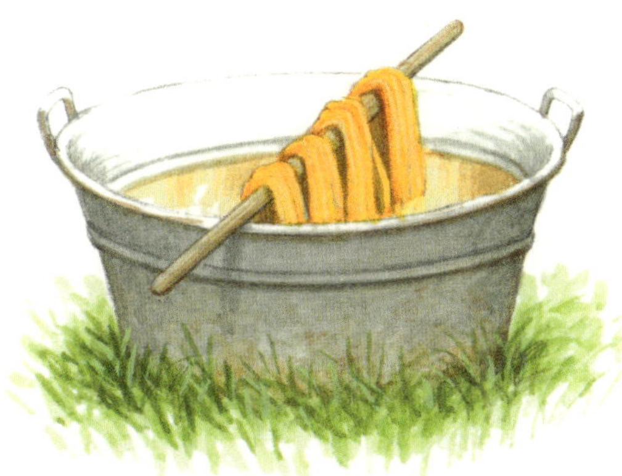

HEIDEKRAUTBAD
150 g Kraut(spitzen) mit 2 l kochendem Wasser übergießen und 20 Minuten ziehen lassen, dann dem Badewasser hinzufügen, Badedauer 15 Minuten.

GRÜNLICH GELBE FARBE FÜR 500 G WOLLE
Farbflotte: 1,25 kg Kraut klein schneiden und in 12–15 l Wasser für mehrere Stunden einweichen, dann 2–4 Stunden auskochen, abkühlen und abseihen.

BRONZEGELBE FARBE FÜR 500 G WOLLE
Beizen nach dem Grundrezept auf Seite 93, allerdings mit 100 g Alaun. Für die Flotte benötigen Sie 2 kg Kraut. Möchten Sie zum Färben frisches Kraut verwenden, so gilt die auf Seite 92 beschriebene Grundregel nicht. Für dieses Rezept brauchen Sie 6 kg frisches Kraut.

MOOSGRÜNE FARBE
Nach der Gelbfärbung erfolgt noch eine Nachbehandlung mit 15 g Eisenvitriol.

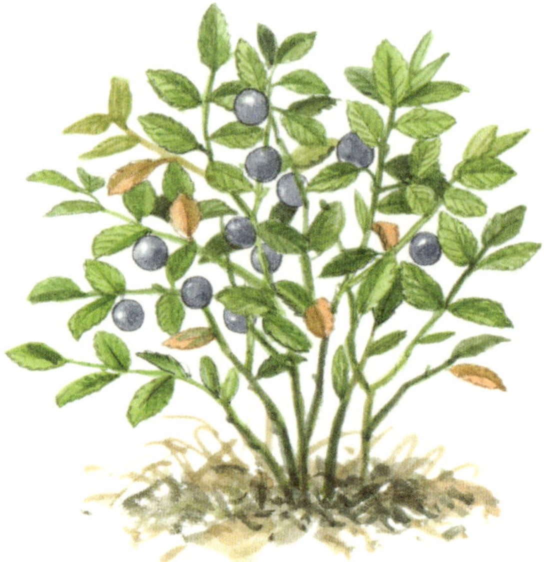

Heidelbeere Vaccinium myrtillus

Die Heidelbeere kommt zwar recht häufig in Wäldern vor, aber leider verspricht das im Herbst noch lange keinen gefüllten Erntekorb, da sie zur Fruchtbildung ausreichend Licht benötigt. Ist genügend Licht vorhanden, schenkt sie uns Beeren mit einer unglaublich intensiven Farbe.

ZUCKERGUSS
Der Zuckerguss, den Sie mit Hilfe von Heidelbeersaft herstellen, hat eine leuchtend magentarote Farbe.

KOMPRESSENTEE
Infus aus 2 EL auf ½ l Wasser.

BEERENTHERAPIE
Täglich frisch: Säuglinge 5–10 g, Kleinkinder 10–15 g, Jugendliche und Erwachsene 20–60 g.

Küche

Früchte Die Beeren sind zwischen Juli und August reif und ein Hochgenuss, egal ob roh, als Saft, Kompott oder Marmelade.

Haus- und Heilmittel

Die Erntezeitpunkte für Beeren finden Sie unter „Küche" (siehe oben). Die Blätter sammeln Sie am besten von Mai bis September.
Kompresse Äußerlich können Sie den Blättertee mit einer Kompresse nach dem Grundrezept auf Seite 55 bei Schuppenflechte, Brandwunden, Gichtbeschwerden und Augenentzündungen auflegen.
Beerenmus und -sirup Als Mus oder Sirup eingekocht sind Heidelbeeren eine gern eingenommene Medizin bei Husten und Erkältungen.
Beeren Die Beeren sind vor allem im getrockneten Zustand keim- und entzündungshemmend. Sie wirken appetitanregend, fördern die Magensaftsekretion, können Herz-Kreislauf-Erkrankungen vorbeugen, hemmen die Bildung von Wassereinlagerungen, helfen bei Magengeschwüren und Entzündungen in der Mundschleimhaut. Durch ihre gefäßschützende Wirkung haben sie einen positiven Effekt bei Bluthochdruck und für Patienten, die blutverdünnende Medikamente wie Marcumar zu sich nehmen müssen.
Sie helfen bei Augenerkrankungen wie Nachtblindheit, Blendeempfindlichkeit, Kurzsichtigkeit – auch wenn sie bereits fortgeschritten ist – und bei Retinopathie, einer Folgeerkrankung der Diabetes.
Mit getrockneten Beeren können Sie Durchfall behandeln und Brechreize lindern. Frische Beeren hingegen wirken in großen Mengen abführend.

Familie:	Heidekrautgewächse
Standort:	Laub- und Nadelwälder, saure Böden
Aussehen:	15–50 cm hoher Halbstrauch; Blätter eiförmig-elliptisch, gezähnt; Blüten 6–8 mm, blassrosa oder grünlich, nickend; Früchte blauschwarz
Verwechslungsgefahr:	Rauschbeere, gefährlich
Blütezeit:	April–Juli
Erntezeit:	Mai–August
Inhaltsstoffe:	Beeren: Pektin, Gerbstoffe, Anthozyane, Vitamine A, B, C, Mineralien, Zucker (u.a. Sorbit, Xylit); Blätter: Flavonoide, Gerbstoffe, Arbutin, Mangan, Chrom

Gurgelwasser aus Heidelbeeren hilft bei Entzündungen im Mund- und Rachenraum.

Umschlag Das frische Beerenmus, angerührt mit etwas Olivenöl, können Sie als Umschlag nach dem Grundrezept auf Seite 55 bei Verbrennungen und Schürfwunden auflegen.

Kompresse Eine Kompresse mit dem Gurgelwasser (siehe oben rechts) nach dem Grundrezept auf Seite 55 hilft bei Hauterkrankungen, Schürfwunden, geschwollenen Augenlidern, Augenbrennen und müden Augen.

Bräuche, Zauber, Zeiger

Bräuche In Österreich heißt es, die Heidelbeeren bedecken die Eingänge zu Zwergenschätzen.

Wer von den Früchten träumt oder durch Zufall eine weiße Beere (eine seltene Varietät) sieht, wird bald einen nahe stehenden Menschen verlieren.

In manchen Gegenden hießen die zu Boden gefallenen Beeren auch „Mutter Gottes Beeren“ und waren für sie bestimmt.

GURGELN MIT HEIDELBEEREN

Dekokt aus 2–3 EL getrocknete Beeren auf 1/4 l Wasser.

JUNGBLEIBEN MIT HEIDELBEEREN

Nach neuesten Studien kann täglich 1 Handvoll Heidelbeeren den Menschen helfen, gesund ein hohes Alter zu erreichen. Die Anthozyane, ein Wirkstoff der Heidelbeere, fördern Gedächtnisleistung, Lernfähigkeit, Gleichgewichtssinn und Koordination. Sie stärken das Kurzzeitgedächtnis, verzögern das Altern der Gehirnzellen und vermindern das Krebsrisiko.

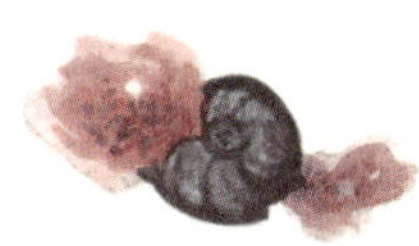

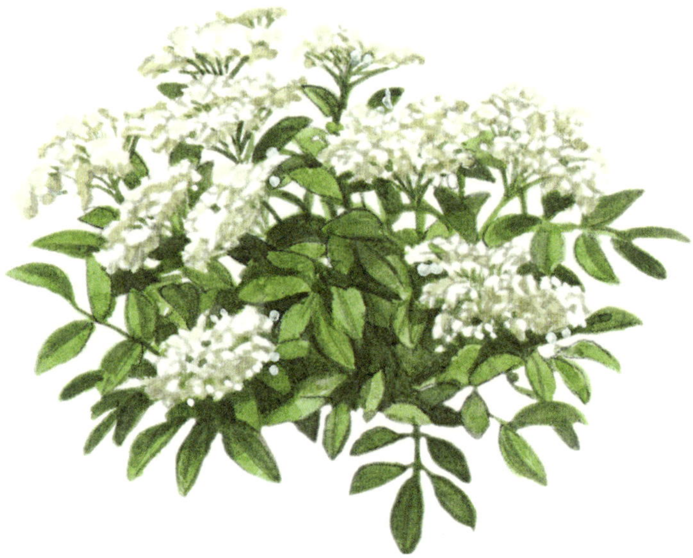

Holunder Sambucus nigra

Der Schwarze Holunder ist ein Strauch, dem man ein ganzes Buch widmen könnte. Viele Mythen ranken um den Baum der Frau Holle, der zumindest auf dem Land fast an jedem Haus zu finden ist und aus dessen Blüten und Früchten sich die leckersten Naschereien zaubern lassen.

HOLLERKÜCHLE
FÜR 3-4 PERSONEN

- 1 Ei
- 200 g Mehl
- 1/2 l Milch
- 100 g Zucker
- 20 Holunderblütendolden

Teigzutaten miteinander vermengen, Blüten in den Teig tunken und in reichlich Fett ausbraten. Um den Teig etwas luftiger zu machen, können Sie das Eiweiß getrennt vom restlichen Teig steif schlagen und anschließend unterheben.

Küche

Blüten Aus den Blüten können Sie im Mai und Juni Hollerküchle backen, Nach den Grundrezepten auf den Seiten 37 und 38 Blütensirup und Blütenmilch herstellen.

Beeren Die Beeren sind ab September reif und eignen sich zu Saft, Sirup und Gelee. Vor dem Genuss müssen sie gekocht werden.

Beeren des Roten Holunders (*Sambucus racemosa*) können auf dieselbe Art wie die des Schwarzen Holunders verwendet werden. Falls Sie die Beeren allerdings im Ganzen kochen, also ohne sie zuvor durch die Passiermühle von ihren Samen zu trennen, müssen Sie beim Kochen auf das ausgetretene Samenöl achten. Es verursacht Brechreiz und muss daher nach dem Kochen von der Oberfläche abgeschöpft werden.

Haus- und Heilmittel

Zu heilkundlichen Zwecken sammeln Sie die Blüten von Mai bis Juni, die Blätter möglichst von April bis Juli, die Rinde der frischen Ruten ab Juni und reife Beeren von August bis September.

Holunderblütentee ist schweißtreibend, senkt das Fieber und steigert die Abwehrkräfte, sowohl bei Infekten als auch bei allergischen Prozessen. Er hilft bei starker Verschleimung und ist daher sehr heilsam bei chronischem und akutem Husten, bei Stirnhöhlenentzündung, Polypen und Heuschnupfen. Die Blüten wirken harntreibend, bauen verstärkt überschüssige Harnstoffe ab, helfen bei Rheuma, Kopfschmerzen, Zahn- und Ohrenschmerzen, Neuralgien (Nervenschmerzen) und bei Kehlkopfentzündungen.

Familie:	Geißblattgewächse
Standort:	Wegränder, Hecken, Bachufer, Gärten
Aussehen:	3–7 m hoher Busch bis Baum, warzige Rinde, markreiche Äste, Blätter gegenständig, unpaarig gefiedert; Blüten gelb-weißlich in flachen Trugdolden angeordnet
Blütezeit:	Mai – Juli
Erntezeit:	Mai – September
Inhaltsstoffe:	Blüte: ätherische Öle, Flavonoide, Gerbstoffe, Schleimstoffe; Rinde: Glykoside; Beeren: Zucker, Fruchtsäuren, Flavonoide, Vitamine A, B_1, B_2, B_6, C, Folsäure, Aminosäuren, Mineralien

Rinden- und Wurzeltee Dieser Tee wirkt abführend. Man nimmt hierfür die grüne, innere Rinde der Äste bzw. der Wurzel. Im Volksglauben heißt es, wenn man die Rinde von unten nach oben schält, ruft sie einen Brechreiz hervor, und wenn sie von oben nach unten geschält wird, ist sie abführend. Die Kräuterfrau Susanne Fischer-Rizzi hat zwar einen Selbstversuch gestartet, das Ergebnis dazu aber leider nicht preisgegeben.
Beeren als Saft oder Mus Die Beeren müssen immer gekocht werden, da sie sonst Übelkeit und Erbrechen hervorrufen. Sie stärken das Immunsystem, lindern Rheuma- und Nervenschmerzen, helfen bei bellendem Husten und bei Heiserkeit.
Nehmen Sie zur Prophylaxe 3–4 EL täglich zu sich und im Krankheitsfall 6–8 EL. Sie können auch bedenkenlos mehr einnehmen, dürfen aber nicht erschrecken, wenn sich Ihr Stuhl recht dunkel färbt.
Blättersalbe lindert Quetschungen, Verstauchungen und Frostbeulen. Sie wird nach dem Grundrezept auf Seite 51 hergestellt und kann zur Hälfte mit den Blüten des Klatschmohns ergänzt werden.
Blütenfußbad Als 10-minütiges Fußbad regt Holunder die Schweißbildung an. Das Fußbad soll zur Hälfte aus heißem Wasser und Holunderblütentee bestehen.
Inhalation Der Blütentee kann auch inhaliert werden. Auf diese Weise unterstützen Sie zusätzlich seine schleimlösende Wirkung.
Kompresse Der Blütentee lindert als kalte oder lauwarme Kompresse nach dem Grundrezept auf Seite 55 Bindehautentzündungen, leichte Sonnenbrände und hilft bei müden, überanstrengten Augen.
Gurgelwasser Als Gurgelwasser hat sich Holunderblütentee bei Mandelentzündung, rauem Hals und kleinen Entzündungen im Mundraum bewährt.
Blütenöl und Blütensalbe Eine Salbe oder ein Ölauszug aus den Blüten nach dem Grundrezept auf Seite 50 bzw. 51 kann bei empfindlicher, rauer und gereizter Haut als Kosmetikum verwendet werden. So wie die Kompressen aus dem Tee lindert auch die Salbe leichte Sonnenbrände.
Blütenkissen Bei Ohrenschmerzen kann man ein Säckchen gefüllt mit Blüten überbrühen, auswringen und auflegen.

HOLUNDERBEERENGELEE
Das Gelee können Sie nach dem Grundrezept auf Seite 35 herstellen. Dabei ist nur zu beachten, dass der Holundersaft überdurchschnittlich viel Geliermittel braucht, um fest zu werden. Daher ist von einem fertig gemischten Gelierzucker abzuraten.

HOLUNDERBLÜTENTEE
Infus von etwa 2 EL Blüten auf 1/2 l Wasser, 3- bis 4-mal täglich 1 Tasse.

RINDEN- UND WURZELTEE
Dekokt mit 2 TL Rinde auf 1/2 l Wasser, 3–4 Tage täglich 2 Tassen Tee.

Handwerk

Haus und Garten Die Blätter sollen Ameisen aus dem Haus vertreiben und Wühlmäuse aus dem Garten. Gegen Ameisen die Blätter an ihren „Eingangspforten" zum Wohnraum platzieren. Gegen Wühlmäuse werden die Blätter in die Gänge gelegt.

Bräuche, Zauber, Zeiger

Bräuche Über den Holunderbusch, die pflanzliche Verkörperung der aus dem Märchen bekannten Vegetationsgöttin Frau Holle, gäbe es unendlich viel an Brauchtum zu erzählen, aber nur zwei Beispiele werden hier erwähnt. Der Holunder wurde als die Pforte zur Welt der Geister und Ahnen gesehen, daher galt es als unglückbringend, ihn zu schneiden. Dies durften nur Waisen machen, die durch den Verlust ihrer Eltern bereits verquickt waren mit dem Reich auf der anderen Seite.
Wer unterm Hollerbusch einschläft, wird vom kleinen Volk der Elfen träumen.

Räuchern Zum Räuchern verwendet man die Blüten und das Mark der Äste. Sie haben keinen besonderen Eigengeruch und sollten daher am besten in Mischungen benutzt werden. Der Holunder unterstützt die Heilarbeit an Körper und Seele, beim Erkennen und Finden der Lebensaufgabe und hilft in Lebenssituationen, die mit Übergängen zu tun haben.

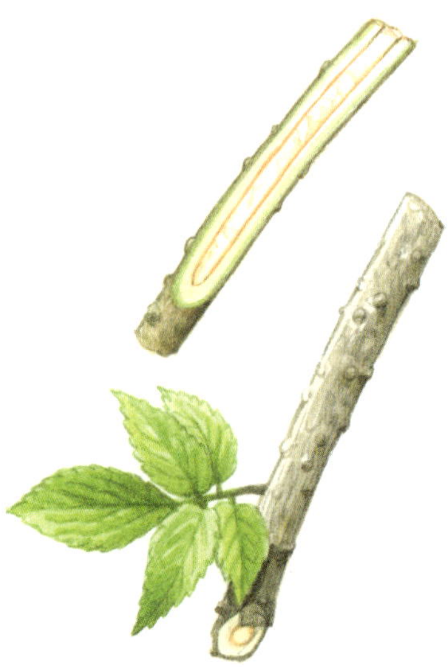

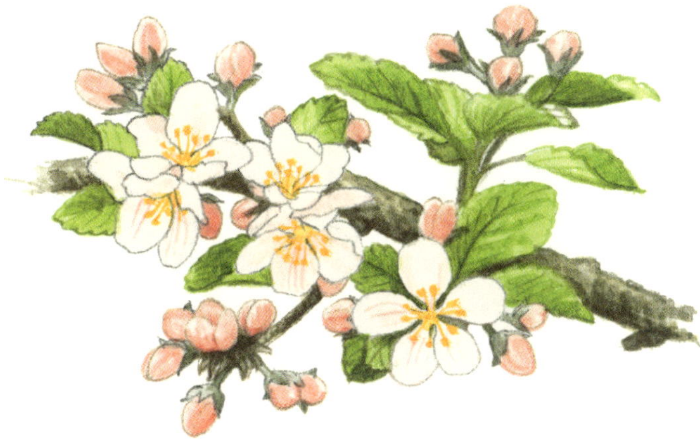

Malus sylvestris Holzapfel

Bis zu den Römern gab es hier nur den Holzapfel. Den Römern waren damals bereits über 22 verschiedene Sorten bekannt. Heute gibt es über 1100 verschiedene Apfelzüchtungen und dabei sind viele im Laufe der Jahrhunderte wieder in Vergessenheit geraten.

Küche

Blüten Die Blüten können Sie von Mai bis Juni kandieren oder Speisen damit dekorieren.
Frucht Aus den Früchten des Holzapfels lässt sich in Kombination mit Kultursorten oder anderen Früchten ein leckeres Gelee herstellen. Sie werden im Oktober reif, können aber bis in den Dezember hinein geerntet werden.

Haus- und Heilmittel

Die hier beschriebenen Anwendungen gelten alle auch für den Kulturapfel. Die Früchte können je nach Sorte von August bis November gesammelt werden, die Blüten im April/Mai und die Blätter von Juni bis September.
Früchtetee Warm getrunken hilft der Tee aus frischen Früchten bei rheumatischen Schmerzen und Koliken. Kalt ist er ein gutes Mittel bei fieberhaften Erkältungen. Gegen Fieber ist der Holzapfel besonders zu empfehlen.
Schalentee Er hilft bei Rheuma, Gicht und Fieber, wirkt harntreibend und beruhigend.
Frucht Ein in vielen Haushalten noch gebräuchliches Hausmittel ist der geriebene Apfel. Er hilft bei Magen-Darm-Entzündungen und bei Durchfall. Generell sind Äpfel eine sehr gute Aufbaukost bei Anämie und Schwäche. Rohe, saure Äpfel werden bei Harntraktentzündungen empfohlen, gebratene oder gebackene Äpfel aller Geschmacksrichtungen bei Heiserkeit, Fettleibigkeit und als begleitende Therapie bei Trägheit von Leber, Niere, Darm und bei Diabetes.

APFELGELEE
Äpfel klein schneiden, in einen Topf geben und mit Wasser bedecken. Etwa 20–30 Minuten köcheln lassen und abgießen. Dem Kochwasser die gleiche Menge an Zucker hinzufügen, alles noch einmal mit Geliermittel (Menge je nach Produkt) aufkochen und in sterile Gläser füllen.

FRÜCHTETEE
Infus aus 3–4 EL klein geschnittener Äpfel auf ½ l Wasser, 2–3 Tassen täglich.

APFELSCHALENTEE
Infus aus 1–2 EL getrockneter Schalen auf ½ l Wasser, 2–3 Tassen täglich. Wenn Sie frische Schalen verwenden möchten, müssen Sie die doppelte Menge nehmen.

RINDENTEE FÜR KOMPRESSEN
Dekokt aus 1–2 TL auf ¼ l Wasser.

ROTGELBE FARBE FÜR 500 G WOLLE
Farbflotte: ½ kg Rinde klein schneiden und in 12–15 l Wasser über Nacht einweichen, dann 2 Stunden auskochen und abseihen.

Familie:	Rosengewächse
Standort:	Waldränder, Laubmischwälder
Aussehen:	5–10 m hoher Baum; Rinde braun-grau, mit abblätternden, dünnen Schuppen; Blätter eiförmig, gesägt, unterseits weißfilzig, kurzer Stiel; Blüte weiß-rötlich, gelbe Staubbeutel in Büscheln; Frucht 3–5 cm groß
Verwechslungsgefahr:	Wilde Birne, Kulturapfel, ungefährlich
Blütezeit:	Mai – Juni
Erntezeit:	Mai – November
Inhaltsstoffe:	Früchte: Vitamin C, Pektin, Fruchtsäuren, Gerbstoffe, Flavonoide, Enzyme; Blüten: bisher nicht untersucht

Hildegard von Bingen lobte den Apfel frisch oder gebraten bei Schmerzen der Leber und der Milz, bei Migräne und Müdigkeit, zur Regulierung der Verdauungsorgane und zur Anregung des Stoffwechsels.
Breiumschlag Ein Umschlag aus Apfelbrei hilft bei Infektionskrankheiten der Haut, bei Ausschlag, Akne, schlecht heilenden Wunden und zur Verhinderung von Narbenbildung. Die bereits braunen Lageräpfel fördern besonders gut die Blutzirkulation, um Erfrierungen und Verbrennungen schneller heilen zu lassen. Den Apfelbrei können Sie aber auch ganz einfach nur für eine straffende, reinigende Gesichtsmaske verwenden und ihm nach Wunsch noch etwas Rosenwasser hinzufügen.
Kompresse Eine Kompresse aus Apfelsaft mit einem Schuss Olivenöl nach dem Grundrezept auf Seite 55 hilft bei Schnitten und Schrammen. Bei schlecht heilenden Wunden können Sie eine Kompresse aus Rindentee anlegen.
Blüten äußerlich Die Blütentinktur nach dem Grundrezept auf Seite 48 ist in einer 5 %igen Verdünnung ein reinigendes Gesichtswasser. Den Ölauszug nach dem Grundrezept auf Seite 50 können Sie als Grundlage für eine Bademulsion verwenden.
Bachblüte Als Bachblüte ist der Holzapfel für Menschen mit einem übertriebenen Ordnungs- und Reinigungsideal auf körperlicher und seelischer Ebene gedacht. Sie hilft, eine positivere Grundeinstellung zur eigenen Körperlichkeit zu bekommen und sich nicht von Kleinigkeiten dominieren zu lassen.

Handwerk

Färben Mit der Rinde des Holzapfels oder eines Kulturapfels können Sie Wolle in einem rötlichen Gelb färben. Nehmen Sie dazu die Rinde der zweijährigen Äste oder die eines gefällten Baumes. Dann müssen Sie allerdings die äußere dunkle Borke zunächst entfernen. Mit frischem Färbgut in doppelter Menge erzielen Sie ein grünliches Gelb.
Haushalt Gemeinsam in einem Korb lassen reife Äpfel Tomaten sowie anderes Gemüse und Obst nachreifen.

Bräuche, Zauber, Zeiger

Der Holzapfel war für die vorchristlichen Mitteleuropäer von großer Bedeutung. Er lieferte auch im Winter Nahrung und wurde als Heilmittel verwendet. Bei den Inselkelten existierte weit im Westen, dort, wo die Sonne untergeht und dann einem reifen Apfel gleicht, das Land Avalon, Apfelland. Es war das paradiesische Reich jenseits der menschlichen Raum- und Zeitvorstellung, das Reich der Herrin des Sees und vieler anderweltlicher Wesen.
Sogar von Griechenland bis in den Orient war der Apfel bedeutender Gegenstand von Mythen und Bräuchen.

Bräuche In erster Linie war der Apfel Gegenstand von Fruchtbarkeitsritualen und Orakeln. Liebesvoraussagen wurden durch die Form der Kerne getroffen und an Silvester wurde mit dem Apfel in die Zukunft geschaut. Als Reichsapfel ist das feine Obst Symbol für Wohlstand und die Legitimation durch Gott.
Ein netter Brauch, der auch im Zusammenhang mit Hausmitteln steht, ist der folgende: Ein Erstkommunionkind soll einen Apfel mit in die Kirche nehmen und ihn dort essen, um in seinem Leben niemals von Zahnschmerzen geplagt zu werden.

Zauber Der Apfel ist zwar voller Mythen und Brauchtum, dennoch hat er keinen Status als Zauberpflanze. Er dient vollkommen der Fruchtbarkeit bringenden Muttergöttin, egal in welche Kultur man blickt.

4.12: BARBARATAG
An diesem Tag schneidet man auch heute noch Äste von Apfel, Kirsche, Zwetschge oder Weißdorn (alles Bäume aus der Familie der Rosengewächse) und stellt sie im Haus in eine Vase. Um Weihnachten herum erblühen dann die Zweige in der Farbe der Unschuld.

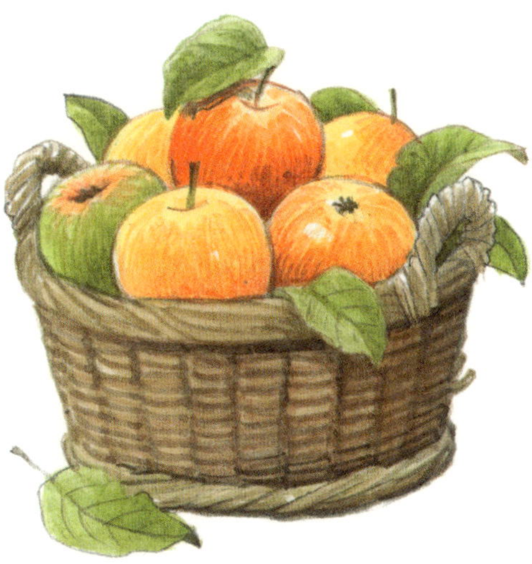

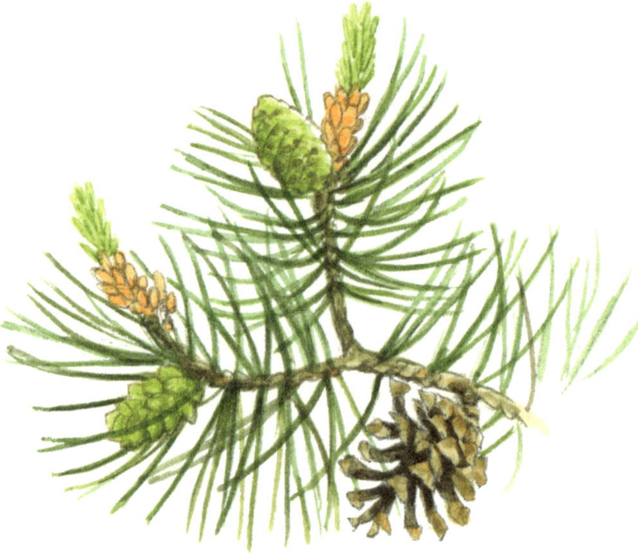

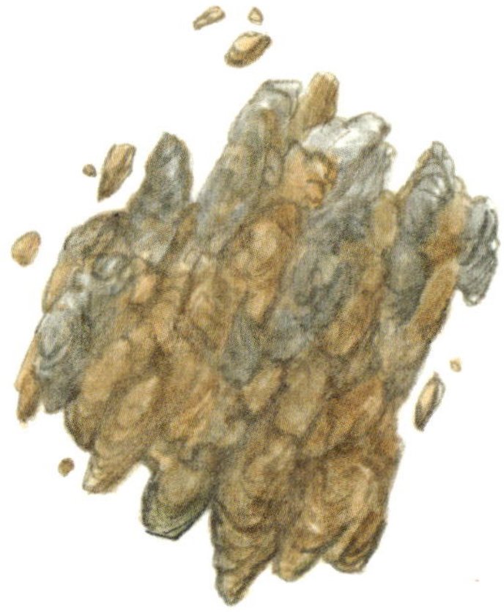

Kiefer Pinus sylvestris

In unsere Breiten bringt die Kiefer ein wärmendes, fast mediterranes Flair. Dennoch verlor sie, wie so viele Bäume und Pflanzen, mit den Jahrhunderten an Bedeutung für den Menschen. Allein in Schottland zierte sie einst das Wappen von acht unterschiedlichen Clans, keinem anderen Baum wurde solche Ehre zuteil.

TRIEBSPITZENTEE
Infus aus 1 TL auf ½ l Wasser, 1–2 Tassen täglich.

BAD
Infus von etwa 200 g Nadeln auf 1 l Wasser dem Badewasser hinzufügen.

Küche

Knospen Die männlichen Blütenknospen lassen sich im März/April kandieren.
Triebe Aus den jungen Trieben können Sie im April/Mai einen Sirup kochen. Sie sind ätherisch und säuerlich im Geschmack.
Samen schmecken geröstet zu Pesto, in Salaten oder einfach zum Naschen. Hierfür werden die Zapfen im Herbst gesammelt, vorsichtig trocken erhitzt, anschließend kann man die Samen leicht herausschütteln.

Haus- und Heilmittel

Das Harz kann das ganze Jahr hindurch gesammelt werden, die Triebspitzen für den Tee von April bis Mai. Für die äußerlichen Anwendungen können die Nadeln bis in den Oktober hinein gesammelt werden.
Triebspitzentee hilft bei Husten, Bronchitis, Nieren- und Blasenentzündungen, Schwächezuständen, Hauterkrankungen und Rheuma.
Voll- und Teilbad Vor allem bei Durchblutungsstörungen und Bronchialleiden ist ein Kiefernbad sehr hilfreich, aber auch bei Schlaflosigkeit, Abgeschlagenheit, Nervosität, nervösen Herzrhythmusstörungen, Rheuma und Hautleiden. Ein Teilbad ist bei Wunden und Weißfluss angeraten.
Balsam Der Balsam aus dem Harz der Kiefer nach dem Grundrezept auf Seite 54 können Sie ebenso wie den Tee bei Bronchialleiden, Durchblutungsstörungen, Rheuma, Wunden und Hautleiden verwenden. Bei Einschlafproblemen und für einen erholsamen Schlaf reiben Sie sich die Salbe

Familie:	Kieferngewächse
Standort:	Wälder in Küstennähe, in der Ebene und den Alpen
Aussehen:	bis zu 40 m hoher Baum; Rinde rotbraun, abblätternde Schuppenplatten; Nadeln 5–8 cm lang, grün bis graugrünlich; Blüte: weiblich: magenta, zu zweit oder mehreren an Triebspitze, kugelig; männlich: gelb, eiförmig, zu vielen angeordnet
Verwechslungsgefahr:	keine
Blütezeit:	April–Mai
Erntezeit:	April–Oktober, das Harz das gesamte Jahr hindurch
Inhaltsstoffe:	ätherische Öle, Gerbstoffe, Bitterstoffe, Vitamin C, Terpene

vor dem Zubettgehen auf die Brust. Der angenehm balsamische Geruch wird ihre Träume dann begleiten.
Bachblüte Die Kiefer ist als Bachblüte für Menschen mit der Neigung, sich ständig Selbstvorwürfe zu machen und Schuldgefühle zu haben, geeignet. Sie hilft, ein realistisches Gefühl für Eigen- und Fremdverantwortung zu bekommen.

Handwerk

Waldwolle Nach einer speziellen Behandlung (siehe rechts) verwendete man die Nadeln der Kiefer einst auch als Füllmaterial für Kissen und Polster.
Kienspan Man schneidet einen fingerdicken Span aus dem harzreichen Holz, steckt ihn in ein Schälchen mit Sand, fertig ist die wachsfreie Kerze. In der Vergangenheit war Bienenwachs sehr teuer, sodass die Menschen über diese Alternative sehr dankbar waren. Für größere Fackeln tauchten sie das Kiefernholz zusätzlich noch in Harz oder Pech.

WALDWOLLE
Man trennt die Nadeln vom Ast ab und gibt sie in lauwarmes Wasser. Mit der Zeit beginnt ein Gärungsprozess, der die harte Haut aufspringen lässt. Man kann nun die äußere Hülle abstreifen und die innere, weiche Faser kommt zum Vorschein. Diese müssen Sie nach dem Waschen nur noch an der Sonne trocknen.

Bräuche, Zauber, Zeiger

Bräuche Die Kiefer war dem bocksbeinigen Vegetationsgott Pan geweiht und wurde als Lichtbringer verehrt.
Räuchern Zum Räuchern verwendet man das Harz oder das harzgetränkte Holz, den Kienspan der Kiefer. Es reinigt Raum und Atmosphäre, wirkt desinfizierend, herzerwärmend und hilft bei der Trauerarbeit.
Zauber Die Pollenkörner sind zwar recht mühsam zu sammeln, doch es lohnt sich. Heute ist es ein Zaubertrick, aber in der Vergangenheit war es ein mächtiger Feuerzauber, um Geister zu vertreiben. Wirft man den Pollen ins Feuer, so erhält man einen wahren Funkenregen mit einem großen Aufflammen, ähnlich dem Effekt der Bärlappsporen.
Zeiger Die getrockneten Zapfen können als Wetterzeiger verwendet werden. Aufgrund der Luftfeuchtigkeit öffnen sie sich bei nahendem Tiefdruckwetter.

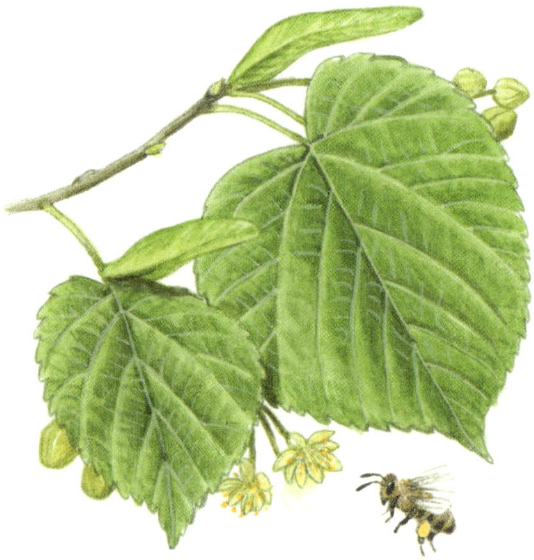

Linde Tilia platyphyllos, T. cordata

Sommer- und Winterlinde betören im späten Frühling die Luft mit ihrem Blütenduft. Ein Baum kann bis zu 60 000 Blüten haben und stellt damit eine riesige Bienenweide dar. Ihr Honig ist fruchtig herb und eignet sich wunderbar zum Süßen von Kräutertees, die er um eine beruhigende Wirkung bereichert.

ERFRISCHUNGSTEE
Ein kalter Lindenblütentee ist ein erfrischendes, durstlöschendes und belebendes Getränk von wunderschöner roter Farbe. Übergießen Sie dazu die Blüten mit lauwarmem Wasser und lassen Sie sie für 6–8 Stunden ziehen.

BLÜTENTEE
Infus aus 1–2 EL auf ½ l Wasser, 2–3 Tassen täglich.

BLÄTTERTEE FÜR EINE KOMPRESSE
Infus aus 1–2 EL auf ¼ l Wasser.

Küche

Blätter Die jungen Blätter können Sie von April bis Juni roh oder gekocht essen.

Blüten Die Blüten aromatisieren Zucker, Süßspeisen und sind Grundlage für einen Sirup.

Haus- und Heilmittel

Lindenblütentee hilft bei Erkältungen, Schnupfen, Husten, Reizhusten, Bronchitis und Grippe. Er ist schweißtreibend, fiebersenkend, schleimlösend, leicht harntreibend und krampflösend. Sie können ihn als Nerventonikum verwenden, bei Ein- und Durchschlafschwierigkeiten, Schwindel und bei Magen-Darm-Koliken.

Tinktur Die Blüten als Tinktur nach dem Grundrezept auf Seite 48 mindern den Bluthochdruck, wenn eine nervöse Ursache vorliegt. Sie kann bei längerer Einnahme Arteriosklerose vorbeugen und hilft bei nervösen Spannungen. Sie können täglich 1 Glas Wasser mit bis zu 10 ml Tinktur zu sich nehmen.

Fußbad Um eine Erkältung abzuwehren, können Sie ein Fußbad aus Lindenblüten nehmen. Latent vorhandene Infektionen werden, bevor sie ausbrechen, durch das Fußbad ausgeschwitzt.

Vollbad Das Vollbad hilft bei Migräne und hat eine beruhigende Wirkung, vor allem auf Säuglinge und ältere Menschen.

Kompresse Eine Kompresse aus dem Blütentee nach dem Grundrezept auf Seite 55 hilft bei juckender Haut und bei müden und entzündeten Augen.

Familie:	Lindengewächse
Standort:	Laubmischwälder, Solitärbaum
Aussehen:	bis zu 35 m hoher Baum; Rinde braun, im Alter gräulich; Blätter herzförmig gesägt, langstielig; Blüte gelblich weiß, 2–3 hängende Blüten an einem blassgrünen Hochblatt
Verwechslungsgefahr:	keine
Blütezeit:	Juni–Juli
Erntezeit:	April–Juli
Inhaltsstoffe:	Schleimstoffe, Saponine, Gerbstoffe, ätherisches Öl

Sie kann auch als Gesichtspackung zur Stärkung und Reinigung empfindlicher Haut verwendet werden.
Eine Kompresse mit dem Blättertee lindert Rheumaschmerzen und Hautausschläge.
Lindenkohle ist desinfizierend, bindet Gifte und Magensäure, hilft bei Magen-Darm-Erkrankungen, Blähungen und Sodbrennen. Als Tagesdosis werden 1–2 Messerspitzen empfohlen. Zur Stärkung des Zahnfleischs können Sie die pulverisierte Kohle einmassieren.

Handwerk

Holzverarbeitung Das Holz der Linde ist sehr weich und homogen, das macht es zu einem beliebten Schnitzholz. Aus dem Bast wurden bereits in der Steinzeit Matten, Betten und sogar Kleidung gefertigt.

Bräuche, Zauber, Zeiger

Bräuche In keinem Dorf durfte die Linde fehlen. Sie hütete den Brunnen und war Treffpunkt für Versammlungen und Gericht. Es heißt, die Urteile, die unter einer Linde gefällt wurden, waren milder als die unter einer Eiche.
Sie ist der Baum der Liebe, eindeutig auch an ihren herzförmigen Blättern zu erkennen. Sie wurde in den verschiedenen Kulturen der Aphrodite, der Freya oder der Maria zugeordnet. Auch der Platz am Brunnen unterstreicht die Verknüpfung mit der Muttergöttin, das Wasser ist der Leben spendende Quell.
Unter ihrer Krone träumten junge Paare von ihrer gemeinsamen Zukunft, es wurde dort Hochzeit gehalten und getanzt. Noch heute findet man beeindruckende Exemplare, in deren Krone eine Fläche aufgebaut wurde. Tanzlinden, die noch in Betrieb sind, finden Sie zum Beispiel im Kreis Kulmbach in Peesten und Limmersdorf.
Zauber Äste, die an Johanni vor Sonnenaufgang gesammelt und an der Haustür angebracht wurden, sollten Diebe und Räuber fernhalten.
Zeiger Linden stehen nicht gerne auf Wasseradern. Daher auch der Gewitterspruch, den Sie bei der Eiche auf Seite 251 nachlesen können.

FUSSBAD AUS LINDENBLÜTEN
Infus aus etwa 7 EL auf 2 l Wasser dem Fußbad hinzufügen und Füße hineinhängen. Nach 10 Minuten mit den feuchten Füßen in vorgewärmte Wollsocken und ab ins Bett.

LINDENBLÜTENVOLLBAD
Fügen Sie dem einlaufenden Badewasser 4–5 Handvoll Blüten zu. Bei Säuglingen müssen Sie das Mengenverhältnis entsprechend anpassen. Badedauer 15 Minuten.

LINDENKOHLE
Nehmen Sie ein feuerfestes Gefäß und zünden Sie darin Späne und kleinere Holzstücke an. Wenn es ordentlich brennt, decken Sie das Feuer ab, um die Sauerstoffzufuhr zu reduzieren. Das Feuer wird noch einige Zeit schwelen. Ist es völlig erloschen, können Sie die Kohle herausnehmen und in einem luftdichten Gefäß aufbewahren.

BASTGEWINNUNG
Man schält die Rinde einer gefällten Linde oder eines abgebrochenen Astes im Mai und trennt die weiche Innenseite ab. Danach wird sie in Bündeln ins Wasser gelegt, bis sich der reine Bast leicht ablöst. Anschließend legt man ihn zum Trocknen an die Sonne.

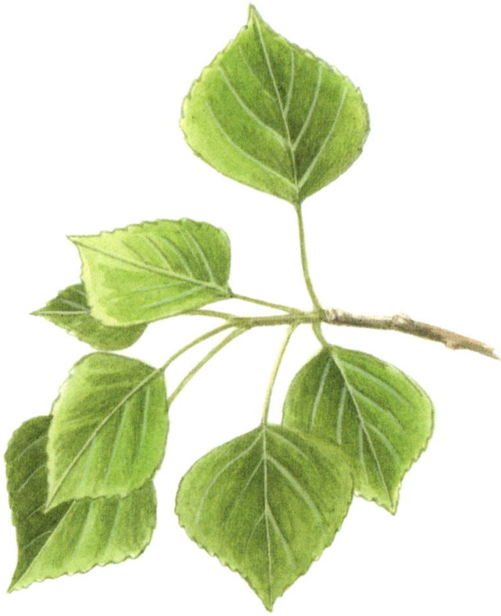

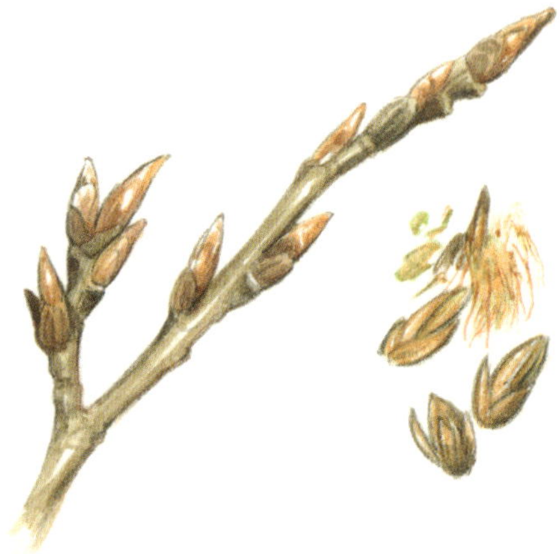

Pappel Populus nigra, P. alba, P. tremula

Die Silhouette der Schwarzpappel hat im Alter mit ihrem starken, knorrigen Wuchs mehr Ähnlichkeit mit einer alten Solitäreiche als mit ihren Schwestern Silber- und Zitterpappel, deren Blätter auch noch im Alter munter mit dem Wind spielen.

Pappeln bastadieren sehr leicht, und ohne einen Gentest ist es selbst für Fachleute oft unmöglich, die Reinerbigkeit der Bäume festzustellen. Aufgrund vieler Kreuzungen vor allem mit der nordamerikanischen Balsampappel ist der Reinbestand der Schwarzpappel in Deutschland mittlerweile gefährdet bis stark gefährdet.

Haus- und Heilmittel

Die Blätter der Pappeln können Sie zwischen Mai und September sammeln, die Knospen im Winter. Die Rinde der 2- bis 3-jährigen Äste wird im Frühjahr oder Herbst geschält.

Tee Alle drei Pappelarten liefern aus Rinde und Knospen einen Tee gegen Prostatabeschwerden, Nierensteine, Fieber, Grippe, Gicht, Rheuma und Polyarthritis. Er ist schleimlösend, schmerzstillend, entzündungswidrig und hilft bei allgemeinen Schwächezuständen.

Rinde und Blätter der Zitterpappeln finden als Tee weitere Verwendungen. Sie wirken verdauungsfördernd, entspannen den Magen-Darm-Bereich, helfen bei chronischem Durchfall und Harnverhalten. Sie können mit ihm diverse Erkrankungen der Niere, Blase, Harnröhre und der Gebärmutter behandeln (ärztliche Abklärung!). Er soll auch bei Kopfschmerzen, die durch Leberleiden hervorgerufen werden, Linderung verschaffen.

Essigumschlag Bei Gicht können Sie die Blätter der drei Bäume mit Essig zerstoßen und die betroffenen Stellen mit einem Umschlag behandeln.

Salbe Die Salbe aus den Knospen der Schwarzpappel ist die heilkräftigste Wundsalbe, die unsere Flora zu bieten hat. Sie reinigt und heilt eiternde, stark entzündete Wunden, ohne eine Narbe zu hinterlassen.

Weiterhin wird sie als Heilmittel gegen Rheuma, Arthritis, Gliederschmerzen, Hämorrhoiden, Verbrennungen und Bronchitis genutzt.

Die Salbe wird mit einem Ölauszug nach dem Grundrezept auf Seite 50 bzw. 51 hergestellt.

Schwarzpappel	
Familie:	Weidengewächse
Standort:	Feuchtwiesen, Flussniederungen
Aussehen:	bis zu 35 m hoher Baum; Rinde grau-schwarz, rissig; Blätter eiförmig, zugespitzt, gewellt, gesägt; weibliche Blüten: Kätzchen bis 7 cm lang, männliche Blüten: Kätzchen zunächst grau, dann rötlich
Verwechslungsgefahr:	andere Pappeln, ungefährlich
Blütezeit:	März – April
Erntezeit:	Mai – Februar
Inhaltsstoffe:	Rinde, Blatt: Gerbstoffe, ätherisches Öl; Knospen: Populin, Salizin, ätherisches Öl, Gerbstoffe, Flavonoide, Harze

Blättersaft Der Frischpresssaft aus den Blättern der Silberpappel nach dem Grundrezept auf Seite 49 hilft bei Ohrenschmerzen. Träufeln Sie dazu 2–3 erwärmte Tropfen ins Ohr und bleiben Sie eine Weile auf der Seite liegen, damit der Saft einziehen kann.
Bachblüte Edward Bach erkannte in der Zitterpappel eine „Blütenessenz" gegen unerklärliche, vage Ängste. Sie hilft Menschen, die von geheimer Furcht und Vorahnungen geplagt werden, die eigene Sensitivität realistischer einzustufen.

Handwerk

Färben Mit dem Laub der Zitterpappel, die auch Espe genannt wird, erhalten Sie ein kräftiges, grünliches Gelb. Sammeln Sie die Blätter dazu von Juni bis September. Das Färberezept finden Sie bei der Erle auf Seite 254.

Bräuche, Zauber, Zeiger

Bräuche Am ersten Mai steckte man den übel verleumdeten Mädchen Pappelzweige vors Fenster.
Räuchern Das Harz der Schwarzpappelknospen ist von einem balsamischen Vanillegeruch, wie ihn sonst nur fremdländisches Räucherwerk hat. Er wärmt das Herz und die Seele. Es ist als Räucherwerk unbekannt, daher auch nicht im Handel erhältlich.
Zauber Das Flüstern der Zitterpappel im Wind wurde oft als Botschaft aus der Geisterwelt gedeutet.
Alte, knorrige Schwarzpappeln galten bei den Menschen oft als Sitz von Hexen. Hier spielt nicht nur die äußere Erscheinung eine Rolle, sondern auch ihr Standort in Wassernähe.
Zeiger Beginnt die Pappel im Herbst ihr Laub an der Spitze abzuwerfen, verspricht dies einen milden Winter. Diese Beobachtung wird in Schleswig-Holstein allerdings genau andersherum interpretiert…

KNOSPENERNTE
Im Januar und Februar ist der Feuchtigkeitsgehalt der Knospen am geringsten. Nutzen Sie die Äste, die nach Windbruch am Boden liegen. Sie können sowohl die Blatt- als auch die Blütenknospen verwenden. Bei den dickeren und bauchigen Blütenknospen sollten Sie das innen liegende Kätzchen nach der Ernte entfernen.
Vor einem Ölansatz sollten die Knospen gut getrocknet sein – und das dauert eine Weile.
Ob sich die Knospen für heilkundliche Zwecke, insbesondere zur Salbenherstellung eignen, lässt sich am Harzgehalt feststellen. Wenn die Knospen beim Auseinanderziehen harzige, orangefarbene Fäden ziehen, können sie verwendet werden.

PAPPELTEE
Dekokt aus 2 TL auf ½ l Wasser, 2–3 Tassen täglich. Je nach Anwendungsbereich nimmt man Rinde, Knospen oder Blätter.

DIE BESTE ZUGSALBE …
Schwarzpappelknospensalbe hat hervorragende Qualitäten als Zugsalbe und vermag auch geschlossene Abszesse zu öffnen und zu desinfizieren. Diese Anwendung wird leider viel zu selten aufgeführt.

Winter: gesund bleiben und zur Ruhe kommen

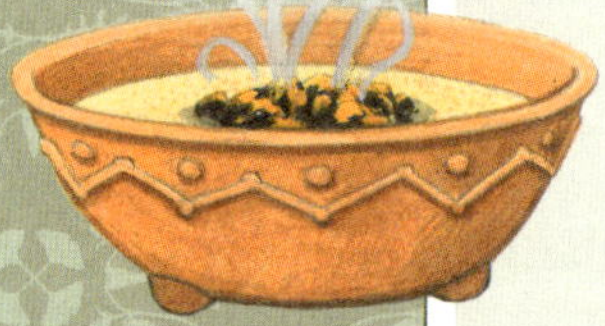

Der Winter ist die besinnlichste Zeit im Jahr, in der wir zur Ruhe kommen und das neue Jahr begrüßen. Leider werden die kalten Monate oft begleitet von triefenden Nasen und rauen Stimmen, aber Sie haben ja vorgesorgt ...

Die Schatzkiste wird geöffnet

Jetzt können Sie Ihre Kräuterschatzkiste öffnen, sich mit selbst gesammelten Tees versorgen, warme Kräuterbäder nehmen und die Brust vor dem Schlafengehen mit eigenem Hustenbalsam einreiben. Wenn die Haut durch die trockene Luft rissig und spröde wird, können die wohltuenden Salben mit der Kraft des Sommers und Herbstes guttun.

Goldene Winterschätze kommen dazu

Sogar die Winterzeit ist Erntezeit: die Harzernte steht an. Sie können zwar das ganze Jahr hindurch im Wald die Harze der Nadelbäume sammeln, doch zu dieser Zeit sind sie durch die geringe Luftfeuchtigkeit meist viel trockener. Und die Stimmung für den besinnlichsten Umgang mit Wildpflanzen, dem Räuchern, ist am schönsten.

Achtsame Harzernte

Harz dient dem Baum als Wundverschluss. Daher sollten Sie genauestens darauf achten, dass Sie beim Entfernen eines Harzstückes die Wunde an der Rinde nicht erneut aufreißen. Um ein Harz räuchern zu können, sollte es vollkommen abgetrocknet sein, was unter Umständen recht lange dauern kann.

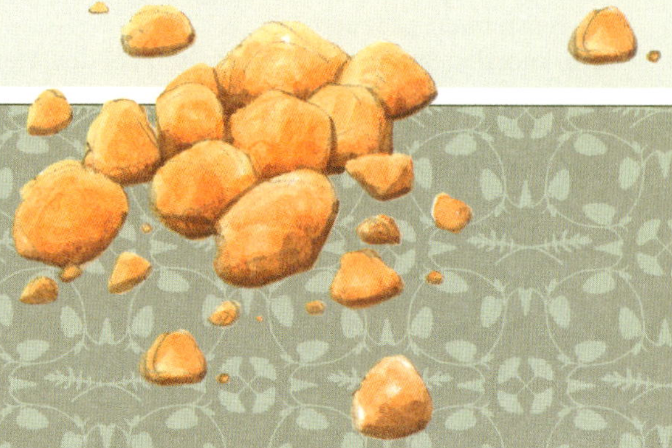

Neue Schätze genießen …

Nach einem winterlichen Spaziergang, wenn die Kälte draußen zunimmt und man froh ist, wieder in der warmen Stube zu sitzen, ist die Zeit zum Räuchern und – wie in früheren Tagen – zum Geschichtenerzählen. In der dunklen Jahreszeit hat die Fantasie bekanntlich besonders große Flügel und mit ein paar feinen Düften und dem gemütlichen Knistern verglühender Kräuter und Harze werden sie zu riesigen Schwingen heranwachsen.
Außerdem stehen bald die Raunächte bevor. Eine Einstimmung auf die mystischen Nächte zwischen den Jahren: Binden Sie sich einen Buschen oder stellen Sie sich eine Räuchermischung zusammen, die Ihnen liegt und mit der Sie das alte Jahr in Frieden abschließen wollen und das neue Jahr mit Freude empfangen.

RÄUCHERMISCHUNG WINTERWÄRME

- Fichtenharz
- Johanniskraut
- Rinde der Purpurweide
- Wacholdernadeln, -holz oder -beeren
- Kienspan (Kiefer)

- Mischen Sie alles zu gleichen Teilen und zerkleinern Sie größere Stücke zu grobem Pulver.
- Dann können Sie die Räucherkohle anzünden und, wenn sie durchgeglüht ist, das Pulver in kleinen Mengen auf die Kohle geben.

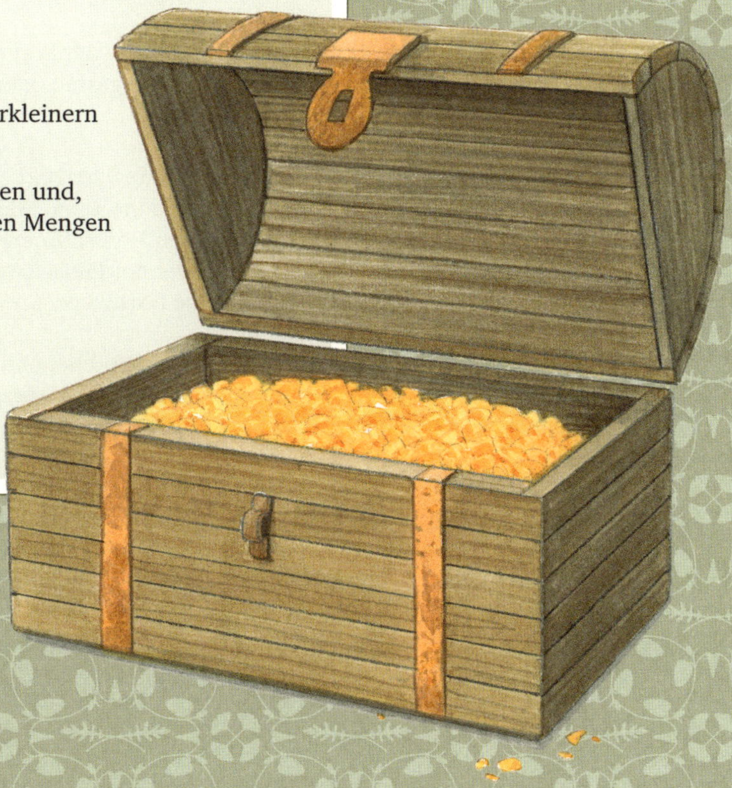

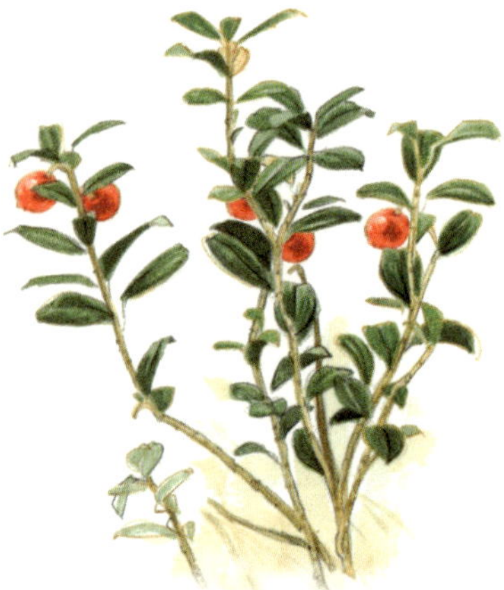

Familie:	Heidekrautgewächse
Standort:	in Wäldern mit sauren Böden
Aussehen:	10–30 cm hoher, immergrüner Halbstrauch, meist niederliegend; Blätter dunkelgrün, ledrig glänzend; Blüten: 5–6 mm, rötlich oder weiß, glockenförmig; Beeren rot
Verwechslungsgefahr:	Bärentraube, ungefährlich
Blütezeit:	Mai – Juli
Erntezeit:	Mai – September
Inhaltsstoffe:	Blätter: Gerbstoffe, Proanthozyane, Arbutin; Frucht: Gerbstoffe, Anthozyane, Flavonoide, Aminosäuren, organische Säuren

Preiselbeere Vaccinium vitis-idaea

Die Preiselbeere ist an sich ein recht unscheinbares Pflänzchen. Den Wanderern im Wald fällt sie oft erst im Sommer auf, wenn die Beeren zu reifen beginnen. Dann leuchten die roten Früchte zwischen den dunkelgrünen Blättern hervor – ein beeindruckendes und verwunschenes Farbenspiel.

Preiselbeeren wild zu sammeln, ist eine Geduldsprobe. Wenn sie nicht in Kultur angepflanzt sind, dauert es schon eine Weile, bis man eine relevante Menge beisammen hat. Im Gegensatz zur nah verwandten Heidelbeere trägt eine einzelne Pflanze nicht so viele Früchte.

PREISELBEEREN-BLÄTTERTEE
Infus aus 2 EL auf ½ l Wasser, 2- bis 3-mal täglich 1 Tasse.

Küche

Beeren Die Früchte der Preiselbeere sind zwischen Juli und September reif. Sie können roh gegessen oder zu Marmelade, Sirup und Kompott verarbeitet werden.

Haus- und Heilmittel

Die Blätter sind zwischen Mai und Juli am wirksamsten, können aber auch noch bis in den Herbst hinein gesammelt werden.
Tee Die Blätter der Preiselbeere wirken als Tee desinfizierend und antibakteriell auf die Harnwege. Sie sind leicht stopfend und regen die Insulinbildung an.
Früchte Die durstlöschenden Beeren der Preiselbeere sind appetitanregend, senken den Blutdruck, helfen bei Gicht und Rheuma. Frisch wirken sie zudem leicht abführend, getrocknet hingegen stopfend.

Bräuche, Zauber, Zeiger

Bräuche In manchen Gegenden Deutschlands sind die Äste der Preiselbeere Bestandteil des Palmbuschens. Wie auch die anderen Pflanzen in diesen Buschen sind sie Sinnbild für den Frühling und das nie erlischende Leben. Mehr dazu finden Sie auf Seite 102.
Zauber Der Tee aus dem Kraut soll vor Verhexungen schützen und die Beeren gegen allerlei Seuchen.

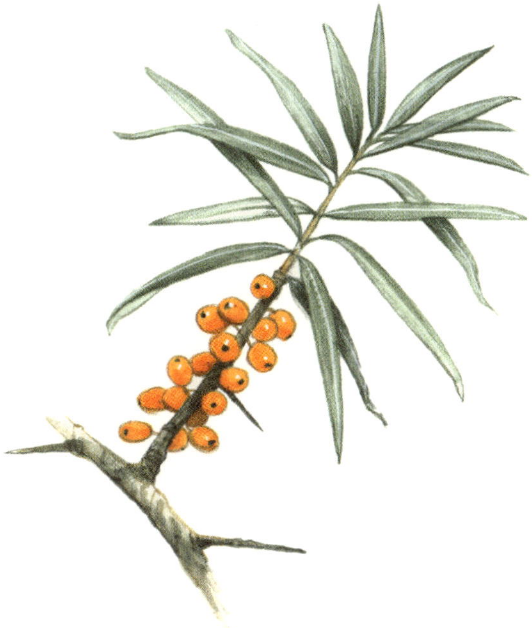

Hippophae rhamnoides Sanddorn

Der Sanddorn ist ein Strauch, der häufig zur Stabilisierung von Dämmen an Ost- und Nordsee gepflanzt wird. Dort bieten während der Abenddämmerung seine silberne Rinde, die schlanken, silbernen Blätter und die leuchtend orangefarbenen Beeren einen zauberhaften Anblick.

Küche

Früchte Die Früchte des Sanddorns sind eine Delikatesse. Sie sind ab September reif, schmecken allerdings nach dem ersten Frost noch besser. Sie eignen sich für Säfte, Marmeladen oder als saurer Rohgenuss.

Haus- und Heilmittel

Die Blüten für den Heiltee können Sie zwischen April und Mai sammeln, die Beeren ab September.

Sanddornblütentee soll gegen Altersvergesslichkeit helfen. Dazu trinken Sie über 2 Monate hinweg jeweils morgens und abends 1 Tasse.

Sanddornsaft beugt Zahnfleischbluten vor, steigert die geistige Leistungsfähigkeit und fördert die Konzentration, vor allem bei Kindern. Er hilft bei Blasenentzündungen, Erkältungen, körperlicher Schwäche und Müdigkeit. Sie können ihn sowohl prophylaktisch als auch zur schnelleren Genesung nach Infektionskrankheiten verwenden.

Fruchtöl innerlich ist ein gutes Mittel zur Darmsanierung. Es hilft bei Sodbrennen und Schleimhauterkrankungen des gesamten Verdauungsbereichs – vom Mund bis zum Darm, dazu gehört auch eine Gastritis.

Fruchtöl äußerlich Das Fruchtöl pflegt, strafft und regeneriert die Haut, beugt Falten und Altersflecken vor. Es verlangsamt generell den Alterungsprozess der Haut. Es ist antiseptisch, reizmildernd, entzündungshemmend und und hilft bei Erfrierungen. Sie können es zur Behandlung von Ekzemen, Neurodermitis, Schuppenflechte und Allergien verwenden. Bei Wunden und Geschwüren beschleunigt es eine narbenfreie Heilung.

SANDDORNTEE

Infus aus 2 EL Blüten auf ½ l Wasser, 15 Minuten ziehen lassen.

2 EL Saft decken den Tagesbedarf an Vitamin C ab.

SONNENSCHUTZ VON INNEN

Beginnen Sie 2 Wochen vorher. Mischen Sie 50 Tropfen Fruchtfleischöl mit 50 ml Sesamöl und nehmen Sie täglich 20 Tropfen davon ein.

Familie:	Ölweidengewächse
Standort:	Schotter, trockene Kiefernwälder, Sanddünen
Aussehen:	bis zu 6 m hoher, dorniger Strauch; Rinde grau; Blätter lanzettlich, Unterseite silbern-weiß, stängellos; Blüten: gelb bis bräunlich; Früchte orange
Verwechslungsgefahr:	keine
Blütezeit:	April – Mai
Erntezeit:	April – Mai, September – Dezember
Inhaltsstoffe:	Vitamin C, Provitamin A, B-Vitamine, Vitamine K und E, Fruchtsäuren, Mineralstoffe

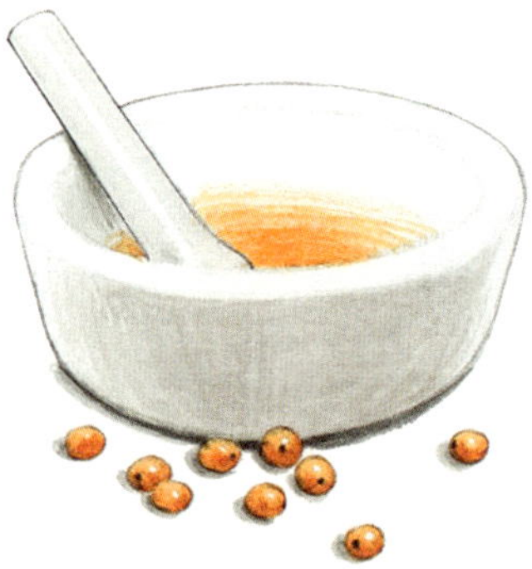

Sonnenschutz nach Ursel Bühring Mit Hilfe des Sanddornöls können Sie sich auf natürliche Art und Weise vorbereiten, wenn Ihnen eine intensive Sonneneinstrahlung bevorsteht.
Kernöl Das farblose Kernöl können Sie in Apotheken erhalten. Innerlich eingenommen kann es Herz-Kreislauf-Erkrankungen vorbeugen.

Bräuche, Zauber, Zeiger

Im wissenschaftlichen Namen verrät uns der Sanddorn eine alte Anwendung seiner Früchte. „*Hippophae*" setzt sich aus „Hippo" = Pferd und „phos" = Licht, Augenlicht zusammen, er war ein Heilmittel für Augenleiden bei Pferden. Manchmal heißt es auch, seine Früchte hätten den Pferden ein besonders glänzendes und leuchtendes Fell verliehen.

FRUCHTÖL
Zerdrücken Sie die Früchte in einem Emaillegefäß und lassen Sie sie für 24 Stunden stehen. Nach dieser Zeit können Sie das leuchtend rote Fruchtöl mit Hilfe einer Pipette absaugen. Der Rest ergibt dann noch eine leckere Marmelade oder ein Püree. Der Sanddorn ist sehr reich an Fruchtöl, aus 1 kg lassen sich 80–90 g Öl gewinnen. Allerdings unterliegen die Früchte und das Öl relativ rasch oxidativen Prozessen, die auf der Haut zu Irritationen und Reizungen führen können. Um diesen Prozess zu verlangsamen, sollten Sie die Beeren nach dem Sammeln sofort im Kühlen verarbeiten und das fertige Öl luftdicht und kühl lagern.

DOSIERUNG
Bei Schleimhauterkrankungen im Verdauungsbereich: 6-mal täglich 3 Tropfen in Jogurt oder Wasser einnehmen. Gegenanzeigen bei innerlicher Einnahme des Fruchtfleischöls: starke Fettempfindlichkeit, Gallensteine, Bauchspeicheldrüsenentzündung, akute Leber-Gallenblasen-Entzündung.
Zur kosmetischen Behandlung der Haut: 40 Tropfen Öl mit 40 ml Mandelöl mischen, 24 Tropfen in eine Salbe von 60 ml geben, Grundrezept auf Seite 51, die betroffenen Stellen jeweils 2- bis 3-mal täglich einreiben.
In eine Wundsalbe von 60 ml können Sie 60 Tropfen Fruchtöl mischen.

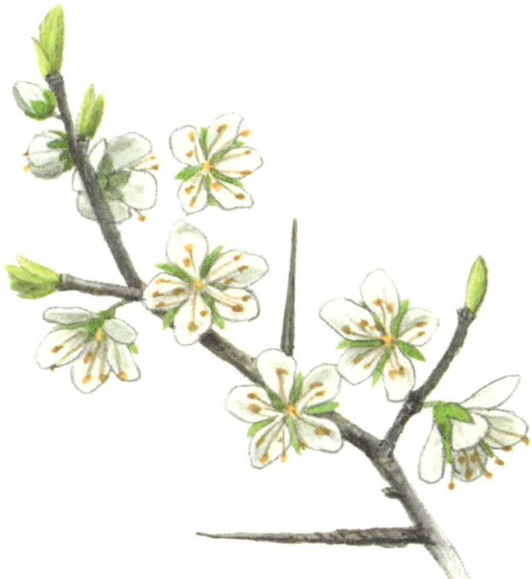

Prunus spinosa **Schlehe**

Dunkel sieht sie im Winter aus, ein undurchdringliches, dorniges Gebüsch mit schwarzen Beeren, die die Vögel naschen. Doch dann kommt der Frühling und die Verwandlung steht bevor. Sie kleidet sich mit weißen Blüten und nährt in den nächsten Wochen mit ihrem frühen Nektar die Bienen.

Küche

Blüten Mit den Blüten können Sie von April bis Mai Speisen dekorieren oder sie als Süßigkeit kandieren.

Früchte Nach dem ersten Frost können Sie aus den Beeren Marmelade kochen. Am besten mischen Sie die Schlehen mit Apfel, Holunder oder Brombeere, da ihr Eigengeschmack recht herb und vor allem zusammenziehend ist.

Haus- und Heilmittel

Die Erntezeiten für die Heilmittel können Sie der „Küche“ entnehmen.

Tee Der Blütentee ist ein unschädliches, leichtes Abführmittel und kann auch von Schwangeren und Kindern bedenkenlos verwendet werden. Er regt Blase, Nieren und den gesamten Stoffwechsel an, hilft bei Prostataerkrankungen, Rheuma und Gicht. Sie können ihn bei Koliken einsetzen, leichten Neurosen und bei Herzschwäche. Kurmäßig eingenommen können Sie mit dem Tee auch Blasen- und Nierensteine behandeln.

Waschungen Sie können den Blütentee auch zur äußerlichen Behandlung von Hautunreinheiten verwenden.

Beerenmus Die sehr Vitamin-C-haltigen Beeren sind ein allgemeines Stärkungsmittel nach Grippe oder schweren Krankheiten. Sie regen den Stoffwechsel an, wirken blutreinigend, helfen bei Hautproblemen, Magenkrämpfen, Verstopfungen und Erkältung.

Saft Bei Zahnfleischbluten und -entzündungen können Sie mit Schlehensaft gurgeln. Eine intensive Saftkur dient als Heuschnupfentherapie.

BLÜTENTEE

Infus aus 2 EL auf ½ l Wasser, 2- bis 3-mal täglich 1 Tasse.

BEERENMUS

Kochen Sie die Beeren weich und geben Sie sie anschließend durch die Passiermühle. Das Mus ist im Kühlschrank auch ohne Einkochen recht lange haltbar. Bei Bedarf können Sie es mit Zucker oder Honig süßen.

HEUSCHNUPFENTHERAPIE

Trinken Sie ab Herbst 2-mal täglich 1 Glas Wasser mit 2–3 EL Saft. Die Kur soll bis zum Beginn der Allergie durchgeführt werden.

ROTBRAUNE FARBE FÜR 500 G WOLLE
Farbflotte: 1–2 kg Rinde klein schneiden, in 12–15 l Wasser über Nacht einweichen, dann 2–3 Stunden auskochen und abseihen.

Familie:	Rosengewächse
Standort:	Hecken, Waldränder, Gebüsche
Aussehen:	bis zu 4 m hoher, dorniger Strauch; Rinde rauchschwarz; Blätter eiförmig, zum Stiel hin schmaler; Blüte weiß, an kurzen Stielen; Früchte schwarzblau
Verwechslungsgefahr:	keine
Blütezeit:	März – April
Erntezeit:	April – Mai, November – Februar
Inhaltsstoffe:	Früchte: Gerbstoffe, Pektin, Flavonoide, Vitamin C, Zucker; Blüte: Flavonoide, Kumarine, Blausäureglykosid

Handwerk

Färben Mit der Rinde der Schlehe können Sie Wolle rotbraun färben. Ohne eine Vorbeize erhalten Sie ein fahles Rotbraun. Schälen Sie dazu die Rinde der zweijährigen Äste am besten im Herbst.

Bräuche, Zauber, Zeiger

Das Brauchtum um die Schlehe fällt regional sehr unterschiedlich aus. Mal ist sie ein vermaledeiter Hexenbusch, mal schützt sie vor den Gespenstern der Nacht. Sie ist eben auch eine typische Heckenpflanze, nähere Erläuterungen dazu auf Seite 96.

Bräuche Wer die ersten 3 Schlehenblüten isst, die er im Frühjahr sieht, bleibt das gesamte Jahr von Fieber verschont.

Zauber Ein Ast der Schlehe soll Haus und Hof vor Blitz, Feuer und Krankheit schützen.

Zeiger Viele Beeren verkünden einen harten Winter, viele Blüten eine reiche Weinernte.

Schlehen zeigen Kalkböden an.

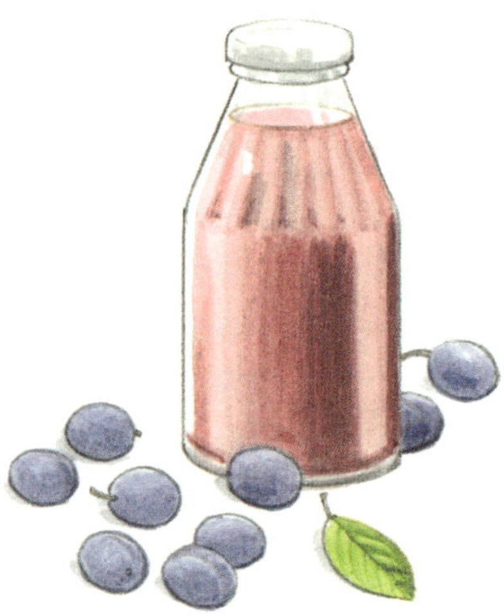

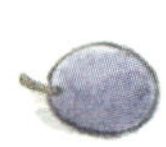

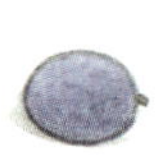

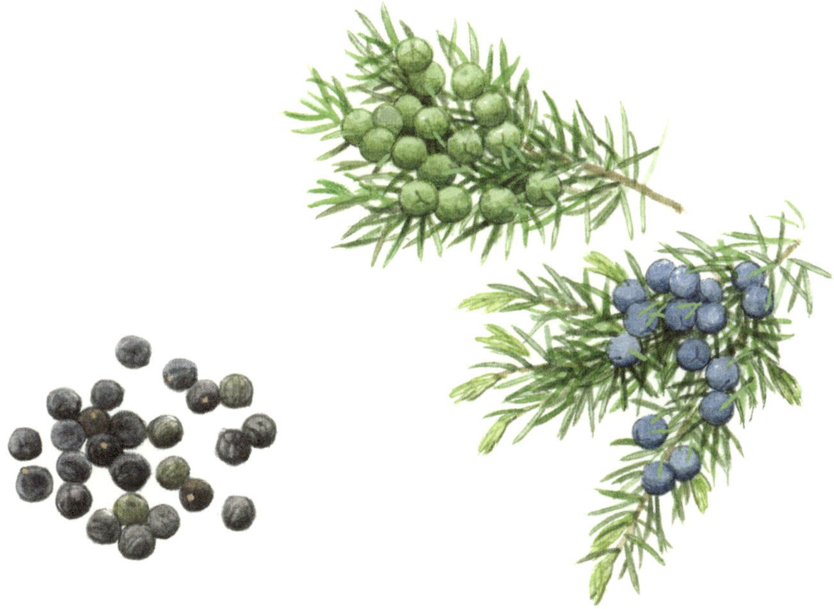

Juniperus communis Wacholder

Wacholderarten können Sie auf der ganzen Welt finden. Überall wo er wächst, wird er in gleicher Weise verwendet – ob in der Heilkunde oder im Brauchtum. Bei uns ist der Heidewacholder in der Natur leider selten geworden, an alten Bauernhäusern können Sie ihn gelegentlich noch finden.

Küche

Beeren Sie sind ein bekanntes und schmackhaftes Gewürz, das vor allem in Fleischgerichten und Sauerkraut Verwendung findet. Sammeln können Sie die Beeren in der Regel von September bis November. Manchmal werden Sie auch zu anderen Zeiten reife Beeren am Strauch finden, die noch nicht abgefallen sind.
Holz Häufig wird Schinken mit Wacholderholz geräuchert. Es konserviert das Fleisch und gibt ihm einen feinen Geschmack.
Triebe Aus den jungen Trieben lässt sich von März bis April ein süßer Aufstrich herstellen.

Haus- und Heilmittel

Das Holz und die Nadeln können Sie für die Haus- und Heilkunde von März bis Oktober sammeln. Die Erntezeit für die Beeren finden Sie unter „Küche" (siehe oben).
Tee aus Beeren wirkt harntreibend, entblähend, magen- und verdauungsstärkend und schwemmt Blasen- und Nierensteine aus. Auch bei Bronchitis, Grippe, Erkältungen und Husten leistet er durch seine keimtötende Wirkung sehr gute Dienste. Der Tee hilft bei schmerzhafter Regel, bei Nervenschwäche, Rheuma und Gicht.
Beerentinktur Zur Linderung bei Harnwegsentzündungen 3-mal täglich 1 Glas Wasser mit ungefähr 5 Tropfen der Tinktur nach dem Grundrezept auf Seite 48 einnehmen.

Der Heidewacholder steht auf der Vormerkliste für gefährdete Pflanzen.

In der modernen Medizin galten die Wacholderbeeren lange als nierenreizend, was aber nun revidiert wurde. Da die Versuche mit minderwertiger Ware durchgeführt wurden, kam es zu falschen Ergebnissen. Nichtsdestotrotz sollten sie nicht von schwangeren Frauen, Menschen mit chronischer Nierenschwäche oder entzündlicher Nierenerkrankung heilkundlich eingesetzt werden.

Familie:	Zypressengewächse
Standort:	Heide, Weiden, kalkhaltige Böden
Aussehen:	bis zu 15 m hoher, immergrüner Strauch oder Baum; Rinde braun bis schwarzgrau, längsrissig; Nadeln spitz, blaugrün mit hellem Mittelstreifen auf der Oberseite; weibliche Blüten: Zapfen aus 3 oder 6 Schuppen, männliche Blüten: Kätzchen; Früchte: im 1. Jahr grüngrau, im 2. blauschwarz (Reife im Herbst des 2. Jahres)
Verwechslungsgefahr:	keine
Blütezeit:	April – Mai
Erntezeit:	März – Oktober
Inhaltsstoffe:	ätherische Öle, Zucker, Gerbstoffe, Flavonoide, Harz, Gummi, Pektin

Beeren essen Die Beeren vertreiben Mundgeruch und helfen Ihnen, während der Grippezeit von Infekten verschont zu bleiben. Täglich 1–2 Beeren oder im Fall von Mundgeruch nach Bedarf.

Äußerliche Anwendung von Beeren Ein Bad aus Beeren fördert die Menstruation und hilft bei Erkältungen, Hauterkrankungen, Rheuma, Gicht und Durchblutungsstörungen. Wichtig für ein Rheumabad ist natürlich auch das kalte Abduschen danach.

Man kann die betroffenen Stellen aber auch partiell mit einem Teilbad oder einer Kompresse aus dem Tee oder der Tinktur behandeln. Auch eine Salbe aus Holz und Nadeln (Grundrezept Seite 51) bringt Linderung.

Inhalation Bei Erkältungen kann man mit dem Beerentee vor dem Trinken auch inhalieren.

Handwerk

Kerzendochte Den Bast des Wacholders kann man als Dochte für nicht rußende Kerzen verwenden.

Bräuche, Zauber, Zeiger

Räuchern Relativ bekannt ist das Räuchern von Wacholderholz und Beeren zur Desinfektion von Krankenzimmern, vor allem zu Pestzeiten. Heutzutage nutzt man den feinen Duft, um die Konzentration zu fördern und wach zu bleiben. Er beruhigt, reinigt die Aura, bietet Schutz und ist hilfreich bei Übergangsritualen.

Zauber Als Heckenpflanze nimmt Wacholder eine besondere Rolle ein, lesen Sie dazu den Abschnitt auf Seite 96.

Er war und ist wichtiger Bestandteil der Raunachtsrituale, die auf Seite 102 beschrieben werden.

Neben vielen alten Bauernhäusern findet man noch heute Wacholderbüsche. Haus und Hof wurden durch ihn vor Geistern und Krankheiten geschützt. Wer keinen Busch besaß, der steckte sich Zweige um sein Heim. Auf Friedhöfen diente er den verstorbenen Seelen als vorübergehende Zufluchtsstätte.

WACHOLDERAUFSTRICH
Kochen Sie die Triebe eine Weile in Wasser und dicken Sie sie nach dem Abseihen mit Zucker ein. Auf 1 l Wasser gibt man ungefähr 700 g Zucker.

WACHOLDERBEERENTEE
Infus aus 1 TL gequetschter Beeren auf 1/4 l Wasser, 2-mal täglich 1 Tasse. Man sollte den Tee nicht länger als 3 Wochen am Stück trinken, danach mindestens 3–4 Wochen Pause.

STÄRKUNGSKUR NACH KNEIPP
Die stoffwechselanregende und stärkende Kur dauert 30 Tage. Am 1. Tag beginnt man mit einer Beere, am 2. sind es zwei usw., bis zum 15. Tag, an dem man folglich 15 Beeren isst. Dann geht es in abnehmender Zahl wieder zurück bis auf eine Beere. Diese Kur sollte man nur 2-mal im Jahr durchführen. Am besten dafür geeignet sind Frühjahr und Herbst.

WACHOLDERBEERENBAD
Infus aus 1 Handvoll auf 1 l Wasser dem Bad hinzufügen.

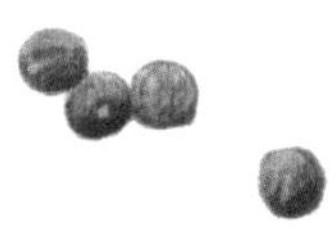

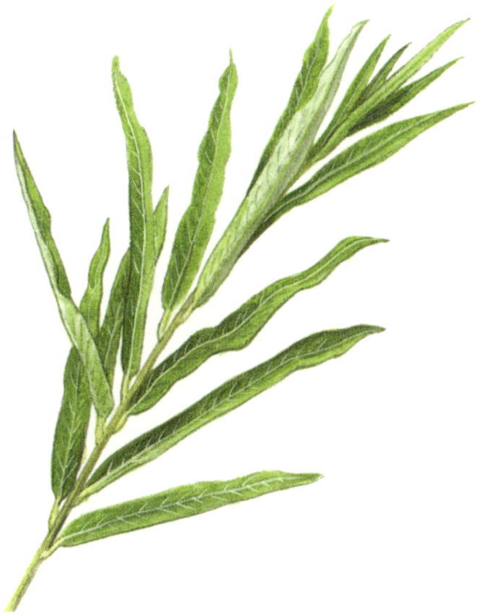

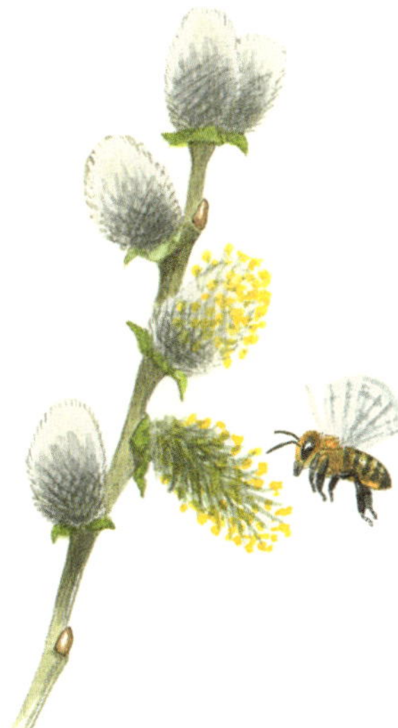

Salix alba, S. caprea, S. fragilis Weide

Sie ist ein sehr vielfältiger Baum. Früher drehte man aus dem gesamten Stamm junger Silber-, Sal- und Bruchweiden stabile Seile für Flöße, und dennoch kann ein Sturm sie so leicht brechen. Ihre Ausstrahlung kann düster, aber auch verspielt sein, wenn ihre Blätter silbern im Wind funkeln.

Küche

Blüten Kandiert sind die kleinen Weidenkätzchen eine Augenweide und ein Gaumenschmaus.

Haus- und Heilmittel

Für Heilzwecke können Sie die Rinde der 2- bis 3-jährigen Äste zwischen April und Mai schälen. Die Blätter können Sie noch bis in den August hinein sammeln.

Rindentee Der Tee senkt Fieber und lindert chronische Schmerzen, wie Kopf-, Rheuma- und Schmerzen durch Gelenkverschleiß. Er entfaltet erst nach 2–3 Stunden seine Wirkung, die dann aber für die nächsten 12 Stunden anhält. Daher ist er vor allem bei chronischen Zuständen zu empfehlen. Der Tee hilft nach dem englischen Kräuterarzt Culpeper aus dem 17. Jahrhundert auch bei Altersflecken.

Blättertee Ein Glas Tee nach dem Essen hilft bei Verdauungsproblemen.

Gurgelwasser aus Rinde oder Blättern hilft bei Mandelentzündung und Zahnfleischbluten.

Frischpflanzenauflage Blutende Wunden können Sie mit frischen Blättern, Samen oder der Innenseite der Rinde behandeln.

Kompresse und Salbe Auch diese äußerlichen Anwendungen können aus der Rinde, den Blättern oder den Samen der Weide hergestellt werden. Sie helfen bei Ekzemen, Hautpilzen, Fußschweiß und bei Schmerzen durch Rheuma und Gelenkverschleiß.

Der Hauptwirkstoff der Weidenrinde ist Salizin, der pflanzliche Ausgangsstoff des Aspirins. Im Gegensatz zu synthetischen Präparaten ruft Salizin keine Reizungen im Magen-Darm-Trakt hervor. Allerdings kann die hohe Konzentration an Gerbstoffen sehr wohl zu einer Reizung der Magenschleimhäute führen. Die fachlichen Meinungen bezüglich der Verträglichkeit für magenschwache Patienten klaffen hier auseinander.

RINDENTEE

Dekokt aus 2 TL auf ½ l Wasser, 2- bis 3-mal täglich 1 Tasse.

WEIDENBLÄTTERTEE
Infus aus 1–2 TL auf 1/4 l Wasser.

GURGELN MIT WEIDE
Dekokt aus 2 TL Rinde auf 1/4 l Wasser.
Infus aus 4 TL Blätter auf 1/4 l Wasser, jeweils 3-mal täglich gurgeln.

LEBENDE ZÄUNE UND INDIANERTIPIS
Schneiden Sie die einjährigen Ruten im Frühjahr und lassen Sie sie im Wasser neue Wurzeln treiben. Dann kommen die Ruten nach draußen in die Erde. Für einen lebenden Zaun werden die Ruten in Reihe gepflanzt und etwa alle 30 cm mit der Nachbarrute zusammengebunden. Als Gesamtbild soll dabei ein Rautenmuster entstehen. Das Zusammenbinden der Ruten muss jährlich mit den neuen Trieben wiederholt werden. Sie können sie aber auch im Kreis pflanzen und nach 1–2 Jahren an der Spitze zusammenbinden, das Ergebnis ist ein lebendes Indianertipi.

Familie:	Weidengewächse
Standort:	Uferbereiche, Auwälder
Aussehen:	bis zu 25 m hoher Baum; Rinde silbern, braun, im Alter dickborkig; Blätter silbergrau, lanzettlich; weibliche Blüten: grüne Kätzchen, männliche Blüten: gelbe Kätzchen
Verwechslungsgefahr:	keine
Blütezeit:	März
Erntezeit:	April – August
Inhaltsstoffe:	Salizin, Gerbstoffe, Flavonoide, Glykoside, Enzyme

Legen Sie die Weidenteekompresse nach dem Grundrezept auf Seite 55 auf die schmerzenden Stellen. Bei längerer Anwendung sollten Sie darauf achten, ihre Haut an den betroffenen Stellen einzufetten. Bei Hauterkrankungen sollten Sie die äußere Anwendung im Wochenrhythmus durchführen, also 1 Woche Anwendung, 1 Woche Pause, usw.
Bei Schmerzen wird Ihnen die Salbe nach dem Grundrezept auf Seite 51 ebenfalls Linderung verschaffen.
Bachblüte Menschen, die sich als Opfer ihres Schicksals sehen und sich den äußeren Umständen machtlos ausgeliefert fühlen, hilft die Weide als Bachblüte, sich vom Opfer zum Meister seines Schicksals zu entwickeln.

Handwerk

Flechten Aus den einjährigen Trieben, die im Frühjahr geschnitten werden, lassen sich Flechtarbeiten herstellen.

Bräuche, Zauber, Zeiger

Die Weide mag Wassernähe, eine Vorliebe, die ihr im Volksbrauchtum eine besondere Rolle gab, mehr dazu auf Seite 96.
Bräuche Die Weide ist ein Baum der Inspiration und Eingebung. Von ihr erlernte Orpheus die Kunst der Poesie und des Gesangs. Die keltischen Barden fertigten aus ihrem Holz ihr wichtigstes Instrument, die Harfe.
Räuchern Die Rinde und die dünnen Äste rotrindiger Weiden wie der Prachtweide (*Salix magnifica*) duften beim verräuchern balsamisch nach Vanille. Sie ist nicht als Räucherwerk bekannt und wurde daher traditionell auch nicht verwendet. Ihr Geruch vermittelt aber ein starkes Gefühl der Geborgenheit und Zuversicht. Rinde und Zweige können von Februar bis in den November geschnitten werden.
Zeiger Selbst bei trockenem Standort kann man davon ausgehen, dass es nicht allzu tief unter den Wurzeln recht feucht ist und man reichlich Wasser findet.
Auch als Wünschelrute wird sie neben der Hasel recht gerne verwendet. Besonders geeignet soll die Trauerweide sein, die im 17. Jahrhundert aus China zu uns gelangt ist.

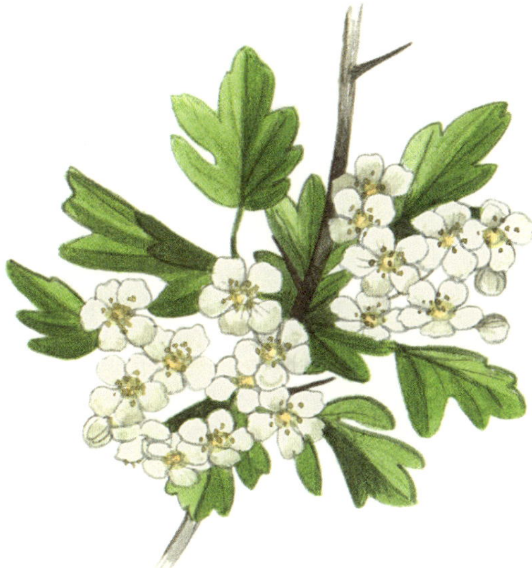

Crataegus monogyna, C. oxyacantha Weißdorn

Vor allem im Frühling verzaubert der Weißdorn die Landschaft zwischen Wegen und Feldern. Sein weißes Blütenmeer ist ein wunderbarer Anblick für den Wanderer, der an den Blüten nicht nur Bienen, sondern vermehrt auch Fliegen, Käfern und anderen Insekten entdecken wird.

Küche

Triebe Die ganz jungen Triebe können Sie von April bis Mai als Salatbeigabe essen.
Knospen können im April als „Falsche Kapern" eingelegt werden.
Blüten eignen sich als Dekoration und können leicht kandiert werden. Sammelzeit ist von Mai bis Juni.
Beeren Die Beeren werden je nach Standort zwischen August und Oktober reif. Sie sind recht mehlig, schmecken süß/herb und können als Mus (siehe S. 268), Marmeladen oder einem Kompott beigemischt werden.

Haus- und Heilmittel

Die Erntezeit für die Blüten und die Beeren können Sie den Zeilen unter „Küche" entnehmen. Die Rinde der zweijährigen Äste ernten Sie am besten im März/April oder von September bis Oktober und die Blätter von Mai bis September.
Blätter- und Blütentee Der Tee findet Anwendung bei allen Formen von Herzleiden und Herzschwäche. Er unterstützt die Herzfunktion bei Unruhe, Schlafstörungen, Depressionen, Angstzuständen und stärkt die Herzmuskulatur nach Infektionserkrankungen oder Grippe. Bei längerer Einnahme wirkt er vorbeugend gegen Arteriosklerose und verbessert den körperlichen und seelischen Allgemeinzustand. Er gleicht den Blutdruck aus, hilft bei Kreislaufproblemen und deren Folgen wie kalte Hände und Füße. Durch seine verstärkende Wirkung auf die Sauerstoffaufnahme eignet er sich auch als Tee für Bergsteiger und Höhensportler.

Forscher haben 209 unterschiedliche Insektenarten gezählt, die sich auf unterschiedliche Weise am Weißdorn laben.

Die Beeren sind getrocknet eine nette, aber recht mühsame Knabberei, da der Kern im Verhältnis zum Fruchtfleisch sehr groß ist.

Der Weißdorn gehört zu den wenigen Heilpflanzen, die auch in der Schulmedizin von Bedeutung sind. Er wird dort bei Herzschwäche verschrieben.

BLÄTTER- UND BLÜTENTEE
Infus aus 2–3 TL auf ½ l Wasser, 2- bis 3-mal täglich 1 Tasse.

WEISSDORNBEERENTEE
Zerstoßen Sie 3–4 TL Beeren. Lassen Sie diese in ½ l Wasser kurz aufkochen und dann für 15 Minuten ziehen. Empfohlen werden 2–3 Tassen täglich.

BEERENMUS
Frische Beeren mit etwas Wasser kurz weich kochen. Wenn die Beeren getrocknet sind, sollten sie vor dem Kochen erst eingeweicht werden. Danach durch ein Sieb passieren. Sie können das Mus ohne weiteres 3–4 Tage im Kühlschrank aufbewahren.

HERZLIKÖR
200 g Weißdornbeeren, abgeriebene Schale einer Zitrone, 3–4 EL Mädesüßblüten, 1 Zimtstange, 100 g Kandiszucker (wahlweise auch unraffinierter Rohrohrzucker), 700 ml Schnaps (32 %ig)
Alle Zutaten in ein Gefäß geben und 6 Wochen ziehen lassen. Anschließend abseihen und für weitere 3 Monate ruhen lassen. Wenn er fertig ist, können Sie täglich 1–2 Schnapsgläschen voll genießen.

Familie:	Rosengewächse
Standort:	Hecken, Waldränder
Aussehen:	bis zu 10 m hoher, dorniger Strauch; Rinde rotbraun; Blätter oval, tief eingebuchtet, 3- bis 5-lappig; Blüte weiß, in aufrechten Trugdolden; Früchte blutrot
Verwechslungsgefahr:	Schlehe, ungefährlich
Blütezeit:	Mai – Juni
Erntezeit:	März – Oktober
Inhaltsstoffe:	Blätter, Blüte: ätherische Öle, Flavonoide, Azethylcholin, Gerbstoffe; Früchte: Anthozyane, Carotinoide, Vitamin C, Zucker, Flavonoide

Die Volksheilkunde kennt den Weißdorn auch als Mittel für Kinder, die an Konzentrationsschwäche und Interesselosigkeit leiden oder durch starken seelischen Druck Ängste entwickelt und sich in sich zurückgezogen haben.
Beerentee Der Tee aus den Beeren ist ein hervorragendes Herzmittel. Er harmonisiert die Herztätigkeit, stärkt das Altersherz, senkt den Blutdruck und wirkt beruhigend bei Übererregbarkeit. Als Morgengetränk für ältere Menschen ist er hervorragend geeignet.
Tinktur Die Tinktur aus der Weißdornrinde wird zur Heilung und Vorbeugung von Arteriosklerose und Angina pectoris (ärztliche Abklärung) verwendet. Sie hilft bei Funktionsstörungen mit Ursprung im sympathischen Nervensystem, wie Nervosität, Schwindel, Angstzuständen, Zittern, Schlaflosigkeit, Kreislaufstörungen und Verspannungen.
Beerenmus regt die Herztätigkeit an und hilft bei Durchfall, der durch eine Magen-Darm-Grippe verursacht wurde. Es eignet sich besonders gut für die Behandlung von Kindern.

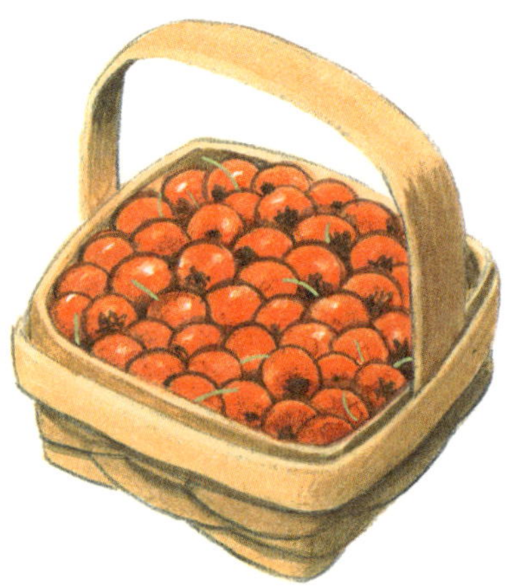

Handwerk

Holzverarbeitung Das Holz des Weißdorns eignet sich hervorragend für Drechselarbeiten und wurde früher gerne für Spazierstöcke benutzt.

Bräuche, Zauber, Zeiger

Bräuche Als typische Heckenpflanze genoss der Weißdorn eine besondere Rolle im Brauchtum. Näheres über die Bedeutung der Heckenpflanzen finden Sie auf Seite 72.

In einem hethitischen Gebet, das um 1500 v.Chr. niedergeschrieben wurde, wird der Weißdornbusch gebeten, „Böses, Unreines und den Zorn der Götter“ vom Menschen abzunehmen. Eine Bitte, die dem vorkeltischen Brauch gleichkam, im zeitigen Frühjahr nackt durch einen engen Hohlweg zu laufen, der von Weißdornbüschen gesäumt ist. Dieses Ritual diente dazu, sich von den Wintergeistern zu befreien, die an den Dornen des Busches hängen bleiben sollten. Auf den ersten Blick scheint dies ein recht unnötig schmerzhaftes Ritual zu sein. Beschäftigt man sich allerdings innerhalb der klassischen Naturheilkunde mit Ausleitverfahren, so kann man seine Meinung darüber schnell ändern. Bei einem Ausleitverfahren, das sich „Baunscheidtieren“ nennt, werden dem Patienten viele kleine Wunden zugefügt, über die der Körper unter anderem einen Weg zur Entgiftung findet. Schlacken und Giftstoffe, die sich in unserem Körper angesammelt haben, sind im übertragenen Sinne auch nichts weiter als neue Namen für die einstigen Wintergeister …

Zauber Der Weißdorn vertreibt böse Geister und verhalf den Menschen beim Angeln zu einem guten Fang.

Zeiger So viele Tage, wie der Weißdorn vor dem 1. Mai zu blühen beginnt, so viele Tage vor Jakobi am 25.8. ist das Getreide reif.

WEISSDORNTINKTUR

Etwa 125 g Rinde von jungen, fingerdicken Ästen sammeln, zerkleinern und in 1/4 l Wasser bei Raumtemperatur ansetzen. Die gut durchtränkten Rindenstücke nun mit 1/2 l Schnaps übergießen und für 14 Tage an einen warmen Ort stellen. Danach für weitere 6 Monate an einem dunklen und kühlen Ort weiter durchreifen lassen. 20 Tropfen mit etwas Honig 3-mal täglich einnehmen. Bei den angezeigten Erkrankungen sollten Sie die Tinktur kurmäßig 3 Wochen lang einnehmen, dann 1 Woche Pause machen und erneut beginnen.

„DER SCHLAFDORN“

Der Weißdorn ist eine Pflanze voller Mythen. Da diese vor allem viel mit Schlaf und der letzten Ruhe zu tun haben, nannte man ihn im Volksmund auch „Schlafdorn“. Viele Fachleute gehen davon aus, dass es der Weißdorn ist, der das Schloss von Dornröschen mit Schlaf umrankt. Auch ihre Spindel soll aus Weißdornholz gewesen sein.

Die Zauberin Viviane bannte den Druiden Merlin einst in einen Weißdornbusch. Dort wird er der Sage nach solange verweilen, bis die Welt ihn wieder braucht.

Ein drittes Beispiel ist die Sage um den Heiligen Gral. Joseph von Arimathäa kam auf der Suche nach einem Platz für die letzte Ruhestätte des Grals nach Südengland. Als er Rast machte und seinen Wanderstab aus Weißdornholz in den Boden steckte, begann dieser augenblicklich zu blühen. Dies war das Zeichen, dass er am Ziel angelangt war. Noch heute soll es an jenem Ort, an dem der Heilige Gral seine letzte Ruhe fand, dem heutigen Glastonbury, einen Weißdornbusch geben, der in direkter Linie von jenem Wanderstab abstammt.

Wenn man diese Mythen auf die heilkundliche Anwendung des Weißdorns übertragen möchte, so kann man sagen, dass es sich mit einer starken und harmonischen Herzfunktion sehr viel besser schlafen lässt …

Service

Auf den folgenden Seiten finden Sie eine Übersichtstabelle über alle Pflanzen, nützliche Adressen und Buchempfehlungen. Eine Auswahl an Bezugsadressen für Zutaten oder Materialien soll Ihnen helfen, die im Buch aufgeführten Rezepte und Anleitungen nachzumachen. Das Register hilft beim schnellen Nachschlagen von Stichwörtern.

ALLE PFLANZEN UND IHRE VERWENDUNG IM ÜBERBLICK

	Küche			Haus- und Heilmittel	
	Blatt & Blüte	Wurzel, Spross & Stängel	Frucht & Samen	innerlich	äußerlich
Adlerfarn (Seite 106)	x	x			x
Ampfer (Seite 108)				x	
Baldrian (Seite 109)	x			x	x
Bärenklau (Seite 111)	x		x	x	
Bärlauch (Seite 112)	x	x	x	x	x
Beifuß (Seite 114)	x			x	x
Beinwell (Seite 117)	x	x	x	x	x
Berberitze (Seite 240)	x		x	x	
Birke (Seite 242)	x	Saft		x	x
Blutweiderich (Seite 119)	x	x		x	x
Blutwurz (Seite 121)	x			x	x
Bocksbart (Seite 123)	x	x		x	
Braunwurz (Seite 124)				x	x
Brennnessel (Seite 125)	x		x	x	x
Brombeere (Seite 245)	x		x	x	x
Brunnenkresse (Seite 128)	x		x	x	
Dost (Seite 129)	x			x	x
Eberesche (Seite 247)			x	x	
Efeu (Seite 131)				x	x
Eiche (Seite 249)			x	x	x
Engelwurz (Seite 133)	x	x	x	x	x
Erle (Seite 254)				x	x
Esche (Seite 256)	x		x	x	x
Feldsalat (Seite 138)	x			x	
Fichte (Seite 258)	x		x	x	x
Flockenblume (Seite 139)				x	x
Frauenmantel (Seite 140)	x			x	x
Gänseblümchen (Seite 143)	x			x	x
Gänsefingerkraut (Seite 145)	x	x		x	x
Gänsefuß (Seite 147)	x	x	x	x	x
Giersch (Seite 148)	x	x		x	x
Goldrute (Seite 149)		x		x	x
Gundermann (Seite 151)	x			x	x
Günsel (Seite 153)	x			x	x

	Handwerk			Bräuche, Zauber, Zeiger		
	Wald- & Wiesen-pflaster	Färben	Sonstiges	Bräuche & Zauber	Zeiger	Räuchern
	x		x	x	x	
	x	x		x		
			x	x		x
		x		x		
	x		x	x		x
		x		x	x	
		x	x	x	x	
	x	x		x		
				x		
				x		
			x		x	x
		x			x	
					x	
				x		x
		x		x	x	x
			x	x	x	x
		x	x	x	x	
				x	x	x
	x	x	x	x		
	x		x	x	x	x
				x		
	x		x	x		x
		x		x		
		x		x	x	
	x			x	x	
	x			x		
	x					
		x				
	x			x	x	
	x			x		

	Küche			Haus- und Heilmittel	
	Blatt & Blüte	Wurzel, Spross & Stängel	Frucht & Samen	innerlich	äußerlich
Haselnuss (Seite 260)	x		x	x	x
Hauhechel (Seite 154)	x	x		x	x
Heckenrose (Seite 262)	x		x	x	x
Heidekraut (Seite 264)				x	x
Heidelbeere (Seite 266)			x	x	x
Himbeere (Seite 245)	x		x	x	x
Hirtentäschel (Seite 155)	x	x	x	x	x
Holunder (Seite 268)	x		x	x	x
Holzapfel (Seite 271)	x		x	x	x
Hopfen (Seite 157)	x	x		x	x
Huflattich (Seite 159)	x	x		x	x
Johanniskraut (Seite 161)	x			x	x
Karde (Seite 164)				x	x
Kiefer (Seite 274)	x		x	x	x
Klatschmohn (Seite 168)	x		x	x	
Klee (Seite 169)	x	x	x	x	x
Klette (Seite 171)		x		x	x
Knoblauchsrauke (Seite 173)	x	x	x	x	x
Knöterich (Seite 174)	x			x	x
Kohlkratzdistel (Seite 176)	x	x		x	x
Königskerze (Seite 177)	x			x	x
Labkraut (Seite 179)	x	x		x	x
Leimkraut (Seite 181)	x	x		x	
Linde (Seite 276)	x			x	x
Löwenzahn (Seite 182)	x	x		x	
Lungenkraut (Seite 184)	x			x	x
Mädesüß (Seite 185)	x			x	x
Malve (Seite 187)	x		x	x	x
Margerite (Seite 188)	x	x		x	
Minze (Seite 189)	x			x	x
Nelkenwurz (Seite 190)	x	x		x	x
Odermenning (Seite 192)				x	x
Pappel (Seite 278)				x	x
Pestwurz (Seite 194)	x			x	x

		Handwerk		Bräuche, Zauber, Zeiger		
	Wald- & Wiesenpflaster	Färben	Sonstiges	Bräuche & Zauber	Zeiger	Räuchern
			x	x	x	
				x		
				x		x
		x	x	x	x	
				x		
					x	
	x				x	
			x	x		x
		x	x	x		
	x			x	x	x
					x	
		x		x	x	x
			x	x	x	
			x	x	x	x
				x	x	
	x			x		
				x		
		x		x		
				x	x	
	x		x	x	x	x
		x			x	x
			x			
			x	x	x	
		x		x	x	
				x		
	x	x		x		
				x		
				x		
				x		x
				x		
		x			x	
		x		x	x	x
				x	x	

	Küche			Haus- und Heilmittel	
	Blatt & Blüte	Wurzel, Spross & Stängel	Frucht & Samen	innerlich	äußerlich
Preiselbeere (Seite 282)			x	x	
Quendel (Seite 195)	x			x	x
Rainfarn (Seite 197)	x				x
Ruprechtskraut (Seite 199)				x	x
Salbei (Seite 201)	x				
Sanddorn (Seite 283)			x	x	x
Sauerampfer (Seite 202)	x	x	x	x	x
Sauerklee (Seite 203)	x			x	x
Schachtelhalm (Seite 204)		x		x	x
Schafgarbe (Seite 206)	X			x	x
Scharbockskraut (Seite 208)	x	x		x	x
Schlehe (Seite 285)	x		x	x	x
Schlüsselblume (Seite 209)	x			x	x
Seifenkraut (Seite 211)				x	x
Silberdistel (Seite 212)	x	x		x	x
Spitzwegerich (Seite 214)	x			x	x
Steinklee (Seite 217)	x			x	x
Taubnessel (Seite 219)	x	x		x	x
Teufelskralle (Seite 221)	x	x		x	
Veilchen (Seite 222)	x			x	x
Vogelmiere (Seite 223)	x			x	x
Wacholder (Seite 287)	x		x	x	x
Walderdbeere (Seite 224)	x		x	x	x
Wasserdost (Seite 226)				x	x
Wegwarte (Seite 228)		x		x	x
Weide (Seite 289)	x			x	x
Weidenröschen (Seite 231)		x		x	
Weißdorn (Seite 291)	x		x	x	x
Wiesenkerbel (Seite 232)	x	x		x	
Wiesenknopf (Seite 233)	x	x		x	
Wiesenschaumkraut (S. 234)	x		x	x	
Wilde Möhre (Seite 235)	x	x	x	x	x
Wolfstrapp (Seite 237)		x		x	

		Handwerk		Bräuche, Zauber, Zeiger		
	Wald- & Wiesen-pflaster	Färben	Sonstiges	Bräuche & Zauber	Zeiger	Räuchern
				x		
			x	x		x
		x	x	x		x
			x			
	x			x		
					x	
		x	x	x		
	x					x
		x		x	x	
	x			x	x	
			x			
				x	x	
	x			x		
			x	x	x	x
	x			x		
				x		
				x		
				x		
			x	x		x
	x			x	x	
				x	x	x
				x	x	
	x		x	x	x	x
				x		
			x	x	x	
		x				
	x			x		
				x	x	
				x		

ADRESSEN RUND UMS KRÄUTERWISSEN

Wildpflanzenküche, Pflanzenheilkunde, Brauchtum und Räuchern
Wald und Wiesenwonne (Coco Burckhardt)
www.waldundwiesenwonne.de
Rothenstein 1, 87730 Bad Grönenbach

Naturpädagogik
Freiburger Naturschule
www.naturschule-freiburg.de
Habsburgerstr. 9, 79104 Freiburg

Kräuterschule
Kräuterzentrum Wasenhof
www.kraeuterzentrum-wasenhof.de
Heidenbühlweg 11, 71577 Großerlach

Ganzheitliche Kräuterheilkunde
Alruna
www.alruna-heilpflanzenschule.de
Hubertushof, 50259 Pulheim-Stommelerbusch

Kräuterheilkunde und Kräuterschule
Freiburger Heilpflanzenschule
www.heilpflanzenschule.de
Zechenweg, 679111 Freiburg

Kräuterschule Altona
www.kraeuterschule-altona.de
Eggersallee 24, 22763 Hamburg

Pflanzenheilkunde und Traditionelle Abendländische Medizin
Natura Naturans
www.natura-naturans.de
Barerstr. 48, 80799 München

Pflanzenheilkunde und deren kulturelle Verwurzelung
Wolf-Dieter Storl
www.storl.de

Pflanzenheilkunde
Simone Schalk
www.diekraeuterfrau.de
Hauptstraße 37, 06543 Molmerswende

Räucherkurse mit heimischen Wildpflanzen
Marlis Bader
www.marlis-bader.de
Bahnhofstr. 6, 86971 Peiting

DARF ES ETWAS AUSGEFALLENER SEIN?

Naturfaserstoffe aus Brennnessel, Hanf, Seide und mehr
www.naturstoff.de

Eisengallustinte
www.kalligraphie.com

HIER KÖNNEN SIE PFLANZEN BESTIMMEN

Wildpflanzenportal
www.pflanzen-deutschland.de

WELCHE PFLANZEN SIND GESCHÜTZT?

Rote Liste der gefährdeten Pflanzenarten
www.bfn.de

HIER FINDEN SIE ALLES RUND UM ZUBEHÖR UND ZUTATEN

Räucherpflanzen
Blumenschule Schongau
www.blumenschule.de
Augsburgerstr. 62, 86956 Schongau

Wildpflanzenversand
www.wilde-7.de

Wildkräutergärtnerei
Christina Schuster
www.wild-kraeuter.de
Lebbiener Weg 1, 29451 Dannenberg

Wildpflanzengärtnerei
Strickler
www.gaertnerei-strickler.de
Lochgasse 1, 55232 Alzey-Heimersheim

Salbenrohstoffe, Öle, Gerätschaften
Duft und Schönheit
www.brennessel-muenchen.de
Sendlingerstr. 28, 80331 München

Salbentiegel, Fläschchen & Gerätschaften im Großhandel
Rosa Heinz
www.rosa-heinz.de
Straßfeldstr. 6, 85777 Fahrenzhausen

Färbezutaten
Erhalten Sie in Ihrer örtlichen Apotheke

Räucherwerk
Labdanum – die Räuchermanufaktur
Christine Fuchs
www.labdanum.de
Im Wäsemle 7, 71106 Magstadt

Heilpflanzen, Räucherwerk & Tees
Artemisia Allgäuer Kräutergarten
www.artemisia.de
Hopfen 29, 88167 Stiefenhofen

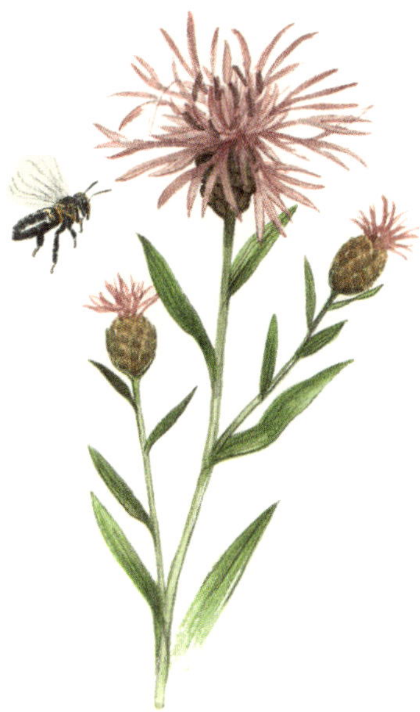

ZUM WEITERLESEN UND SCHMÖKERN

Die Titel mit *Sternchen sind besondere Leseempfehlungen für Sie.

Bächle-Helde, B., Bühring, U.: Heilsame Wickel und Auflagen – aus Heilpflanzen, Quark & Co. Ulmer, 2013

Bächtold-Stäubli, H. (Hrsg): Handwörterbuch des deutschen Aberglaubens, Band 1–10. 1927–1942, Weltbild, 2005
Lückenloses Standardwerk des deutschsprachigen Aberglaubens

*Bader, M.: Räuchern mit heimischen Kräutern. Anwendung, Wirkung und Rituale im Jahreskreis. Goldmann, 2008
Grundsätzliches zum Räuchern, liebevolle Pflanzenportraits und Räucherrituale

*Bissegger, M.: Meine wilde Pflanzenküche. Bestimmen, Sammeln und Kochen von Wildpflanzen. AT Verlag, 2011
Sehr ausgefeilte Rezepte einer Profiköchin mit teils ungewöhnlichen Wilpflanzen

Bühring, U.: Mit Ursel Bühring durchs Heilpflanzenjahr. Ulmer, 2010

Bühring, U.: Alles über Heilpflanzen. Erkennen, anwenden und gesund bleiben. Ulmer, 2011
Ausführliches Werk über die Verwendung von Heilpflanzen

*Bühring, U.: Kuren für Körper und Seele. Organe pflegen mit Heilpflanzen. Ulmer, 2012
Ein sehr schönes und lesenswertes Buch

Bühring, U.: Blütenküche. Ulmer, 2012

Curtis, S., Green, L., Ody, P.: Das neue Praxishandbuch Heilpflanzen. Sanfte und natürliche Anwendungen. Dorling Kindersley, 2012
Schön anzuschauendes und informatives Heilpflanzenbuch

*Fleischhauer, S., Guthmann, J., Spiegelberger, R.: Enzyklopädie essbarer Wildpflanzen. 2000 Pflanzen Mitteleuropas. AT Verlag, 2013
Sehr umfangreiches Nachschlagewerk über heimische Wildpflanzen

*Fischer-Rizzi, S.: Blätter von Bäumen. Heilkraft und Mythos einheimischer Bäume. AT Verlag, 2007
Beschreibt über 30 Bäume bezogen auf Heilanwendung, Küche, Botanik und Mythen

*Fischer-Rizzi, S.: Medizin der Erde. Heilanwendung, Rezepte und Mythen unserer Heilpflanzen. AT Verlag, 2010
Beschreibt über 30 Kräuter bezogen auf Heilanwendung, Küche, Botanik und Mythen

*Fischer-Rizzi, S.: Himmlische Düfte. Das große Buch der Aromatherapie. AT Verlag, 2011
Grundlagen der Aromatherapie, ätherische Öle im Porträt

Fitschen, J., Schmeil, O., Seybold, S.: Die Flora Deutschlands und der angrenzenden Länder. Ein Buch zum Bestimmen aller wildwachsenden und häufig kultivierten Gefäßpflanzen. Quelle & Meyer, 2011
Bestimmungsbuch für Botaniker und alle, die es genauer wissen wollen

Fuchs, L.: Das Kräuterbuch von 1543 – The new herbal of 1543. Taschen, 2001
Eines der Standardwerke der frühen Neuzeit

*Hageneder, F.: Geist der Bäume. Eine ganzheitliche Sicht ihres unerkannten Wesens. Neue Erde, 2008
Biologische Grundlagen des Baums, Betrachtung innerhalb der menschlichen Kulturgeschichte, Baumporträts mit Heilkunde, Mythen, Botanik

Höchstetter, F. (Hrsg.): Großes illustriertes Kräuterbuch. Enßlin und Laiblin, 1882

*Koschtschejew, A.K.: Wildwachsende Pflanzen in unserer Ernährung. Über 800 Rezepte. Fachbuchverlag Leipzig, 1994
Teils selten verwendete Wildpflanzen, ihre heilkundliche und kulinarische Verwendung in der russischen Tradition

Kremer, B.P.: Steinbachs Naturführer Wildblumen. Ulmer, 2010
Bestimmungsbuch für etwas Fortgeschrittene nach Pflanzenfamilien

Kühn S., Kühn, U., Ullrich, B.: Deutschlands alte Bäume. Eine Bildreise zu den sagenhaften Baumgestalten zwischen Küste und Alpen. BLV, 2010
Sehr schöner Fotobildband mit sachkundigen Beschreibungen der einzelnen Bäume

Künzle, J., Oppliger, P.: Chrut und Uchrut. Der Klassiker der Kräuterheilkunde. AT Verlag, 2008
Erfahrungen und Beschreibungen des legendären Schweizer Kräuterpfarrers Künzle

Lestrieux, E., de Belder, J.: Der Geschmack von Blumen und Blüten. Köstliche Rezepte mit duftenden Zutaten. DuMont Reiseverlag, 2000
Wunderschöner, großformatiger Bildband mit Blumen- und Blütenrezepten

*Madejsky, M.: Alchemilla. Eine ganzheitliche Kräuterheilkunde für Frauen. Goldmann, 2000
Frauenheilkundebuch von der Pupertät bis zur Menopause mit praktischen Anwendungen und ausführlichen Beschreibungen der Heilpflanzen

*Marzell, H.: Geschichte und Volkskunde der deutschen Heilpflanzen. 1938, Nachdruck, Reichl, 1996
Nettes Lese- und Nachschlagewerk zu Mythen und Verwendung von Heilpflanzen

Mayer, J.G., Goehl, K.: Kräuterbuch der Klostermedizin. Der ‚Macer Floridus'. Medizin des Mittelalters. Reprint Verlag, 2003
Ältestes deutschsprachiges Kräuterbuch

*Pahlow, M.: Das große Buch der Heilpflanzen. Gesund durch die Heilkräfte der Natur. Bechtermünz, 2001
Sehr umfangreiches Nachschlagewerk mit botanischer und therapeutischer Beschreibung

Potterton, D. (ed.): Culpeper´s Colour Herbal. foulsham, 2002
Britisches Standardwerk aus dem 17. Jhd., abendländische Pflanzenheilkunde

Rätsch, Ch., Müller-Eberling, C., Storl, W.-D.: Hexenmedizin. AT Verlag, 2012

*Rippe, O., Madejsky, M.: Die Kräuterkunde des Paracelsus: Therapie mit Heilpflanzen nach abendländischer Tradition. AT Verlag, 2006
Grundsätze der abendländischen Medizin mit Schwerpunkt Pflanzenheilkunde

Scheffer, M. (Hrsg.): Der Weg zur seelischen Harmonie, Dr. Bach-Blüten AG, 1995

*Scheffer, M., Storl, W.-D.: Die Seelenpflanzen des Edward Bach. Neue Einsichten in die Bach-Blütentherapie. Aurum, 2012
Eingängige Beschreibung der einzelnen Bachblüten und ihrer Anwendungen

Schneider, Ch.: Wildkräuter finden, Ulmer, 2012
Kleiner Wildpflanzenführer mit Kochrezepten für unterwegs

Schneider, G.: Färben mit Naturfarben. Otto Maier, 1989

Schrödter, W.: Pflanzengeheimnisse. Reichl, 1994

Spränger Emil: Färbbuch. Grundlagen der Pflanzenfärberei auf Wolle. Eugen Rentsch, 1975
Das Standardwerk für Pflanzenfärbeprofis mit ausgefallenen Rezepten

Stammel, H.: Das Heilwissen der Indianer. Wunderlich, 1986

Storl, W.-D.: Bekannte und vergessene Gemüse. Geschichte, Rezepte, Heilkunde. Piper, 2006

Storl, W.-D.: Borreliose natürlich heilen. Ethnomedizinisches Wissen, ganzheitliche Behandlung und praktische Anwendungen. AT Verlag, 2007
Medizinisches Grundwissen und Anleitung zur Selbsttherapie von Borreliose

*Storl, W.-D.: Heilkräuter und Zauberpflanzen: zwischen Haustür und Gartentor. Knaur, 2007
„Allerweltskräuter“ in Heil- und Küchenanwendung, Mythen und Mystik

*Storl, W.-D.: Pflanzen der Kelten. Heilkunde – Pflanzenzauber – Baumkalender. Knaus, 2010
Ethnologische Betrachtung der Kelten und deren engem Bezug zur Pflanzenwelt, gespickt mit vielen heilkundlichen Anwendungen – ein wunderschönes Buch

Strassmann Renato: Baumheilkunde. Heilkraft, Mythos und Magie der Bäume. AT Verlag, 2006

Threben Maria: Heilkräuter aus dem Garten Gottes; 1986 Wilhelm Heyne Verlag, München
Klassiker eines Kräuterweibleins mit Pflanzenbeschreibungen und Erfahrungsberichten

Weber Sabine: Färben aus dem Farbtopf der Natur; 1986 Franckh'sche Verlagshandlung, Stuttgart

Weidinger Hermann-Josef: Kräuter der Seele; 1993 Verlag Niederösterreichisches Pressehaus, Wien
Liebevoll beschriebene Heilpflanzenporträts des Kräuterpfarrers Weidinger

NACHGESCHLAGEN

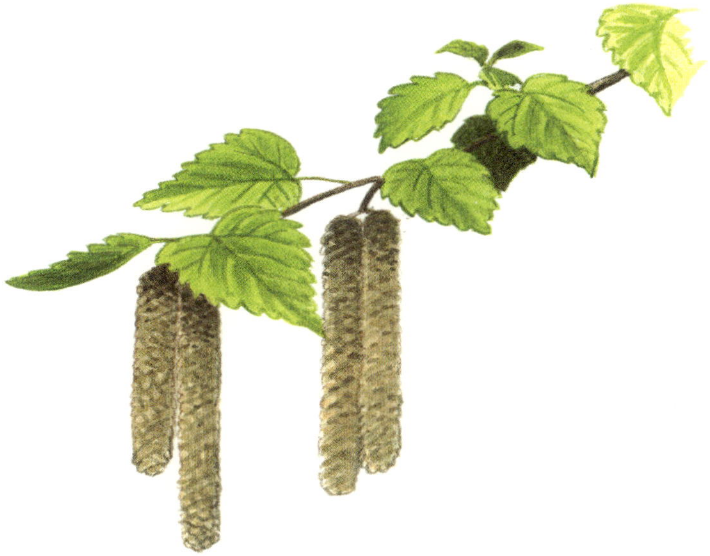

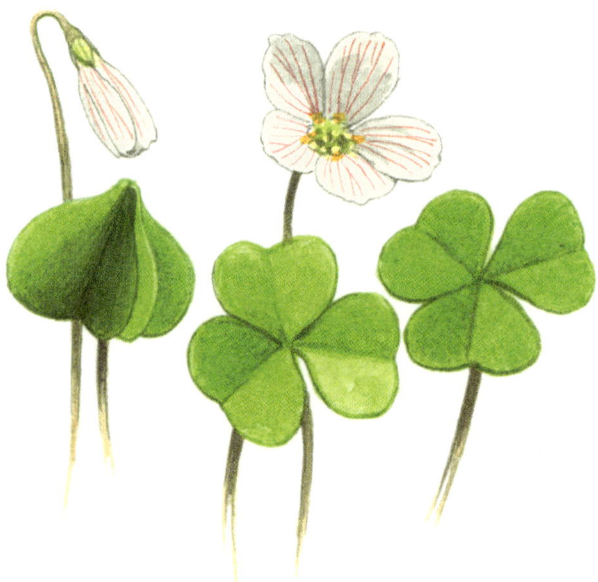

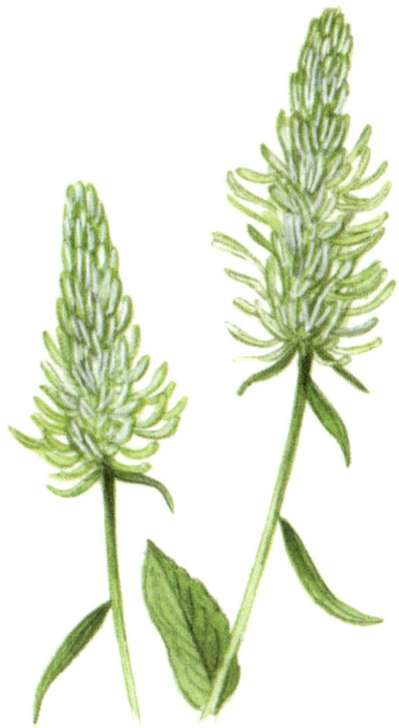

DANK

Zunächst möchte ich meiner Lektorin Christine Schneider danken für ihr Vertrauen zu mir und dem Buchprojekt. Dann meiner Freundin Lisel, die mich beim Thema Färben mit ihrer Erfahrung sehr unterstützt hat und von der ich vor vielen Jahren die Kunst des Salbenkochens gelernt habe. Vor allem und von ganzem Herzen möchte ich mich bei meinem liebsten Kumpanen, dem Rafi, bedanken. Er half mir mit seinem botanischen Wissen, hörte mir immer wieder geduldig zu und musste im Frühjahr 2012 fast die ganze Arbeit an unserem Hof alleine bewältigen. Dank auch einigen meiner Freunde, die mich immer wieder motiviert haben und sich fast mehr auf die Fertigstellung des Buches gefreut haben als ich.
Herrn Walentowitz möchte ich für seine schönen Illustrationen in diesem Buch danken.

BILDQUELLEN

Igor Boldyrew/Shutterstock: Seite 54
Otmar Diez: Seite 26, 45, 47, 48 (und Umschlagrückseite), 49, 50
Foodpictures/Shutterstock: Seite 25
Greiner, Karin:Umschlagrückseite links
llaszio/Shutterstock: Seite 20
mauritius images: Seite 21, 30, 36, 56, 59, 91
Heike Schmidt-Röger: Titelfoto, Seite 8, 33, 51, 53, 55, 60, 65, 67, 71, 73, 75, 80, 85, 96, 97, 98, 100, 101
Jutta Schneider & Michael Will: Seite 32
StockFood/Schindler, Martina: Seite 24
Valosina/Shutterstock: Seite 39

Alle Zeichnungen stammen von Steffen Walentowitz.

BIBLIOGRAFISCHE INFORMATION DER DEUTSCHEN NATIONALBIBLIOTHEK
Die Deutsche Nationalbibliothek verzeichnet diese Publikation in der Deutschen Nationalbibliografie; detaillierte bibliografische Daten sind im Internet über http://dnb.d-nb.de abrufbar.

Wollgrasweg 41, 70599 Stuttgart (Hohenheim)
E-Mail: info@ulmer.de
Internet: www.ulmer.de
Lektorat: Antje Munk, Christine Schneider
Umschlagentwurf, Satz und Gestaltung:
Christina Schaal, Reutlingen (nach einem Layout von Claudia Eder, Augsburg)
Reproduktionen: Timeray, Herrenberg
Druck und Bindung: Firmengruppe APPL, aprinta druck, Wemding
Printed in Germany

ISBN 978-3-8001-1266-1

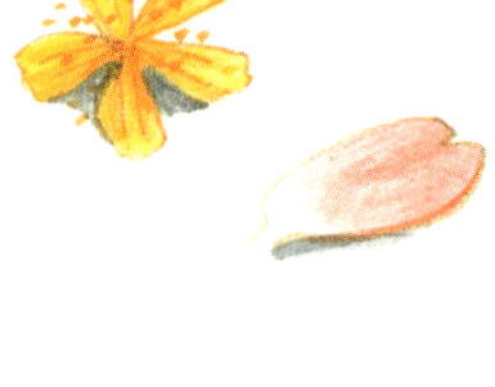